当代麻醉药理学丛书

总主编 杭燕南 罗爱伦 吴新民

PERIOPERATIVE CARDIOVASCULAR DRUGS

围术期心血管治疗药

主编◎ 杭燕南 邓小明 王祥瑞

世界图书出版公司

图书在版编目(CIP)数据

围术期心血管治疗药/杭燕南,邓小明,王祥瑞主编.—上海:上海世界图书出版公司,2017.1
ISBN 978-7-5192-2215-4

Ⅰ.①围… Ⅱ.①杭…②邓…③王… Ⅲ.①心脏血管疾病—外科手术—围手术期—用药法 Ⅳ.①R654.05

中国版本图书馆CIP数据核字(2016)第280091号

责任编辑:胡　青
装帧设计:石志春

围术期心血管治疗药

主编　杭燕南　邓小明　王祥瑞

上海世界图书出版公司 出版发行

上海市广中路88号9-10楼
邮政编码 200083
杭州恒力通印务有限公司印刷
如发现印装质量问题,请与印刷厂联系
(质检科电话:0571-88914359)
各地新华书店经销

开本:787×1092　1/16　印张:31.25　字数:650 000
2017年1月第1版　2017年1月第1次印刷
ISBN 978-7-5192-2215-4/R·401
定价:180.00元
http://www.wpcsh.com

当代麻醉药理学丛书

总 主 编 杭燕南 罗爱伦 吴新民
总副主编 黄宇光 王祥瑞 于布为
审　　校 孙大金 庄心良

分册主编
第一分册　麻醉药理基础　　　　　于布为　杭燕南
第二分册　静脉麻醉药　　　　　　叶铁虎　罗爱伦
第三分册　吸入麻醉药　　　　　　王祥瑞　俞卫锋　杭燕南
第四分册　肌肉松弛药　　　　　　闻大翔　欧阳葆怡　杭燕南
第五分册　局部麻醉药　　　　　　李士通　庄心良
第六分册　疼痛治疗药　　　　　　黄宇光　罗爱伦
第七分册　围术期液体治疗　　　　薛张纲　江　伟　蒋　豪
第八分册　围术期心血管治疗药　　杭燕南　邓小明　王祥瑞

主编助理 周仁龙　张马忠

编写人员

主　　编　杭燕南　邓小明　王祥瑞
副 主 编　徐美英　王珊娟　皋　源

参编人员（排名不分先后）

上海交通大学医学院附属仁济医院	杭燕南　王祥瑞　王珊娟
	陈　杰　闻大翔　张马忠
	黄贞玲　周仁龙　皋　源
	于　昕　张　凌　张　艳
	阮　静
上海交通大学医学院附属儿童医学中心	陈　煜　孙　瑛
第二军医大学附属长海医院	邓小明　包　睿　邹毅清
	朱科明　蔡志扬　范晓华
上海交通大学附属第六人民医院	江　伟　王学敏
上海交通大学附属胸科医院	徐美英　曹　晖　沈耀峰
	吴东进
苏州大学附属第三医院	洪　涛
广东省人民医院	王　庆　赵国栋
同济大学附属同济医院	张晓庆

秘　　书　周仁龙　蔡美华

编写说明

上海交通大学医学院附属仁济医院、北京大学第一附属医院和中国医学科学院北京协和医院都是国家药物试验基地，均建立了麻醉药理研究室或实验室，也都是麻醉学博士和硕士研究生的培养基地。多年来，3家医院开展了许多麻醉药理的基础和临床研究，培养了数十名博士和硕士研究生，发表了大量麻醉药理方面的论文。

2004年底，上海交通大学医学院附属仁济医院首先提出编写一本《肌肉松弛药》，得到了吴新民教授和庄心良教授的支持。在这基础上，2005年提出编写《当代麻醉药理学丛书》，杭燕南教授与黄宇光教授不谋而合，罗爱伦教授表示全力支持和合作。上海世界图书出版公司已同意出版《当代麻醉药理学丛书》。

《当代麻醉药理学丛书》得到学术造诣很深的诸多教授的支持，全书分为8部分册：(1)麻醉药理基础（于布为）；(2)静脉麻醉药（叶铁虎）；(3)吸入麻醉药（王祥瑞）；(4)肌肉松弛药（闻大翔）；(5)局部麻醉药（李士通）；(6)疼痛治疗药（黄宇光）；(7)围术期液体治疗（薛张纲）；(8)围术期心血管治疗药（杭燕南）。汇编工作汇聚了北京、上海、广州、沈阳、武汉、浙江等地的专家、教授、学者，他们具有扎实的理论基础、高超的学术水平以及丰富的临床经验，并以严谨的学术态度，经过反复修改，完成编写工作。《当代麻醉药理学丛书》由德高望重的孙大金教授和庄心良教授审阅，由上海交通大学医学院附属仁济医院、北京大学第一附属医院、中国医学科学院北京协和医院麻醉科同仁协作完成，并得到上海世界图书出版公司的支持，在此表示衷心感谢。

我国麻醉医学、疼痛和重症监护治疗医学正在迅速发展，麻醉药及急救与心血管用药日益增多，进口药与国产药争相媲美。临床麻醉如何正确选择药物？如何合理用药？必须了解和熟悉药物的药代动力学及药效动力学，了解和熟悉药物的相互作用与个体差异，甚至应懂得药物经济学和药物的性价比，这样才能做到正确用药和合理用药。麻醉科和ICU用药，多数通过静脉途径，也有经椎管内用药，万一失误，容易发生不良反应，甚至造成严重后果。因此，正确的用药方法与途径也至关重要。我们希望《当代麻醉药理学丛书》对推进与指导临床麻醉和ICU医师正确、合理地用药发挥重要作用。

《当代麻醉药理学丛书》将陆续以分册形式再版，2016年底全部完成，最终将出版合订精装本《当代麻醉药理学》。本丛书虽然经过几十位教授、专家的努力，书中也难免有不当和错误之处，敬请读者批评指正。

杭燕南　罗爱伦　吴新民

2016年3月

序

翻开我国心血管麻醉发展的历史,首先要追溯到1956年我的恩师、我国著名的临床麻醉学专家,前上海交通大学医学院附属仁济医院麻醉科主任李杏芳教授在1954年成功地施行国内首例风湿性心脏病二尖瓣狭窄闭合交界分离术的麻醉。接着,她又在低温下实施主动脉瘤切除人造血管吻合术和先心病肺动脉瓣直视分离术的麻醉。1956年后,西安,上海,北京和天津等地相继开展了体外循环下施行先心病房缺、室缺等修补术的麻醉。其中令人们敬崇的是已故北京阜外医院首任麻醉科主任尚德延教授,对常温、低温、深低温下心脏手术的心功能恢复和心肺复苏,以及低温心室纤颤的预防和治疗的研究均取得显著成绩,对心血管麻醉发展做出很大的贡献。半个多世纪以来,历经一代又一代从事心血管麻醉医师的辛勤努力,心血管麻醉发展很快,据统计,2006年心血管手术达116 000余例。目前开展的手术有:婴幼儿复杂先心病手术、非体外循环和胸腔镜辅助下CABG;心脏移植术;全主动脉弓置换术等。心血管麻醉已接近或达到国际先进水平。

近年来,心脏病施行心脏或非心脏手术的老年患者增多。围术期多发心血管变化,麻醉医师的风险很大,加强术前准备和术中、术后监测和及时处理,谨慎选择和合理使用心血管药物是其中一项重要措施。以体外循环心肺机停止瞬时为例,心血管功能千变万化,该选择何种心血管药物?对心脏复跳、心功能恢复极为重要。如何合理使用?剂量应多少?输注微泵如何使用和调控?均需麻醉医师熟练掌握。同时,心脏病人施行非心脏手术的合理用药也十分重要,包括高血压、低血压、心律失常、心肌缺血、心力衰竭和心搏骤停的抢救治疗用药,由于麻醉医师的正确和及时用药而获得抢救成功,常被誉为手术病人安全的保护"神",如此崇高的荣誉,表明我们的责任是何等重大。

杭燕南、邓小明和王祥瑞三位教授主编的《围术期心血管治疗药》一书共20章,内容十分详实。该书的主编和副主编徐美英、王珊娟和皋源主任已从事心血管麻醉和外科ICU多年,有着丰富的理论知识和临床经验。他们较为详细地介绍了麻醉和围术期常用的心血管药物及其治疗方法,既有新理论、新技术和新进展,也有作者们的临床经验。我深信该书能使广大的临床麻醉医师、ICU医师、外科和急症科医师,以及相关科室的护理人员不断提高心血管药物的理论基础知识,熟悉和掌握心血管药的药理作用和临床应用方法,为选好、用好心血管药物,并取得最佳的治疗效果发挥积极作用。

上海交通大学医学院附属仁济医院终身教授　孙大金
2016年9月

前　言

据统计我国60岁以上老年人已达1.34亿,65岁以上老年人超过9 400万。上海市65岁以上老年人已多达280万。由于老年人群增多,高血压、冠心病的发病率随之升高。我国成人高血压发病率为18.8%。患者约有1.6亿,冠心病患者也有4 000万左右。老年和心脏患者占手术总数的30%以上,因此,围术期心血管药物的使用十分频繁和重要。

麻醉和ICU医师的责任是保障手术患者围术期安全,其中心血管监测治疗是重要手段之一,尤其是应熟练地合理使用心血管药物。近10多年来,心血管药物的研制和发展极为迅速,新药层出不穷,给心血管疾病治疗提供了方便和增加了新手段。但是心血管药物的药理作用较为复杂,我们必须了解其药代学和药效学特点,正确选择药物,临床上还有许多以循征医学结论为依据的药物使用指南,更应参考应用。正确掌握适应证和禁忌证,以及精确计算药物的剂量和使用方法。使药物发挥更好的疗效,并减少或避免不良反应和并发症的发生。

鉴于上述情况,我们撰写《围术期心血管治疗药》一书的目的是为广大麻醉和ICU医师提供心血管药物的资料。为选好、用好心血管药物,并取得最佳的治疗效果发挥作用。

《围术期心血管治疗药》是《麻醉药理学丛书》的第八分册,全书共分20章。较为详细地介绍麻醉期间和围术期常用的心血管药物,虽然内科学及药理学专著中也有类似的内容,但麻醉和围术期心血管用药有其独特之处,本书的内容就是具体地结合麻醉和围术期患者的实际情况,提供有关用药资料,新颖而实用。本书参加编写的有从事心血管麻醉的专家,也有对老年患者麻醉和使用心血管药物具有丰富经验的教授和主任医师,还有工作在ICU第一线的内科和麻醉科主任医师和副主任医师。书中既有新理论、新技术和新进展,也有作者们的临床经验。我们希望本书能为广大临床麻醉医师、ICU医师、外科医师及急诊科医师在重危患者心血管治疗和抢救中提供参考。

但是心血管药物的药理机制复杂,剂量要求精确和使用方法合理,个体差异较大。书中的用药剂量仅供参考。而在实际使用中,必须按药代学和药效学原则,注意药物间相互作用,我们建议读者在严密监测下正确和谨慎用药。尤其应仔细思考具体病人心血管药物的剂量和用法。尽可能避免产生不良反应和并发症。虽然作者们经历2年多的编写,仔细校对和反复讨论,但难免还有错误之处,诚请广大读者批评和指正。

最后衷心感谢在全书编写和审阅中倾注了大量心血的教授和专家,以及仁济医院麻醉科和ICU的医生们的帮助,尤其是王珊娟主任和周仁龙博士为本书作出了很大贡献。衷心感谢上海世界图书出版公司对本书出版和发行的大力支持。

杭燕南　邓小明　王祥瑞
2016年1月

目 录

第1章 心血管药物治疗的生理和生化基础 ································· 1
    第一节 心脏的生理学概述 ·· 1
    第二节 与心血管疾病发病机制相关的生化因素 ································ 8

第2章 心血管用药总则、方法和影响因素 ····························· 13
    第一节 心血管用药总则 ··· 13
    第二节 给药方法 ·· 18
    第三节 注意事项 ·· 20

第3章 麻醉药对心血管功能的影响 ····································· 24
    第一节 吸入麻醉药 ·· 24
    第二节 静脉麻醉药 ·· 28
    第三节 麻醉性镇痛药 ··· 30
    第四节 肌松药 ··· 32
    第五节 局麻药 ··· 33

第4章 增强心肌收缩药 ·· 38
    第一节 洋地黄类药 ·· 39
    第二节 肾上腺受体激动药 ·· 44
    第三节 磷酸二酯酶抑制药 ·· 53
    第四节 钙及其临床应用 ··· 57
    第五节 钙增敏剂 ·· 61
    第六节 具有多种作用机制的强心药 ··· 65
    第七节 甲状腺素 ·· 66
    第八节 增强心肌收缩药的临床应用思考 ······································· 67

第5章 营养与保护心肌药 ·· 72
    第一节 心肌的结构和生理特性 ··· 72
    第二节 心肌缺血的病理生理 ··· 73
    第三节 心肌营养药 ·· 75

第四节　心肌保护药 ………………………………………………… 81
第6章　β肾上腺素受体阻滞剂 …………………………………………… 91
　　第一节　β受体阻滞药的分类和药理作用 …………………………… 91
　　第二节　围术期常用β受体阻滞药 …………………………………… 100
　　第三节　β受体阻滞药与其他药物的相互作用 ……………………… 113
第7章　钙通道阻滞剂 ……………………………………………………… 118
　　第一节　分类和药理作用 ……………………………………………… 118
　　第二节　围术期常用的钙通道阻滞剂 ………………………………… 126
　　第三节　钙通道阻滞剂的围术期应用 ………………………………… 134
第8章　抗心律失常药 ……………………………………………………… 140
　　第一节　心律失常的电生理学基础 …………………………………… 141
　　第二节　抗心律失常药的电生理简介 ………………………………… 144
　　第三节　抗心律失常药物的分类 ……………………………………… 145
　　第四节　抗心律失常药 ………………………………………………… 148
第9章　围术期心律失常的治疗 …………………………………………… 173
　　第一节　围术期心律失常的原因 ……………………………………… 173
　　第二节　围术期常见的心律失常及药物治疗 ………………………… 177
　　第三节　围术期心律失常的电学治疗 ………………………………… 192
　　第四节　心律失常防治原则和注意事项 ……………………………… 194
　　第五节　心胸手术后心律失常治疗特点 ……………………………… 195
第10章　抗高血压药 ………………………………………………………… 197
　　第一节　高血压的分类、分型和评估 ………………………………… 197
　　第二节　治疗高血压的药物 …………………………………………… 200
第11章　围术期高血压的预防和药物治疗 ……………………………… 232
　　第一节　高血压的生理病理基础 ……………………………………… 232
　　第二节　围术期高血压的发生原因和机制 …………………………… 236
　　第三节　围术期高血压的预防和药物治疗 …………………………… 238
第12章　血管收缩药 ………………………………………………………… 248
　　第一节　常用血管收缩药 ……………………………………………… 248
　　第二节　围术期低血压的处理 ………………………………………… 263
第13章　血管扩张药 ………………………………………………………… 266
　　第一节　循环血流量与血管张力的调控 ……………………………… 266
　　第二节　血管扩张药的作用部位与分类 ……………………………… 267

第三节　外周血管扩张药 ································ 269
　　第四节　血管扩张药在控制性降压中的应用 ·············· 282
第14章　围术期心肌缺血的药物治疗 ·························· 290
　　第一节　治疗心肌缺血的药物 ····························· 290
　　第二节　围术期心肌缺血的防治 ··························· 301
第15章　围术期心力衰竭的药物治疗 ·························· 310
　　第一节　心力衰竭的定义和分类 ··························· 310
　　第二节　心力衰竭的主要病因和诱因 ····················· 312
　　第三节　心力衰竭的发病机制和病理生理变化 ·········· 314
　　第四节　心力衰竭的临床表现 ····························· 316
　　第五节　充血性心力衰竭的诊断 ··························· 319
　　第六节　心力衰竭的药物治疗 ····························· 321
　　第七节　治疗心力衰竭的新策略 ··························· 337
第16章　围术期肺动脉高压的药物治疗 ······················· 340
　　第一节　肺动脉高压的病因和病理生理 ·················· 340
　　第二节　肺血管扩张药 ···································· 344
　　第三节　围术期肺动脉高压的治疗 ························ 357
第17章　麻醉与体外循环用药 ·································· 361
　　第一节　维持正常心血管功能的三要素 ·················· 361
　　第二节　体外循环对药物代谢及药理作用的影响 ······· 362
　　第三节　体外循环对麻醉药药理作用的影响 ············· 364
　　第四节　体外循环对心血管活性药物的影响 ············· 365
　　第五节　体外循环正常运转所必需的药物 ··············· 365
　　第六节　体外循环中重要脏器保护药 ····················· 368
　　第七节　体外循环中的重要脏器的保护 ·················· 372
第18章　抗休克药 ·· 382
　　第一节　休克的病理生理与分类 ··························· 382
　　第二节　休克的治疗 ······································· 387
　　第三节　常用抗休克药 ···································· 388
第19章　利尿药和脱水药 ······································· 404
　　第一节　利尿药 ·· 404
　　第二节　脱水药 ·· 420
　　第三节　利尿药的临床应用 ································ 423

第 20 章　心肺复苏的心血管用药 ……………………………………………………………… 439
　　第一节　CPR 中应用的增强心肌收缩药 ……………………………………………………… 439
　　第二节　CPR 中应用的血管收缩药 …………………………………………………………… 448
　　第三节　CPR 中应用的血管扩张药 …………………………………………………………… 451
　　第四节　CPR 中应用的抗心律失常药 ………………………………………………………… 453
附录 1　本书表格索引 ………………………………………………………………………………… 462
附录 2　本书药物索引（Ch 章.节） ………………………………………………………………… 464
附录 3.1　心跳骤停的处理（成人高级生命支持） …………………………………………………… 470
附录 3.2　心跳骤停抢救期间心动过缓的处理 ……………………………………………………… 471
附录 3.3　心跳骤停抢救期间心房颤动的处理 ……………………………………………………… 472
附录 4　中英文对照（按拼音排序） ………………………………………………………………… 473

第1章 心血管药物治疗的生理和生化基础

在临床麻醉工作中,心血管药物是维持围手术期患者安全以及进行重症监护治疗时最常用的药物。为了更好地应用这类药物,首先需要充分地认识其靶器官即心血管系统的生理和生化基础知识。

第一节 心脏的生理学概述

心房和心室不停歇地进行有顺序的、协调的收缩与舒张交替的活动,是心脏实现泵血功能、推动血液循环的必要条件,而细胞膜的兴奋过程是触发收缩反应的始动因素。本节主要介绍心肌细胞的生物电现象,并根据生物电现象的分析叙述心肌兴奋和兴奋传播的规律和生理意义。

一、心肌细胞类型及心脏传导系统

(一)心肌细胞的类型

组成心脏的心肌细胞并不是同一类型的,根据它们的组织学特点、电生理特性以及功能上的区别,粗略地分为两大类型;两类细胞分别实现一定的职能,互相配合,完成心脏的整体活动。一类是普通的心肌细胞,包括心房肌和心室肌,其含有丰富的肌原纤维,执行收缩功能,故又称为工作细胞。工作细胞不能自动产生节律性兴奋,即不具有自动节律性,但它具有兴奋性,可以在外来刺激作用下产生兴奋;也具有传导兴奋的能力,但是与相应的特殊传导组织作比较,传导性较低。另一类是一些特殊分化的心肌细胞,组成心脏的特殊传导系统,其中包括P细胞和浦肯野细胞;它们除了具有兴奋性和传导性之外,还具有自动产生节律性兴奋的能力,故称自律细胞。这些细胞含肌原纤维甚少或完全缺如,故已基本丧失收缩功能。还有一种细胞位于特殊传导系统的结区,既不具有收缩功能,也没有自律性,只保留了很低的传导性,是传导系统中的非自律细胞。特殊传导系统是心脏内发生兴奋和传播兴奋的组织,起着控制心脏节律性活动的作用。

（二）心脏特殊传导系统的组成与分布

心脏的特殊传导系统由不同类型的特殊分化的心肌细胞所组成，包括窦房结、房室交界、房室束和末梢浦肯野纤维网。

1. 窦房结

窦房结位于右心房和上腔静脉连接处，主要含有 P 细胞和过渡细胞。P 细胞是自律细胞，位于窦房结中心部分；过渡细胞位于周边部分，不具有自律性，其作用是将 P 细胞自动产生的兴奋向外传播到心房肌。

2. 房室交界

房室交界又称房室结区，是心房和心室之间的特殊传导组织，是心房兴奋传入心室的通道。房室交界主要包括以下三个功能区域。

（1）房结区 房结区位于心房和结区之间，具有传导性和自律性。

（2）结区 结区相当于光学显微镜所见的房室结，具有传导性，无自律性。

（3）结希区 结希区位于结区和希氏束之间，具有传导性和自律性。

3. 房室束（又称希氏束）及其分支

房室束走行于室间隔内，在室间隔膜部开始分为左右两支，右束支较细，沿途分支少，分布于右心室，左束支呈带状，分支多，分布于左心室。房室束主要含浦肯野细胞。

4. 浦肯野纤维网

浦肯野纤维网是左右束支的最后分支，由于分支很多，形成网状，密布于左右心室的心内膜下，并垂直向心外膜侧伸延，再与普通心室肌细胞相连接。房室束及其末梢浦肯野纤维网的作用，是将心房传来的兴奋迅速传播到整个心室。

二、心肌的生物电现象

不同类型的心肌细胞的跨膜电位不仅幅度和持续时间各不相同，而且波形和形成的离子基础也有一定的差别；各类心肌细胞电活动的不一致性，是产生心脏兴奋以及兴奋向整个心脏传播过程中表现出特殊规律的原因。

和骨骼肌一样，心室肌细胞在静息状态下，膜两侧呈极化状态，膜内电位比膜外电位约低 90 mV，但两者的动作电位有明显不同。后者的复极过程比较复杂，持续时间很长，动作电位降支与升支很不对称。通常用 0、1、2、3、4 等数字分别代表心室肌细胞动作电位和静息电位的各个时期。

（一）除极（去极）过程

除极过程又称 0 期。在适宜的外来刺激作用下，心室肌细胞发生兴奋，在肌膜 Na^+ 通道大量开放和膜两侧浓度梯度及电位梯度的驱动下，出现 Na^+ 快速内流，膜内电位由静息状态下的 -90 mV 迅速上升到 $+30$ mV 左右，构成动作电位的升支。除极相很短暂，仅占

1～2 ms,而且除极幅度达 120 mV;可见心室肌细胞的除极速度很快,膜电位的最大变化速率可达 800～1 000 V/s。

(二) 复极过程

当心室肌细胞除极达到顶峰后,立即开始复极。此过程分为三个阶段。

1 期复极:在复极初期,仅出现部分复极,此时快 Na^+ 通道已经失活,同时激活一种由 K^+ 负载的一过性外向电流,膜内电位由 $+30$ mV 迅速下降到 0 mV 左右,故 1 期又称为快速复极初期,占时约 10 ms。0 期除极和 1 期复极这两个时期的膜电位的变化速度都很快,记录图形上表现为尖锋状,故习惯上常把这两部分合称为锋电位。

2 期复极:当 1 期复极膜内电位达到 0 mV 左右之后,复极过程就变得非常缓慢,K^+ 的外流大大减少,而内向离子流主要由 Ca^{2+} 负载,两者所负载的跨膜正电荷量相等,膜内电位基本上停滞于 0 mV 左右,细胞膜两侧呈等电位状态,记录图形比较平坦,故复极 2 期又称为平台期,持续约 100～150 ms,是整个动作电位持续时间长的主要原因,是心室肌细胞以及其他心肌细胞的动作电位区别于骨骼肌和神经纤维细胞的主要特征。

3 期复极:2 期复极过程中,膜内电位以较慢的速度由 0 mV 逐渐下降,Ca^{2+} 通道逐渐失活,K^+ 外流逐渐增加,延续为 3 期复极。在 3 期细胞膜复极速度加快,膜内电位由 0 mV 左右较快地下降到 -90 mV,完成复极化过程,故 3 期复极又称为快速复极末期,占时约 100～150 ms。

4 期:4 期是膜复极完毕及膜电位恢复后的时期。膜的 Na^+-K^+ 泵主动转运和 Na^+-Ca^{2+} 交换,使得细胞内外离子浓度得以恢复。在心室肌细胞或其他非自律细胞,4 期内膜电位稳定于静息电位水平,因此,4 期又可称为静息期。

三、心肌的电生理特性

心肌组织具有兴奋性、自律性、传导性和收缩性四种生理特性。心肌的收缩性是指心肌能够在肌膜动作电位的触发下产生收缩反应的特性,它是以收缩蛋白质之间的生物化学和生物物理反应为基础的,故又称为电生理特性。

(一) 心肌细胞兴奋性

所有心肌细胞都具有兴奋性,即具有在受到刺激时产生兴奋的能力。衡量心肌的兴奋性是以阈值作为指标的。

1. 决定和影响兴奋性的因素

包括静息电位去极化到阈电位水平以及 Na^+ 通道的激活这两个环节。

(1) 静息电位水平 静息电位(在自律细胞,则为最大复极电位)绝对值增大时,距离阈电位的差距就加大,引起兴奋所需的刺激阈值增大,表现为兴奋性降低。反之,则兴奋性增高。

(2) 阈电位水平　阈电位水平上移,则和静息电位之间的差距增大,引起兴奋所需的刺激阈值增大,兴奋性降低。反之,则兴奋性增高。

静息电位水平和阈电位水平的改变都能够影响兴奋性,在心脏以前者为多见的原因。

(3) Na^+ 通道的状态　Na^+ 通道可表现为激活、失活和备用三种功能状态。Na^+ 通道是否处于备用状态是该心肌细胞当时是否具有兴奋性的前提;正常静息膜电位水平是决定 Na^+ 通道是否处于或能否复活到备用状态的关键。

2. 一次兴奋过程中兴奋性的周期性变化

心肌细胞每产生一次兴奋,膜通道由备用状态经历激活、失活和复活等过程,兴奋性也随之发生相应的周期性改变。兴奋性的这种周期性变化,影响着心肌细胞对重复刺激的反应能力,对心肌的收缩反应和兴奋的产生及传导过程具有重要作用。心室肌细胞一次兴奋过程中,其兴奋性的变化可分以下几个时期。

(1) 有效不应期　心肌细胞发生一次兴奋后不能立即再产生第二次兴奋的特性,称为不应性。不应性表现为可逆的、短暂的兴奋性缺失或极度下降。心肌细胞一次兴奋过程中,由0期开始到3期膜内电位恢复到 $-60\ mV$ 这一段不能再产生动作电位的时期,称为有效不应期。

(2) 相对不应期　从有效不应期完毕(膜内电位约 $-60\ mV$)到复极化基本上完成(约 $-80\ mV$)的这段期间,为相对不应期。这一时期内,施加给心肌细胞以高于正常阈值的强刺激,可以引起扩布性兴奋。

(3) 超常期　心肌细胞继续复极,膜内电位由 $-80\ mV$ 恢复到 $-85\ mV$ 这一段时间内,由于膜电位已基本恢复,但其绝对值尚低于静息电位,与阈电位水平的差距较小,用以引起该细胞发生兴奋所需的刺激阈值比正常要低,表明兴奋性高于正常,故称为超常期。

最后,复极完毕,膜电位恢复到正常静息水平,随之兴奋性也恢复正常。

3. 心肌细胞兴奋性的特点

心肌细胞有效不应期特别长,一直延续到机械反应的舒张期开始之后,从而使心肌作收缩和舒张相交替的活动,保证血液回心充盈。如果心室在有效不应期之后受到人工或窦房结之外的病理性异常刺激,则可产生一次期前兴奋,引起期前收缩或额外收缩。在一次期前收缩之后紧接的一次窦房结兴奋常常落在期前收缩的有效不应期内,因而不能引起心室兴奋和收缩,所形成的较长心室舒张期称为代偿性间歇。

(二) 心肌细胞自律性

心脏特殊传导系统细胞具有在没有外来刺激的条件下,自动地发生节律性兴奋的特性。各部分的活动统一在自律性最高部位的主导作用之下。正常情况下,窦房结的自律性最高,它自动产生的兴奋向外扩布,依次激动心房肌、房室交界、房室束、心室内传导组织和心室肌,引起整个心脏兴奋和收缩。窦房结是主导整个心脏兴奋和跳动的正常部位,称为正常起搏点。其他部位自律组织只起传导兴奋的作用，称为潜在起搏点。在某种异常情况下，窦房结以外的自律组织也可自动发生兴奋，而心房或心室则依从当时情况下节律性最高部位的兴奋而跳动，这些异常起搏部位称为异常起搏点。

1. 窦房结对于潜在起搏点的控制

主要通过两种方式实现。① 抢先占领：由于窦房结自律性高于其他潜在起搏点，在潜在起搏点 4 期自动去极尚未达到阈电位水平之前，它们已经受到窦房结发出并传布而来的兴奋的激动作用而产生了动作电位，其自身的自动兴奋就不可能出现。② 超速抑制或超速驱动抑制(overdrive suppression)：在自律性很高的窦房结兴奋驱动下，潜在起搏点"被动"兴奋的频率远远超过了它们本身的自动兴奋频率。潜在起搏点长时间"超速"兴奋的结果出现了抑制效应。一旦窦房结的驱动中断，心室潜在起搏点需要一定的时间才能从被抑制状态中恢复，出现自身的自动兴奋。此外，超速抑制的程度与两个起搏点自动兴奋频率的差别呈平行关系，频率差别愈大，抑制效应愈强，驱动中断后，停搏的时间也愈长。因此，当窦房结兴奋停止或传导受阻后，首先由房室交界代替窦房结作为起搏点，而不是由心室传导组织首先代替。

2. 决定和影响自律性的因素

自律细胞的自动兴奋，是 4 期膜自动去极化使膜电位从最大复极电位达到阈电位水平而引起的。因此，自律性的高低，既受最大复极电位与阈电位的差距的影响，也取决于 4 期膜自动去极的速度。

(1) 最大复极电位与阈电位的差距　最大复极电位绝对值减小和(或)阈电位下移，均使两者之间差距减小，自动去极化达到阈电位水平所需时间缩短，自律性增高；反之，则减低。

(2) 4 期自动除极速度　如除极速度增快，达阈电位水平所需时间缩短，单位时间内发生兴奋的次数增多，自律性增高。4 期自动除极速度取决于净内向电流增长的速度，即取决于膜内净正电荷增长速度。

(三) 心肌传导性和心脏内兴奋传导

心肌细胞膜的任何部位产生的兴奋不但可以沿整个细胞膜传播，并且可以通过闰盘传递到另一个心肌细胞，从而引起整块心肌的兴奋和收缩。正常情况下窦房结发出的兴奋通过心房肌传播到整个右心房和左心房，尤其是沿着心房肌组成的"优势传导通路"迅速传到房室交界区，经房室束和左、右束支传到浦肯野纤维网，引起心室肌兴奋，再直接通过心室肌将兴奋由内膜侧向外膜侧心室肌扩布，引起整个心室兴奋。由于各种心肌细胞的传导性高低不等，兴奋在心脏各个部分传播的速度是不相同的。在心房，一般心房肌的传导速度较慢(约为 0.4 m/s)，而"优势传导通路"的传导速度较快，窦房结的心房可以沿着这些通路很快传播到房室交界区。在心室，心室肌的传导速度约为 1 m/s，而心室内传导组织的传导性却高得多,末梢浦肯野纤维传导速度可达 4 m/s,而且它呈网状分布于心室壁。这样由房室交界传入心室的兴奋就沿着高速传导的浦肯野纤维网迅速而广泛地向左右两侧心室壁传导。这种多方位的快速传导对于保持心室的同步收缩是十分重要的。

(四) M 细胞的电生理和作用

M 细胞是近年来心肌细胞电生理研究进展的一个热点。1991 年当 Sicouri 和 Antzelevitch 在研究犬心室肌的细胞电生理时,由心内膜至心外膜每 1～2 mm 切取组织处分离细胞,发现了在心外膜下深层(外膜下 2～6 mm 之间)的细胞具有独特的电生理特性,故将位于内外层之间的这些具有特性的细胞称为心室肌中层细胞(mid-myocardial cell),简称 M 细胞。

1. M 细胞的电生理特性

M 细胞有别于心外膜、心内膜心肌细胞,具有以下的电生理特性:① 动作电位曲线呈尖峰圆顶形(spide and dome morphology)1、2 位相间的切迹较心内膜明显,类似于心外膜心肌细胞的"驼峰"形态。② 0 位最大的变化速率(Vmax)较心外膜细胞和心内膜细胞为快。③ M 细胞的动作电位时程(APD)较心外膜、心内膜心肌细胞的 APD 明显延长,且呈频率依赖性,在慢频率时 APD 急剧延长(比心内膜及心外膜的 APD 延长约 1～2 倍)。④ M 细胞静息电位(RP)低于心外膜下和心内膜下细胞,因而与心外膜细胞和心内膜细胞相比较,M 细胞的传导速度快、有效不应期长和兴奋性低。⑤ 在延长 APD 的药物如索他洛尔等的作用下 M 细胞的 APD 延长更加明显,且易产生早期后除极(EAD),而心外膜、心内膜心肌细胞不能产生到 EAD。M 细胞的这些电生理特点与浦肯野细胞非常相似。但两者的根本区别在于 M 细胞无 4 相自动除极,即使在低钾情况和加用去甲肾上腺素时,也无自动除极。由此可见,M 细胞在正常情况下无自律性。M 细胞的传导速度介于浦肯野细胞和普通心肌细胞之间。正常时,心外膜复极结束最早,M 细胞最晚,故动作电位时程心外膜心肌细胞最短,M 细胞最长,心内膜心肌细胞介于两者之间。

2. M 细胞与心律失常

由于心室不同区域心肌细胞的复极存在非均一性,在一定条件下,为某些心律失常的发生提供了有利的条件,实验证实 M 细胞的电生理特性与折返机制、触发活动等的发生有着一定的关系。研究表明,M 细胞与心外膜细胞一样,对心室肌的超常期传导起作用,同时它又往往是缺血性和再灌注心律失常的异位起搏点或折返激动的始动部位。在没有器质性心脏病的患者发生的特发性室性心动过速,其异位兴奋灶也常位于 M 细胞区和心外膜区。M 细胞的电生理特点是产生圆顶样电位及 APD 延长,后者具有频率依赖性。圆顶样电位易在心内膜和心外膜间形成电位梯度差,激动可以在三层心肌之间形成折返,从而诱发折返性心律失常。而 APD 延长使心室肌复极不应期离散,在心率变慢时更趋明显,从而诱发 EAD、延迟后除极(DAD)和触发激动,以致产生室性异位搏动和室性心动过速或尖端扭转型室性心动过速。尤其当急慢性心肌缺血及心动过缓的诱发下,易导致室性心动过速及心室颤动。

四、自主神经对心肌生物电活动和收缩功能的影响

支配心脏的自主神经及其递质对心肌生物电活动和收缩功能均产生明显影响,对心肌生物电活动和电生理的影响主要是通过调节离子通道的开放而实现的,而对心肌收缩功能的调节机制较为复杂。

(一)迷走神经和乙酰胆碱的作用

迷走神经兴奋时,节后纤维释放递质乙酰胆碱,激动心肌细胞膜上M型胆碱能受体,产生负性变力、负性变时和负性变传导等效应。研究表明,乙酰胆碱能普遍提高K^+通道的开放概率,促进外向K^+电流,是迷走神经心肌效应的主要机制。

K^+外流的普遍增加将影响心肌细胞生物电活动的多个环节:① 静息电位与阈电位的差距扩大,心肌兴奋性有所下降;② 在窦房结细胞,复极过程中K^+外流增加使得最大复极电位绝对值增大,且I_k衰减过程减弱,自动除极过程减慢,导致窦房结自律性降低,心率减慢;③ 复极过程中K^+外流增加导致复极加速,动作电位时程缩短,有效不应期也相应缩短,因此每一动作电位期间进入细胞内的Ca^{2+}量相应减少;此外,乙酰胆碱还有直接抑制Ca^{2+}通道、减少Ca^{2+}内流作用,因此心肌收缩力相应降低,表现出负性变力效应。此外,当左侧迷走神经兴奋时,房室交界慢反应细胞动作电位幅度减小、兴奋传导速度减慢,这也是乙酰胆碱抑制Ca^{2+}通道、减少Ca^{2+}内流的结果。

(二)心交感神经和儿茶酚胺的作用

心交感神经末梢释放去甲肾上腺素,与心肌细胞β肾上腺素能受体相结合,产生正性变力、正性变时和正性变传导性效应。肾上腺髓质分泌的去甲肾上腺素和肾上腺素以及外源性β受体激动剂也有类似作用。其作用机制如下:① 儿茶酚胺能加强自律细胞4期的跨膜内向电流I_f,使4期自动除极速度加快,自律性增高;② 在慢反应细胞,由于0期Ca^{2+}内流加强加速,其动作电位上升速度和幅度均增加,房室交界区兴奋传导速度加快;③ 儿茶酚胺能使复极相K^+外流增快,从而使复极过程加速,复极相因此缩短,不应期相应缩短,0期离子通道复活加快,这与儿茶酚胺使窦房结兴奋发放频率增加的作用相协调,使心率增加;④ 儿茶酚胺通过加强心肌收缩能力增强心肌的收缩,也加速心肌的舒张。儿茶酚胺提高肌膜和肌浆网Ca^{2+}通道开放概率将导致细胞内Ca^{2+}浓度增高,提供了促使心肌收缩力增强的条件;另一方面,儿茶酚胺又促使肌钙蛋白对Ca^{2+}亲和力下降,从而减弱心肌收缩能力。由于前者作用强于后者,因此最终表现出的效果仍是强有力的正性变力作用。

第二节 与心血管疾病发病机制相关的生化因素

一、与高血压病发病相关的生化因素

(一) 血管壁增厚和功能性收缩的生化机制

体内多种加压生长促进因子(pressor-growth promoters)如血管紧张素Ⅱ、儿茶酚胺及生长激素等通过与血管壁细胞膜受体结合,激活磷脂酶C,进而水解细胞膜中二磷酸磷脂酰肌醇(PIP),产生二酰基甘油(DG)和三磷酸肌醇(IP_3),后者进入细胞质,使贮藏在其中的Ca^{2+}释放,引起血管平滑肌收缩,即快速升压机制。DG在激活蛋白激酶C的同时,促进Na^+/H^+交换,引起细胞内pH上升,并促进DNA和蛋白质的合成,导致血管壁增厚,由于其需要较长时间反复持续刺激才能产生,故称慢性加压机制。

(二) 肾素-血管紧张素-醛固酮系统(R-A-A-S)

R-A-A-S在高血压发病中起十分重要的作用,肾素是一种蛋白质水解酶,主要由肾脏的近球细胞分泌,它可使血浆中的血管紧张素原转化为血管紧张素Ⅰ,后者在转换酶的作用下切去二肽,形成血管紧张素Ⅱ。这是一种很强的加压物质,具有收缩血管和促进血管壁肥厚的作用,也可作用于肾上腺皮质球状带,促进醛固酮的合成和分泌,引起水、Na^+潴留和血容量增加,另外还可以通过中枢及自主神经系统间接引起血压升高。血管紧张素Ⅱ在氨基肽酶作用下水解为七肽的血管紧张素Ⅲ,其生理作用与血管紧张素Ⅱ相似,但升压效应仅为后者的20%。血管紧张素Ⅲ在血管紧张素酶作用下水解为无活性的片段,从肾脏排出。在正常情况下,肾素、血管紧张素和醛固酮处于动态的平衡中,通过负反馈机制维持正常血压。然而在病理情况下,这种反馈机制遭到破坏或基因表达异常,使肾素、血管紧张素的产生增多,成为产生高血压的重要机制。因此,检测肾素对高血压的诊断、鉴别诊断及治疗具有十分重要的意义,肾素增高是许多继发性高血压如肾血管性高血压的重要特征。有些高血压患者的血浆肾素水平正常或低下,但其血管对血管紧张素Ⅱ的反应明显增强,在正常浓度的血管紧张素Ⅱ作用下可引起高血压。

(三) 儿茶酚胺与高血压

儿茶酚胺是去甲肾上腺素、肾上腺素和多巴胺的总称。主要由交感神经和肾上腺髓质产生和释放,在儿茶酚-O-甲基转换酶的单胺氧化酶的作用下,分解为无活性的同香草酸和草酸基杏仁酸(VMA)。多巴胺是去甲肾上腺素和肾上腺素的前体,为中枢神经系统的重要递质。去甲肾上腺素主要通过兴奋α受体,使全身血管收缩,引起收缩压和舒张压的同时升高。肾上腺素仅引起收缩压升高,对舒张压影响不大或有下降作用,这是因为它能同时兴奋α受体和β受体,通过兴奋心脏的β受体,增加心排血量,引起收缩压上升。在某些

部位血管(如骨骼肌)中,由于β_2受体作用占优势而引起的血管扩张作用抵消或超过其对某些部位血管(如皮肤或黏膜)的收缩作用,使总外周阻力不变或降低,故舒张压不仅不升高,反而下降。

(四) 高血压的细胞膜离子转运学说

研究发现高血压患者于发病前,有一种或多种细胞膜离子转运功能的异常(图1-1)。

1. Na^+-K^+泵抑制

在生理状态下,细胞外的Na^+浓度为细胞内的12倍,细胞内K^+浓度为细胞外30倍,这种离子浓度的生理差异主要依赖Na^+-K^+泵的主动转运维持。Na^+-K^+泵转运一次,可有3个Na^+排出细胞外,2个K^+进入细胞内,同时产生膜内外电位差(细胞外为正电,细胞内为负电)。高血压患者由于遗传缺陷或受内源性Na^+-K^+泵抑制剂的影响而使Na^+-K^+活性降低,Na^+外流减少,引起细胞内Na^+含量增高。

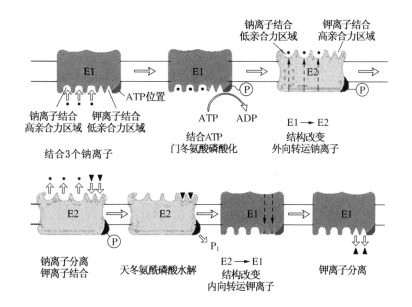

图1-1 细胞膜的离子转运机制

2. Na^+-K^+协同转运能力减退

两种离子在载体参与下同时进行跨膜的易化扩散,其中一个离子与载体结合可促进另一个离子向同一方向扩散,这种离子逆跨膜梯度转运的易化扩散机制称协同转运。高血压时,Na^+-K^+协同转运功能减退,Na^+、K^+外流速度减慢,促进细胞内Na^+增多。

3. 逆向转运功能增强

两种离子以相反方向偶联转运机制为细胞膜的逆向转运功能。如Na^+-Ca^{2+}交换和Na^+-H^+逆向转运。高血压时,细胞膜的逆向转运功能增强,促使细胞内Na^+增多。

4. 血管平滑肌细胞调节 Ca^{2+} 的功能异常

Ca^{2+} 是血管平滑肌兴奋-收缩偶联的重要物质。Ca^{2+} 可促进血管收缩，引起血压上升。近年研究表明，高血压的发病可能与平滑肌细胞膜调节 Ca^{2+} 的功能异常有关。钙泵抑制可使细胞内 Ca^{2+} 浓度增高，引起血管平滑肌收缩和血压升高。钙通道阻滞剂通过抑制 Ca^{2+} 转运和释放，引起血管扩张和血压下降。

二、镁与心血管疾病

（一）心力衰竭

心力衰竭患者胃肠道淤血，镁的摄入和吸收减少，加之应用洋地黄、利尿剂以及继发性醛固酮增多和组织缺氧等，均可造成镁的丢失，而洋地黄和低镁均能抑制 Na^+-K^+-ATP 酶的活性，导致细胞膜离子运转中断，使细胞内失钾，促使心律失常和洋地黄中毒的发生。补镁既能激活 Na^+-K^+-ATP 酶及心肌腺苷环化酶，又能维持心肌细胞线粒体的完整性并促进其氧化磷酸化过程，进而改善心肌代谢，增强心肌收缩力，增加心脏排血量。此外，镁还有扩张血管和利尿作用，从而减轻心脏的前后负荷，改善心功能，提高有效循环血量。所以治疗心力衰竭患者，在给洋地黄、利尿剂的同时补镁，不但加速心力衰竭的纠正，减少洋地黄的用量及其中毒性反应，而且能防治低血钾，避免心律失常的发生。

（二）心肌缺血性疾病

心肌缺血后有氧代谢的抑制，使 ATP 生成锐减，细胞内结合状态的镁析出，游离镁增多，致细胞膜通透性增加，使镁离子逸出细胞外而造成心肌缺镁。通过急性心肌梗死（acute myocardial infarction，AMI）监护室监测和冠心病的普查，均发现有低镁血症，且在 AMI 的尸检中，也获得心肌组织的缺镁证据。低镁可引起冠状动脉痉挛，促使心肌缺血加重，可能是由于血管内收缩物质（血管紧张素、5-羟色胺及乙酰胆碱等）作用增强之故。

（三）心律失常

心肌缺镁可导致心律失常。镁是许多酶的激活剂，镁有兴奋心肌内线粒体的氧化磷酸化作用，能影响细胞膜的 Na^+-K^+-ATP 酶和激活心肌腺苷酸环化酶。由于心肌缺镁，细胞氧化磷酸化分离、维持细胞内钾浓度所必需的能量产生不足，造成丢钾，加之酶的功能障碍，钠泵衰竭，影响跨膜动作电位等原因，加重心肌复极的不一致性，导致激动的差异传导和折返激动形成，发生心律失常。补镁可激活 Na^+-K^+-ATP 酶泵作用，不但能加强细胞保钾，而且可使心肌细胞的绝对不应期延长。镁还是钙的拮抗剂，能影响离子膜的通透性及其结合、分布与交换，使跨膜的内向离子流减少，故适当补镁能纠正心律失常。

（四）高血压

镁有降血压作用，因镁离子对心血管和神经系统具有抑制功能，能抑制周围神经，使运动神经肌肉接头处减少乙酰胆碱的释放，因此阻滞了神经肌肉接头的传导，起到镇静和抗惊厥作用,并能缓解小动脉痉挛,扩张血管和利尿。

三、钾与心血管疾病

(一) 低钾血症

轻度低钾血症表现为窦性心动过速、房性及室性早搏;重度低钾血症可致室上性或室性心动过速及室颤等严重心律失常。此外,还可降低心脏收缩功能,心脏调节功能不全引起动脉血压波动,甚至低血压。慢性低钾血症引起心肌纤维化。心电图表现主要因左心室去极化延迟引起的,一般当血钾降至 3.3 mmol/L 时,心电图开始改变,当降至 2.7 mmol/L 心电图改变具有诊断价值。其特征为:ST 压低,T 波低平、双相或倒置,出现 U 波,U 波幅度大于 T 波,TU 可融合呈驼峰样。虽然 U 波出现与否不是低血钾唯一诊断指标,但是一旦出现 U 波可作为可靠指标。此外,还可出现上述各种心律失常的心电图表现。必须指出的是这些心电图改变与缺钾的程度并不完全一致,约有 50% 左右的病例呈现低钾心电图征象。心脏病人施行心脏和非心脏手术围术期发生低钾血症,可并发或加重心律失常,易引起洋地黄类药物毒性增强,严重时影响心脏功能。

(二) 高钾血症

通常出现心跳缓慢和心律失常,重度高钾血症引起心室纤颤和心跳停止。心电图变化有助于诊断。一般血钾大于 5.5 mmol/L 时出现对称高尖 T 波,常伴有 Q-T 间期缩短;7~8 mmol/L 时,P 波振幅降低至消失,P-R 间期延长;9~10 mmol/L 时 QRS 变宽、R 波振幅降低,S 波加深与 T 波直线相连、融合;11 mmol/L 时 QRS 波群、RS-T 和 T 波融合而成双曲线;达 12 mmol/L 时出现心室扑动、室颤乃至心跳停止。体外循环心脏手术时高钾血症患者不易复跳。

四、钙与心血管功能

人体的钙 99% 左右以骨盐形式存在于骨骼中,细胞外液中钙仅占 0.1%。血浆中钙主要以三种形式存在:离子钙(50%)、有机阴离子结合钙(10%)和蛋白结合钙(40%)。蛋白结合钙增多时血浆总钙量增加,但游离钙浓度不变。一般实验室均测定血浆总钙,因其受血浆蛋白的影响,不能反映高血钙和低血钙情况。但临床上通常用血浆总钙间接反映血钙水平。血清钙正常值为 2.2~2.6 mmol/L,血浆蛋白浓度正常时,血清钙低于 2.2 mmol/L 为低钙血症。血清钙大于 2.75 mmol/L 为高钙血症。高钙血症时,心脏兴奋性和传导性均降低,出现房室传导阻滞,严重时可出现各种严重心律失常甚至心跳停止。心电图表现为:传导阻滞,Q-T 间期缩短,ST-T 改变。严重高血钙时(Ca^{2+} 大于 4 mmol/L)时 T 波变宽。通常血清钙达 3~3.75 mmol/L 时可出现神经衰弱,4 mmol/L 时出现精神症状,大于 4 mmol/L 发生谵妄,大于 4.5 mmol/L 可发生高血钙危象,表现为严重脱水、高热、心律失常、嗜睡、意识不清、昏迷等。严重脱水、应激状态、感染、手术、创伤等常是高钙血症危象的诱因。

钙对心血管功能有明显影响，Ca^{2+}是维持心肌收缩性和血管张力的重要离子，细胞内外Ca^{2+}浓度直接影响心肌、平滑肌的收缩和舒张。Ca^{2+}在细胞内外的流动在心肌和平滑肌细胞的节律收缩活动中起着十分重要的作用。Ca^{2+}通过慢通道内流，为心肌起搏激动和产生动作电位所必需。细胞内Ca^{2+}调节收缩蛋白（肌动蛋白和肌球蛋白）之间的相互作用，并关系到肌肉收缩的产生。实验证明，细胞外Ca^{2+}浓度大于$1\sim1.25$ mmol/L能增强心肌收缩。轻度低钙血症（$Ca^{2+}=0.8\sim1$ mmol/L）通常无临床症状，亦不影响心血管功能。低钙血症的临床表现之一是心血管功能抑制（心动过缓、心肌收缩力下降和低血压等），在血Ca^{2+}大于0.8 mmol/L时很少出现，重度低血钙时（低于正常值$40\%\sim50\%$），每搏功显著降低，血Ca^{2+} 0.58 mmol/L时，心肌收缩力降低，给钙可逆转此心肌抑制。低钙血症者（$Ca^{2+}=0.91\pm0.12$ mmol/L），静滴氯化钙，血压和LVSWI明显改善。重危病人有低钙血症时，给氯化钙（$5\sim7$ mg/kg）后，血压、心排血量、每搏量和SVWI均显著升高。文献曾报道用钙剂治疗继发于低钙血症的充血性心衰，以及心源性休克用正性肌力药治疗时，静滴钙剂后，血压、心排血量和SVR均得以改善。术后甲状旁腺机能减退者，由于血Ca^{2+}下降（血浆总钙量：1.76 ± 0.08 mmol/L）心肌功能抑制，用钙剂使其上升至2.06 ± 0.19 mmol/L时，心功能立即改善。细胞外Ca^{2+}浓度增加虽然可以增强收缩功能，但对心肌舒张和后负荷也可以产生不良影响，并且增加MVO_2。许多动物实验证明，血钙正常时，用钙剂后血压上升，心率无变化，心排血量不增加或仅暂时增多。临床上，血钙浓度正常者，给钙剂后，虽然血压、SVR升高，但心排血量的增加很少或无变化，甚至由于后负荷增加下降，原有心功能不全者尤为明显。

多数文献报道应用钙剂后心排血量和血压暂时升高，持续时间不到5 min，而心率无变化。血Ca^{2+}高于正常时，血管平滑肌收缩增强。外周动脉、肾、脑和冠状动脉阻力增加，肺血管床未见类似改变。高钙血症刺激肾上腺素髓质和外周神经末梢释放儿茶酚胺。实验资料提示钙也能兴奋α、β肾上腺素能受体。

（包　睿　邓小明）

参 考 文 献

1　Sicouri S,Antzelevitch CA. Subpopulation of cells with unique electrophysiooglical properties in the deep subepicardium of the canine ventricle:the M cell. Circ Res,1991,68(6):1729—1741.

2　朱参战,马奕,崔长琮.心肌细胞电生理和临床心电图进展.临床心电学杂志,2002,4(11):232—238.

3　杨荣平.心肌M细胞的认识及其临床进展.医学综述,2003,9(11):673—675.

4　朱文青,林佐善,蔡逎绳,等.镁剂治疗室性心律失常的临床探讨.中国急救医学,1993,(13)2:17—20.

5　杭燕南,庄心良,蒋豪主编.当代麻醉学.上海:上海科学技术出版社,2002,367—383.

第 2 章 心血管用药总则、方法和影响因素

心血管药物的作用主要有以下几个方面：正性肌力、收缩血管、扩张血管、负性肌力和负性变时作用。围术期使用心血管药物的目的是暂时性支持或抑制循环功能，以维持血流动力学稳定，并达到充分的组织灌注和恢复氧供需平衡。近年来，由于监测学、药理学、药物输注系统的进展，使治疗用药及用药方法的可选择性增多，也使药物应用更为精确有效。心血管治疗的药物具有高度的选择性和特异性，治疗对象都是心血管疾病患者和重危患者，因此必须正确掌握适应证、禁忌证和使用方法，麻醉和 ICU 医师根据药代动力学和药效动力学的原则，科学和合理用药，精确调节药物剂量，才能使药物发挥更为有效的作用，也能在维持最佳心脏血管功能的同时，心肌氧耗增加最少，并最大程度减少不良反应的发生。本章将阐述与临床相关的心血管用药总则、输注方法和影响因素。

第一节 心血管用药总则

临床不能预知到所有不良事件的发生，但了解患者的病史和麻醉方法与手术计划，结合药效动力学和药代动力学确定药物的治疗窗，并正确选用心血管药物，制定个体化的治疗方案，将有助于预测治疗的结果和减少心血管不良事件的发生。

一、药代动力学原则

药代动力学研究用药剂量与其在血浆或作用位点药物浓度间的相互关系。药物的吸收、分布以及清除过程左右着这种关系。

（一）房室模型

药代动力学通常用房室模型模拟人体。它仅是进行药代动力学分析的一种抽象概念，不一定代表某个具体的器官组织。根据这个概念，可对药物在体内吸收、分布和排泄的特性构建模式图，并建立数学模型，以揭示动态变化规律。常用的有一室模型、二室模型等。对一个具体的药物来说，属于何种房室模型需根据试验结果（血药浓度-时间曲线）来具体

分析。

房室的大小用分布容积（Vd）表示。Vd 是根据体内某一时间（t）的药量（Dt）除以该时间的血药浓度（Ct）来计算的。Vd 值大表示药物分布广或提示药物与生物大分子有大量结合，或者兼而有之；Vd 值小表示分布有限。一般来说，分布容积越小药物排泄越快，分布容积越大药物排泄越慢，体内留存时间越长。

（二）药物的跨膜转运

药物从给药部位进入血液（静脉给药除外）、分布到各组织器官以及排泄过程都要经过机体的生物膜，该过程称为药物的跨膜转运，主要有被动转运和主动转运两种形式。

被动转运是溶质小分子直接通过膜的脂质层或含水膜孔，自高浓度侧向低浓度侧载运，不需要能量，无饱和现象，也不受其他转运物质的影响，有简单扩散、滤过和易化扩散等类型。被动转运速率受到膜两侧浓度差、药物解离度和极性、药物分子大小、溶液 pH 值、渗透压以及静水压等多种因素的影响。

主动转运的药物可逆浓度梯度透过生物膜，膜上载体对药物有特异性、选择性，需要消耗细胞的能量，有竞争性抑制，有饱和现象。

（三）药物的吸收与分布

药物的吸收是指其从用药部位转运至血液循环的过程。药物制剂被机体吸收利用的程度用生物利用度（F）表示，F 是实际吸收量（Q）与口服或肌内注射给药量（D）之比的百分率。药物吸收得快、慢、难、易受药物本身理化性质、给药途径、药物浓度、吸收面积、局部血流速度、首过消除现象等多种因素的影响。例如维拉帕米首过消除明显，与硝苯地平相比，生物利用度较低。

药物入血后通过各种生理屏障向不同部位转运称为分布。药物分布到某组织的速度主要取决于该组织的血流量和膜的通透性。当血浆与组织液中药物浓度相等时，分布达到平衡。药物在组织中的分布量则取决于组织血浆的分配以及组织体积的大小。影响药物分布的因素主要有：药物与血浆蛋白（主要是白蛋白）的结合、药物与组织的亲和力以及屏障现象等。药物的分布有很大的个体差异。例如，身材高大之人比常人有更多的组织和血容量，应给予较大剂量的药物。肥胖者可贮存大量易积聚在脂肪组织中的药物，而很瘦的人仅能贮存相对少量的该类药物。这种分布现象也见于老年人，因随年龄增长，机体脂肪比例增加。

（四）药物的代谢与排泄

药物代谢是指药物在体内发生化学结构的改变，其生物意义在于：① 使药物作用钝化，即由活性药物变为无活性代谢物（失活）；② 由一种活性药物变为另一种活性代谢物；③ 由无活性的药物变为有活性的代谢物（活化）。药物代谢的主要器官是肝脏，也可在肾、肺、血浆、胎盘中进行。以上器官的病理生理变化可影响药物的代谢过程。

药物的代谢过程需要酶系统参加。肝脏代谢药物的酶系主要是微粒体酶,其中最主要的混合功能酶系简称肝药酶。由于体内某些特异性酶或多、或少、或缺乏,从而表现出代谢型快慢的差异性。影响药物代谢的因素主要包括遗传因素、药物诱导剂和药酶抑制剂。

药物排泄途径以肾、胆汁、肺为主,在唾液、汗液及乳汁中也有排泄。肾脏排泄药物的速度受肾小球滤过率、肾小管分泌率以及肾小管重吸收的控制。故肾功能不全者必须酌减药物用量与给药次数。经胆汁排泄的药物有的随粪便直接排出,有的进入肠肝循环,肠肝循环能延长药物作用时间。例如肝功能损害的患者,非洛地平(波依定)的血浆清除率下降,血药浓度会升高,因此建议起始剂量用 2.5 mg,每天 1 次。这些患者在调整剂量时应注意监测血压。肾功能不全患者一般不需要调整建议剂量。

(五)药物的半衰期

药物半衰期通常指药物消除半衰期,即血药浓度下降一半所需的时间,用 $t_{1/2}$ 表示。绝大部分药物按一级动力学规律消除,用公式 $t_{1/2}=0.693/K$ 表示,不论给药剂量大小,总为常数。零级动力学过程则不同,$t_{1/2}=0.5 L_0/K_0$,初始浓度越大则半衰期越长。

药物半衰期长表示其在体内消除缓慢,滞留时间长。了解药物半衰期对确定反复给药的间隔时间以及调整器官病变时的给药方案有很大价值。例如主要经肾消除的药物用于肾功能不全的患者,或在肝脏代谢的药物用于肝病患者时,必须根据药物消除率或半衰期选择药物和随时间调整剂量。例如艾司洛尔(esmolol)为超短效 β 受体阻滞药,血浆内半衰期只有 9~10 min,宜用静脉连续输注。

二、药效动力学原则

药效学主要研究药物对机体和疾病的作用及作用原理。

(一)药物的作用

有些药物能使机体原有的生理功能增强或减弱,分别称为兴奋作用和抑制作用。大多数药物只对某些敏感的组织或器官发生作用,而对其他组织器官几乎不起作用,此即药物的选择性。选择性高的药物针对性强。但选择作用也是相对而言的,药物的临床效果总是表现为治疗效果和不良反应。临床医生用药的目的就是要充分发挥其治疗作用,而避免或减少不良反应。例如 β 受体阻滞剂选择性地作用于 β 肾上腺素受体,β 受体阻滞剂有三类:① 非选择性 $β_1$ 和 $β_2$ 受体阻滞剂,如普萘洛尔。由于抑制心肌同时伴有外周阻力增加。使心排血量显著减少,耐受性较差。② 选择性 $β_1$ 受体阻滞剂,如倍他洛尔、比索洛尔。倍他洛尔 $β_1/β_2$ 选择性约 75 倍;比索洛尔约 120 倍。此类制剂因 $β_2$ 受体支持心肌和扩张外周血管的作用仍被保留,因而耐受性较好。③ 非选择性 $β_1$、$β_2$、$α_1$ 受体阻滞剂,如卡维地洛,布辛洛尔。卡维地洛 $β_1:β_2$ 选择性 1:1,具有中度血管扩张作用。起始治疗或加量时,易发体位性低血压,多为自限性,或减少利尿剂的剂量即可解决。

（二）药物的作用原理

药物是外因，需要通过机体的生理、生化等内因发挥效应。多数药物的作用是直接或间接通过受体而产生的。受体数目有限，故有饱和性，在药物作用上表现为最大效应和竞争性拮抗。既能与受体结合，又能激动受体，产生一定生物效应的药物称为激动剂，例如异丙肾上腺素可激动β受体，对 $β_1$、$β_2$ 受体的作用都很强，而对α受体几无作用；只具有与受体结合的亲和力，但不具备内在活性，不能激动受体，反而可以阻滞激动剂与受体的结合，这样的药物称为拮抗剂，如钙通道阻滞剂。

（三）药物的量效关系

药物的剂量大小是决定其在体内浓度的高低和作用强弱的主要因素之一。药物的量效关系反映机体在所接受的剂量下产生的作用和作用规律。多数药物当剂量由小到大时，效应也由弱到强；但当剂量继续增加到达一定程度时，效应不再成比例增强，反而出现毒性反应，此时的效应为最大效应，该剂量为最大耐受量。

根据药物的量效关系，确定药物的治疗窗，既能保证药物发挥应有的疗效，又能减少不良反应的发生。以利多卡因为例，其有效血浆浓度为 2～5 μg/mL，低于 2 μg/mL 不能发挥疗效，高于 6 μg/mL 则易发生毒性反应。在治疗过程中，应尽可能将血药浓度维持在治疗窗之内。

（四）药物的构效关系

药物的化学结构是其产生效应的物质基础，这就是构效关系。化学结构相似的药物常能与同一受体或酶结合，引起相似或相反的作用。药物的光学异构体也与其效应有明显关系。

例如强心苷类由糖和苷元两部分组成，苷元由甾核和不饱和内酯环两部分组成。甾核有三个重要的取代基，C_3 位 β 构型羟基若变为 α 型则苷元失去强心作用；C_{14} 位 β 构型羟基若失去或变为 α 构型，苷元亦失去强心作用；C_{17} 须连接 β 构型内酯环，必须是不饱和的，也不能打开，否则会影响作用强度或失去正性肌力作用。

（五）药物的时效关系

绝大多数药物的药理作用强弱与血药浓度平行。单次用药后，药物在体内的浓度随时间呈现周期性改变，即药效的出现与消失过程，称时效关系。用药开始至发生疗效的一段时间，称为潜伏期；药物在体内达最大浓度，同时显现最大效应的时间为达峰时间；维持最小有效浓度或基本疗效的时间，称为持续期；血药浓度下降到最小有效水平以下，但尚未被机体完全消除这段时间，称为残留期，此时反复用药，药物在体内蓄积引起毒性反应，称为蓄积中毒。

临床药物治疗中，不仅要求给药后血药浓度尽快达到预期水平，而且要求该浓度能够维持适当的时间。如经 5～7 个消除半衰期药物几乎完全从血浆清除完。同样，如按消除半衰期时间间隔摄入固定剂量,经 5～7 次后,继续用药血药浓度不再升高,即达稳态水平(Css)如改变剂量则又需 5～7 个消除半衰期时间,以达一新的稳态水平。

三、药物反应的差异性原则

麻醉医生用药必须根据临床反应的个体差异来确定所用的药物和所用药物的剂量。这种差异可以是药代动力学的不同,如药物的吸收、分布、代谢和排泄;也可以是药效学的不同,如终末器官敏感性的不同、受体调控的不同等。造成药效学和药代动力学不同的原因包括患者的遗传因素、生理病理因素、药物的相互作用等。

(一) 遗传药理学

遗传药理学是指机体对药物的吸收、代谢、分布或机体对药物反应的遗传性改变。这些改变多是由于受体结构或患者生理学的不同而引起。先天存在的遗传变异能影响酶的活性,从而影响药物代谢,可明显增加突发的药物毒性反应,引起药物作用的时间延长或效应不足。

遗传变异除影响药物的药代动力学之外,也能通过药效学机制改变药物的活性。具有生物学活性的遗传多态现象已经在很多受体、第二信使系统和离子通道上被发现,其中研究较多的是 β_2 肾上腺素受体。许多遗传学的变异可能基于机体为适应药物所引起的反应,表现为多态现象相互影响,从而影响受体的结构和细胞的功能。

(二) 生理病理因素

随年龄增长,人体总的体液量减少,药物的分配容积减小,给药早期峰浓度较高,可部分解释老年人对药物的敏感性增加。老年人肌肉含量减少,脂肪含量增加,脂类药物更易在身体的外周蓄积,使药物作用时间延长。老年人肝脏和肾脏的血流量及代谢、排泄能力均有所下降,也使其对药物的敏感性增加。老年、肝病、营养不良等情况可造成白蛋白浓度下降,使药物的游离部分增加,也能增加患者对药物的敏感性。

大多数心血管药物在妊娠的前三个月必须避免使用,以免引起先天畸形。一些药物在分娩前也应避免使用,因其可能对分娩或新生儿不利。

许多疾病也能影响机体对药物的反应。心力衰竭患者的肝灌注减少,肾衰竭患者的尿排出减少,高血压、糖尿病、甲状腺疾病、肾上腺疾病等可能改变受体的功能,从而改变药物的药效学和药代动力学。

(三) 药物相互作用

研究发现,某些食物和药物能影响药物的代谢。如细胞色素 P450(CYP)3A4 的活性即受到多种药物的影响。

脱敏广义上讲是指经过一段时间后,机体对药物的生理反应减弱。最典型的例子是硝普钠,经过一段时间后,必须加大剂量才能达到维持血管扩张作用。受体的脱敏在许多疾病中非常重要,围术期更是如此。充血性心力衰竭、高血压、糖尿病等都有一个共同特点,即激素(激动剂)水平的升高。以充血性心力衰竭为例,心排血量减少导致交感神经系统代偿性兴奋,循环内儿茶酚胺(尤其是去甲肾上腺素)浓度成倍增加。长期如此,可使心肌细胞上 β-肾上腺素受体信号转运通道脱敏。故充血性心力衰竭患者应长期服用小剂量 β-肾上腺受体阻滞剂,以改善心功能并延长生命。

与之相反,药物长时间作用于受体可引起受体代偿性增加。如长期使用受体抑制剂后,受体代偿性增加,此时突然停药受体的激动反应就明显增大。故术前长期应用 β-肾上腺受体阻滞剂的患者若予停药,则气管插管等常规操作即可引起剧烈的心脏反应和血流动力学变化,重者可引起心肌缺血和梗死。

药物间相互作用的机制是多样的,性质也是多样的。围术期应用心血管药物,除考虑心血管药物间的相互作用外,还应考虑到心血管药物与非心血管药物间、心血管药物与麻醉药物间的相互作用。例如,围术期使用降压药物时就应考虑其与麻醉药的相互作用。术前行抗高血压治疗者应注意麻醉药在此基础上的降压作用;麻醉过程中使用降压药时应注意麻醉下的降压反应。用 ACEI 治疗的高血压患者给咪达唑仑和芬太尼诱导后,约 50% 发生低血压。

第二节 给药方法

心血管药物的给药途径主要有口服、舌下含服、肌内注射和静脉注射等方式。

一、口服、舌下含服和肌内注射

口服给药患者依从性好;但因其吸收与片剂的崩解速度、胃的排空、肠的蠕动、药物的伍用、肠内和肝内药物的代谢等有关,且存在首过消除(first pass elimination),故主要用于术前准备。

舌下含服从药物经口腔毛细血管吸收到发挥药效,仅需 30 s 至 1 min,常用的有硝酸甘油片治疗冠心病心绞痛。还可用于高血压危象:当血压超过 200/110 mmHg 时,速取卡托普利药片 25～50 mg 置于患者舌下,约 2 min 后,血压便开始下降,1～2 h,血压就可降至比较理想水平。药效可维持 4 h 之久。

肌注给药如水相作溶媒,脂溶性高的药物吸收快而完全;如以有机物溶剂助溶,吸收比口服等剂量的药物还要慢,且不完全。

麻醉与麻醉管理过程中,所有药物多数为静脉注射,其特点为起效快、作用强,且常为多种药物复合,药物间相互作用更为明显。对心血管患者,这些特点更为突出。静脉给药起效迅速,剂量易掌握。因此,术中多以静脉给药为主。

二、静脉给药

静脉给药有三种基本方法：① 单次静脉给药(bolus)；② 间断重复给药；③ 静脉连续输注(continuous infusion)。从理论上讲，静脉给药以相同剂量按半衰期时间重复给药或连续输注给药，经过一个半衰期时，血药浓度达到平衡浓度的一半，经过5个半衰期才能达到平衡浓度的93%，最后达到稳态浓度。从药代学和药效学观点，以连续输注较为合理，能相对保持血浆中和效应室中药物浓度的稳定。

（一）多次静脉推注

该种给药方法和连续静脉输注的差别在于不能精确地维持稳态浓度，而是在平均稳态浓度(C_{av})上下波动，即处于最高稳态血药浓度(Css_{max})与最低稳态血药浓度(Css_{min})之间。

设给药的维持剂量为 D_m，给药间隔为 t，则给药平均摄取速率为 D_m/t。

平均稳态浓度(C_{av}) = $D_m·t/t$. Cl

那么，为维持 C_{av} 所需要的维持剂量。

$DM = Cl · C_{av} · \tau$ 或 $DM = K · V_d · C_{at} · \tau$

由上式可见，C_{av} 为所要维持的浓度，K 和 V_d 为常数，因而 D_m 与 τ 成正比，即 τ 较小，维持剂量就下降，浓度较小，维持剂量就下降，浓度波动性变小，给药安全性改善，反之亦然。

（二）静脉连续输注

1. 恒定速率静脉输注

该法使血药浓度呈指数增加，除非药物排泄半衰期非常短，否则很难适用。

2. 负荷剂量加恒速静脉输注

用给予负荷量的方式使分布容积迅速增加，以达到快速起效的目的。负荷剂量主要是根据药物的最初分布容积、稳态表观分布容积(V_{dss})和排泄相表观分布容积(V_B)来计算：即 $DL = Css · V_d$

负荷剂量的选择还受药物治疗窗影响，选择维持剂量的目的在于使血药浓度保持在有效浓度之上但低于毒性浓度。若 Css_{min} 为有效值，Css_{max} 为毒性浓度值。则最大剂量 $DM_{max} = [Css_{max} - Css_{min}]V_d$，负荷剂量($DL$) = $V_d · Css_{max}$。

给予负荷量的目的是获得需要的血浆浓度，由于血浆浓度与效应室浓度并非一致，理应根据效应室药物浓度设计所需浓度给药方案。

维持稳定的血浆浓度(Css)，药物进入机体的速率应与药物离开机体的速率(Cls)相同。开始输注时给予速率较大，当到达稳态状态时，输注率降低。该方程需微机进行计算，自动求出维持速率。

3. 双重速率输注(double infusion)

由于负荷剂量可能导致明显的不良反应，有人提出最初快速输注和维持量输注，前者代替负荷剂量,后者根据需要的稳态血药浓度计算。其优点是降低在最初阶段超射(overshoot)幅度。

4. 单次大剂量静注加两种以上速率输注(bolus-elimination-transfer,BET)

该种方法由三部分组成:① 单次静注使之达到有效血浓度,其剂量为稳态血药浓度乘初始分布容积。② 补充药物代谢和排泄的维持量(E),$E=C_{ss}\cdot C_{lp}$。③ 指数降低速度(T),以补充药物从中央室输送到周围组织的量 $T=C_{ss}\cdot K_{12}\cdot e^{-k_{21}t}\cdot v_1$。

由于该种方案给药速率不是恒定的,而是按指数曲线变化,开始快,以后逐渐变慢,直到 $e^{-k_{21}t}\cdot v_1$ 大到使趋向于零时,给药速率基本恒定,计算过程复杂,只有应用计算机控制输入。

5. 改变溶液浓度方法

近年提出一种新的不需通过复杂计算而达到稳态血药浓度的方法,该种方法注速恒定,根据需要改变溶液中的浓度,全过程均由微机控制。

第三节 注意事项

一、用药前准备

(一)改善患者情况,选择用药指征

1. 心血管药物区别于其他的药物,用药前应当尽可能纠正电解质紊乱、酸碱平衡紊乱、缺氧及二氧化碳蓄积等情况。

2. 用药前必须仔细识辨其适应证和禁忌证,多方考虑各种影响因素,严格掌握各药物的治疗剂量和给药方法。

(二)药物的标准化配制

按照标准化的方法配制药物,有助于节省时间和减少药物用量设置错误,表2-1是建议的常用药物配制方法,当然每个医院均有自己的配制习惯。

表2-1 常用心血管药物的配制浓度、剂量和泵速

药 名	配制 (mg/50 mL)	浓 度	剂 量	泵 速
1. 多巴胺	体重×3	1 mL/h=1.0 μg/(kg·min)	2~15 μg/(kg·min)	2~15 mL/h
2. 多巴酚丁胺	体重×3	1 mL/h=1.0 μg/(kg·min)	2~10 μg/(kg·min)	2~10 mL/h
3. 肾上腺素	体重×0.03	1 mL/h=0.01 μg/(kg·min)	0.05~0.2 μg/(kg·min)	5~20 mL/h
4. 异丙肾上腺素	体重×0.03	1 mL/h=0.01 μg/(kg·min)	0.05~0.1 μg/(kg·min)	5~10 mL/h

续 表

药 名	配制 (mg/50 mL)	浓 度	剂 量	泵 速
5. 去甲肾上腺素	体重×0.03	1 mL/h=0.01 μg/(kg·min)	0.02~0.2 μg/(kg·min)	2~20 mL/h
6. 去氧肾上腺素（新福林）	体重×0.3	1 mL/h=0.1 μg/(kg·min)	0.2~2 μg/(kg·min)	2~20 mL/h
7. 间羟胺(阿拉明)	体重×0.3	1 mL/h=0.1 μg/(kg·min)	0.8~5 μg/(kg·min)	8~50 mL/h
8. 硝普钠	体重×0.3	1 mL/h=0.1 μg/(kg·min)	0.1~3 μg/(kg·min)	1~30 mL/h
9. 硝酸甘油	体重×0.3	1 mL/h=0.1 μg/(kg·min)	0.5~5 μg/(kg·min)	5~50 mL/h
10. 硝酸异山梨酯(异舒吉)	体重×0.3	1 mL/h=0.1 μg/(kg·min)	0.3~1 μg/(kg·min)	3~10 mL/h
11. 尼卡地平(佩尔地平)	体重×0.3	1 mL/h=1.0 μg/(kg·min)	2~10 μg/(kg·min)	2~10 mL/h
12. 地尔硫䓬	体重×0.3	1 mL/h=1.0 μg/(kg·min)	5~15 μg/(kg·min)	5~15 mL/h
13. 米力农	体重×0.3	1 mL/h=0.1 μg/(kg·min)	0.25~1 μg/(kg·min)	2.5~10 mL/h

以多巴胺为例，常用的有小剂量（2~3 μg/(kg·min)）、中等剂量（3~8 μg/(kg·min)）和大剂量（8~15 μg/(kg·min)）。若患者体重 50 kg，选用中等剂量 5 μg/(kg·min)连续输注，体重 50 kg×3=150 mg，则将注射液配成 150 mg/50 mL，输注仪器设置为恒速输注 5 mL/h。依此类推。

二、围术期心血管药物的选择

(一) 治疗心功能不全

1. 利尿剂

利尿剂适用于有钠水潴留的心功能不全者，可与 β 受体阻滞剂配合使用。使用过程中应注意低血压和氮质血症、监测血压和中心静脉压，长期使用出现耐受性时可联合使用作用机制不同的利尿剂。

2. 洋地黄

只要患者有收缩性心功能不全的症状或体征就应使用。

3. 硝酸酯类

可减轻心脏前后负荷，改善血流动力学，可作为缺血性心疾病心功能不全患者的治疗用药。

4. 磷酸二酯酶抑制剂

包括氨力农、米力农等，用于围术期心功能不全治疗可改善患者的症状。该药用于慢性心功能不全患者的治疗可增加患者的死亡率,不建议长期应用。

(二) 治疗急性高血压

药物选用原则:

1. 围术期维持之前的抗高血压药物治疗。

2. 血压控制平稳。

3. 个体化用药。围术期急性高血压治疗首先是治疗和处理诱因,治疗可用硝普钠、硝酸甘油、呋塞米等。高血压合并心肌梗死不宜使用硝苯地平、肼苯哒嗪。

(三) 抗心律失常

1. 窦性心动过速首选β受体阻滞剂,亦可选用维拉帕米或地尔硫草。

2. 房性早搏可选用β受体阻滞剂、胺碘酮、普罗帕酮、维拉帕米或地尔硫草。

3. 室上性心动过速可选用维拉帕米、普罗帕酮,亦可选用毛花苷C或胺碘酮。

4. 加速性交界区自主心律可选用β受体阻滞剂,洋地黄过量时停用并给予钾盐、利多卡因、苯妥英钠或β受体阻滞剂。

5. 心房颤动或扑动可选用地高辛、β受体阻滞剂、维拉帕米、地尔硫草、胺碘酮等控制心室率。

6. 室性早搏如无器质性心脏病可使用I_b或I_c类抗心律失常药,有器质性心脏病而无心肌梗死者可用普罗帕酮、胺碘酮等。围术期急性心肌梗死者可用利多卡因、β受体阻滞剂、胺碘酮等。

7. 非持续性室速可选用β受体阻滞剂。

8. 持续性室速可选用利多卡因、胺碘酮,心功能正常者可选用美托洛尔、利多卡因或胺碘酮。

9. 突发性室速可选用维拉帕米、普罗帕酮、β受体阻滞剂或利多卡因。

10. 尖端扭转型室速可用硫酸镁、利多卡因或苯妥因钠。先天性Q-T间期延长综合征者慎用异丙肾上腺素。

11. 宽QRS波群的心动过速可用胺碘酮,有器质性心脏病或心功能不全者不宜用利多卡因、普罗帕酮、维拉帕米或地尔硫草。

12. 心肌梗死合并心律失常 合并室上速可用维拉帕米、地尔硫草或美托洛尔;合并心力衰竭可用洋地黄制剂;合并房颤可用美托洛尔、维拉帕米、地尔硫草,心功能不全者首选洋地黄,不建议使用I_c类抗心律失常药;合并室性心律失常,室速可用利多卡因、胺碘酮、普鲁卡因胺,频发室早可选择利多卡因;梗死后室性心律失常使用Ⅱ类及Ⅲ类抗心律失常药可降低病死率。

13. 心力衰竭合并心律失常首选胺碘酮,其次为利多卡因,也可选用β受体阻滞剂,不建议使用Ⅰ、Ⅳ抗心律失常药。

三、加强监测

在麻醉手术过程中,尤其对于危重患者及进行心血管大手术的患者,在应用心血管药物时应当加强监测,尤其是用药前后血流动力学指标的监测。从监测到的基本生理参数,通过适当推导、演算可获得各项具有指导意义的资料,及时反应患者当时的生理状况。再结合患者的情况进行全面分析,有利于麻醉和ICU医生作出正确的处理。当然再先进的监测装置也不能代替医生对病情的全面评估;再精密的仪器也可能发生故障和误差,故不可单纯依赖仪器而忽略临床观察。

常规检测项目包括心率(HR)、无创血压(NBP)、动脉血氧饱和度(SpO_2)等,必要时还应监测有创动脉血压(IBP)、中心静脉压(CVP)、肺毛细血管楔压(PCWP)、肺动脉压(PAP)等,以随时了解病情变化,快速、准确地调整用药方案,以期提高疗效,最大可能地减少不良反应。若在麻醉手术过程中能监测麻醉深度,也有一定的指导意义。

四、患者的转运

在患者转运和搬动的过程中,亦应当予以监护,并做好交接班工作。尽可能维持用药的连续性,密切注意病情变化,避免血流动力学大幅波动,从而加重原有疾病、诱发新的问题,甚至危及生命。

(张马忠 张 凌 王珊娟)

参 考 文 献

1 曾因明,邓小明主译. 米勒麻醉学. 第6版. 北京:北京医科大学出版社,2006. 69—104.
2 杭燕南主编. 当代麻醉手册. 上海:世界图书出版公司,2004. 116—152,517—536,799—815.
3 王一山,杭燕南主编. 实用重症监护治疗学. 上海:上海科学技术文献出版社,2000. 13—12,128—142,590—624.
4 杭燕南,庄心良,蒋豪主编. 当代麻醉学. 上海:上海科学技术出版社,2002. 17—35,123—151,367—438.
5 杨世杰主编. 药理学. 北京:人民卫生出版社,1996. 6—44,287—372.
6 张七一,宋文宣,曲彦主编. 心血管病合理用药. 北京:人民卫生出版社,2005. 7—51.
7 朱文玲主编. 心血管药物治疗手册. 辽宁:科学技术出版社,2002. 1—87,129—280,345—370.
8 李小鹰主编. 心血管疾病药物治疗学. 北京:人民卫生出版社,2006. 37—81,545—1120.
9 庄心良,曾因明,陈伯銮主编. 现代麻醉学. 第3版. 北京:人民卫生出版社,2006. 361—389,635—766.
10 王若松主编. 静脉麻醉与药物输注学. 北京:人民军医出版社,2001. 1—43,224—273,300—304.

第 3 章 麻醉药对心血管功能的影响

围术期影响循环功能的因素很多,其中以麻醉药最为重要。不管是全身麻醉药(吸入麻醉药及静脉麻醉药)或是局部麻醉药(利多卡因、布比卡因和罗哌卡因等)对心血管功能都会产生不同程度的影响,其影响程度呈剂量依赖性,而且与药物浓度、注药途径和速度有关。熟悉麻醉药对心血管功能影响,对选择麻醉药物、决定用药剂量和方法,以及维持适当麻醉深度和围术期循环功能稳定具有重要意义。

第一节 吸入麻醉药

一、乙醚(ether)

乙醚对循环系统的作用较复杂,其作用程度与麻醉深度、持续时间呈正比。在浅麻醉时,乙醚兴奋交感神经,使血中去甲肾上腺素浓度增加,心率和心排血量增加,血压可表现为轻度增高。深麻醉时,乙醚能直接抑制心肌收缩力和扩张血管,使心排血量和动脉血压均明显下降。但是乙醚不增加心肌对儿茶酚胺的敏感性,因此很少发生严重的心律失常。

二、氟烷(fluothane)

氟烷对心肌有直接抑制作用,使血压随麻醉深度的增加而逐渐下降,其原因可能为:直接抑制心肌,同时具有轻度阻滞神经节作用,导致血管扩张,回心血量减少,从而降低心排血量。氟烷还具有中枢性抑制效应,降低了交感神经维持内环境稳定的有效作用。以上综合效应导致氟烷麻醉时,血压随麻醉深度的增加而逐渐下降。

一般在停止吸入氟烷后血压可自行回升。若出现低血压或伴有心动过缓,使用阿托品增快心率后亦可以使血压回升。此外,氟烷能增加心肌对肾上腺素、去甲肾上腺素的敏感性,可产生室性心动过速,尤其在患者出现 CO_2 蓄积时更易发生,因此临床上应引起注意。

三、安氟醚（enflurane）

安氟醚对循环系统抑制程度与吸入浓度有关。安氟醚对心肌收缩有抑制作用，麻醉时可使每搏排血量和心排血量减少，而右房压升高。吸入1MAC的安氟醚即可产生抑制；2MAC可严重减少心排血量，这与$PaCO_2$有关，$PaCO_2$下降时心脏指数亦明显下降。

安氟醚麻醉时心律稳定，很少出现心律失常。心电图上虽可见到房室传导时间延长，但不干扰心室内传导，往往持续时间也短，改善通气即可消失。心率变化情况与麻醉前的心率相关。麻醉前心率快者(90次/min)麻醉后可减慢，心率慢者(65次/min)可增快。

安氟醚降低血压程度与减少心排血量的程度一致或更重。由于血压下降与麻醉深度平行，临床上把血压下降作为安氟醚麻醉过深的指标。吸入1~1.5 MAC安氟醚，可使血压分别下降$30.0\pm3.3\%$与$38.3\pm4.0\%$。安氟醚1.5 MAC对血压及心排血量的抑制程度相当于氟烷2 MAC。术前血压较高的患者经安氟醚麻醉后血压下降更明显。

安氟醚不增加心肌对儿茶酚胺的敏感性，抑制心脏内交感神经末梢释放去甲肾上腺素，适用于嗜铬细胞瘤患者，可合用肾上腺素。

四、异氟醚（isoflurane）

异氟醚对循环系统的抑制作用弱于安氟醚及氟烷，心脏麻醉指数（心力衰竭时全麻药浓度/麻醉所需浓度）为5.7，大于安氟醚(3.3)及氟烷(3.0)。在健康人保持$PaCO_2$正常，1~2 MAC异氟醚不抑制或仅轻度抑制心功能。异氟醚在0.9~1.4 MAC时对右房压无明显影响，在1.9 MAC时稍增高，随吸入浓度的增加，心排血量明显减少，但低于N_2O、安氟醚和氟烷。异氟醚使心率稍增快，但心律稳定，不减慢希-浦氏纤维的传导，不诱发心律失常，不增加心肌对儿茶酚胺的敏感性。因此，异氟醚麻醉时可合用肾上腺素。异氟醚与氟烷相比，在1.5 MAC条件下，异氟醚麻醉时引起50%动物发生室性心律失常的肾上腺素量为氟烷的3倍多。异氟醚降低血压作用主要是由于周围血管阻力下降所致。

异氟醚能减低心肌氧耗量及冠脉阻力，不减少甚至增加冠脉血流量，因此，对冠心病患者的麻醉具有一定程度的心肌保护作用。对行体外循环(CPB)的患者，异氟醚吸入可以降低术后心肌细胞释放肌钙蛋白Ⅰ，对心肌功能具有保护作用。但亦有在动物实验中可引起"冠脉窃血"的报道，即正常冠状动脉供血增加而狭窄冠状动脉供血减少，但近年来的人体研究，已证明异氟醚用于冠心病人麻醉不会引起"冠脉窃血"。

五、七氟醚（sevoflurane）

七氟醚对心肌的抑制作用亦具有浓度依赖性。人体超声心电图显示：2%~4%（约1.2

MAC 和 2.4 MAC）七氟醚使左室收缩功能（表现为左室内压变化）和心脏泵功能（表现为左室圆周缩小速度及左室横径缩短率的变化）随药量增加而产生显著性降低。吸入 2.5%～5%（约 1～2 MAC）七氟醚，等容舒张期左室内压变化时间系数 T（反映左室舒张功能的指标）呈剂量依赖性延长，表明七氟醚随吸入浓度的增加抑制左室舒张功能。

用 10% 七氟醚诱导时，心率约减慢 5%，在以 2%～3% 七氟醚维持时（自主呼吸，PCO_2 约 50 mmHg）心率又恢复到诱导前水平。高浓度七氟醚引起心率减慢与心肌抑制作用有关；而中低浓度时心率增快可能是由于七氟醚对人体压力感受器无抑制作用，而血压下降通过压力感受器引起反应性的心率增加。七氟醚也有增加心肌对儿茶酚胺敏感性的作用。其心肌敏感性评分（表明吸入麻醉药对肾上腺素诱发室性早搏及心室扑动的影响）为 9.7，明显低于氟烷的 34。这可能是因为七氟醚对房室传导及蒲肯野纤维传导的抑制作用较弱，难以发生因折返所致的快速心律失常。

七氟醚所致血压降低与其吸入浓度有关，临床上吸入 2%～3% 七氟醚（保留自主呼吸，PCO_2 约 50 mmHg）可使收缩压降低约 11%，吸入 2%～4% 七氟醚（机械通气，PCO_2 保持正常范围）使平均动脉压下降约 15%。这一方面是由于心肌收缩力降低使心排血量减少，另一方面是由于七氟醚对外周血管的扩张作用所致。

七氟醚对冠状动脉也有扩张作用，可降低冠脉灌注压，而冠脉血流维持不变。在浓度为 2 MAC 时，七氟醚降低冠脉阻力的作用与异氟醚相比无显著差异。

六、地氟醚（desflurane）

地氟醚可降低左室每搏输出量和外周血管阻力，其对心血管功能和心肌收缩力的抑制作用亦具有浓度依赖性。但由于地氟醚可引起心率增加，所以仍可维持心排血量的基本不变。此外，地氟醚对心脏前负荷、心脏指数、左室射血分数和平均肺动脉压均无明显影响。有关混合静脉血氧饱和度、氧耗、氧供和氧耗/氧供比值的研究表明，地氟醚麻醉下虽然外周血管阻力下降，但组织灌注无明显变化。

在患者和健康志愿者中，发现在使用地氟醚麻醉诱导的开始阶段迅速加大其浓度（使呼气末浓度>1.0 MAC）时出现 2～4 min 交感神经性心血管兴奋，即心率增快、血压升高以及血清肾上腺素和加压素增加的现象。这种状态一般是自主性的，随着麻醉药物浓度的加深心血管系统的兴奋性会逐渐降低。氧化亚氮、抑制交感神经活性的药物如阿片类（芬太尼）、β 肾上腺素能受体拮抗药（艾司洛尔）和 $α_2$ 肾上腺素能受体兴奋药（可乐定）均可有效抑制这种一过性的交感神经性心血管兴奋。

地氟醚可有效抑制冠心病患者冠脉搭桥术中劈胸骨时的血压反应，维持正常的心脏指数和肺毛细血管楔压。动物实验未发现地氟醚有"冠脉窃血"的发生。

七、氧化亚氮(N_2O)

体外实验证明 N_2O 对心肌有直接抑制作用,其程度与浓度有关,但与氟化全麻药相比,其抑制程度较轻,其机制可能与干扰心肌 Ca^{2+} 的利用有关。在整体实验中,低浓度 N_2O 不引起明显的血液动力学变化,高浓度时因兴奋交感神经系统而出现血中儿茶酚胺浓度升高,从而掩盖了 N_2O 对心肌的抑制作用,心率、每搏排血量、平均动脉压、外周血管阻力等指标不变或略有增加。但当血容量减少时,每搏排血量、平均动脉压降低,而外周血管阻力仍无明显变化。

体外实验还发现 N_2O 可增加离体血管平滑肌的反应性。与挥发性全麻药增加皮肤血流量不同,40% N_2O 可引起皮肤血管收缩且增加肺血管阻力,增加右房压。这在先天性心脏病的患者可能增加右向左的分流,降低动脉血氧饱和度。

N_2O 还可改变其他麻醉药的心血管作用,减轻氟化全麻药的心血管抑制作用,但与麻醉性镇痛药合用时将加重后者的循环抑制。此外,N_2O 很少引起心律失常,但与氟烷合用时容易诱发心律失常。

吸入麻醉药抑制心肌收缩力主要是通过对 L-型 Ca^{2+} 通道、肌浆网及收缩蛋白的影响发挥其作用,并与吸入麻醉药的浓度相关。使用微电极电压钳技术记录到氟烷、安氟醚和异氟醚均可以使犬和小鼠的完整心室肌细胞的 Ca^{2+} 电流(I_{Ca})降低。定量试验表明,0.9 mmol/L 氟烷和 0.8 mmol/L 异氟醚可分别降低整个细胞 Ca^{2+} 电流的 40% 与 20%。但吸入麻醉药对收缩蛋白 Ca^{2+} 敏感性影响的研究仍有争议。氟烷可以使心肌肌丝 Ca^{2+} 敏感性下降,七氟醚对收缩蛋白 Ca^{2+} 的敏感性则无影响。此外,吸入麻醉药可以使心肌细胞胞质内 Ca^{2+} 转运减少。氟烷、异氟醚与七氟醚都能降低 I_{Ca} 的幅度,使心肌细胞兴奋时肌浆网内 Ca^{2+} 的部分释放减少。

已有大量证据表明,经吸入麻醉药预处理(AKP)后对缺血再灌注损伤的心肌具有保护作用,其机制有以下四个方面:首先,这种保护作用与线粒体膜和肌细胞膜上的 ATP 敏感性 K 离子通道(K_{ATP})的激活有关,K_{ATP} 通道开放,促进 K 离子外流,组织细胞内 Ca^{2+} 超载,从而阻止受损细胞的肿胀和死亡。其次,吸入麻醉药引起的 K_{ATP} 通道的开放,是由于 G 蛋白偶联受体的激活所激发的,主要涉及到 α_1 受体和阿片类受体。激活 α_1 受体可以使 K_{ATP} 离子通道开放,受损细胞产生和释放到组织间隙中的腺苷减少。第三,蛋白激酶系统也参与吸入麻醉药的心肌保护机制。尤其是蛋白激酶 C(PKC)是缺血预处理和药物预处理的信号传递系统中最为重要的因子。第四,少量活性氧(ROS)的释放也与这种 APC 的心肌保护机制有关。APC 时引起少量的 ROS,如氧自由基和超氧阴离子的释放,从而启动线粒体膜 K_{ATP} 离子通道的开放,同时也激活 PKC。

第二节 静脉麻醉药

一、硫喷妥钠（sodium pentothal）

硫喷妥钠对左心室收缩功能、延髓血管运动中枢有剂量依赖性抑制作用，同时具有外周血管扩张作用，从而可使心排血量减少，血压下降。硫喷妥钠深麻醉时，尤其伴有缺氧和二氧化碳潴留时，血压降低并不一定随麻醉变浅而迅速回升，可维持较长时间的低血压状态。

但硫喷妥钠诱导气管插管时，可能导致交感神经过度兴奋，释放大量儿茶酚胺，血管收缩痉挛，致使血管内皮细胞功能失调，从而抑制一氧化氮合成酶（NOS）活性和一氧化氮（NO）的合成，致使心率增加，血压明显增高，且可使插管即刻和其后 2 min 内的心肌耗氧量增加。

二、咪达唑仑（midazolam）

咪达唑仑的镇静、催眠作用较强，可使外周循环阻力有轻度下降，引起血压下降，心率反射性增快。还能使左室前负荷、肺毛细血管楔压和左室舒张末压降低，这可能是其对静脉血管的直接作用所致。咪达唑仑作麻醉诱导药时，血流动力学仅表现为血压轻度下降，这种作用短暂且可以通过体位或扩容迅速纠正；气管插管时血压增高和心率增快，在给药前注入芬太尼 5~7 μg/kg 可减轻因气管插管引起的心血管反应。

三、依托咪酯（etomidate）

对离体心脏、在体犬以及健康志愿者或心脏病患者的研究显示，依托咪酯对心肌收缩力几乎无抑制作用。这可能与其维持心肌兴奋收缩偶联所需的细胞内钙离子浓度，以及不影响正常的交感神经活性和自主神经反射有关，从而有助于维持麻醉期间血流动力学的稳定。因此，也有文献报道，依托咪酯较丙泊酚更适合用于老年患者，尤其是有心血管疾患且代偿能力较差的患者。

四、丙泊酚（propofol）

丙泊酚能抑制内质网对钙离子的摄取，从而抑制心肌收缩力；促使血管内皮细胞释放 NO，使细胞内环磷酸鸟苷（cGMP）的含量增加，松弛血管平滑肌，导致血管扩张，外周血管阻力下降；抑制循环压力感受器和血管运动中枢；阻断交感神经末梢释放去甲肾上腺素（NE）。在对离体的完整兔心脏的研究中发现，丙泊酚能减低左心室的压力和收缩性,在高浓度的时候可引发剂量依赖性的心率下降,而且这种负性的心脏作用不依赖于心率的变化。因此,较大剂量(2.5 mg/kg)静注可引起收缩压、舒张压和平均动脉压下降,但心率无明显变化或轻度减慢,可能与迷走神经张力增加有关。与等效剂量的硫喷妥钠相比,丙泊酚对心收缩力影响较小。此外,也有丙泊酚可能引起"心肌窃血"的报道。

丙泊酚对心肌缺血—再灌注损伤的保护作用已在动物实验和临床研究中得到证实,它能减少术中氧自由基的生成、提高机体抗氧自由基的能力。有报道,在体外循环(CPB)中使用大剂量的丙泊酚能降低术后心肌细胞的损伤(使术后8 h的血浆丙二醛和术后24 h的肌钙蛋白Ⅰ水平明显低于吸入异氟醚的对照组),同时可明显降低术后24 h的体循环阻力。然而由于心肌保护机制的不同,在缺血前吸入异氟醚同时输注丙泊酚可能会减弱异氟醚对心肌的保护作用。

丙泊酚对肺循环的影响小于对体循环的影响,在离体鼠肺和灌注兔肺模型中发现,丙泊酚可使肺血管阻力降低,舒张肺动脉,浓度为 5~10 μg/mL 的丙泊酚可使已增高的肺血管阻力下降,但对正常张力的肺血管阻力则无明显影响,说明丙泊酚对肺血管的舒张作用与基础张力有关。丙泊酚的肺动脉舒张作用呈内皮依赖性,去内皮后肺动脉的舒张作用减弱。

上海交通大学医学院附属仁济医院对四种常用静脉麻醉药丙泊酚、硫喷妥钠、依托咪酯及咪达唑仑对老年患者血流动力学影响的比较研究结果显示:血压下降丙泊酚最显著。丙泊酚和硫喷妥钠可使患者的射血前期(PEP)/左室射血期(LVET)比值明显增加,且丙泊酚大于硫喷妥钠。除依托咪酯外另三个静脉麻醉药的每搏指数(SI)、心脏指数(CI)、射血速率(EV)和每搏功(LVP)均有不同程度的降低,丙泊酚降低程度最显著。依托咪酯对体循环血管阻力(SVR)无明显变化,硫喷妥钠和咪达唑仑均有不同程度的升高,以咪达唑仑为显著,而丙泊酚使SVR明显下降。咪达唑仑明显降低舒张末容量(EDV),其他三个静脉麻醉药无明显变化。

五、氯胺酮(ketamine)

氯胺酮对心血管系统有双重作用,既直接抑制心脏,又兴奋交感神经中枢。负性肌力作用可能是由于氯胺酮抑制跨膜钙离子内流,继而减少细胞内的钙离子水平所致。兴奋交感神经中枢则是通过抑制神经元及神经元外的儿茶酚胺再摄取,增加血浆儿茶酚胺浓度而发挥作用。一般情况下兴奋作用胜于抑制作用,所以临床表现为血压上升,心率增快。但重危患者应用氯胺酮,尤其是交感神经活性减弱的患者,由于儿茶酚胺耗竭而主要表现心血管系统的抑制作用,可能直接引起心肌抑制和血管扩张,这亦是一些危重患者应用氯胺酮后循环衰竭的原因。

氯胺酮对肺动脉的影响比对体循环的影响增加明显,能舒张肺血管,但它对整体肺循环的影响取决于它对中枢交感神经兴奋和直接肺血管效应的平衡。

第三节　麻醉性镇痛药

一、吗啡(morphine)

多数阿片类药物由于抑制交感活性,增强迷走张力,常引起低血压。吗啡在单次、快速给药时,即使小剂量(5～10 mg 静脉注射)也可能引起血压下降,麻醉剂量(1～4 mg/kg 静脉注射)时发生率更高,但注射速度低于 5 mg/min 可减少其发生。这些变化并非对心肌直接抑制所致,而是由于吗啡对血管平滑肌的直接作用和组胺释放的间接作用,引起外周血管扩张的结果。大剂量应用吗啡,尤其与氟烷共用时要注意补充血容量,小剂量(<0.5 mg/kg)时相对安全。为减少低血压反应,还可预先使用组胺 H_1、H_2 受体拮抗剂,或临时采用头低足高位。

另外,也有报道吗啡麻醉下的心脏手术时发生高血压者,有人使用吗啡总量达 595 mg 时,血压仍高于术前 15%,同时有血浆肾上腺素浓度增高。人们将此归于各种不同原因,如浅麻醉、反射机制、高血压蛋白原酶－血管紧张素机制、交感肾上腺素系统激活等。

二、哌替啶(pethidine,DEM)

与绝大多数阿片类药物相比,哌替啶抑制心肌收缩的作用更强,动物实验中证实使用 10 mg/kg 的剂量时,除明显的心排血量下降外,还可发生心搏骤停。哌替啶的组胺释放作用也较吗啡强,还具有明显阿托品样作用,在给药后常有心率增快(也有人解释心率过快是由于它的中枢毒性作用的结果),心动过缓较少见。其组胺释放作用在女性中比男性明显,相对血压下降的幅度也要大。有报道指出,派替啶 1 mg/kg 静注可致心率一过性显著增快,并伴有心肌耗氧指标(RPP)的显著上升。这种变化对患有心血管疾患的老年患者而言,足以诱发心血管不良反应,应予以高度关注。

三、芬太尼族类

1. 芬太尼(fentanyl)

临床上小剂量(<10 μg/kg)或大剂量(30～100 μg/kg)的芬太尼都很少引起低血压,左室功能较差者也很少出现低血压,有人认为主要是其没有组胺释放作用的影响。另外,多数人认为芬太尼不引起或很少引起心肌力的变化。Miller 比较了芬太尼(75 μg/kg)、舒芬太尼(15 μg/kg)、阿芬太尼(125 μg/kg)对麻醉患者心功能的影响,结果是芬太尼对循环功

能影响最小。使用芬太尼后出现的低血压都与心动过缓有关,交感神经张力较高者更易发生,由此有人猜测是中枢交感输出受到抑制的缘故。

芬太尼麻醉时也有突然血压升高的情况,尤其在气管插管或强的手术刺激时发生较多。而且在冠脉动脉搭桥术中,左心功能好的患者更易有高血压,常和浅麻醉或剂量低出现醒觉有关。芬太尼的剂量通常限制在 30 μg/kg 以下,全麻诱导剂量更多控制在 5～10 μg/kg 以下,此时如血压控制仍不满意,可使用辅助麻醉药物如静脉镇静药或吸入麻醉药等,也可采用血管扩张药帮助降压。

2. 舒芬太尼(sufentanil)

舒芬太尼是芬太尼族类中镇痛作用最强的一个,且维持时间持久。但其常引起低血压,这与交感张力下降及副交感张力增强有关,同时也是血管平滑肌直接抑制的结果。但有学者认为在心脏手术中使用舒芬太尼时,循环功能的可控性更好,体外循环期、复跳后恢复期及术后所需血管扩张药较少。常用剂量为 15～25 μg/kg。

3. 阿芬太尼(alfentanil)

阿芬太尼致意识丧失的 ED_{50} 为 100～125 μg/kg,除具有芬太尼和舒芬太尼的特性外,不足之处是心脏手术中对心血管的应激反应抑制不稳定,并可能发生心肌缺血。许多资料都证实阿芬太尼比舒芬太尼和芬太尼更易引起血压下降和心动过缓。

4. 瑞芬太尼(remifentanil)

瑞芬太尼是一种新型 μ 受体激动剂,亦可有效地抑制心血管应激反应。体外研究发现,瑞芬太尼不引起显著的负性肌力作用,并能保持心肌收缩力和对 β 肾上腺素能刺激的反应性。但在临床应用中,瑞芬太尼常引起心动过缓和低血压等不良反应。曾有多次使用瑞芬太尼而引起严重心动过缓(HR<30 次/min)的报道,瑞芬太尼致心动过缓在细胞水平(如对窦房结自律细胞)上的具体机制还未明确。在大鼠保留完整内皮的胸主动脉实验中观察到,瑞芬太尼的血管扩张作用可能既有内皮依赖机制,内皮释放 NO 和前列腺素(PG),又有非内皮依赖机制,抑制电压门控的钙离子通道。此外,瑞芬太尼通过兴奋中枢迷走神经,以及心血管运动中枢,致 HR 减慢、BP 下降,且此抑制作用可被中枢神经系统 μ 受体介导的交感神经兴奋作用所减弱。但瑞芬太尼不减弱动脉压力反射的敏感性。同时,瑞芬太尼也可能部分通过兴奋外周神经和心血管中枢中的 μ 受体而降低平均动脉压(MAP)和心率(HR)。保持动脉压力反射的完整性,有助于瑞芬太尼麻醉时血流动力学的稳定。

对大鼠离体肾动脉的研究中发现:瑞芬太尼和舒芬太尼均产生浓度依赖的血管扩张,且不受环氧化酶抑制剂、β 受体阻滞剂、NO 合酶抑制剂和非选择性阿片受体拮抗剂的影响,它们降低大鼠肾脏灌注压的机制可能与钙激活钾离子通道(K_{ca})有关。

麻醉性镇痛药的应激抑制作用并非始终同剂量成正相关,50 μg/kg 和 100 μg/kg 芬太尼、15 μg/kg 和 3 μg/kg 舒芬太尼对冠脉搭桥(CAGB)手术患者血液动力学和应激激素释放的影响相同,因此目前并不主张大剂量应用舒芬太尼,15 μg/kg 舒芬太尼相反增加心血管不良反应,相对低浓度的舒芬太尼(3 μg/kg)复合神经安定类药物可产生最大的应激抑制作用,满足诱导和插管的需要。

第四节 肌 松 药

肌松药能或多或少地兴奋或阻断神经肌肉接头以外的胆碱受体,如自主神经节的烟碱样乙酰胆碱受体,以及在肠、膀胱、气管、心脏窦房结及房室结和瞳孔括约肌等处的副交感神经节后纤维的毒蕈碱样乙酰胆碱受体。这是肌松药引起心血管和自主神经系统不良反应的重要原因。去极化肌松药琥珀胆碱兴奋胆碱受体而非去极化肌松药一般阻滞胆碱受体。此外,部分肌松药还有不同程度的组胺释放作用,组胺释放可导致外周血管阻力降低、低血压、心动过速、皮肤红斑、毛细血管通透性增加致组织水肿以及引起支气管痉挛等。肌松药对自主神经的作用及组胺释放见表 3-1。

一、去极化肌松药

琥珀胆碱(succinylcholine, anectine, celocaine)可兴奋所有自主神经系统的胆碱受体,产生各种心律不齐,包括窦性或室性心律不齐。其兴奋心脏窦房结毒蕈碱样受体可产生窦性心动过缓,这种现象在术前未用阿托品的患者,以及交感神经紧张性相对较高的儿童更易发生。在首次静滴琥珀胆碱后 5min 左右内再次静滴琥珀胆碱时易发生窦性心动过缓、结性心律、室性逸搏,甚至心搏骤停。此外,琥珀胆碱具有升高血钾的作用,可能引起严重的心律失常,临床使用时应引起注意。

二、非去极化肌松药

对离体的兔心房的研究发现,潘库溴铵能增加心率,维库溴铵和罗库溴铵则引起正性肌力作用,维库溴铵能够缩短心肌细胞的不应期。这些作用可能与它们阻断了心肌细胞的 M2 毒蕈碱受体有关,但是引起这些作用的剂量高于临床中用于住院患者麻醉的剂量。在离体猪冠状动脉模型的研究中发现,潘库溴铵可以产生剂量依赖性减弱乙酰胆碱介导的血管收缩作用,阿曲库铵、罗库溴铵和维库溴铵对乙酰胆碱、组胺和 5-羟色胺所介导的血管收缩反应均无明显作用。在对猫的研究中也发现,潘库溴铵对心脏的副交感神经功能有抑制作用,罗库溴铵和维库溴铵对心脏的自主神经系统没有明显影响。

表 3-1 肌松药对自主神经作用、组胺释放及心血管系统影响

药 名	自主神经节	心脏毒蕈碱受体	组胺释放	血管阻力	心排血量	血压	心率
氯筒箭毒碱	阻滞	无	中度	↓	↑	↓	↑
氯二甲箭毒	阻滞弱	无	轻度	↓	—	↓	↑
加拉碘铵	无	阻滞强	无	—	↑	↑	↑
潘库溴铵	无	阻滞弱	无	—	↑	↑	↑
阿库氯铵	微弱	阻滞弱	轻度	↓	↑	↓	↑
阿曲库铵	无	无	无	—,↓	—,↑	—,↓	—,↑
维库溴铵	无	无	无	—	—	—	—
罗库溴铵	无	无	无	—	—,↑	—,↑	—,↑
米库氯铵	无	无	轻度	—,↓	—,↑	—,↓	—,↑
多库氯铵	无	无	无	—	—	—	—
哌库溴铵	无	无	无	—	—	—	—
顺式阿曲库铵	无	无	无	—	—	—	—
琥珀胆碱	兴奋	兴奋	轻度	—	—,↓	—,↓	↓

第五节 局 麻 药

局麻药的直接心血管效应是降低心肌收缩力,降低心肌传导系统的传导速率以及外周血管的扩张作用。局麻药对心血管系统还具有交感神经系统介导的间接作用。相对小剂量的局麻药使交感神经和心血管系统兴奋;随着局麻药浓度的增加,才逐渐表现为心血管系统受抑制,以致衰竭。

一、普鲁卡因(procaine)

普鲁卡因为酯类局麻药的代表,作用时效短,麻醉效能弱,对心脏的毒性为局麻药中最小的。普鲁卡因虽具有奎尼丁样抗心律失常作用,能降低自主节律性,延长心肌不应期及抗胆碱能作用,但由于其同时具有中枢神经系统毒性和生物转化过快的特性,因而不适于作为抗心率失常药。

二、地卡因(dicaine)

地卡因与普鲁卡因一样同属酯类局麻药,作用时效长,麻醉效能强,是局麻药物中心脏毒性最大的一个。在负性肌力的比较上,地卡因比利多卡因强 30 倍,而布比卡因和依替卡因仅是利多卡因强度的 20 倍。但地卡因的心血管毒性与其麻醉效能相符,因此临床上引起心血管不良反应的现象不像布比卡因和依替卡因那么普遍。

三、利多卡因(lidocaine)

利多卡因具有与奎尼丁类似的膜稳定作用,但又和奎尼丁有区别,能缩短心肌的不应期。可能正是因为这一点,使利多卡因具有抗心律失常的作用。利多卡因一般是静脉给药,偶尔也肌注。因其消除半衰期太短(约 90 min),靠反复给药来维持血药浓度困难,故口服给药法不满意。静脉给药是安全的,半衰期短反而利于血药浓度的调整。它几乎全部在肝脏代谢,在血中的清除速率和肝血流密切相关。

利多卡因主要用于治疗室性心律失常,尤其是心肌梗死患者。在急性心肌梗死发作时,预防性给予利多卡因能降低早期室颤的发生率。治疗剂量的血药浓度为 $2\sim 5\ \mu g/mL$(血浆浓度大约为 $2.5\sim 6\ \mu g/mL$)。紧急治疗时可先静脉给负荷剂量 $1\sim 2\ mg/kg$,接着持续静脉滴注 $20\sim 80\ \mu g/(kg\cdot min)$。治疗心律失常时:先以 $1\ mg/kg$ 静脉注射,以后必要时每隔 $8\sim 10\ min$ 追加 $0.5\ mg/kg$,可加至总量达 $3\ mg/kg$。在院外碰到紧急情况时,可肌注 $4\sim 5\ mg/kg$。气管内给 $2\ mg/kg$ 的利多卡因也可达到治疗剂量的血浆药物浓度,但必须肺循环和体循环功能良好。对于那些心排血量减少、老年(>70 岁)和肝功能异常的患者,利多卡因治疗心律失常的剂量应酌减。此外,也有报道在气管插管前 2 min 静脉注射利多卡因 $1.5\ mg/kg$ 可以有效地抑制插管的心血管反应,这可能和利多卡因增加了麻醉深度有关。

四、布比卡因(bupivacaine)和依替卡因(etidocaine)

不同的局麻药在心血管毒性方面存在着很大的差别(不论是定性还是定量)。尤其是布比卡因和依替卡因,有着很强的和其麻醉效能不一致的心血管毒性:布比卡因引起绵羊出现心血管毒性反应时的剂量仅为引起中枢神经毒性反应时剂量的 4 倍(利多卡因为 7 倍)。布比卡因影响心脏传导系统的潜能大约是利多卡因的 70 倍;而其阻滞神经传导的效能仅为利多卡因的 4 倍。

与利多卡因不同,布比卡因和依替卡因还能引起室性心律失常。在临床上,因布比卡因毒性引起的严重室性心律失常和循环衰竭的处理非常困难,治疗成功率低。

五、左旋布比卡因(levobupivacaine)

左旋布比卡因是长效酰胺类局麻药布比卡因的左旋体,多年来的研究表明酰胺类局麻药的毒性存在镜像体选择性,布比卡因是左旋体和右旋体等量混合的消旋体型,其中神经系统和心脏毒性主要来源于右旋镜像体,而左旋镜像体在体内分布广,清除慢。将其从消旋混合物中单独提取而制成的左旋布比卡因效能与布比卡因相仿,但去掉了右旋体,所以神经和心脏毒性均明显降低,使用更安全。研究者认为长效酰胺类局麻药的心肌毒性机制主要是抑制多种离子通道。布比卡因对钠离子通道的阻滞呈"快进-慢出"方式,且与通道失活状态的结合迅速持久,从而影响钠通道的恢复。布比卡因的左旋体和右旋体与激活的 Na^+ 通道具有相同的亲和力,而右旋体与失活的 Na^+ 通道的亲和力明显高于左旋体,使其恢复至静息状态所需的时间延长,这可能是布比卡因右旋体毒性强于其左旋体的原因。

动物实验研究结果显示,布比卡因、左旋布比卡因、罗哌卡因延长QRS间期的比值为1:0.4:0.3;而导致心律失常数的比值为6:3:3。比较它们诱发心律失常的剂量也显示是布比卡因<左旋布比卡因<罗哌卡因。实验中静脉注射致心力衰竭,按相同复苏规程,失败率为布比卡因50%,左旋布比卡因30%,罗哌卡因10%;而心力衰竭复苏后,血浆未结合浓度为布比卡因:左旋布比卡因:罗哌卡因为5.7:9.4:19.8。由此可见,左旋布比卡因的心血管毒性介于布比卡因与罗哌卡因之间。

六、罗哌卡因(ropivacaine)

罗哌卡因的心脏毒性明显小于布比卡因。动物实验表明,罗哌卡因对心率、心肌收缩强度、房室传导抑制较弱,较少引起室性心律失常,且对出现毒性的离体心脏电起搏成功率高。QRS间期延长是反映药物致心律失常可能的指标之一,引起此心肌电生理毒性的三药之比,布比卡因:罗哌卡因:利多卡因为15:6.7:1。用罗哌卡因和布比卡因的麻醉强度(布比卡因:罗哌卡因为1.3:1)校正后,两药的毒性比为1.7:1,即罗哌卡因致心律失常的强度约为布比卡因的一半。人体研究中,两药均致QRS间期延长的情况下,罗哌卡因组延长较短,且超声心动图示罗哌卡因对心脏抑制作用较布比卡因小。

罗哌卡因对钠离子通道的结合作用相对较弱,解离较迅速。它与布比卡因对克隆的人心肌钾离子通道和鼠心肌L型钙离子通道均有不同程度的抑制作用,但罗哌卡因的抑制强度均较布比卡因弱。罗哌卡因和布比卡因的心肌毒性也可能与干扰心脏线粒体的能量代谢,进而抑制心脏功能致心血管循环衰竭有关。两药均可使鼠心脏线粒体中氧化与磷酸化脱偶联,相等的浓度下(3 $\mu mol/L$)布比卡因可完全抑制ATP的合成,而罗哌卡因只抑制40%。

总之,对罗哌卡因毒性的大量临床前期研究认为,与布比卡因相比:① 动物和人体对罗哌卡因的耐受性较好,随剂量增大,出现各种严重心律失常如室颤、心动过缓的机会较布比卡因少。② 罗哌卡因过量引起的心搏骤停抢救和起搏复苏效果较好。

(丛　露　黄贞玲　王珊娟)

参 考 文 献

1　Davies LA, Hamiliton DL, Hopkins PM, et al. Concentration-dependent inotropic effects of halothane, isoflurane and sevoflurane on rat ventricular myocytes. Br J Anaesth, 1999,82(5):723—730.
2　Bosnjak ZJ, Supan FD, Rusch NJ. The effects of halothane, enflurane and isoflurane on calcium current

in isolated canine ventricular cells. Anesthesiology, 1991, 74(2):340—345.

3 Pancrazio JJ. Halothane and isoflurane preferentially depress a slowly inactivating component of Ca^{2+} channel current in guinea-pig myocytes. J Physiol, 1996, 494(pt1):91—103.

4 Hanley PJ, Loiselle DS. Mechanism of force inhibition by halothane and isoflurane in intact rat cardiac muscle. J Physiol, 1998, 506(pt1):231—244.

5 Harrison SM, Robinson M, Davies LA, et al. Mechanism underlying the intropic action of halothane on intact rat ventricular myocytes. Br J Anaesth, 1999, 82(4):609—621.

6 Davies LA, Gibson CN, Boyett MR, et al. Effect of isoflurane, sevoflurane and halothane on myofliament Ca^{2+} release in rat ventricular myocytes. Anesthesiology, 2000, 93(4):1034—1044.

7 Bassani JW, Yuan W, Bers DM. Ftactional SR Ca^{2+} release is regulated by trigger Ca^{2+} and SR Ca^{2+} content in cardiac myocytes. Am J Physiol, 1995, 268(5pt1):CI313—329.

8 Xia Z, Huang Z, Ansley DM. Large-dose propofol during cardiopulmonary bypass decreases biochemical markers of myocardial injury in coronary surgery patients: a comparison with isoflurane. Anesth Analg, 2006, 103(3):527—532.

9 Melnikov AL, Malakhov KY, Helqesen KG, et al. Cardiac effects of non-depolarizing neuromuscular blocking agents pancuronium, vecuronium, and rocuronium in isolated rat atria. Gen Pharmacol, 1999, 33(4):313—317.

10 Cromheecke S, Pepermans V, Hendrickx E, et al. Cardioprotective properties of sevoflurane in patients undergoing aortic valve replacement with cardiopulmonary bypass. Anesth Analg, 2006, 103(2):289—296.

11 Klockquther-Radke AP, Haemmerle A, Kettler D, et al. Do muscle relaxants influence vascular tone in isolated coronary artery segments? Eur J Anaesthesiol, 2000, 17(8):481—484.

12 Naqai H, Suzuki T, Katsumata N, et al. Effect of non-depolarizing muscle relaxants on autonomic nervous system activity-assessment by heart rate variability analysis, 1999, 48(12):1294—1301.

13 Oqletree mL, Sprung J, Moravec CS. Effects of remifentanil on the contractility of failing human heart muscle. J Cardiothorac Vasc Anesth, 2005, 19(6):763—767.

14 Chen WH, Lee CY, Hung KC, et al. The direct cardiac effect of propofol on intact isolated rabbit heart. Acta Anaesthesiol Taiwan, 2006, 44(1):19—23.

15 吕艳霞,柳顺锁,樊锡风等.丙泊酚、硫喷妥钠诱导插管对循环及血清NOS活性和NO水平的影响.临床麻醉学杂志,2003, 19(2):108—109.

16 李世文,李清平.丙泊酚、咪达唑仑、硫喷妥钠用于全麻诱导复合用药对循环影响的观察. Anesthesia & Analgesia(中文版), 2003, 5(4):286—287.

17 冯荣芳,孟庆云,柳顺锁等.不同全麻诱导药对循环及内分泌功能的影响.中华麻醉学杂志,2001, 21(3):14—17.

18 汪正平,沈浩,左苏宁等.芬太尼和咪达唑仑复合诱导对冠脉搭桥患者体和肺循环的影响.中华麻醉学杂志,2000, 20(7):440—442.

19 张爱军,陈伟华,黄海娟.警惕哌替啶的心率增频作用.中国老年学杂志,2003,11(23):726—727.

20 容俊芳,陈伯銮.静脉麻醉药体循环效应的研究进展.国外医学·麻醉学与复苏分册,2000,21(5):303—305.

21 段善娥,张清德,关键强.静脉注射利多卡因对气管插管患者心血管反应的影响.Guangdong Medical Journal,2004,25(6):724—725.

22 张大志,田玉科,陈明兵等.丙泊酚对异氟醚心肌预处理效应的影响.临床麻醉学杂志,2005,21(8):511—513.

23 林鹏焘,邓硕曾,刘进.瑞芬太尼的心血管作用研究进展.国外医学·麻醉学与复苏分册,2005,26(6):349—352.

24 陈琦,王珊娟,杭燕南.四种常用静脉麻醉药对老年患者血液动力学影响的比较.临床麻醉学杂志,2003,19(4):200—203.

25 郑方.局麻药中毒.中华麻醉学杂志,2001,21(6):380—382.

26 董锡臣,黄宇光.局麻药心脏毒性研究进展.中国临床药理学与治疗学,2005,10(5):481—484.

27 杭燕南,吕安琪.罗哌卡因的毒性及其在产科麻醉中应用的安全性.中国麻醉与镇痛,1999,1:64—66.

第 4 章　增强心肌收缩药

增强心肌收缩药又称正性肌力药（inotropic agent），可加快心肌纤维缩短的速度，从而增加心肌收缩力。这类药物主要用于支持循环功能。理想的增强心肌收缩药所应具备的条件为：① 增强心肌收缩力，提高心排血量（CO）和平均动脉压（MAP），改善组织供氧，减轻酸中毒，增多尿量。② 不增加心肌氧耗，不引起心率增快和心律失常，并能维持舒张压，增加冠脉血流。③ 不产生耐药性。④ 可控性强，起效和排泄迅速。⑤ 可与其他药物配伍，无毒性。⑥ 效能和价格比合理。

正性肌力药物作用机制见图 4-1，通过激动不同的受体，引起相应的第二信使的活化，并产生一系列的反应，最终致 Ca^{2+} 升高，增加心肌的收缩能力。如 β 受体激动后，可以促使腺苷酸环化酶活化，从而使 cAMP 浓度升高，cAMP 浓度的升高则可以通过增加 Ca^{2+} 内流和内质网释放 Ca^{2+}，心肌细胞内 Ca^{2+} 浓度的增加最终引起心肌收缩的增强。

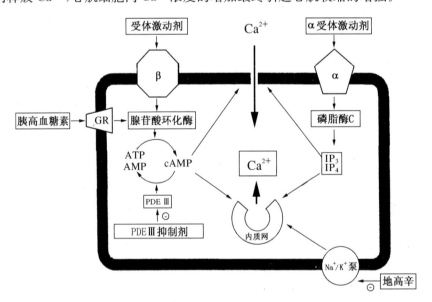

图 4-1　正性肌力药物作用机制

第一节 洋地黄类药

强心苷又称强心性配糖体,由特异性配基(又称苷原)与糖苷两部分组成。化学结构上,强心苷的核心是一甾核,在核的C_{17}位连接一不饱和的内脂环,在C_3位有一糖苷残基,而在C_{14}有一羟基,见图4-2。上述三结构是强心苷的基本要求,只要其中某一结构发生改变,均可致强心苷失去作用。

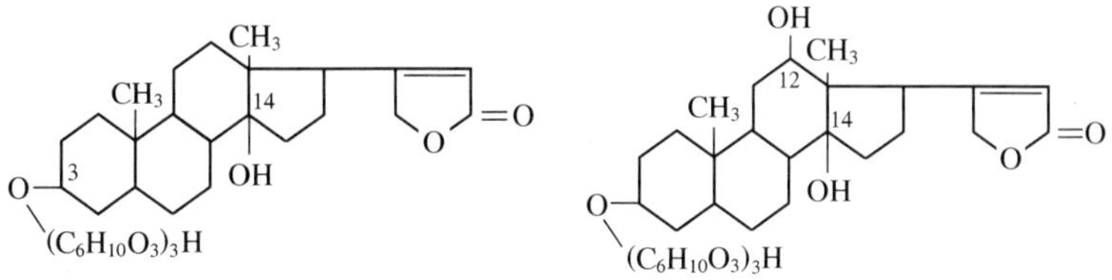

洋地黄毒苷　　　　　　地高辛

图4-2　洋地黄毒苷和地高辛的化学结构式

由甾核和内酯环所组成的结构为强心苷的配基。甾核除在C_3和C_{14}位各有一羟基外,可在其他部位联结一个或几个羟基,形成不同的洋地黄苷。例如洋地黄毒苷只有C_3和C_{14}位两个羟基,地高辛还有一个C_{12}羟基。强心苷的药理活性来自其配基,其中甾核上羟基的数目可影响其作用起效的快慢和药效持续的长短,羟基多,则作用出现快,持续时间短。强心苷的糖苷有洋地黄毒糖(digitoxose)、葡萄糖和鼠李糖(rhamnose)等。由于配基本身的水溶性很低,对心肌细胞膜的附着力微弱。当配基与糖苷结合后,其水溶性、对细胞膜的附着力和通透性均增加,从而增强了其作用强度和延长其作用时间。糖苷上糖基的数目和类型主要影响强心苷的作用强度和毒性反应。

虽然强心苷可来源于多种植物及蟾蜍,但临床常用的药物主要来源于狭叶洋地黄(又名毛花洋地黄)、紫花洋地黄和毒毛旋花子等,故有时也笼统称之为洋地黄类药物。强心苷又有一级苷和二级苷之分,从天然植物中提取的为一级苷如毛花苷丙,在提取过程中经水解失去某些乙酰基和葡萄糖者成为二级苷如地高辛等。常用的洋地黄糖苷主要有以下几种:① 洋地黄毒苷(digitoxin)来源于狭叶洋地黄和紫花洋地黄,属于二级强心苷,由洋地黄毒苷配基和3个分子的洋地黄毒糖构成。② 地高辛(digoxin)来源于狭叶洋地黄,属于二级强心苷,由地高辛配基和3个分子的洋地黄毒糖构成。③ 毛花苷丙(lanatoside C, cedilanid,西地兰)来源于狭叶洋地黄,属于一级强心苷,为地高辛的前体。④ 去乙酰毛花苷(deslanoside, cedilanid-D)为毛花苷丙经碱性水解后去乙酰后得到的强心苷,再除去葡萄糖即成为地高辛。此制剂的药理作用与毛花苷丙相似,但更易溶解,可制成注射用剂。⑤ 毒毛花苷K(strophanthin K)是从康毗毒毛旋花子中获得的混合苷。⑥ 毒毛花苷G(strophanthin G)又名哇巴因(ouabain)。由于地高辛具有较好的药代动力学特性和灵活的给药途径,其血药浓度测定也已在临床普及,是目前临床最常用的强心苷制剂,而去乙酰毛花苷丙则是一快速作用药物,只能经静脉注射给药,是麻醉手术过程常用的强心药。

一、去乙酰毛花苷(cedilanid-D)

(一)药物其他中文名称

去乙酰毛花苷丙、毛花强心苷丙、西地兰 D

(二)药物其他英文名称

lanacard、deslanoside、deacetyldigilanid c、ceglunat

(三)化学结构式(图 4-3)

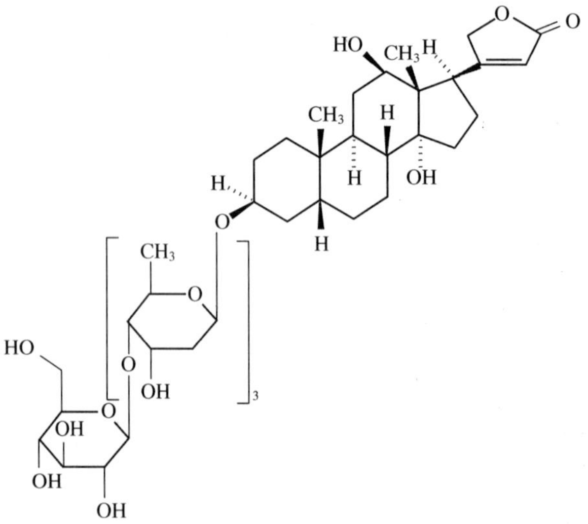

图 4-3 去乙酰毛花苷的分子结构式

(四)理化性质

去乙酰毛花苷为无色透明含醇溶液,化学名为 3-[(O-β-D-药吡喃糖基-(1→4)-0-2,6-二脱氧-β-D-核-己吡喃糖基-(1→4)-0-2,6-二脱氧-β-D-核-己吡喃糖基-(1→4)-0-2,6-二脱氧-β-D-核-己吡喃糖基)氧化]-12,14-二羟基-心甾-20(22)-烯内酯,分子式为 $C_{47}H_{74}O_{19}$,分子量为 943.09。

(五)药理作用

其药理性质与毛花苷丙相同,但比较稳定,作用迅速,静脉注射可迅速分布到各组织,10~30 min 起效,1~3 h 作用达高峰,作用持续时间 2~5 h。蛋白结合率低,为 25%。半衰期为 33~36 h。3~6 d 作用完全消失。在体内转化为地高辛,经肾脏排泄。由于排泄较快,蓄积性较小。常以注射给药用于快速饱和,继而用其他慢速、中速类强心苷作维持治疗。

治疗量时:① 正性肌力作用:选择性地与心肌细胞膜 Na^+-K^+-ATP 酶结合而抑制该酶活性,使心肌细胞膜内外 Na^+-K^+ 主动偶联转运抑制,心肌细胞内 Na^+ 浓度升高,从而减少了由 Na^+-Ca^{2+} 交换所导致的 Ca^{2+} 外流,使细胞质内 Ca^{2+} 增多,肌浆网内 Ca^{2+} 储量亦增多,心肌兴奋时,有较多的 Ca^{2+} 释放;心肌细胞内 Ca^{2+} 浓度增高,激动心肌收缩蛋白,从而增加心肌收缩力。② 负性频率作用:由于其正性肌力作用,使衰竭心脏心排血量增加,血流动力学状态改善,消除交感神经张力的反射性增高,并增强迷走神经张力,因而减慢心率、延缓房室传导。此外,小剂量时提高窦房结对迷走神经冲动的敏感性,可增强其减慢心率作用。由于其负性频率作用,使舒张期相对延长,有利于增加心肌血供;大剂量(通常接近中毒量)则可直接抑制窦房结、房室结和希氏束而呈现窦性心动过缓和不同程度的房室传导阻滞。③ 心脏电生理作用:通过对心肌电活动的直接作用和对迷走神经的间接作用,降低窦房结自律性;提高浦肯野纤维自律性;减慢房室结传导速度,延长其有效不应期,导致房室结隐匿性传导增加,可减慢房颤或房扑的心室率;由于本药缩短心房有效不应期,当用于房性心动过速和房扑时,可能导致心房率的加速和房扑转为房颤;缩短浦肯野纤维有效不应期。

(六) 适应证

主要用于心力衰竭。由于其作用较快,适用于急性心功能不全或慢性心功能不全急性加重的患者。亦可用于控制伴快速心室率的心房颤动、心房扑动患者的心室率。终止室上性心动过速,但起效较慢。

(七) 禁忌证

禁用:① 与钙剂合用;② 任何强心苷制剂中毒;③ 室性心动过速、心室颤动;④ 梗阻性肥厚型心肌病(若伴收缩功能不全或心房颤动仍可考虑使用);⑤ 预激综合征伴房颤或房扑。

慎用:① 低钾血症患者;② 不完全性房室传导阻滞患者;③ 高钙血症患者;④ 甲状腺功能低下患者;⑤ 缺血性心脏病、急性心肌梗死、心肌炎患者;⑥ 肾功能障碍患者。

(八) 剂量与用法

静注每次 0.2 mg~0.4 mg,用葡萄糖注射液稀释后缓慢静注。每 2~4 h 可重复一次。总量 1 mg~1.6 mg,于 24 h 内分次注射。必须指出,强心苷的需要量因人而异,即使同一患者在不同时期也可因临床情况不同而有差别,因此不能机械地使用"标准剂量",而应按照患者的效应确定治疗剂量。

(九) 不良反应

1. 心血管系统

有时可引起或加重心力衰竭。缺血性心脏病患者应用洋地黄可伴发运动性心绞痛,长期应用易发生心律失常。洋地黄中毒的常见表现为室性早搏、阵发性或非阵发性交界性心动过速、阵发性房性心动过速伴房室传导阻滞、窦性心动过缓、心房纤颤、心房扑动、房室传导阻滞、心室颤动(可致死)等。室性心动过速及所谓的双向性心动过速是洋地黄中毒的特征性表现。

2. 神经系统

大脑化学感受器受刺激可引起食欲不振、恶心、呕吐,还可出现疲劳、无力、嗜睡、谵妄、昏迷、痴呆、失语、欣快、抑郁、不安、易激动、眩晕、持久呃逆、幻觉、错觉、定向障碍、抽搐等。

3. 消化系统

洋地黄中毒时约半数患者有胃肠症状。

4. 泌尿系统

严重心力衰竭患者应用洋地黄治疗,可使症状减轻、尿量增多、水肿减轻;在治疗期间可发生尿量急剧减少,且同时或以后出现洋地黄中毒反应,继而心力衰竭加重。

5. 造血系统

可引起血小板减少,可有洋地黄毒苷特异性抗体。

(十)注意事项

1. 不宜与酸、碱类配伍。

2. 与两性霉素 B、皮质激素或排钾利尿剂如布美他尼(bumetanide,丁尿胺)、依他尼酸(ethacrynic acid,利尿酸)等同用时,可引起低血钾而致洋地黄中毒。

3. 与抗心律失常药、钙盐注射剂、可卡因、潘库溴铵(pancuronium bromide)、萝芙木碱、琥珀胆碱(scoline;suxamethonium chloride)或拟肾上腺素类药同用时,可因作用相加而导致心律失常。

4. β受体阻滞剂与本品同用,有导致房室传导阻滞发生严重心动过缓的可能,应重视。但并不排除β阻滞剂用于洋地黄不能控制心室率的室上性快速心律失常。

5. 与奎尼丁同用,可使本品血药浓度提高约一倍,提高程度与奎尼丁用量相关,甚至可达到中毒浓度,即使停用地高辛,其血药浓度仍继续上升,这是奎尼丁从组织结合处置换出地高辛,减少其分布容积之故。两药合用时应酌减地高辛用量 1/2~1/3。

6. 与维拉帕米、地尔硫䓬、胺碘酮合用,由于降低肾及全身对地高辛的清除率而提高其血药浓度,可引起严重心动过缓。

7. 螺内酯可延长本品半衰期,需调整剂量或给药间期,随访监测本品的血药浓度。

8. 血管紧张素转换酶抑制剂及其受体拮抗剂可使本品血药浓度增高。

9. 依酚氯铵(edrophonium chloride,tensilon 腾喜龙)与本药合用可致明显心动过缓。

10. 使用吲哚美辛(indometacin,消炎痛)的患者,因为其可减少洋地黄类药物的肾清除,使之半衰期延长,有中毒危险,需监测血药浓度及心电图。

11. 与肝素同用,由于本品可能部分抵消肝素的抗凝作用,需调整肝素用量。

12. 洋地黄化时静脉用硫酸镁应极其谨慎,尤其是静注钙盐时,可发生心脏传导阻滞。

13. 疑有洋地黄中毒时,应作地高辛血药浓度测定。

(十一) 药物过量

应用洋地黄类药物要经常监测血清地高辛浓度。由于该药起作用是通过体内释放地高辛起作用,故中毒时测定的是血清的地高辛浓度。通常认为,血清地高辛浓度>2 ng/mL 与洋地黄中毒有关,但是在伴随低血钾、低血镁或甲状腺功能低下、缺血性心肌病、淀粉样心肌病、迷走神经活性增高、肾功能异常时,对洋地黄的敏感性增强,较低的地高辛浓度就可以导致中毒症状。故浓度高于 1 ng/mL 则要警惕中毒。轻度中毒者,停用本品及利尿治疗,如有低钾血症而肾功能尚好,可给以钾盐。洋地黄化患者对电复律极为敏感,应高度警惕。透析不能快速从体内排出该药。

心律失常者可用:① 氯化钾静脉滴注,对消除异位心律往往有效。② 苯妥英钠,该药能与强心苷竞争性地争夺 Na^+-K^+-ATP 酶,因而有解毒效应。成人用 100~200 mg 加注射用水 20 mL 缓慢静注,如情况不紧急,亦可口服,每次 0.1 mg,每日 3~4 次。③ 利多卡因,对消除室性心律失常有效,具体用法详见第 9 章。必要时可重复。④ 阿托品,对缓慢性心律失常者可用。成人用 0.5~2 mg 皮下或静脉注射。⑤ 心动过缓或完全房室传导阻滞有发生阿-斯综合征的可能时,可安置临时起搏器。异丙肾上腺素可以提高缓慢的心率。⑥ 依地酸钙钠,因其与钙螯合的作用,也可用于治疗洋地黄所致的心律失常。⑦ 对可能有生命危险的洋地黄中毒可经膜滤器静脉给与地高辛免疫 Fab 片段,每 40 mg 地高辛免疫 Fab 片段,大约结合 0.6 mg 地高辛或洋地黄毒苷。⑧ 注意肝功能不良时应减量。

二、地高辛(digoxin)

(一) 药物其他中文名称

狄戈辛、异羟基洋地黄毒甙、强心素

(二) 药物其他英文名称

vanoxin、lanoxin

(三) 化学结构式(图 4-4)

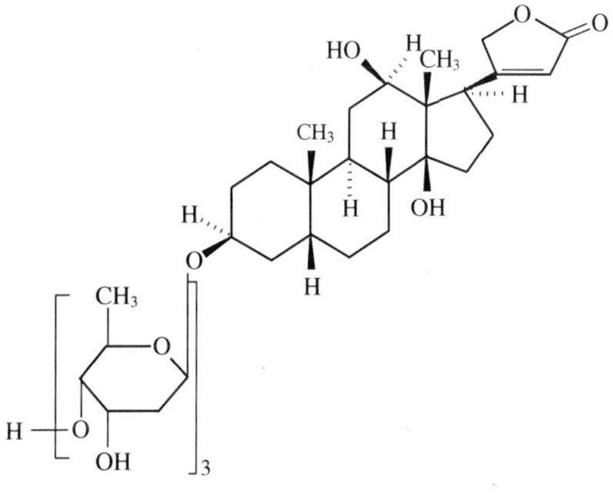

图 4-4 地高辛化学结构式

（四）理化性质

为无色或几乎无色的澄明液体，化学名为 3β-[[O-2,O-二脱氧-β-D-核-己吡喃糖基-(1→4)-O-2,6-二脱氧-β-D-核-己吡喃糖基-(1→4)-2,6-二脱氧-β-D-核-己吡喃糖基氧代]-12β,14β-二羟基-5β-心甾-20(22)烯内酯，分子式为 $C_{41}H_{64}O_{14}$，分子量为 780.95。

（五）药理作用

同去乙酰毛花苷。

（六）适应证

同去乙酰毛花苷。地高辛常用于手术前准备，包括心脏病患者心脏手术和非心脏手术。主要用于心瓣膜病患者，也可用于冠心病患者。慢性心功能不全患者，心室率较快或伴有房颤的患者。术前按心室率快慢调整地高辛剂量，改善心脏功能。静脉制剂用于治疗急性心力衰竭。

（七）禁忌证

同去乙酰毛花苷。

（八）剂量与用法

1. 治疗急性或慢性心力衰竭

缓慢洋地黄化时，0.125～0.5 mg，每日 1 次，共 7 d；维持量为 0.125～0.5 mg。对于急性心力衰竭，可用静脉注射快速达到全效量：快速洋地黄化，总量 0.75～1.25 mg，首次静脉注射 0.5 mg，2～4 h 后再注射 0.25～0.5 mg。静脉给药时，地高辛注射的时间不应少于 15 min，以避免产生血管收缩反应。地高辛肌注的吸收效果很难确定，并引起局部疼痛，一般不采用。

2. 治疗心房颤动、心房扑动、室上性心动过速

0.25～0.5 mg，用 5% 葡萄糖注射液稀释后缓慢注射，以后可用 0.25 mg，每隔 4～6 h 按需静脉注射，但每日不超过 1 mg；维持量 0.125～0.5 mg，每日 1 次。

注意事项和不良反应同去乙酰毛花苷。

第二节　肾上腺受体激动药

各类受体主要集中在细胞膜和细胞浆两个区域，大部分药物和内源性激素是亲水性物质，不易透过脂质细胞膜，对临床医生来说重要的是受体系统中可激动的膜结合蛋白质。跨膜受体信号传导来源于被激活的受体和嘌呤核苷蛋白（G 蛋白）之间的相互作用。在三磷酸嘌呤（GTP）水解成二磷酸嘌呤之后，提供能量，这种相互作用激活了二级信使，随后细胞内链式化学反应导致期望的临床效应。如 β 肾上腺受体激动剂激活 G 蛋白，激活的 G 蛋

白随后激活腺苷酰环化酶,导致细胞内产生环磷酸腺苷(cAMP)(图4-5)。经典的肾上腺受体 β_1、β_2 和 α_1、α_2 代表了最重要的G蛋白配对受体家族,在维持心血管系统的平衡中起着重要的作用,肾上腺受体以及多巴胺受体的特点见表4-1。

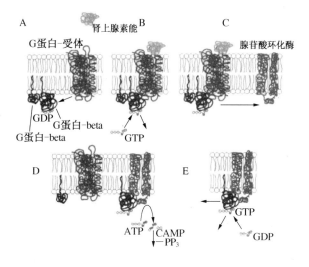

图4-5 跨膜受体信号传递系统

亲水性的外源性或内源性激素(肾上腺分泌的)结合于跨膜受体的外表面,激活的受体随后与G蛋白相互作用,激活腺苷酸环化酶,β肾上腺受体刺激G蛋白后激活腺苷酸环化酶,导致细胞内产生cAMP。

表4-1 儿茶酚胺引起的某些受体的效应

肾上腺受体	位置	作用
α_1	突触后,调节体循环和肺循环小动脉平滑肌	血管收缩(阻力增加)
	虹膜	扩张
	心脏	增加收缩性
α_2	突触前,抑制平滑肌去甲肾上腺素释放	血管舒张
β_1	心脏	心房和心室收缩性增加
	窦房结	心率增加
	房室结	增加传导速度
	肾脏	释放肾素
β_2	体循环和非循环小动脉平滑肌	血管舒张(阻力降低)
	支气管	支气管舒张
	心脏	增加心率和收缩性
DA_1	肾和肠系膜血管平滑肌	舒张
DA_2	突触前肾上腺素能神经末梢	抑制去甲肾上腺素释放

一、肾上腺受体

(一) β受体

有 $β_1$、$β_2$、$β_3$ 三个亚型。它们都可以通过腺苷环化酶和核苷酸调节蛋白(G蛋白)的作用,使 cAMP 浓度增加。过去认为 $β_1$ 分布在心肌,$β_2$ 在血管和支气管平滑肌。现已知 $β_2$ 在疾病的代偿中具重要作用,在人类心脏,心室内 $β_2$ 占β受体的15%,而心房则为30%~40%。当充血性心力衰竭或长期儿茶酚胺刺激导致 $β_1$ 受体下调时,$β_2$ 受体有助于维持心肌对儿茶酚胺的刺激产生反应,引发正性肌力作用。晚期心力衰竭患者,$β_2$ 受体的分布也未受到影响。扩张性心肌病也不影响 $β_2$ 受体,缺血性心肌病到了晚期才出现 $β_2$ 受体下调。心房的 $β_2$ 受体参与调节心率。因此,$β_2$ 受体激动药对心肌收缩和心率均具有显著影响。

(二) α受体

心室内 $α_1$ 受体的密度较低,在心力衰竭时没有变化,或稍有增多。现在发现周围神经、中枢神经和各种器官(血小板、肝、胰、肾、眼),甚至无神经细胞的组织内存在 $α_2$ 受体。人脊髓内为 $α_{2A}$ 受体,前列腺内为 $α_{1A}$ 受体。在人脑 $α_2$ 受体的密度很高,尤其在大脑皮质和髓质,在延脑的分布可以解释 $α_2$ 受体激动药所引起的心动过缓和低血压。$α_2$ 受体位于突触前和突触后。其突触前的作用可以分为两个方面。

1. 自身受体(autoreceptors)

仅能和从其自身的神经末梢释放的神经递质起反应,提供反馈调节作用。在已经证实的突触前受体中,$α_2$ 受体在临床上最具重要性。$α_2$ 受体通过反馈机制,调节去甲肾上腺素和 ATP 的释放。去甲肾上腺素激活 $α_2$ 受体,抑制神经兴奋时释放去甲肾上腺素,和胆碱能受体的作用相似。

2. 异形受体(heteroreceptors)

对除了从特殊的神经末梢释放的神经递质以外的其他物质发生反应。

(三) 多巴胺受体

有 DA_1 和 DA_2 两种受体。DA_1 受体位于突触后,分布于内脏、脾、肾、冠状血管的平滑肌。通过兴奋腺苷环化酶和增加 cAMP 浓度,扩张血管。此作用以肾小动脉最强。此外 DA_1 也分布于肾小管,调控钠离子的排出(通过 Na^+-ATP 酶泵和 Na^+-H^+ 交换)。DA_2 位于突触前,其作用为抑制去甲肾上腺素(或乙酰胆碱)的释放。中枢神经的 DA_2 受体可能介导恶心、呕吐。氟哌利多的抗呕吐作用即可能和它对 DA_2 的作用有关。

二、多巴胺(dopamine)

(一) 药物其他中文名称

3-羟酪胺,儿茶酚乙胺

（二）药物其他英文名称

3-hydroxytyramine, introPin

（三）化学结构式

见图 4-6。

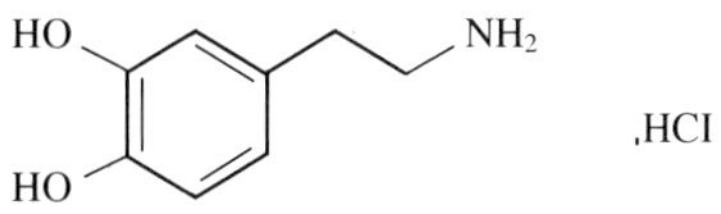

图 4-6 多巴胺的化学结构式

（四）理化性质

无色的澄明液体，化学名为 4-（2-氨基乙基）-1,2-苯二酚盐酸盐，分子式为 $C_8H_{11}NO_2 \cdot HCl$，分子量 189.64。

（五）药理作用

多巴胺是内源性儿茶酚胺，存在于外周交感神经、神经节和中枢神经系统的某些部位。激动交感神经系统肾上腺素受体和位于肾、肠系膜、冠状动脉、脑动脉的多巴胺受体，其效应呈剂量依赖性。体重按估计的瘦体重计算，小剂量 1~3 μg/（kg·min）时，直接兴奋内脏及肾脏的突触前 2 型和突触后 1 型多巴胺受体，使肾及肠系膜血管扩张，肾血流量及肾小球滤过率增加，尿量及钠排泄量增加；多巴胺还直接作用于肾小管上皮细胞，导致尿钠浓度增高。中剂量 3~8 μg/（kg·min），能直接激动 $β_1$ 受体及间接促使去甲肾上腺素自储藏部位释放，对心肌产生正性应力作用，使心肌收缩力及心搏量增加，最终使心排血量增加、收缩压升高、脉压可能增大，舒张压无变化或有轻度升高，外周总阻力无改变，冠脉血流及耗氧改善；大剂量 8~15 μg/（kg·min）时，激动 α、β 受体，导致心率增快，周围血管阻力增加，肾血管收缩，肾血流量及尿量反而减少。此时，多巴胺加速心率的作用强于多巴酚丁胺，并且有可能引起冠状动脉痉挛，加重缺血性心脏病患者病情，损害心脏收缩和舒张功能。

（六）临床应用

临床广泛应用于低心排血量综合征（低心排综合征），低血压并有少尿及心肌收缩乏力的患者。剂量不宜超过 10 μg/（kg·min），如效果不佳时加用其他正性肌力药，尽量保留其兴奋 DA 和 $β_1$ 受体的效应。由于心排血量及周围血管阻力增加，致使收缩压及舒张压均增高。其主要作用包括：① 对心脏 $β_1$ 受体激动，显著增加心肌收缩力；② 由于增加肾和肠系膜的血流量，可防止由这些器官缺血所致的休克恶性发展。在相同的增加心肌收缩力情况下，致心律失常和增加心肌耗氧的作用较弱。总之，多巴胺对于伴有心肌收缩力减弱、尿量减少而血容量已补足的休克患者尤为适用。

多巴胺注射液 2 ml=20 mg。成人静脉输注常用量，开始时 1~5 μg/（kg·min），10 min 内以每分钟 1~4 μg/kg 速度递增，以达到最大疗效。慢性顽固性心力衰竭，开始静滴时,每分钟按体重 0.5～2 μg/kg 逐渐递增。多数病人按 1～3 μg/(kg·min)即可生效。闭塞性血管病变患者,开始静滴时按 1 μg/(kg·min),逐增至 5～10 μg/(kg·min),直至 15～20 μg/(kg·min),以达到最满意效应。如重危病例,先按 5 μg/(kg·min)滴注,然后以 5～10 μg/(kg·min)递增至 20～30 μg/(kg·min),以达到满意效应。

(七) 禁忌证

下列情况应慎用。

1. 嗜铬细胞瘤患者不宜使用,除外嗜铬细胞瘤手术切除后的低血压。

2. 闭塞性血管病(或有既往史者),包括动脉栓塞、动脉粥样硬化、血栓闭塞性脉管炎、冻伤(如冻疮)、糖尿病性动脉内膜炎、雷诺病。

3. 频繁的室性心律失常。

(八) 注意事项

1. 多巴胺使用剂量的计算是基于患者的瘦体重,临床上有的患者使用所谓"小剂量"多巴胺时,新出现的或不可解释的心动过速,通常是由于错误地估计了患者的瘦体重而导致实际的高剂量。因此,当出现不明原因的心动过速或心律失常时,即使是被认为接受常规剂量的多巴胺治疗,也应怀疑存在药物过量的可能。

2. 使用前宜先补充血容量及纠正酸中毒;使用时观察心率、血压及尿量。

3. 严重败血症时产生的内毒素抑制多巴胺β-羟基化酶使多巴胺转化为去甲肾上腺素受到阻碍,可能降低其疗效,可追加少量去甲肾上腺素或肾上腺素即可恢复多巴胺效应。

4. 剂量过大能出现心动过速、心律失常及肢体远端坏死。

5. 多巴胺可增加肺动脉压,右心衰竭时应慎用。

6. 与三环类抗抑郁药同时应用,可能增加多巴胺的心血管作用,引起心律失常、心动过速、高血压。

7. 与单胺氧化酶抑制剂同用,可延长及加强多巴胺的效应;多巴胺是通过单胺氧化酶代谢,在给多巴胺前 2～3 周曾接受单胺氧化酶抑制剂的患者,初量至少减到常用剂量的 1/10。

8. 与苯妥英钠同时静注可产生低血压与心动过缓。在用多巴胺时,如必须用苯妥英钠抗惊厥治疗时,则须考虑两药交替使用。

9. 术后需要静滴多巴胺维持血压的患者,一旦出现缺氧可使通气量减少促进呼吸衰竭,应注意呼吸的管理。

(九) 不良反应

胸痛、呼吸困难、心律失常、无力、心绞痛及头痛。亦可引起心动过缓、传导异常、竖毛反应和血尿素氮升高、缺血和坏疽(由于被转变为去甲肾上腺素所致)。

三、多巴酚丁胺(dobutamine)

（一）化学结构式（图 4-7）

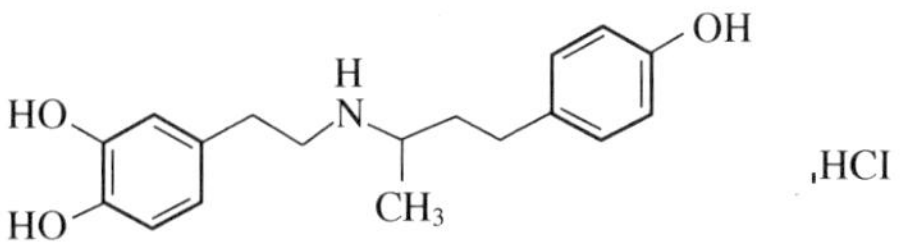

图 4-7 多巴酚丁胺的化学结构式

（二）理化性质

化学名为 4-[2-[[1-甲基-3-(4-羟苯基)丙基]氨基]乙基]-1,2-苯二酚盐酸盐，分子式为 $C_{18}H_{23}NO_3 \cdot HCl$，分子量为 337.85。

（三）药理作用

多巴酚丁胺是可以同时兴奋 α、$β_1$、$β_2$ 受体的消旋混合物，(−) 对映体是 $β_1$ 受体激动剂，而 (+) 对映体对 $β_1$ 受体仅有非常弱的部分激动作用。多巴酚丁胺作用于 $β_1$ 受体，通过 G 蛋白激活鸟苷酸调节级联反应，从而增加腺苷酸环化酶活性，加速 ATP 向第二信使 cAMP 的转化。细胞内 cAMP 导致肌浆网的钙离子释放，增加心肌收缩力。对血管的作用，(−) 对映体对 α 受体的兴奋被 $β_2$ 受体兴奋的扩血管作用以及 (+) 对映体的部分激动作用所抵消，这通常导致体循环血管阻力和静脉充盈压轻度降低。多巴酚丁胺对血压的总体作用依赖于血管张力以及心排血量的不同而不同。通常由于心功能改善，交感神经张力反射性下降，导致心率减慢。能降低心室充盈压，促进房室结传导。心肌收缩力有所增强，冠状动脉血流及心肌耗氧量常增加。由于心排血量增加，肾血流量及尿量常增加。

（四）临床应用

用于急性心肌梗死后或心脏手术中低心排血量性休克，或器质性心脏病时心肌收缩力下降引起的心力衰竭。对那些口服或静脉给血管扩张药、地高辛和利尿药反应不佳的晚期心力衰竭患者，多巴酚丁胺优于多巴胺。一般剂量 2~10 μg/(kg·min)，通常不超过 20 μg/(kg·min)。1~2 min 起效，血浆半衰期为 2 min。一些研究发现，长期输注多巴酚丁胺（>24~72 h），可导致部分患者心排血量回到基线水平，提示长期输注会引起耐药性。

（五）注意事项

1. 交叉过敏反应，对其他拟交感药过敏，可能对本品也敏感。
2. 梗阻性肥厚型心肌病不宜使用，以免加重梗阻。
3. 下列情况应慎用：① 心房颤动，多巴酚丁胺能加快房室传导，心室率加速，如须用本品,应先给予洋地黄类药;② 高血压、低血容量、室性心律失常可能加重;③ 严重的机械梗阻,如重度主动脉瓣狭窄,多巴酚丁胺可能无效;④ 心肌梗死后,使用大量本品可能使心肌耗氧量增加而加重缺血;⑤ 用药期间应定时或连续监测心电图、血压、心排血量,必要或可能时监测肺小动脉楔压。

(六)不良反应

1. 心血管系统

与其他儿茶酚胺相同,可使窦性心率加快(强于肾上腺素)或血压升高,尤其是收缩压升高和引发室性异位搏动,可诱致各种心律失常及心绞痛。与剂量有关,应减量或暂停用药。

2. 神经系统

个别患者用药后可致头痛。

3. 胃肠道

个别患者用药后可致恶心、呕吐。

4. 皮肤

个别患者用药后可致皮肤坏死。

四、肾上腺素(adrenaline)

(一)化学结构式(图 4-8)

分子式为 $C_9H_{13}NO_3$,分子量 219.67。

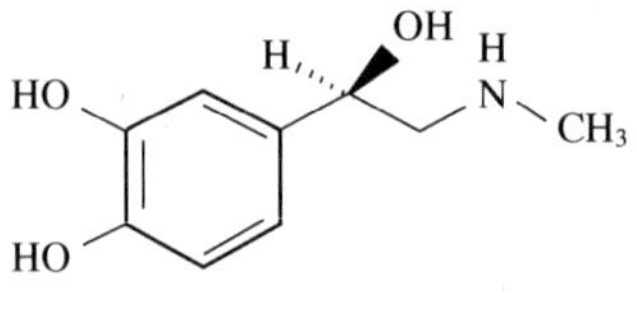

图 4-8 肾上腺素化学结构式

(二)药理作用

口服后有明显的首过效应,在血中被肾上腺素神经末梢摄取,另一部分迅速在肠黏膜及肝中被儿茶酚-氧位-甲基转移酶(COMT)和单胺氧化酶(MAO)灭活,转化为无效代谢物,不能达到有效血浓度。皮下注射由于局部血管收缩使之吸收缓慢,肌内注射吸收较皮下注射为快。皮下注射约 6~15 min 起效,作用维持 1~2 h,肌注作用维持 80 min 左右。仅少量原形药物由尿排出。可通过胎盘,不易透过血-脑脊液屏障。兼有 α 受体和 β 受体激动作用。α 受体激动引起皮肤、黏膜、内脏血管收缩。β 受体激动引起冠状血管扩张、骨骼肌、心肌兴奋、心率增快、支气管平滑肌、胃肠道平滑肌松弛。肾上腺素静脉滴注 1~2 $\mu g/min$(0.01~0.03 $\mu g/(kg \cdot min)$),主要兴奋周围血管的 β_2 受体。4 $\mu g/min$ 时兴奋 β_1

受体,出现强效的正性肌力作用,而不影响血管张力(因为这时 β_2 和 α_1 受体的兴奋作用处于平衡)。>0.03 μg/(kg·min),α_1 受体的兴奋增强,其结果为正性肌力作用和血管收缩作用,收缩肾血管而使肾血流量进行性下降。>0.1 μg/(kg·min),血管收缩作用显著,并且也使静脉容量减少。单次静注 2~8 μg,产生暂时性心肌兴奋,升高血压,持续时间约 1~5 min。一般不会使血压和心率过度增加。重复用药不会产生抗药性。对血压的影响与剂量有关,常用剂量使收缩压上升而舒张压不升或略降,大剂量使收缩压、舒张压均升高。

对各系统的具体药理作用包括:

1. 心脏兴奋作用

主要是激动心肌、传导系统和窦房结的 β_1 受体,从而加强心肌收缩力、加速传导、加快心率、提高心肌兴奋性。激活冠状动脉的 β_2 受体,使冠状动脉舒张,改善心肌供血,且作用出现很快。能增加心肌代谢,使心肌耗氧量增加。

2. 血管作用

主要作用于肾上腺素 α_1 受体密度较大的小动脉和毛细血管前括约肌,对静脉和大动脉的作用较弱。可使 α 受体占优势的皮肤和黏膜及内脏血管(尤其是肾动脉)明显收缩。使 β_2 受体占优势的骨骼肌血管扩张。脑血管收缩不明显,有时被动扩张。对冠状动脉的舒张作用除因激动 β 受体外,心肌兴奋时产生的腺苷有直接扩张冠状血管作用。

3. 升高血压

对血压的影响与给药剂量和途径有关。小剂量肾上腺素通过兴奋心脏使心排血量增加,造成收缩压中度升高,同时作用于骨骼肌血管床的肾上腺素 β_2 受体,使血管扩张,降低周围血管阻力而减低舒张压;较大剂量时作用于骨骼肌血管床 α 肾上腺素能受体使血管收缩,增加外周血管阻力,使收缩压及舒张压均升高。

4. 松弛支气管平滑肌

通过作用于 β_2 肾上腺素受体以松弛支气管平滑肌,解除支气管痉挛;通过作用于 α 肾上腺素受体使支气管动脉收缩,消除充血水肿,改善通气量。抑制抗原所引起的组胺释放,直接对抗组胺导致的支气管收缩、血管扩张及水肿。

5. 代谢作用

通过作用于 β 肾上腺素受体,增加肝脏及其他组织的糖元分解。通过作用于 α 肾上腺素受体,抑制胰腺对胰岛素的释放,减少周围组织对葡萄糖的摄取,因而升高血糖水平。还激动脂肪组织的 β 受体,促进脂肪分解,组织耗氧量增加。

6. 眼部作用

肾上腺素作用于眼部,早期兴奋肾上腺素 α 受体,用药中期兴奋 β 受体,使房水生成减少而外流增多,降低眼压。

7. 中枢神经系统影响

因不易透过血脑屏障,对中枢神经系统仅有较弱的兴奋作用。

(三) 临床应用

1. 抢救心搏骤停

可用于麻醉和手术中的意外、药物中毒或心脏传导阻滞等原因引起的心搏骤停,以 0.5~1 mg 加 10 mL 生理盐水稀释后静脉注射,同时进行心脏按压、人工呼吸、纠正酸中毒,必要时 3~5 min 后重复使用。

2. 心脏术后低心排综合征和心功能减退

静滴肾上腺素每分钟 0.01、0.02、0.04 μg/min,可以使每搏量(SV)分别增加 2%、12% 和 22%,心脏指数(CI)分别增加每平方米 0.1、0.7 和 1.2 L/min。心脏手术时,肾上腺素常用于支持再灌注时抑顿状态的心脏。停止体外循环(CPB)后,0.03 μg/(kg·min) 给药,CI 和 SV 分别增加 14% 而心率未增快。另一组报告,滴注 0.02~0.04 μg/(kg·min),使 SV 分别增加 11% 和 20%,而心率也不受影响。于停止 CPB 时,肾上腺素升高 CI 的作用大于多巴胺和多巴酚丁胺。有文献报告,当以上 3 种药在同等正性肌力作用的剂量时,引起心动过速的作用以肾上腺素最小。于心脏术后急性心功能减退时,肾上腺素具有正性肌力作用,并能增加灌注压,因而为首选药。肾上腺素用于冠心病患者,曾顾虑可能引起心肌缺血或梗死,但临床显示用量为 0.06~0.24 μg/(kg·min) 时,患者可以耐受。不过当剂量>0.12 μg/(kg·min) 时,可出现心律失常,ST 段压低和胸痛等不良作用。

3. 抢救过敏性休克

由于具有兴奋心肌、升高血压、松弛支气管等作用,故肾上腺素可缓解过敏性休克的心跳微弱、血压下降、呼吸困难等症状。皮下注射或肌注 0.5~1 mg,也可用 0.1~0.5 mg 缓慢静注(以 0.9% 氯化钠注射液稀释到 10 mL),如疗效不好,可改用肾上腺素 2~10 μg/min 持续输注最大可用至 15 μg/min。

4. 治疗支气管哮喘

效果迅速但不持久。皮下注射 0.25~0.5 mg,3~5 min 见效,但仅能维持 1 h。必要时每 4 h 可重复注射一次。

5. 与局麻药合用

加少量(约 1∶200 000~500 000)于局麻药中(如普鲁卡因),在混合药液中,肾上腺素浓度为 2~5 μg/mL,总量不超过 0.3 mg,可减少局麻药的吸收而延长其药效,并减少其不良反应,亦可减少手术部位的出血。

6. 治疗鼻黏膜和齿龈出血

将浸有 1∶20 000~1∶1 000 溶液的纱布填塞出血处。

7. 治疗荨麻疹、枯草热、血清反应等

皮下注射1∶1 000溶液0.2～0.5 mL，必要时再以上述剂量注射一次。

(四) 适应证

主要适用于因支气管痉挛所致严重呼吸困难，可迅速缓解药物等引起的过敏性休克，亦可用于延长浸润麻醉用药的作用时间。各种原因引起的心搏骤停进行心肺复苏的主要抢救用药。还可用于心脏手术后急性心力衰竭或低心排综合征。

(五) 禁忌证

高血压、器质性心脏病、冠状动脉疾病、糖尿病、甲状腺功能亢进、洋地黄中毒、心源性哮喘等患者禁用。

下列情况慎用：器质性脑病、心血管病、青光眼、帕金森病、噻嗪类引起的循环虚脱及低血压、精神神经疾病。

(六) 不良反应

1. 心悸、头痛、血压升高、震颤、无力、眩晕、呕吐、四肢发冷。

2. 有时可有心律失常，严重者可由于心室颤动而致死。

3. 用药局部可有水肿、充血、炎症。

(七) 注意事项

1. 指、趾部局麻时，药液中不宜加用肾上腺素，以免肢端供血不足而坏死。

2. 与洋地黄、三环类抗抑郁药合用，可致心律失常。

3. 与麦角制剂合用，可致严重高血压和组织缺血。

4. 与利血平、胍乙啶合用，可致高血压和心动过速。

5. 与β受体阻滞剂合用，两者的β受体效应互相抵消，可出现血压异常升高、心动过缓和支气管收缩。

6. 与其他拟交感胺类药物合用，心血管作用加剧，易出现不良反应。

7. 与硝酸酯类合用，本品的升压作用被抵消，硝酸酯类的抗心绞痛作用减弱。

第三节 磷酸二酯酶抑制药

一、氨力农（amrinone）

(一) 药物其他中文名称

氨利酮、强心酮

(二) 药物其他英文名称

wincoram、inocor

(三) 化学结构式(图4-9)

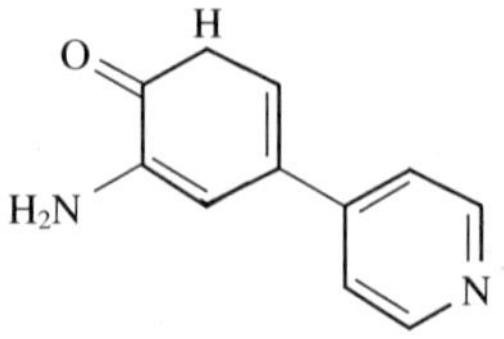

图4-9 氨力农化学结构式

(四) 理化性质

淡黄色或黄色的澄明液体。化学名为5-氨基-[3,4双吡啶]-6(1H)-酮。分子式为$C_{10}H_9N_3O$,分子量为187.20。本品必须先用注射氨力农溶剂溶解,再以生理盐水稀释后使用,在溶液中成盐速度较慢,需40~60℃温热、振摇、待溶解完全后,方可稀释使用。静脉注射用生理盐水稀释成1~3 mg/mL。不能用含右旋糖酐或葡萄糖的溶液稀释。与呋塞米混用立即产生沉淀。

(五) 药理作用

氨力农为非肾上腺非配糖体的二氢吡啶衍生物,属第一代磷酸二酯酶抑制药。该药抑制磷酸二酯酶Ⅲ,升高心肌细胞内cAMP含量,从而具有正性肌力作用和血管扩张作用。增加心力衰竭患者的心排血量,但不增加正常人的心排血量,对心率无影响,一般不引起心律失常。心力衰竭时,由于氨力农使心室容量和压力下降,导致室壁张力降低,大大抵消了由于心肌收缩力增强和心率增快所引起的MVO_2增加,结果MVO_2减少。此外,氨力农使左室舒张末压(LVEDP)降低,舒张期冠状动脉血流增多。因此,氨力农不会加重衰竭心脏的心肌缺血,用于急性心肌梗死并发左室功能减退和衰竭也很安全,但用于进行性心肌缺血患者需慎重,没有心力衰竭和左心室功能不全者不能应用。心力衰竭的病因并不影响氨力农的作用。其有效血浆浓度为1.5~2 μg/mL。用于治疗急性心肌梗死并发左心室衰竭、体外循环心内直视术后低心排综合征和辅助停用人工心肺机均获得了满意的效果。

(六) 适应证

适用于慢性心力衰竭、急性心梗后心源性休克、心脏术后低心排综合征和肺高压,尤其是常规治疗无效时。Levy提出围术期的应用指征为:① 患者术前有心室功能减退或肺动脉高压,于体外循环时常规使用,并持续滴注。② 在体外循环时,心功能减退(即使当时已经应用儿茶酚胺类药物),在准备停机前,用氨力农。③ 患者于停体外循环后,发生低心排综合征时,首先静注氨力农继之用其他药物。④ 患者围术期突发左右心力衰竭。⑤ 在ICU内,心室充盈压已满意且已经用儿茶酚类药支持,但仍有低心排综合征时,加用氨力农。

（七）禁忌证

1. 禁忌

① 氨力农或米力农过敏者；② 对制剂中的其他任何成分过敏者，如亚硫酸盐。

2. 慎用

① 肝肾功能损害者；② 严重的主动脉瓣或肺动脉瓣狭窄患者、急性心肌梗死或其他急性缺血性心脏病者；③ 低血压患者；④ 室上性或室性心律失常患者。

（八）临床应用

负荷量：0.5~1.0 mg/kg 在 5~10 min 缓慢静脉注射，继续以 5~10 μg/(kg·min) 静脉滴注，单次剂量最大不超过 2.5 mg/kg，每日最大量<10 mg/kg。疗程不超过 2 周。应用期间不增加洋地黄的毒性，不增加心肌耗氧量，未见缺血性心脏病增加心肌缺血的征象，不必停用洋地黄、利尿剂及血管扩张剂。

（九）不良反应

1. 少数有轻微胃肠道反应，如食欲减退、恶心、呕吐等。

2. 可有心律失常，低血压等心血管反应。

3. 大剂量长期应用时可有血小板减少，常于用药后 2~4 周出现，但减量或停药后即好转。

4. 可有肝损害。

5. 其他包括头痛、发热、胸痛、过敏反应等。

（十）注意事项

1. 用药期间应监测心率、心律、血压，必要时调整剂量。

2. 不宜用于严重瓣膜狭窄病变及肥厚性梗阻性心肌病患者。急性心肌梗死或其他急性缺血性心脏病患者慎用。

3. 合用强利尿剂时，可使左室充盈压过度下降，需注意水、电解质平衡。

4. 对房扑、房颤患者，因可增加房室传导作用导致心室率增快，宜先用洋地黄制剂控制心室率。

5. 氨力农不能和葡萄糖溶液合用或用葡萄糖液稀释，否则可使其作用在 24 h 内丧失 11%~13%，并且氨力农溶液中，不能静注其他药物（如呋塞米等）。

6. 肝肾功能损害者慎用。

7. 尚无用于心肌梗死、孕妇、哺乳妇女及儿童的经验，使用时应慎重。

8. 长期口服不良反应大，甚至导致死亡率增加，口服制剂已不再应用，只限用于对顽固性心力衰竭短期静脉应用。

二、米力农（milrinone）

（一）药物其他中文名称

鲁南力康、甲腈吡酮、甲腈氨利酮

(二)药物其他英文名称

primacor、corotrop

(三)化学结构式(图4-10)

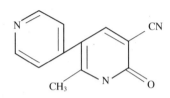

图4-10 米力农化学结构式

(四)理化性质

米力农为无色澄明液体,化学名称为:2-甲基-6-氧-1,6-二氢-[3,4'双吡啶]-5甲腈,分子式:$C_{10}H_9N_3O$,分子量:211.22。

(五)药理作用

米力农是选择性磷酸二酯酶抑制药第二代产品,为氨力农的衍生物,作用机制与氨力农相同。该药具有正性肌力作用和血管扩张作用,可降低肺循环和体循环血管阻力。其正性肌力作用较强,为氨力农的10~30倍。米力农能改善充血性心力衰竭患者心脏的舒张作功指数,使左室顺应性改善,并且其压力容量关系下移。米力农的心血管效应与剂量有关,小剂量时主要表现为正性肌力作用,但当剂量加大,其扩张血管作用也可随剂量的增加而逐渐增强,但是临床剂量下的严重低血压少于氨力农,很少引起血小板减少和肝功能损害。此外,米力农还对膈肌具有正性肌力作用,能够增强狗的疲劳横膈的收缩力。

(六)临床应用

各种原因引起的急性心力衰竭,慢性心力衰竭急性加重期的短期治疗。静脉给药,负荷量为25~75 μg/kg,以后以0.25~1.0 μg/(kg·min)维持。每日最大剂量不超过1.13 mg/kg。

(七)注意事项

1. 禁忌

① 对米力农或氨力农过敏者;② 急性心肌梗死患者。

2. 慎用

① 低血压;② 心动过速;③ 肾功能障碍;④ 心房颤动或扑动;⑤ 电解质紊乱;⑥ 药物性心律失常;⑦ 肾脏疾病;⑧ 严重主动脉或肺动脉瓣疾病,如肥厚性主动脉瓣下狭窄等患者。

(八)不良反应

1. 过敏反应

较氨力农多见。可有气道阻力增加,低血压,心动过速。

2. 少数有头痛、室性心律失常、肌无力、血小板计数减少等。

三、依诺昔酮(enoxinone)

(一) 药物其他中文名称

氢氧苯咪酮

(二) 药物其他英文名称

fenoximone、perfane

(三) 药理作用

依诺昔酮是亚胺唑衍生物,为磷酸二酯酶Ⅲ抑制剂。其正性肌力作用与剂量相关。还能直接兴奋窦房结而增快心率,但可被维拉帕米所拮抗,提示本品可能有促进 Ca^{2+} 内流的作用。能显著改善血流动力学效应,包括心排血量、心脏指数、左室心搏作功指数增加,右房压、肺毛细血管楔压、平均肺动脉压及平均动脉压均降低,心率增快。另有改善左心室舒张期顺应性的作用。

(四) 临床应用

适用于治疗严重充血性心力衰竭患者。可使左心室充盈压及平均动脉压均降低,较多巴酚丁胺为优。短期疗效肯定,其长期治疗价值尚待进一步研究。口服,每次 150～200 mg,每日 3 次。静脉注射,首剂 0.5 mg/kg,以后每隔 15 min 可再注射 1 次,每次递增 0.5 mg/kg,最大剂量为 3 mg/kg。静脉滴注本品时,必须慎重,短程滴注剂量不宜超过 5 mg/kg,且同时应密切监测动脉压。

(五) 注意事项

1. 静脉注射本品必须慎重,短程滴注量不宜超过 5 mg/kg,且同时应密切监测动脉压。
2. 短期疗效肯定,长期治疗价值尚待进一步研究。

(六) 不良反应

1. 长期服用可有恶心、呕吐等胃肠道反应。
2. 少数有发生血小板减少症和液体潴留的倾向。
3. 偶有白细胞增多、高血糖或腹泻等。

第四节 钙及其临床应用

钙是维持血液凝固的重要因子,也是调节神经、肌肉和心血管正常功能的重要阳离子。血浆钙动态维持于一个适宜浓度,正常水平为 2.5 mmol/L,其中 40% 与蛋白结合,10% 与阴离子结合,其余呈离子状态,只有离子钙(Ca^{2+})才具有生理活性。正常血钙离子浓度为 1～1.5 mmol/L(4～5 mg/100 mL)。急性低钙血症常见于胰腺炎、脓毒血症和低心排综合征。此外,呼吸性和代谢性碱中毒,纠正乳酸酸中毒以后,快速输入枸橼酸血时,以及血液透析的患者都可以发生血钙下降。围术期高钙血症的主要原因是静脉注射钙剂。成人静注氯化钙 5~7 mg/kg,可使血钙增加 0.1~0.2 mmol/L。注射后 2 min,钙离子达峰值,3~15 min 内浓度下降,但并未降至注射前的基础水平。

一、钙与正性肌力药

儿茶酚胺(肾上腺素、去甲肾上腺素)和 α、β 肾上腺受体结合后,促使钙离子内流,以及细胞内贮存钙离子释放,其结果为细胞内可利用的钙离子增多,最后导致血压升高和心排血量增加。使用钙剂时对上述儿茶酚胺作用的影响很复杂,主要基于被兴奋受体类型和血钙水平。临床上观察的结果也并不一致。

严重休克患者,不论血钙降低或正常,给钙剂后都能使血压和心排血量明显升高,并且其正性肌力药的用量减少。脓毒血症患者,钙和多巴酚丁胺对血流动力学的影响为两者的作用相加。充血性心肌病患者,由于 β 受体下调,对正性肌力药的反应逐渐减弱,但在血钙回升至正常后,此反应也随之恢复正常。文献报道静注氯化钙后,再滴注肾上腺素,或多巴胺和多巴酚丁胺对其心血管作用未见受到影响,仍然保持其正性肌力作用和升压作用。但也有报道心脏术后,钙使儿茶酚胺的作用下降。此外,动物实验亦显示高血钙时,肾上腺素和去甲肾上腺素的升压作用下降。未发现钙对去氧肾上腺素的影响。氨力农对心血管的作用和肾上腺素能受体无关,Ca^{2+} 既不增加也不减少其强心作用。在低血钙和 β 受体阻滞时,钙剂可以改善心肌收缩功能。所以,当 β 受体阻滞药过量时,用钙剂将有利于心血管功能的恢复。在分子水平,钙和正性肌力药之间的相互作用的机制很复杂,目前尚未完全了解。但已有文献报道,高血钙可以减弱肾上腺素能药物对 α、β 受体的影响。

二、细胞内 Ca^{2+} 平衡与再灌注损伤

细胞静息时 Ca^{2+} 通道关闭,细胞膜对 Ca^{2+} 的通透性很低,进入细胞内的 Ca^{2+} 极少,同时肌膜上的钙泵又以同样速度将细胞内 Ca^{2+} 泵出,使细胞内外的 Ca^{2+} 浓度梯度维持恒定。此外,Ca^{2+}-Na^+ 转换泵可影响 Ca^{2+} 转运,细胞内 Ca^{2+} 则贮存于内质网和线粒体内,通过多种途径维持细胞内 Ca^{2+} 浓度于较狭窄的正常范围内。如上述生理过程受到损害,可致细胞内 Ca^{2+} 浓度上升和超负荷,使细胞内的离子内环境失衡,从而激活各种有害的病理过程:① 激活 Ca^{2+} 依赖的脂肪酶、蛋白酶和核酸酶;② 游离脂肪酸的产生增多;③ 抑制线粒体产生 ATP,而 ATP 的消耗则增加。最终导致细胞功能减退,甚至死亡。

心脏直视手术中心肌缺血性损伤的研究表明,在心脏缺血停搏期心脏损伤很轻微,而在缺血性心肌恢复血流供应之后的再灌注早期,心肌损伤可明显增加,这是由于缺血期或灌注期大量的 Ca^{2+} 从细胞外进入细胞内引起的。对脑复苏的研究亦表明脑缺血、缺氧后的

最初 4～6 min 脑细胞不一定死亡,而复苏后进行性脑灌注不足却可导致脑细胞死亡。其可能原因为 Ca^{2+} 内流增加,脑血管发生持续痉挛所致。

三、钙剂临床应用

在围术期,钙剂曾用于输血、心内直视手术、心肺复苏和休克等。补钙虽然可以纠正生化异常,并且因之使心血管功能得以改善。但另一方面,Ca^{2+} 也可能进入细胞内过多,造成超负荷,有引起细胞损害的潜在危险。因而对钙的临床应用仍有争议,需要对其重新正确评价。

(一) 输血

正常肝、肾可以快速代谢枸橼酸,一般输血不会使血 Ca^{2+} 下降。但在肝、肾功能损害时,可以发生低钙血症。此外,血 Ca^{2+} 的减少也和输血速度有关。大量输血后是否用钙目前的意见仍不一致。一些报道提出大量输血后的低血钙可使心肌收缩功能减弱,尤见于原有心肌病患者,此时有指征使用钙剂;成人快速输血(每分钟 1.5 mL/kg 超过 5 min)就应补钙;小儿大手术失血多时,一般每输 100 mL 全血,补给葡萄糖酸钙 100 mg。而与上述报道相反的结果是大量输血后,血流动力学并无任何改变,因而不主张常规用钙。低钙血症时,β受体阻滞药对心肌的抑制作用增加,因此已用 β 受体阻滞药的患者,即使输入适量的枸橼酸血,也应考虑使用钙剂。首量可用氯化钙 5～7 mg/kg,必要时可根据血 Ca^{2+} 测定决定再次用量。

(二) 心内直视手术

在停止体外循环前后,使用钙剂的目的有:① 拮抗停跳液中的高血钾;② 纠正低钙血症,增强心肌收缩,心肌缺血患者伴有中度和重度的低钙血症时,应补充钙剂;③ 拮抗鱼精蛋白对心血管功能的抑制作用。体外循环时,血 Ca^{2+} 可以正常、升高或降低,受预充液内含钙量的影响,血 Ca^{2+} 下降主要由血液稀释造成。停止体外循环后,用钙剂对心血管功能的影响,文献报道互相矛盾。很多赞同者认为用钙可以升高血压,增加心排血量和左心室每搏功指数(LVSWI),改善心肌作功,并且增加右室的射血分数,而不影响肺循环阻力。反对者提出于纠正低血 Ca^{2+} 后,并不能发生血流动力学明显变化;并且钙的正性肌力作用也不优于儿茶酚胺,相反钙还可以减弱正性肌力药的作用。此外,钙还可能对心肌顺应性产生不良影响,以及加重再灌注损害。文献报道,体外循环刚开始时,血 Ca^{2+} 下降,但于结束时,已恢复正常。另有报道停止体外循环前 15 min,用氯化钙常导致高血钙(>1.3 mmol/L),且其上升幅度较大(从 1.35～2.2 mmol/L)。有作者发现心肌再灌注后,于短时间内用钙,心室功能减退,并且和剂量相关,若于 15 min 后再用,则可以改善心功能。因为当再灌注时,大量 Ca^{2+} 流入心肌细胞,可以导致收缩功能下降,即心肌顿抑。所以,一般认为体外循环后,影响钙剂作用的主要因素是使用的时间。目前很多医院于停止体外循环前后,已不再视钙剂为常规用药,而是根据测定血钙的浓度决定是否使用钙剂。

(三) 心肺复苏

详见第20章。

(四) 脓毒血症和休克

脓毒血症时,血钙下降,且其严重程度和血钙下降的水平相关。低血钙患者的死亡率也增加。重症患者,乳酸酸中毒时,血钙水平和酸中度呈负相关。脓毒血症时,细胞内可以发生钙积蓄,超钙负荷。这可能是由于细胞膜功能减退,以及离子泵活性下降所致。脓毒血症时,心血管功能的变化为心肌收缩力和血管张力减退,并且低钙的程度和血压下降及低心排血量相关。但相反,另一些报道未能发现重危患者的血钙浓度和其血压、心率以及心排血量的相关关系。脓毒血症以及引发休克时,导致心功能下降的机制复杂,和很多介质(肿瘤坏死因子,氧自由基和NO等)有关,低血钙不是其唯一原因。再者,给予钙剂也未能发现任何明显的血流动力学作用。动物脓毒血症用钙后死亡率增加,而钙阻滞药可以有保护作用,使死亡率下降。地尔硫草可以防止细胞内的钙积蓄。因而目前认为:脓毒血症时不宜常规使用钙剂,有可能产生有害作用。低血容量休克时,主张用钙,以改善其血流动力学的作用。

(五) 其他

肝移植时,低血 Ca^{2+} 可引起心肌抑制,用氯化钙可以纠正。儿童肝切除时,亦用氯化钙维持血钙于正常水平,以避免因此所引起的心肌抑制。烧伤患者可以有持续的低血钙(可能为其心肌抑制的原因),所以主张用钙。

(六) 制剂、用量与并发症

围术期应用的静注钙剂有氯化钙和葡萄糖酸钙。其中 Ca^{2+} 含量 10% 的氯化钙为 680 mmol/L,10% 葡萄糖酸钙为 225 mmol/L,后者对酸碱平衡的影响较氯化钙小。氯化钙的用量为 7~15 mg/kg,一般认为葡萄糖酸钙提高血钙的剂量是氯化钙的 3~5 倍,且其分解需经过肝脏,作用比氯化钙慢,故常用氯化钙。但有报道认为肝移植术无肝期用葡萄糖酸钙(30 mg/kg)和氯化钙(10 mg/kg)拮抗大量输血后的枸橼酸中毒,血 Ca^{2+} 浓度上升速度两者相同,说明葡萄糖酸钙的分解不受肝功能的影响。儿科患者习惯使用葡萄糖酸钙。

静脉注射钙剂可以引起心动过缓,房室分离和窦性心律等心律失常。其安全性取决于钙剂用量、注射速度、Ca^{2+} 的生物利用度以及最初的分布容积等。血浆内 Ca^{2+} 浓度的绝对值和变化速度决定了是否发生心脏的节律和传导异常。为了安全起见,用量应掌握适当,静注速度应缓慢(10 min 以上)或于 20~30 min 内静脉滴入。已经洋地黄化的患者,再注钙剂引起心律失常的危险性显著增加,并且可以加重洋地黄苷的毒性,尤其是低血钾患者其可能性更大,应慎用。静脉输注钙剂时,可刺激血管壁,渗入皮下则引起组织坏死。新生儿经脐动脉插管注入 10% 葡萄糖酸钙后,已有 5 例发生臀部皮肤损害,另外一些为颅顶盖皮肤坏死。此外，钙剂不可在输血器的管道内同时注射。

第五节 钙增敏剂

用裸露心肌纤维研究药物对心肌收缩成分的影响，发现某些强心药可使 Ca^{2+} 与肌钙蛋白的亲和力增高，从而提高心肌收缩蛋白对钙的敏感性，增强心肌收缩力，故称钙增敏剂。

一、硫马唑（Sumazole）

硫马唑又名磺甲唑，是早期发现具有心肌肌丝钙增敏作用的药物之一。研究发现，在引起正性肌力作用剂量，该药并不产生细胞内 Ca^{2+} 增加，也与 α、β 受体，H_2 受体或 M 受体激动无关，提示该药产生正性肌力的作用并非细胞内 Ca^{2+} 增加，可能是作用于某些蛋白激酶的磷酸化过程。硫马唑对非衰竭心脏，静注引起心肌收缩力增高，心率增快。其作用 30 min 达高峰，持续约 3 h。在犬的普萘洛尔心力衰竭模型中，静脉滴注该药可抑制心力衰竭的症状，但不增加心率，故可降低心肌耗氧量。心力衰竭时，心肌对异丙肾上腺素的反应明显减弱，但硫马唑可使心肌对异丙肾上腺素的反应得到恢复，提示它可能通过非抑制 PDE 的途径发挥其正性肌力作用。

二、匹莫苯丹（pimobendan）

匹莫苯丹具有强心、扩血管的作用。其机制是：既抑制 PDEⅢ，又增加心肌收缩蛋白对 Ca^{2+} 的敏感性。其正性肌力作用与 PDE 抑制作用并不平行，即该药引起 cAMP 水平增高，但仅使其正性肌力作用下降 30%。近来有少数病例报道该药对心力衰竭患者生活质量的影响，以体力活动作为生活质量的指标，发现用药组的生活质量有明显的提高。该药可以增加患者的运动耐量，但氧耗量却无明显改变。

三、左西孟旦（levosimendan）

左西孟旦的化学结构式见图 4-11。

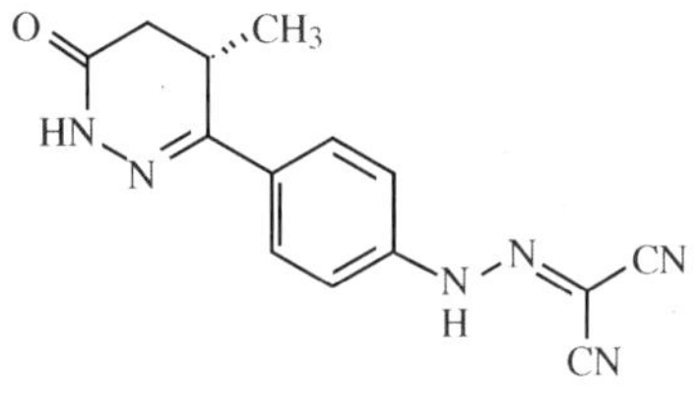

图 4-11 左西孟旦的化学结构式

围术期心血管治疗药

许多临床研究表明,由于增加心肌细胞内钙浓度从而导致心肌氧需求和氧消耗增加,心律失常发生率增高,最终加速心肌细胞死亡,限制了目前常用的正性肌力药包括 β_1 受体激动剂以及磷酸二酯酶Ⅲ抑制剂在心力衰竭中的应用。左西孟旦是现有钙增敏剂中作用最强的一种,兼有一种 PDEⅢ作用。能增加心肌收缩力而不增加心肌耗氧量,对心律没有影响。另外,该药还能通过激活 ATP 依赖性钾离子通道而产生血管扩张作用,降低心脏的前、后负荷。与其他两种钙增敏剂不同,左西孟旦仅促进收缩期 Ca^{2+}-肌钙蛋白结合,而对舒张期 Ca^{2+}-肌钙蛋白结合没有影响,这可能是其增加心肌收缩和舒张功能而不增加心肌氧耗和心律失常发生的原因。静脉注射 $6\sim24\ \mu g/kg$ 后以 $0.05\sim0.2\ \mu g/(kg/min)$ 的速度持续输注 24 h,血浆药物浓度可达到 $10\sim100\ ng/mL$($0.035\sim0.35\ \mu mol$)的治疗浓度。

左西孟旦由于其具有与上述几类正性肌力药相似的增加心肌收缩力的作用而不增加心率和心肌耗氧量等特点,被认为是很有临床应用前景的新药。迄今为止,在美国和欧洲,对左西孟旦进行的大规模Ⅲ期临床试验已经结束,并已被世界范围内的 31 个国家批准应用于临床。

(一)左西孟旦的药理作用

1. 血流动力学的作用

实验和临床研究均表明左西孟旦能够显著改善心功能,主要表现在对心排血量、心率和血管扩张等方面的影响。

左西孟旦在体内、体外和临床研究中均发现可使肺动脉压、肺毛细血管楔压、总外周血管阻力下降,每搏量、心排血量增加。而心率、心肌耗氧无明显变化。例如,研究发现对于低排血量的心力衰竭患者使用左西孟旦 $0.1\sim0.2\ \mu g/(kg\cdot min)$ 能使心排血量增加 1.09 L/min,肺毛细血管楔压降低 7 mmHg,而多巴酚丁胺分别增加 CO 0.80 L/min 和降低 PCWP3 mmHg。

左西孟旦能够产生剂量依赖性的心率增加,特别是在快速静注后的 1 h 内。早期产生的心率增快可能跟血管扩张引起的压力感受器反射有关。持续性输注(24 h)停药后心率仍然增加提示可能跟它的代谢产物 OR-1896 有关,OR-1896 半衰期长达 $70\sim80$ h,并且具有和左西孟旦相似的药理作用。但是在给予推荐剂量或者口服给药时,几乎没有增加心率的作用。因此,临床使用时需注意选择合适剂量和给药方式。

2. 抗心肌缺血作用

在研究左西孟旦对人体冠状动脉作用的实验中发现,左西孟旦能够扩张冠状动脉血管。在此过程中,虽然血管阻力和灌注压降低,但冠状动脉血流量却增加,同时氧耗量减少。这可能是它抗心肌缺血的原因之一。另外,相比儿茶酚胺类和磷酸二酯酶抑制剂类强心药所引起的房性或室性的快速型心律失常等严重的不良反应,左西孟旦在推荐的临床使用剂量下无致心律失常作用。这也是它可能具有抗心肌缺血作用的原因之一。然而,有两个动物实验显示了左西孟旦在心肌缺血时应用的不利作用。该实验是在猪的心脏上建立起心肌局部缺血模型,在给予左西孟旦后,观察到缺血区的心肌收缩功能进一步恶化,室性心律失常的发生增加。在临床应用于心肌病患者时,当给与3倍推荐剂量 0.6 μg/(kg·min)时,也同样增加了室性心律失常的发生。但是在给与推荐剂量的左西孟旦在临床上并未发生这些情况,提示在临床应用时需要注意用药的剂量。

3. 正性肌力作用

(1) 增加肌丝对 Ca^{2+} 敏感性。左西孟旦增加心肌收缩力并不是通过直接增加心肌细胞内的钙离子浓度,或增加肌钙蛋白 C(Tnc)与 Ca^{2+} 的亲合力来实现的,而是与心肌细肌丝上 Tnc 的氨基酸结合,增加了复合物的构象稳定性。Tnc 与 Ca^{2+} 结合后,原肌凝蛋白的分子构象发生改变,解除了它对于肌纤蛋白和横桥相互结合的阻碍作用。横桥与细肌丝的结合,肌丝出现扭动,心肌纤维收缩。另外,与其他的钙增敏剂在收缩期和舒张期都作用于肌钙蛋白 C 和 Ca^{2+} 的复合物不同,左西孟旦与 Tnc 的结合呈 Ca^{2+} 浓度依赖性,所以它在收缩期的作用最强,舒张期的作用较弱,因此可防止或减轻可能的舒张功能损害。

(2) 抑制磷酸二酯酶Ⅲ的活性 除了对心肌的肌丝的钙增敏作用外,左西孟旦还能抑制心脏的磷酸二酯酶,主要是磷酸二酯酶Ⅲ,产生和磷酸二酯酶抑制剂一样的作用:使 cAMP 降解受阻,cAMP 含量增加,进一步使细胞膜上的蛋白激酶活性增加,然后作用于 cAMP 介导的信息传递,使细胞内 AMP 的量上升,促进钙通道膜蛋白磷酸化,Ca^{2+} 内流增加,心肌收缩加强,心排血量增加。但是,在左西孟旦的浓度 $\geqslant 0.3$ μmol/L 时才发挥此作用,在临床推荐使用的剂量范围(0.03~0.3 μmol/L)内并未出现。而且与磷酸二酯酶抑制剂不同,它不会发生 cAMP 依赖的肌钙蛋白 I 的磷酸化所引起的肌丝对 Ca^{2+} 敏感性降低。

4. 扩张血管作用

左西孟旦能够扩张冠状血管、肺血管、脑血管等许多组织血管。其作用机制还在研究中。目前认为可能的主要机制是激活了血管平滑肌的 ATP 敏感的 K^+ 通道,尤其是小阻力血管。K^+ 通道的开放使得细胞膜超极化,抑制钙离子内流,同时激活钠钙交换,促进钙排出,使得细胞内钙减少,导致血管扩张。另外,有研究显示细胞内钙离子的减少与血管平滑肌收缩力的降低不成比例。可能是降低平滑肌细胞的收缩功能蛋白对钙离子的敏感性。这是它扩张血管的另一可能机制。

(二) 临床应用

左西孟旦最早被应用于心力衰竭的患者的治疗。由于其药理作用的特点,近来一系列的实验和临床研究探讨了在多种情况下对心功能需要支持的患者应用左西孟旦的可能。

1. 急性失代偿心力衰竭的治疗

治疗充血性心力衰竭是左西孟旦最早使用的临床适应证,其有效性和安全性得到大规模的临床试验所证实,具有代表性的有 LIDO 研究。该研究是一个随机双盲多中心的试验,选择严重低心排血量的心力衰竭患者203例,分别应用左西孟旦和多巴酚丁胺持续静脉输注24 h后,比较两组24 h的血流动力学变化、31 d 和180 d的死亡率。结果显示左西孟旦在增加心排血量和降低肺毛细血管楔压方面要明显优于多巴酚丁胺。尽管不良反应的发生率差不多,但是31 d 和180 d 的病死率显著低于多巴酚丁胺。2005年,欧洲心脏病协会将左西孟旦写进了心力衰竭的治疗指南,该指南建议对那些没有低血压和血容量不足的心力衰竭患者可以选用左西孟旦治疗。目前,两个重要的大规模的 REVIVE II 和 SURVIVE 研究结果表明,虽然它对心力衰竭患者有益,但是并没有达到预期的效果,因此认为没有理由需要对所有的心力衰竭患者应用,但是对需要进行增强心肌收缩力的患者仍然是很好的选择。

2. 心肌缺血后对心脏收缩能力的支持

实验表明左西孟旦可以增加心肌缺血合并左心功能衰竭的患者心排血量,还能够通过激活 ATP 敏感的 K^+ 通道开放,减小心肌梗死的面积。而且,相比多巴酚丁胺治疗,不良反应更少。所以,对于那些有心肌缺血风险而又需要心功能支持治疗的患者,应用它不仅能够增加心肌收缩力,还有保护心肌的作用。一项研究左西孟旦的安全性、有效性和不同剂量对患者死亡率的随机、双盲、多中心的 RUSSLAN 研究表明,对于心力衰竭合并心肌梗死的患者,应用 $0.1\sim0.2~\mu g/(kg \cdot min)$ 的剂量比应用更大剂量要好。尽管如此,对于严重冠状动脉狭窄和局部心肌缺血的患者,仍然需要谨慎,因为有可能导致冠状动脉窃血现象的发生。

3. 心肌顿抑的治疗

心肌顿抑的发生主要是由于心肌细胞内的钙超载,肌丝的损耗和肌丝对钙的敏感性降低所致。越来越多的证据表明 ATP 敏感的 K^+ 通道在缺血再灌注和心肌顿抑心肌细胞功能受损中起重要作用。因此,设想可以应用左西孟旦治疗心肌顿抑引起的心肌收缩力下降和心排血量的减少。尽管此类的临床试验不多,有一项对经皮冠状动脉成形术后发生心肌顿抑的患者应用左西孟旦的随机对照试验表明左西孟旦能够改善顿抑心肌的收缩功能,同时不会损害舒张功能。

4. 心脏手术患者围术期的应用

尽管围术期左西孟旦的应用被普遍看好,其有效性也被多次阐述,但使用该药的临床病例数仍然偏少,需要继续研究。有一项随机对照试验,在体外循环时给与左西孟旦 $18\sim36~\mu g/kg$ 推注后以 $0.2\sim0.3~\mu g/(kg \cdot min)$ 输注持续6 h,发现患者心功能得到很好的改善,对氧合作用和围术期的心律失常没有影响。但是研究中发现给药后心率持续增高,1 h 后该作用消失。还有一项对不停跳冠状动脉搭桥术患者使用左西孟旦的随机对照研究,高剂量($24~\mu g/kg$)和低剂量($12~\mu g/kg$)的药物均能显著增加心排血量和左心室的射血分数,但是低剂量的血流动力学反应更好。

5. 右心功能不全

由于左西孟旦降低肺毛细血管楔压的效果要好于多巴酚丁胺,所以可以用于可逆性肺血管压力升高和右心功能不全患者的治疗。在一项随机对照双盲试验中，对心功能 Ⅲ～Ⅳ 的心力衰竭患者持续输注左西孟旦 18 μg/kg 静注，然后 0.3 μg/(kg·min) 输注，通过心导管和超声心动图发现右心功能显著改善（作用效率提高了 24%）。

另外，现在也有一些临床试验提示可以将左西孟旦应用于心源性休克，胃肠等内脏器官的缺血保护等。

如上所述，许多动物实验和临床试验显示与其他正性肌力药相比，左西孟旦具有更好的改善血流动力学指标和保护心肌等作用，但目前临床应用范围和病例数还有限，仍需进一步临床应用研究，以验证和确定其实际治疗效果。

第六节 具有多种作用机制的强心药

一、作用于心肌细胞膜离子通道的强心药

影响钠通道的药物 DPI201-106 及其衍生物 BDF9184，动物实验增加左室压上升速率，减慢心率，而不影响左室收缩期和舒张末期压。该药延长单相动作电位时程和有效不应期，兼有正性肌力作用和 Ⅲ 类抗心律失常药的作用。该药通过抑制钠内流的失活，延长动作电位时程及增加细胞内钠，通过 Na^+-Ca^{2+} 交换，增强心肌收缩力，产生剂量相关的血流动力学效应，增加左室压上升速率、心排血量、每搏出量，而降低外周阻力，对平均动脉压和心率无明显影响。该药与毒毛花苷 G(哇八因) 有协同的正性肌力作用，但不加重其毒性。

影响钾通道的药物（如典型 Ⅲ 类抗心律失常药 RP62719 及钾通道开放药 RWJ-24517 和 SCA40）和钙通道激活药的正性肌力作用也是近年强心药物研究中的活跃领域。与其他类的强心药物一样，也会出现增加心肌细胞内钙负荷的缺点。然而，近来开发的钙激动药 XB513 显示出既激活心肌细胞钙通道又可阻断 $α_1$ 受体的作用，兼有降低心负荷或增加正性肌力效应的作用。

二、喹啉酮类

喹啉酮类是近年开发的一类新型强心药，已进入临床试验的主要有口服制剂维司力农及静脉注射制剂。该药显示特殊的广泛药理作用。该药的药理作用主要为：① 正性肌力作用但无正性变时性作用，也不增加心肌耗氧量；② 增强心肌收缩力的同时显示出延长动作电位时程，显示 Ⅲ 类抗心律失常药的特性；③ 有抑制 PDEⅢ 作用；④ 可增加心肌细胞 L-型钙通道的 Ca^{2+} 内流；⑤ 最突出的是该药具有抗细胞因子和抗增生作用，其中以抑制肿瘤坏死因子 α 和白介素-6 的作用尤为明显。这显然与传统的 PDE 抑制药是不同的。离体动物实验表明，该药可增加心室肌的收缩力，作用比多巴酚丁胺弱而比茶碱和氨力农强 8～25

倍,但对心率和血压的影响却远比后两者小。其正性肌力作用不受 α、β 受体阻断药的影响,对 Na^+-K^+-ATP 酶的活性也无改变。该药临床试验发现,在常规洋地黄或 ACE 抑制药治疗未得到改善的情况下,改用该药每日 60 mg,可使临床症状消失,心室收缩功能好转。半年的试验期中无 1 例死亡或出现心力衰竭的现象,也未见严重的不良反应。但当用药量增至 120 mg 时,即可增加病死率,甚至高于安慰药,说明该药的治疗窗很窄。该药的主要不良反应为白细胞减少。该药还有待进一步临床验证。

第七节 甲状腺素

临床上,早已了解甲状腺疾病对心脏的影响。在甲亢患者,其血内甲状腺素水平与左室收缩功能(心肌缩短的幅度、速度)和心肌作功密切相关。甲状腺功能减退时,其 SV、心率、CI,以及心脏和全身耗氧量均下降,动静脉氧分压和 SVR 都增加。用 T_3 代替疗法可以迅速扭转上述异常情况。以往研究显示充血性心力衰竭患者的血清 T_3 水平低于正常。Homilton 观察 84 例晚期心力衰竭患者,提出游离 T_3 指数和无活性的 T_3(reverse T_3)的比值可以作为判断患者预后的指标。比值<4 者,均于 6 周内死亡或需做紧急心脏移植术。比值>4 者,一年内无 1 例死亡。

很多报道指出体外循环时和停 CPB 后,血内 T_3、T_4 和促甲状腺素 TSH 水平下降。在即将结束和停止 CPB 后 1 h 内,T_3 下降最明显,于术后早期数日内逐渐恢复。CPB 后血流动力学的变化和甲状腺功能减退患者相似,可能是由于(或部分)血内甲状腺素水平下降所致。其中 T_3 的下降特别重要。和 T_4 相比,T_3 是最激活的激素,可以快速进入细胞。其作用为快速增加心脏钙 ATP 酶和腺苷环化酶的活性,以及 β 受体的数目。但 T_3 在循环内的量很少,仅占 20%。每日约有 40% 的 T_4 在肝、肾和靶器官内转变为 T_3。停 CPB 后,T_3 水平降低可促发心肌顿抑,以及低心排(常发生于术后 48 h 内)。最近研究指出,T_3 水平下降可能是 CPB 后心功能减退的病理基础。同时也是供心者(用于心脏移植术)心功能减退的原因。

甲状腺素 T_3 是一种正性肌力药,其作用可能是增加 ATP 酶和可利用的高能物质。甲状腺素和 β 受体活性之间的关系(通过使 β 受体上调,或促进对腺苷环化酶的偶联)也是一种可能的途径,但改善心功能的真正机制尚未清楚。动物实验和临床经验均显示 T_3 可改善 CPB 后的心肌功能。Novitzky 于 10 例即将停止 CPB 而 CO 减低的患者,用 T_3 使血内 T_3 的浓度升至正常范围,结果血压和心率增加,左房压和中心静脉压降低。有 5 例不能停止 CPB 者,用 T_3 后 20~50 min 内停 CPB 均获成功。冠状动脉旁路术患者,术前左室 EF<0.3,T_3 总量为 0.275 μg/kg。分 4 次静注,其多巴酚丁胺和利尿药的用量都减少。T_3 的静滴量为每分钟 0.12 μg/kg。T_3 对心脏手术预后尚无明显改进。但 T_3 不影响心率,能改善 CI,使患者对正性肌力药物的需要减少,且没有不良反应等,均显示 T_3 治疗可缩短患者在

ICU 的时间。

甲状腺素亦可用于供心者,以改善其心功能。给供心者 T_3(2 μg/h),使 MAP、心率改善,中心静脉压(CVP)下降,对正性肌力药的需要量减少。未用 T_3 者,19% 的心脏不适于移植。应用 T_3 的心脏全部适于移植,并且移植后即刻显示心功能良好,血内乳酸和酮体的浓度较低,仅需用少量的 $NaHCO_3$。此外,T_3 也有助于心脏移植手术时停止 CPB。

虽然 T_3 的正性肌力作用对一些患者有益,但现在尚不主张于心脏手术时常规使用。可用于极易发生低排的重危患者,以及为了改善供心者的心功能储备。在患者停止 CPB 后的恢复过程中,T_3 的作用以及其作用机制,仍需进一步研究。

第八节 增强心肌收缩药的临床应用思考

一、增强心肌收缩药的药理特点

见表 4-2。

表 4-2 增强心肌收缩药的药理特点

	血管 α_1	心 β_2	脏 β_1	成人剂量(Ⅳ)	备 注
肾上腺素	+++	+	++	0.05～0.20 μg/(kg·min)	α 和 β 活性呈剂量相关,小剂量(1～2 μg/min)为 β 活性,大剂量时为 α 活性
多巴胺	++	+	++	2～20 μg/(kg·min)	与肾上腺素相似,α 和 β 活性呈剂量相关,但内脏和肾血管例外,肾功能受损时,用量 1～4 μg/(kg·min) 即可见肾血管收缩
多巴酚丁胺	+	+	+++	2～10 μg/(kg·min)	理论上对心肌 β_1 效应主要是收缩性增加,但也可能发生心动过速
多培沙明	0	+	++++	0.5～4 μg/(kg·min)	血管舒张,用于充血性心力衰竭短期治疗
异丙肾上腺素	0	++++	++++	0.05～0.1 μg/(kg·min)	纯 β 效应,大剂量可致心室敏感性增加和心动过速,对肺动脉高压治疗可能有效
氯化钙	0	0	0	1～10 mg/kg	起效快,维持 5～10 min,作用与 β 肾上腺素能无关,可用于治疗鱼精蛋白引起的心血管抑制。可能引起室性心律失常和加重肺动脉高压
氨力农	0	0	0	静注 0.5～1.0 mg/kg + 5～10 μg/(kg·min)	血管舒张,偶引起血小板减少,作用机制与肾上腺素能无关
米力农	0	0	0	静注 25～75 μg/kg + 0.25～0.75 μg/(kg·min)	可致血管舒张,心律失常,作用强于氨力农

续表

	血管	心脏		成人剂量(IV)	备注
	α₁	β₂	β₁		
依诺昔酮	0	0	0	静注 0.5～1 mg/kg +2～20 mg/kg/min	心脏病患者围术期应用
胰高血糖素	0	0	0	静注 50 mg/kg + 5 mg/kg/h	增强窦房结和房室结自律性,用于β阻滞过度治疗,可能引起去甲肾上腺素释放
地高辛	0	0	0	0.125～0.25 mg	

a:+的数目代表受体活性或时间增加,0代表没有作用

二、严密监测和及时调控

重危患者应用增强心肌收缩药治疗时,应在血流动力学监测下调整剂量,常用增强心肌收缩药对血流动力学的影响见表4-3。

表4-3 常用增强心肌收缩药对血流动力学的影响

药物	心排量	每搏量	心率	收缩压	肺毛细血管楔压	心肌氧耗
多巴酚丁胺	++	++	+	0	-	++
多培沙明	++	++	++	0	-	++
异丙肾上腺素	+++	++	++	0	-	+++
去甲肾上腺素	+++	+++	++	++	0	+++
多巴胺	++	++	++	++	0	++
氨力农	++	++	+	0	--	+
依诺昔酮	++	++	+	-	--	0
米力农	++	++	+	--	--	0
地高辛	+	+	-	0		+

+:增加,-:降低,0:无改变

三、联合用药和增强药效

增强心肌收缩药联合应用的目的是为了减少用药剂量,发挥最佳效能,减少不良反应;常用选择:PDEⅢ抑制剂+儿茶酚胺类药物。联合用药的机制包括:二类药物作用机制不同,联合应用有协同或互补作用,疗效增加,β受体下调的慢性心力衰竭患者,联合用药可促进β受体反应性的恢复。PDEⅢ抑制剂呈剂量依赖性,但其扩血管作用也更为明显。单独应用可致 MAP 下降和反射性 HR 增快,需用儿茶酚胺类药预防或纠正。儿茶酚胺类衍生物和磷酸二酯酶抑制剂联合使用时正性肌力作用强于两者单独应用,其原理主要是儿茶酚

胺类药通过对肾上腺素能受体的刺激增加细胞内 cAMP 水平,而磷酸二酯酶抑制剂则可抑制 cAMP 的分解(图 4-12),这对于 CPB 后左室功能衰竭治疗尤为有利。

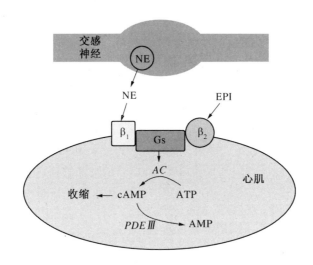

NE:去甲肾上腺素,EPI:肾上腺素,Gs:G 蛋白,AC:腺苷环化酶,PDE Ⅲ:磷酸二酯酶Ⅲ
图 4-12　儿茶酚胺类衍生物和磷酸二酯酶抑制剂联合使用的作用机制

文献报道 CABG 40 例 CPB 后,静注氨力农 1.5 mg/kg,肾上腺素 0.03 μg/(kg·min)静脉维持,结果:单用和联合用药都使患者 CO、SV、DO$_2$ 及 LVSW 明显增加,三组分别使 SV 增加 12±6 mL、16±4 mL 和 30±4 mL,联合用药明显优于单独用药。另有报道 19 例 CBP 后脱机困难患者联合用氨力农和去甲肾上腺素 20 min 内均获成功撤机,CI 接近术前水平。并推荐氨力农联合去甲肾上腺素作为这类患者首选治疗药物。

上海交通大学医学院附属仁济医院等研究报告正性肌力药单独或联合应用对心肌顿抑的治疗效果,方法杂种犬 33 只,制作局部心肌顿抑模型后,随机分成 6 组,分别给予生理盐水(Ⅰ)、肾上腺素(Ⅱ)、多巴胺(Ⅲ)、米力农(Ⅳ)、米力农+肾上腺素(Ⅴ)和米力农+多巴胺(Ⅵ)治疗,于用药后 5、10、20、30、60 min 及停药 30 min 测定血液动力学和缺血区心肌氧供、氧耗变化。分别于用药前和停药 30 min 切取左室心外膜下心肌组织作电镜检查。结果Ⅱ、Ⅲ二组用药后 CO、冠脉流量虽明显增加,但仍低于基础值,SVR、PVR 无明显变化;Ⅳ、Ⅴ及Ⅵ三组用药后 CO、冠脉流量显著增加,增加幅度依次为:Ⅵ>Ⅴ>Ⅳ,同时 SVR、PVR 显著降低。MERO$_2$ 和 MDO$_2$/MYO$_2$ 各组间无显著差异。与对照组相比,各治疗组用药后 MVO$_2$/MDO$_2$ 均趋于下降。心肌超微结构:停药 30 min Ⅰ、Ⅱ、Ⅲ三组,毛细血管仍淤血、间质水肿,并伴粒细胞浸润,但线粒体空泡较前明显减少;Ⅳ、Ⅴ及Ⅵ三组停药 30 min 电镜下可见心肌细胞及间质水肿明显消退,毛细血管淤血消失,偶见线粒体空泡。

通过该研究可知:① 顿抑心肌对 β 受体激动剂反应性降低;② 正性肌力药可提高顿抑心肌能量利用效率,促进心肌收缩功能的恢复,联合用药优于单独用药。

多巴胺和米力农单独和联合应用对重症冠脉旁路移植术(CABG)后低心排患者血流动力学和氧动力学的影响。方法：66例体外循环下行单纯CABG术，术后发生低心排的患者随机分为3组：A组(n=22)持续予以多巴胺[5 μg/(kg·min)]治疗；B组(n=22)持续予以米力农[0.5 μg/(kg·min)]治疗；C组(n=22)联合予以多巴胺[5 μg/(kg·min)]和米力农[0.5 μg/(kg·min)]治疗。治疗前及治疗后30、60、120、180、240 min经Swan-Ganz导管进行血流动力学测定，并同时经桡动脉置管和Swan-Ganz导管的肺动脉端抽取动脉血和混合静脉血进行血气分析，计算全身氧供指数(DO_2I)、氧耗指数(VO_2I)。结果：3组治疗前各血流动力学指标、DO_2I、VO_2I均无显著差异。治疗后心指数(CI)均较用药前显著升高($P<0.05$)，升高的幅度依次为C组>B组>A组，治疗后A组HR、平均动脉压(MAP)、外周血管阻力指数(SVRI)、肺血管阻力指数(PVRI)和平均肺动脉压(mPAP)无显著变化，B、C两组SVRI、PVRI和mPAP均显著降低($P<0.05$)，B组HR显著增快，MAP显著降低($P<0.05$)，但C组HR和MAP均无显著变化，治疗后VO_2I、DO_2I各组间无显著差异，但与治疗前相比，DO_2I显著增高($P<0.05$)，VO_2I无明显变化，VO_2I/DO_2I均显著降低($P<0.05$)。由此可见重症CABG术后低心排时应用正性肌力药可促进心肌收缩功能的恢复，并可提高全身组织的氧供，而对氧耗无明显影响，但对β受体激动剂反应性降低，联合用药优于单独用药。

（邹毅清　周仁龙　邓小明）

参 考 文 献

1　Bayram M, De Luca L, Massie MB, et al. Reassessment of Dobutamine, Dopamine, and Milrinone in the Management of Acute Heart Failure Syndromes. The American Journal of Cardiology, 2005, 96: 47—58.

2　Toller WG, Stranz C. Levosimendan, a New Inotropic and Vasodilator Agent. Anesthesiology, 2006, 104: 556—569.

3　A. T. Demiryürek, S. Demiryürek. Cardiotoxicity of digitalis glycosides: roles of autonomic pathways, autacoids and ion channels. Autonomic & Autacoid Pharmacology, 2005, 25, 35—55.

4　Melike Bayram, Leonardo De Luca, M. Barry Massie, et al. Reassessment of Dobutamine, Dopamine, and Milrinone in the Management of Acute Heart Failure Syndromes. The American Journal of Cardiology, 2005, 96:47G—58G.

5　Wolfgang G. Toller, Christian Stranz. Levosimendan, a New Inotropic and Vasodilator Agent. Anesthesiology, 2006, 104:556—569.

6　张七一，宋文宣，屈彦. 心血管病合理用药. 北京：人民卫生出版社，2004，80—137.

7　陈伯銮主编. 临床麻醉药理学. 北京：人民卫生出版社，2000，248—352，373—393，420—432.

8　杭燕南，庄心良，蒋豪主编. 当代麻醉学. 上海：上海科学技术出版社，2003，67—383.

9　Barisin S, Husedzinovic I, Sonicki Z, et al. Levosimendan in off-pump coronary artery bypass: A fourtimes masked controlled study. J Cardiovasc Pharmacol,2004,44:703—708.

10 Paraskevaidis IA,Parissis JT,Th Kremastinos D. Anti-inflammatory and anti-apoptotic effects of levosimendan indecompensated heart failure:a novel mechanism of drug-induced improvement in contractile performance of the failingheart. Curr Med Chem Cardiovasc Hematol Agents,2005,3(3):243—247.

11 Michaels A D,McKeown B,Kostal M,et al. Effects of intravenous Levosimendan on Human Coronary Vasomotor Regulation,Left Ventricular Wall Stress,and Myocardial Oxygen Uptake. Circulation,2005,111(12):1504—1509.

12 Garcia GMJ,Dominguez RA,Pharmacologic treatment of heart failure due to ventricular dysfunction by myocardial stunning:potential role of levosimendan. Am J Cardiovasc Drugs,2006,6(2):69—75.

13 张晓庆,杭燕南,正性肌力药单独或联合应用治疗心肌顿抑的研究.中华麻醉学杂志.2004,20(5):290—294.

第 5 章 营养与保护心肌药

由于外科和麻醉技术进步,老年及心脏病患者的心脏和非心脏手术逐年增多,做好围术期心肌保护对改善心脏功能、提高手术成功率及降低术后并发症和死亡率具有重要作用。其中应用营养和保护心肌药是维护心脏血管功能正常的有效辅助措施。

第一节 心肌的结构和生理特性

一、心肌的结构

心肌(cardiac muscle)分布于心脏和邻近大血管。其收缩呈节律性,缓慢而持久,属不随意肌。

(一)心肌纤维的光镜结构

心肌纤维呈分支短杆状,并相连成网,连接处染色较深称为闰盘(intercalated disk)。心肌也属横纹肌,但横纹不如骨骼肌明显。心肌纤维细胞核1~2个,长圆形,位于心肌纤维中央。心肌纤维的细胞质比较丰富,多聚在核的两端,内含丰富的线粒体、糖原及少量的脂滴和脂褐素,后者为溶酶体的残余体,随年龄的增长而增多。心肌肌原纤维不如骨骼肌发达,核断面上核周色浅,肌原纤维在外周部分较多,并呈放射状排列。

(二)心肌纤维的超微结构

心肌纤维的超微结构与骨骼肌相近似,但有以下特点:① 肌原纤维不仅较少且大小不规则,为粗细不等的肌丝束。肌丝束间线粒体丰富;② 横小管较粗,位于 Z 线水平;③ 肌质网较稀疏,纵小管不甚发达,终池扁小,往往横小管只与一侧终池相贴,形成二联体(diad),因此心肌纤维的 Ca^{2+} 储备较少,收缩活动更易受血钙浓度影响;④ 心肌细胞两端相互连接处形成闰盘,它位于 Z 线水平,呈阶梯状相嵌,其中连接的横向部分有中间连接和桥粒,有加固连接的作用,纵向部分有缝隙连接,起传递电信号的作用,以保证心肌同步收缩;⑤ 在心房肌纤维的胞质中有一些分泌颗粒,内含心钠素,具有排钠利尿等功能。

二、心肌的生理特性

心肌组织具有兴奋性(excitability)、自律性(autorhythmicity)、传导性(conductivity)和收缩性(contractivity)四种生理特性。心肌的收缩性是指心肌能够在肌膜动作电位的触发下发生收缩反应的特性,它是以收缩蛋白质之间的生物化学和生物物理反应为基础的,是心肌的一种机械特性。兴奋性、自律性和传导性也是心肌的电生理特性,是以心肌细胞膜生物电活动为基础的。

心肌细胞可分为两大类:一类是普通的心肌细胞,又称工作细胞(working cardiac cell),包括心房肌和心室肌,有收缩性、兴奋性和传导性,没有自律性,是非自律细胞。另一类是组成特殊传导系统的心肌细胞,主要包括 P 细胞和浦肯野细胞,有兴奋性、自律性和传导性,又称自律细胞(rhythmic cell),几乎没有基本收缩功能。

第二节 心肌缺血的病理生理

一、心肌收缩性减弱

心肌收缩性、前负荷、心率和后负荷是决定心排血量的四个基本因素。心肌收缩性指受到有效刺激后心肌产生张力和缩短的能力。当静脉回流和心舒张功能正常时,心肌收缩性和后负荷决定每搏心排血量的大小。决定心肌收缩性强弱的因素有:① 心肌细胞收缩蛋白和调节蛋白的量及性能;② 能量(ATP)的生成和利用;③ 正常的兴奋-收缩偶联机制。这些因素中一个或几个发生异常,可引起心肌收缩功能减弱和心力衰竭的发生。

(一)心肌结构的破坏

严重缺血可引起心肌节段性坏死,心肌炎和心肌病可引起弥漫性坏死,并发生纤维化。

(二)心肌能量代谢障碍

流经一般组织的血液其 A-VdO$_2$ 为 6mL/dL%~8mL/dL%,心脏的 A-VdO$_2$ 可高达 14mL/dL%,说明心脏活动需大量能量的支持。在心肌细胞 ATP 生成(释放)、贮存(磷酸肌酸,CP)和 ATP 利用三个环节中,任何一种异常都可影响心脏功能,但能量生成和利用障碍是使心肌收缩性减弱的常见原因。

1. 能量生成障碍

心肌能量贮备(CP)很少,缺血 6~7 min,CP 可消耗殆尽。缺血 40 min,ATP 剩余不足正常的 10%。心脏主要通过不断获得氧和产生 ATP 维持功能。

心肌能量生成障碍有两种类型:① 单纯性缺氧,如严重贫血和维生素 B$_1$ 缺乏,使 ATP 生成障碍,糖酵解增强可提供部分能量。由于无微循环障碍,细胞内 pH 一般不降低,所以,即使 ATP 含量比正常减少 60%，心肌收缩性仍可维持正常。② 心肌缺血或淤血，如缺血性心脏病和休克等。由于微循环障碍，糖酵解时形成的乳酸在局部堆积，缺血 2～3 min 后心肌内乳酸水平可高达正常的 10 多倍，酸中毒抑制能量代谢酶（磷酸果糖激酶，丙酮酸脱氢酶），并使线粒体肿胀，ATP 含量降低。酸中毒可使心肌兴奋-收缩发生障碍，这时如果 ATP 含量较正常仅降低 10%～20%，心肌收缩性也会明显减弱。此外，严重酸中毒也可使心肌细胞变性、坏死，导致收缩性明显减弱。

2. 能量利用障碍

是指当心脏处于过重负荷时，心肌细胞内的三型肌球蛋白 ATP 酶同工酶 [$V_1(\alpha\alpha)$、$V_2(\alpha\beta)$、$V_3(\beta\beta)$] 的组成比发生改变，使由活性最高的 V_1 型酶为主转变为 V_3 型酶占多数，后者水解 ATP 使产生机械功能的效率最低，引起能量利用障碍和心肌收缩功能降低，常见于慢性充血性心力衰竭心肌肥大的后期。

(三) 心肌兴奋-收缩偶联障碍

正常静息心肌细胞胞质 Ca^{2+} 很低，为 10^{-7} mol/L，但能引起收缩的细胞内 Ca^{2+} 内流应达 10^{-5} mol/L。心肌细胞兴奋时 Ca^{2+} 内流迅速增高，收缩后 Ca^{2+} 内流迅速降低达正常静息水平，这是心肌细胞正常收缩与舒张必需的条件。收缩时 Ca^{2+} 内流的增高依赖于细胞膜钙通道开放，细胞外少量钙进入细胞起触发作用，引起肌浆网 (SR) 内 Ca^{2+} 的释放，使 Ca^{2+} 内流迅速升至 10^{-5} mol/L，Ca^{2+} 就能与肌钙蛋白结合，导致肌球蛋白与肌动蛋白间横桥形成和利用 ATP 引起收缩。收缩后，胞质 Ca^{2+} 经钙泵（消耗 ATP）被 SR 吸收和贮存，少部分泵出胞外，Ca^{2+} 降低，使 Ca^{2+} 与肌钙蛋白分离和发生舒张。所以，Ca^{2+} 转运是心肌兴奋-收缩偶联的关键。Ca^{2+} 转运障碍可引起心肌收缩与舒张功能降低，主要见于压力负荷过度（如高血压心脏病）及心肌病引起的心力衰竭，也见于严重的酸中毒。

1. Ca^{2+} 内流障碍

心肌兴奋后，细胞外 Ca^{2+} 内流有两种通道：① 在动作电位复极 2 期的"膜电压依赖性"Ca^{2+} 内流。高钾血症时细胞外 $[K^+]$ 增高可抑制 Ca^{2+} 内流，使心肌收缩性降低。酸中毒可导致细胞外 $[K^+]$ 增高。② 去甲肾上腺素与 β 受体结合，激活腺苷酸环化酶并生成 cAMP，cAMP 激活膜上"受体操纵性"Ca^{2+} 通道，引起 Ca^{2+} 内流。重度肥大的心肌细胞其内源性去甲肾上腺素明显减少，膜上 β 受体密度和腺苷酸环化酶活性降低，使引起 Ca^{2+} 内流障碍和兴奋-收缩偶联障碍。

2. 肌浆网摄取、贮存和释放 Ca^{2+} 障碍

① 心力衰竭时，肌浆网 (SR) 的 Ca^{2+}-ATP 酶活性降低，心肌舒张时 SR 不能迅速摄取胞质 Ca^{2+}，使其贮存的 Ca^{2+} 减少。在兴奋时 SR 能释放的 Ca^{2+} 也减少。② 细胞内酸中毒使 Ca^{2+} 与 SR 结合牢固，影响兴奋时 Ca^{2+} 的释放。③ 正常时，去甲肾上腺素可通过激活某种蛋白激酶，可引起 SR 的一种蛋白质磷酸化，进而促进 SR 对 Ca^{2+} 摄取和释放的速度。肥

大心肌细胞的内源性去甲肾上腺素明显减少,使 SR 上该蛋白质的磷酸化受阻,既影响 SR 摄取 Ca^{2+},也减慢 Ca^{2+} 释放的速度。④ 心肌舒张时若 SR 摄取 Ca^{2+} 减少,胞质中 Ca^{2+} 便进入线粒体,并发生反应:$3Ca^{2+}+2HPO_4^{2-}\rightarrow Ca_3(PO_4)_2+2H^+$,故心肌兴奋时线粒体难以释放 Ca^{2+};反应中产生大量 H^+,使线粒体内酸中毒,使氧化磷酸化脱偶联和能量生成减少,心肌收缩性进一步降低。

3. 肌钙蛋白与 Ca^{2+} 结合障碍

当细胞内 H^+ 增多时,不但使 SR 与 Ca^{2+} 的亲和力增高,而且 H^+ 和 Ca^{2+} 能竞争地与钙结合亚单位 TnC 结合,使肌钙蛋白与 Ca^{2+} 结合发生障碍,这影响了肌动蛋白结合位点的暴露和肌球-肌动蛋白复合体(横桥)的形成,使心肌兴奋-收缩偶联障碍。

二、心肌舒张性降低

心室舒张功能的基础之一是心肌的舒张性。心肌舒张性是指心肌收缩后复原伸长和使肌张力下降的能力。引起心肌舒张功能异常的因素为:

(一) Ca^{2+} 复位延迟

心肌缺血、缺氧,ATP 供应不足和 SR 的 Ca^{2+}-ATP 酶活性降低,在收缩后胞质[Ca^{2+}]不能迅速下降,影响 Ca^{2+} 与 TnC 复合物的解离,使心肌舒张性降低,从而明显使心室舒张延迟并影响心室充盈量和心排血量。

(二) 肌球-肌动蛋白复合体解离障碍

心力衰竭时,因缺乏 ATP,收缩时形成的肌球蛋白-ADP 复合体难以转换为肌球蛋白-ATP;另外,细胞内 H^+ 增多也使 Ca^{2+}-TnC 间亲和力增加。两者都使肌球-肌动蛋白复合体解离发生障碍,引起舒张延迟或舒张障碍。

根据以上心肌结构和病理生理特点,陆续发现并制造出多种营养与保护心肌药物,其中部分已在临床上广泛使用。

第三节 心肌营养药

一、心肌营养素-1(cardiotrophin-1,CT-1)

(一) 理化性质

人类 CT-1 基因位于 16 号染色体,3 个外显子与小鼠分别具有 96%、84%、81% 的同源性,是可编码含有 201 个氨基酸、分子量为 26.7 kD 的蛋白质。根据氨基酸序列分析,CT-1 与睫状神经营养因子、抑瘤素 M、白血病抑制因子(LIF)和白细胞介素-6(IL-6)具有同源性,属于 IL-6 细胞因子超家族。该家族都通过糖蛋白 130(gp130)同源二聚体或 gp130/LIF 受体 β 异源二聚体进行信号传递。

gp130 是 IL-6 细胞因子家族共有的信号传导分子,为 I 型膜蛋白分子,与 LIF 受体 β 同属造血因子受体超家族成员,由 3 部分组成:与配体结合的胞外区、有激酶活性或激酶作用位点的胞内区、与胞外区和胞内区相连接的跨膜区。gp130 蛋白胞内区有两个非常保守的区域是酪氨酸激酶的结合部位,目前发现属于酪氨酸蛋白激酶系统的三种 Janus 蛋白酪氨酸激酶家族成员(JAK1,JAK2,Tyk2)均能与该部位结合。现已证明,在心肌细胞 CT-1 通过不同的通路发挥不同的作用:CT-1 与 CT-1 膜受体结合后,激活 gp130,形成 gp130 同源二聚体或 gp130/LIF 受体 β 异源二聚体,并连续触发 JAK1,JAK2 和 Tyk2 相关的酪氨酸激酶,使酪氨酸激酶磷酸化,其磷酸化的酪氨酸残基作为转录激活蛋白(signal transducer and activator of transcriptions,STATs)的停靠位置,从而将信号传入细胞内,调节细胞周期调控因子,促进细胞的生长和增殖。此途径称 JAK/STAT 通路。近来发现 JAK/STAT 通路增加了心肌血管紧张素原 mRNA 的表达,说明 CT-1 诱导心肌的肥大部分依赖血管紧张素(AT)系统。另外,通过苏氨酸磷酸化 CT-1 激活蛋白激酶信号传导通路(P42/P44 MAPK)和磷酰肌醇-3 激酶(phosphatidylinositol 3-OH protein kinase,PI3K)B/Akt 途径发挥心肌保护和抗凋亡作用。

(二)药理作用

心肌保护;促心肌肥大;能维持运动神经元长时间存活;可促进气道平滑肌和肝脏细胞增殖、抑制细胞凋亡。

(三)注意事项

CT-1 具有保护心肌和促心肌肥大的双重作用,AT-1 拮抗剂可抑制心肌肥大,可在临床中联合应用 CT-1 和抑制心肌肥大的药物。

二、果糖二磷酸钠(fructose diphosphate sodium,FDP)

(一)化学结构

其主要成分为果糖二磷酸钠,化学名称:1,6-二磷酸三钠盐八水合物。分子式:$C_6H_{11}O_{12}P_2Na_3 8·H_2O$,分子量 550.17,其化学结构式见图 5-1。

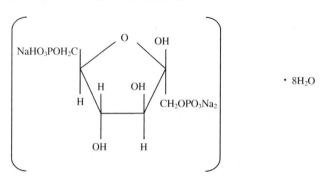

图 5-1　FDP 化学结构式

(二) 药理作用

右旋1,6-二磷酸果糖（FDP）是糖酵解中间产物，在细胞中通过激活磷酸果糖激酶、丙酮酸激酶及乳酸脱氢酶来调节几个酶促反应。FDP在不同细胞的浓度是不一样的，人体红细胞中FDP的浓度为6～10 mg/L细胞。体内外生化学研究显示药理剂量的FDP可作用于细胞膜。促进细胞对循环中钾的摄取及刺激细胞内高能磷酸和2,3-二磷酸甘油的产生。另外，FDP可减少机械创伤引起的红细胞溶血和抑制化学刺激引起的氧自由基的产生。

磷是细胞的组分（膜磷脂、核酸、2,3-二磷酸甘油酸、磷蛋白），磷的消耗诱导神经肌肉和心肌的改变。

(三) 药代动力学

血浆半衰期为10～15 min。血浆中FDP的消除是由于其组织分布以及被红细胞膜和血浆中激活的磷酸酶将其水解产生无机磷和果糖所致。

(四) 剂量和用法

建议剂量为每日5～10 g，儿童剂量应根据体重（70～160 mg/kg），不超过建议剂量。

给药方式：每1 g粉末用灭菌注射用水10 mL溶解，将混匀后的溶液静脉滴注（约10 mL/min）。混匀后的溶液必须单次给药，如没有输完，余量不再使用。

(五) 不良反应及禁忌证

静脉输入速度超过10 mL/min时，患者可出现脸红、心悸、手足蚁感；过敏反应。

遗传性果糖不耐症患者，对本品过敏者、高磷酸血症及肾衰患者，对果糖过敏者禁用。

(六) 注意事项

给药前应肉眼观察一下有无特殊情况，轻微发黄并不影响药效；注射过程中药液外渗到皮下时会造成疼痛和局部刺激；肌酐清除率＜50 mL/min的患者应监测血液磷酸盐水平。

三、三磷酸腺苷（adenosine triphosphate，ATP）

(一) 化学结构式（图5-2）

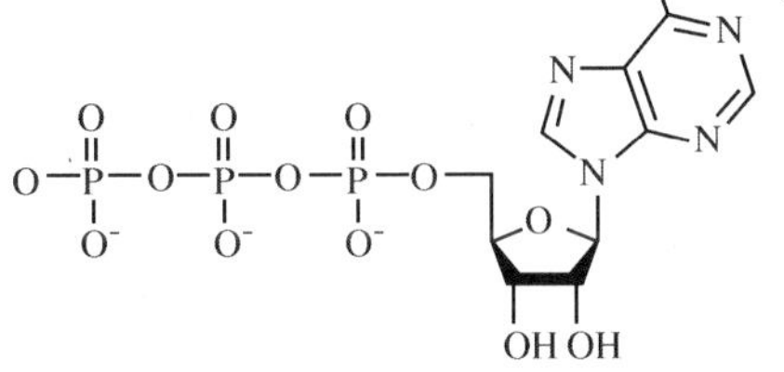

图5-2 三磷酸腺苷化学结构式

(二) 药理作用

ATP为组织细胞合成的含有高能磷酸键的物质,为体内代谢的一种重要辅酶,可参与和改善机体脂肪、蛋白质、糖、核酸及核苷酸的代谢。ATP为体内能量的主要来源,当体内生化合成反应需要能量时,三磷酸腺苷即分解为二磷酸腺苷(ADP)及磷酸基,释放出大量的自由基能,提供体内所需要的能量。可扩张冠状血管和周围血管,改善循环功能。

(三) 适应证

冠心病、心肌炎、心肌梗死、阵发性心动过速、心功能不全及心力衰竭。

(四) 剂量和用法

注射剂 20 mg=2 ml。肌注 20 mg,每天 2~3 次。20 mg 加入 5% 葡萄糖液 20 ml 中缓慢静注或加入 5% 葡萄糖溶液 250~500 ml 中静滴。治疗阵发性心动过速常用 5~10 mg 静注,2 min 后可重复一次,总量达 40 mg,治疗效果较好。

(五) 不良反应

静注过快,可引起低血压、眩晕、胸闷等,偶尔发生咳嗽、呃逆和乏力,个别病人引起过敏性休克。

四、辅酶 Q_{10}。(coenzyme Q_{10})

(一) 化学结构式(见图 5-3)

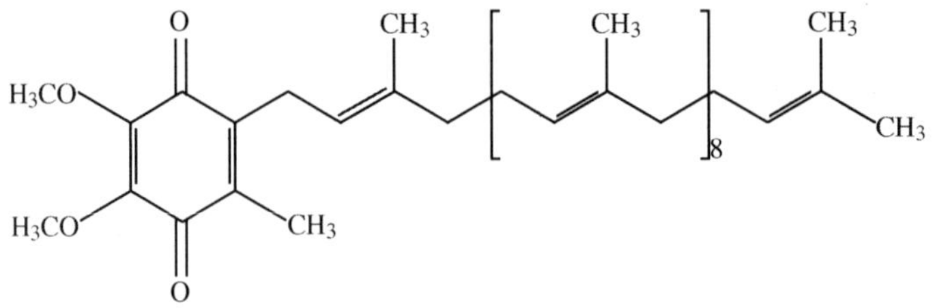

图 5-3 辅酶 Q_{10} 化学结构式

(二) 药理作用

又称泛葵利酮(ubidecarenone)。

1. 递氧作用

辅酶 Q_{10} 是体内广泛存在的脂溶性醌类化合物,侧链为 10 个异戊烯单位的辅酶 Q,是线粒体呼吸链的成分之一,有递氧作用,是一种代谢激活剂,能激活细胞呼吸,促进 ATP 生成。

2. 改善心脏功能

改善心肌代谢,降低周围血管阻力,增加心排血量。抗醛固酮,减轻水、钠潴留,有降压作用。防止急性心肌缺血时磷酸肌酸含量减少,对心肌有保护作用。

3. 增强免疫功能,改善脑水肿所致脑缺氧。

（三）适应证

1. 冠心病、高血压及心力衰竭的辅助治疗。减轻胸闷、心悸等症状，改善心脏功能，对室性早搏的疗效较好。上海交通大学附属仁济医院报道心脏手术前使用辅酶 Q_{10} 可改善心血管功能，有利于维持血气动力学稳定。

2. 增强免疫力功能，改善脑血管功能障碍，休克辅助治疗。

（四）剂量和用法

片剂 10 mg，针剂 5 md=2 ml。口服 10～15 mg，3 次/d；肌注或静注 5～10 mg 1 次/d。

（五）不良反应

可能发生恶心、胃部不适、食欲减退及手足发冷。偶见荨麻疹及一过性心悸。

五、环磷腺苷（cAMP）

（一）化学结构式（见图 5-4）

（二）药理作用

环磷腺苷又称环腺苷酸（cAMP）是参与和调节细胞内代谢和生物功能的重要物质，是生命信息传递的"第二信使"。可激活细胞内一系列片列的蛋白激酶，促进钙离子内流和增加磷酸化作用。调节组织细胞的生物学功能。

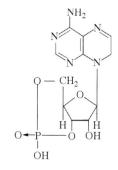

图 5-4 环磷腺苷化学结构式

1. 营养心肌

增强心肌细胞抗缺血、缺氧的能力，维护心肌细胞存活。

2. 促进钙离子内流

促进心肌收缩兴奋耦联，增强心肌收缩力和提高心排血量。

3. 扩张外周血管

降低体循环血管阻力，减轻心脏后负荷，增加心排血量，改善心脏功能。

4. 激活钙通道

缩短窦房结、房室结舒张期自动去极化时间，增快心率。治疗心律失常，降低室速与室颤的发生率。

（三）适应证

1. 心绞痛、心肌梗死及心功能不全。
2. 洋地黄治疗不敏感或洋地黄中毒的心功能不全。
3. 用于心律失常的辅助治疗。

（四）不良反应

偶有发热、皮疹。孕妇及癌症病人禁用。

(五) 剂量和用法

针剂 20 mg。肌注 20 mg 2 次/d,静注 40 mg,小儿 0.5~1.0 mg/kg。

六、磷酸肌酸(creatine phosphte)

(一) 化学结构式(见图 5-5)

(二) 药理作用

磷酸肌酸的商品名为护心通(CP)。是一种能量代谢制剂。主要作用参与 Lohmann 反应,维持细胞内高磷酸水平,生成 ATP 增多。还有运输和分配能

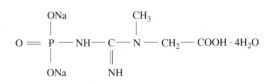

图 5-5 磷酸肌酸化学结构式

量的作用。高浓度 CP 能抑制 5-核苷酸酶,减少核苷酸的降解,保存能量的物质基础。CP 还能抑制过氧化物的生成,稳定细胞膜,减少溶血磷脂的形成,因而具有心肌保护作用。

(三) 适应证

1. 治疗心绞痛、心律失常、心肌梗死和心功能不全。减少心律失常的发生率,改善心脏功能。

2. 加入心脏停跳中作为保护心肌药物之一。

(四) 剂量和用法

1. 治疗心力衰竭

针剂 1 g 肌注 2 次/d,连续用 2 周。

以后每天肌注 0.5~1.0 g,连续用 30 天。

2. 治疗心肌梗死

静注首剂 4 g,以后 CP 8 g 加入 5%葡萄糖溶液中静脉滴注(40 ml/h),连续 5 天。

3. 心脏手术保护心肌

在麻醉后主动脉钳闭前,静注 CP 2 g,以后静脉输注 1 g/h。同时在心脏停跳液中加 2.5 g 缓慢经冠状动脉灌注。术后 48 h CP 4~8 g 加入 5%葡萄糖溶液中静脉滴注(40 ml/h)。

(五) 不良反应

CP 每次 1 g,大于 1 g 时,静注过快可使血压降低。对 CP 过敏者禁用,无其他不良反应。

七、维生素(vitamin)

(一) 维生素 B_1

在体内坝成焦磷酸硫胺,为糖代谢中间产物丙酮酸氧化脱羧酶的辅酶组成部分,还可抑制胆碱脂酶活性。缺乏维生素 B_1 时,丙酮酸氧化脱羧受阻,可引起心脏、神经及消化功

能障碍。维生素 B_1 可用于治疗脚气性及酒精中毒性心脏病。口服 10～20 mg,3 次/d,肌注 50～100 mg,1～2 次/d。

(二) 维生素 B_6

维生素 B_6 在红细胞内转化为磷酸吡多醛,作为辅酶对蛋白质、脂肪和碳水化合物的代谢起促进作用。参与色胺酸将烟酸转化为 5-羟色胺;对维持免疫功能,调节大脑兴奋性有重要作用。还参与亚油酸转变为花生四烯酸过程。可用于治疗同型半胱氨酸血症及同型胱氨酸尿症。维生素 B_6 可降低血胆固醇及抑制血小板功能,用于防治动脉粥样硬化。口服 10～20 mg,3 次/d,肌注或静注 50～100 mg/d。

(三) 维生素 C

参与体内糖代谢、氧化还原过程及细胞间质的生成,降低毛细血管脆性、加速血流凝固,并参与解毒过程,增加机体抵抗力。还有抗组胺和清除体内氧自由基作用。并有抑制心力衰竭病人内皮细胞凋亡的作用。可用于冠心病、心肌炎、心肌梗死,以及重症感染和心力衰竭。口服 0.10～0.25 g,3 次/d,静脉滴注 2～5 g/d。应避免长期过量(每天超过 1 g),以免引起恶心、呕吐和腹泻,以及心律失常、肾功能损害和含铁血黄素沉着症。

(四) 维生素 E

维生素 E 是一种基本营养物质,具有抗氧化和清除氧自由基作用。抑制脂质过氧化,维护细胞膜结构完整性。还可抑制前列腺素的产生。因与脂代谢有关,维生素 E 缺乏时可导致动脉粥样硬化及心肌炎。因此,可用于治疗冠心病、动脉粥样硬化和心功能不全。口服 10～100 mg,3 次/d。本品不宜长期大量使用,禁忌静脉注射。

第四节 心肌保护药

一、药物预处理(pharmacologic preconditioning, PPC)

(一) 药物预适应的概念

心脏在遭受一次或多次反复的短暂缺血再灌注后,表现出一种能对随后而来的一次长时间的严重缺血损伤的抵抗能力的提高,此称为预处理效应(ischemic preconditioning, IPC)。IPC 的心肌保护作用涉及到细胞内生存途径磷脂酰肌醇-3-激酶-丝氨酸/苏氨酸激酶途径(Phosphatidylinositol-3-kinase, PI3K-Akt)的激活和有丝分裂原蛋白激酶p44/p42细胞外信号调节酶(mitogen-activatedproteinkinasep44/p42 extracellularsignal-regulated kinase, ERK)途径以及腺苷、eNOS、NO、鸟苷酸环化酶、K_{ATP} 通道的开放、线粒体渗透性转换通道(mitochondrial permeability transition pervium, PTP)的关闭等。

药物预处理(pharmacologicpreconditioning, PPC)是指用药物取代短暂的缺血和再灌注而诱导缺血预处理效应(ischemic preconditioning,IPC),即用药物模拟缺血预适应中的介质而产生预处理效应。现已经证实的小剂量亦具有诱导心脏保护的药物包括单磷酰酯A、$K_{ATP}C$开放剂、吸入麻醉药和阿片类麻醉镇痛药、腺苷等。

(二)药物预适应的种类

1. 单磷酰酯A(mLA)

mLA是20世纪80年代从革兰阴性细菌脂多糖中制备、提纯而来的一种内毒素(lipopolysaccharide,LPS)减毒衍生物,在预处理研究中得到广泛应用。

(1)作用机制　mLA心肌保护的作用机制与IPC相似,涉及内源性保护蛋白的合成。

(2)临床药效　①减少心肌梗死面积,减轻心肌坏死程度,增加冠脉血流;②降低再灌注心律失常的发生率,并减轻其严重程度;③减少心肌顿抑的发生。

(3)剂量与用法　mLA的心肌保护作用与剂量之间存在明显的依赖关系。目前该药已经进入Ⅱ期临床实验阶段。

2. $K_{ATP}C$开放剂(potassium channel openers,PCOs)

哺乳动物心肌有两种不同的$K_{ATP}C$:一种通常位于细胞膜上(sarc-$K_{ATP}C$);另一种分布于线粒体内膜(mito-$K_{ATP}C$)。PCOs直接开放$K_{ATP}C$,是当前人们最感兴趣的研究热点之一。近年来,大多数实验证实$K_{ATP}C$开放剂可模拟IPC的心肌保护作用,但不同的$K_{ATP}C$开放剂产生的心肌保护作用亦有区别。尼可地尔(nicorandil)是目前倍受关注的一种PCOs药物。

(1)作用机制　尼可地尔预处理保护作用是由sarc-$K_{ATP}C$和mito-$K_{ATP}C$两种通道共同参与介导的,属于硝酸盐类药物。

(2)临床药效　减少心肌梗死面积,具有明显的心肌保护效应。

(3)不良反应　其主要的不良反应是头痛,以小剂量开始则可避免之。口腔溃疡也有发生,其机制不明。

3. 麻醉药预处理(anesthetic preconditioning,APC)

(1)吸入性麻醉药

1)心肌保护机制　吸入麻醉药可保护心肌免受可复性或不可复性缺血再灌注损伤。吸入麻醉药的APC与IPC的信号传导通路十分相似。目前认为吸入麻醉药刺激触发胞内级联反应,导致抗损伤的终末效应子激活。具体过程是:吸入麻醉药信号通过腺苷和阿片受体,抑制性鸟苷酸结合蛋白,激活蛋白激酶C(PKC)和其他胞内激酶,或直接作用于线粒体而产生ROS并最终提高ATP敏感性K离子通道(K_{ATP})活性,其级联信号传导通路启动。线粒体膜K_{ATP}(mito-K_{ATP})和细胞膜K_{ATP}(sarc-K_{ATP})被认为是该保护作用的终末因子。

异氟醚(isoflurane)预处理对心肌的缺血-再灌注损伤有明显的保护作用。七氟醚(sevoflurane)、地氟烷(desflurane)也有相似的心肌保护作用。异氟醚激活K_{ATP}通道,促进K^+外向电流;减少钙离子内流,减少心肌顿抑时细胞内钙离子浓度;增强心肌ATP合成能力;减轻自由基对心肌的损害,并减少中性粒细胞生成过氧化物。

2) 药理作用 全身麻醉效能高,MAC 在 31～55 岁是为 1.15%,20～30 岁是 1.28%,55 岁以上是 1.05%,血/气分配系数为 1.2,诱导快、苏醒快。化学性质稳定,体内生物转化极少,几乎全部以原形从肺呼出。对中枢神经系统的抑制与用量相关。对开颅患者在低 $PaCO_2$ 条件下可防止颅内压升高。对心肌有直接抑制作用,心脏麻醉指数为 5.7,但心率加快,心排血量不减少,使外周阻力下降,血压降低。降低冠状动脉阻力,增加冠状动脉流量,降低心肌氧耗。不诱发心律失常,不增加心肌对儿茶酚胺的敏感性。抑制呼吸与剂量相关。可使收缩的支气管扩张,有利于慢性肺疾患和支气管哮喘的处理。对肝肾无明显损害,可降低眼压,不升高血糖。有中枢性及抑制乙酰胆碱受体引起的肌肉松弛作用。

3) 剂量与用法 使用异氟醚挥发器,麻醉时以 2% 浓度诱导,1.2%～1.7% 浓度维持。

4) 优点及适应证 麻醉诱导及苏醒快,无致吐作用;无燃烧、爆炸危险;循环稳定;肌松良好;扩张冠状动脉,有利于心肌缺血的患者;对颅内压无明显增高作用,适合神经外科手术的麻醉。适应于各部位、各年龄的手术。

5) 缺点及禁忌证 价格贵;有刺激性气味影响小儿的诱导;增加心率。因增加子宫出血,不适于产科手术。

(2) 阿片类麻醉药

阿片受体(opioid receptors,OR)是介导内源性阿片肽及阿片类作用的受体,除参与镇痛等作用外,近年发现阿片受体还能对抗心肌缺血及(或)再灌注损伤,减少心肌梗死面积和心律失常发生率等。阿片受体可介导心肌缺血预适应(ischemic preconditioning,IPC)、早期预适应(early ischemic preconditioning,EPC)和延迟预适应(delayed ischemic preconditioning,DPC),在心肌保护中起重要作用。

其心肌保护机制通过以下途径:① 激活阿片受体通过 G 蛋白信号转导途径,激活 PKC,丝裂霉素活化激酶、酪氨酸激酶,使通道蛋白或效应蛋白磷酸化,使器官保护终末效应分子线粒体 K_{ATP} 通道开放,促进 K^+ 外流,抑制 Ca^{2+} 内流,缩短动作电位的时程,降低心肌细胞的 Ca^{2+} 超载程度,减少 ATP 的消耗,从而起到保护心肌的作用,呈现出 IPC 的早期效应;② 活化的 PKC 可移位到核内,使转录蛋白磷酸化,加速转录因子的活化,诱导 HSP 和内源性心肌保护因子的合成。重要的 NF-κB 转录到核内引起心肌保护因子的转录,如 iNOS、COX-2、锰超氧化物歧化酶等,在持续缺血期间 NF-κB 活化降低,减少炎症反应;再灌注期间通过增加抗凋亡因子 IPA-1 或 Bcl-2 减少凋亡,呈现出 IPC 的延迟效应。吗啡(morphine)是阿片中的主要生物碱。

1) 药理作用 吗啡在产生镇痛作用的同时,还作用于边缘系统影响情绪的区域的受体,消除由疼痛所引起的焦虑、紧张等情绪反应,甚至产生欣快感(euphoria)。有缩瞳作用。在维持通气的情况下,本身使脑血流量减少,颅内压降低;但在呼吸抑制而导致 $PaCO_2$ 升高的情况下,脑血流量增加,使颅内压增高。

有明显的呼吸抑制作用。呼吸抑制程度与剂量有关。由于释放组胺和对平滑肌的直接作用而引起支气管哮喘,对支气管哮喘患者可激发哮喘发作。减少心肌梗死面积和心律失常发生率。

增加胃肠道平滑肌和括约肌的张力,减弱消化道的推进性蠕动,从而可引起便秘。增加胆道平滑肌张力,使Oddis括约肌收缩,导致胆道内压力增加。

增加输尿管平滑肌张力,并使膀胱括约肌处于收缩状态,从而引起尿潴留。

引起组胺释放而致皮肤血管扩张。促使肾上腺素释放,导致肝糖原分解增加,导致血糖增高。抑制ACTH释放。抑制体温调节中枢。

2) 体内过程　肌内注射后吸收良好,经15～30 min起效,45～90 min产生最大效应,持续约4 h。静脉注射后约20 min产生最大效应。与血浆蛋白结合率约30%(23%～36%),大部分分布到各实质性脏器和肌肉组织,分布容积大(3.2～3.7 L/kg)。主要在肝脏经受生物转化,代谢物主要从尿中排除。消除半衰期为2～4 h,清除率为14.7～18 mL/(kg·min)。

3) 剂量与用法　成人常用剂量为8～10 mg,皮下或肌注。对休克患者应采用静脉注射,剂量酌减。

4) 禁忌证　支气管哮喘;上呼吸道梗阻;严重肝功能障碍;伴颅内高压的颅内占位性病变;诊断未明确的急腹症;待产妇和哺乳妇;1岁以内的婴儿。

5) 急性中毒及其处理　过量吗啡可造成急性中毒,其突出表现是昏迷、严重呼吸抑制和瞳孔针尖样缩小。此外,还可有血压下降、体温下降,以及缺氧所致的抽搐。最后因呼吸麻痹而致死。对吗啡急性中毒的解救;首先是行气管插管后进行人工通气,补充血容量以维持循环,并给予特殊性拮抗药纳洛酮(naloxone)。

(3) 其他麻醉药物

丙泊酚(propofol)通过减少跨肌膜的钙内流和其抗氧化特性,避免或减轻缺血再灌注对心肌的损伤,具有一定的心肌保护作用。① 药理作用:静脉给药1 min内起效,5～10 min苏醒,分布半衰期为2.5 min,消除半衰期为54.5 min。主要在肝脏清除,长时间使用体内无明显蓄积,88%代谢产物由尿排出。静注1 mg/kg,诱导时间平均30 s,无肌肉不自主运动、咳嗽、呃逆等不良反应。持续时间短,苏醒快而完全,没有兴奋现象。对心血管系统有一定程度的抑制作用,与患者年龄和注射速度有关,周围血管扩张致血压下降,使心率稍增快。注药后呼吸呈轻度抑制,呼吸减浅、变慢、潮气量减少,对支气管张力无影响,可用于哮喘患者。使眼压下降,对内眼手术有利。对肝肾功能无影响。② 剂量与用法:麻醉诱导,1～2 mg/kg;麻醉维持,间断注射时用量为首次量的1/5～1/2,静滴时6～9 mg/(kg·min)。③ 不良反应:呼吸与循环抑制;注射点疼痛;肌阵挛;血栓性静脉炎;感染。

4. 麻醉药对心肌预处理的调控作用

麻醉药除了本身有心肌预处理作用外,还可调控缺血预处理。缺血预处理在氯胺酮-甲苯噻嗪麻醉时可被格列本脲所阻断,而在戊巴比妥麻醉时则不能。氯胺酮、硫喷妥钠和戊巴比妥钠对二氮嗪(线粒体 K_{ATP} 通道开放剂)有抑制作用。相反,三氯乙醇(a-氯醛糖的主要代谢产物)和芬太尼则加强了二氮嗪开放 K_{ATP} 通道的作用,而这种加强作用有可被 Chelerythrine 所阻断。这揭示了麻醉药参与心肌缺血预处理的复杂机制,也表明麻醉药是心肌预处理过程中的调控因子。吸入麻醉药对侧支血流的影响也对心肌有重要作用。七氟醚能增加心肌侧支血流,格列本脲不能阻断这种作用。氟烷、异氟醚和七氟醚能减少缺血心肌血管内中性粒细胞和血小板的数量。吸入麻醉药还抑制缺血后心肌细胞 CDllb55(中性粒细胞黏附分子)的表达进而减少中性粒细胞对血管内皮的黏附。

5. 腺苷预处理作用(adenosine preconditioning)

腺苷作为体内的一种重要的内源性介质(内源性嘌呤核苷酸),已被证实它可通过激活腺苷受体模拟 IPC 效应,产生心肌保护作用。

(1) 作用途径 腺苷作为心脏保护物质在缺血预适应的作用可能通过以下途径:① 增加冠脉血流量;② 降低儿茶酚胺引起正性肌力作用;③ 抑制儿茶酚胺释放;④ 减少再灌注时心肌细胞 Ca^{2+} 负荷;⑤ 抑制血小板聚集抗冠脉微血栓形成;⑥ 抑制白细胞释放自由基而抗过氧化损伤;⑦ 使缺血心肌 ATP 贮存增加;⑧ 抗冠状动脉内皮素生成,释放。

(2) 药理作用 通过与特异性 G 蛋白结合,作用于腺苷受体,激活乙酰胆碱敏感 K^+ 通道,促 K^+ 外流、抑制 cAMP 激活的 Ca^{2+} 内流,抑制窦房结传导,降低正常自律性;抑制房室传导,延长房室结不应期。静脉注射后起效迅速,其血浆半衰期极短,约 10 s。可被体内大多数组织细胞所摄取,并被腺苷脱氨酶灭活。

(3) 剂量与用法 体外循环前 10 min 用 250~350 $\mu g/kg$。具体应用已经进入二期临床实验阶段。

(4) 不良反应及注意事项 使用时需快速静脉注射给药,否则在药物到达心脏前即被灭活,但注射速度过快又可致短暂心脏停搏。治疗剂量下,多数患者会出现胸闷、呼吸困难。合用腺苷摄取抑制剂双嘧达莫的患者,腺苷疗效增强。茶碱和咖啡因能阻断腺苷受体,若合用上述药物或饮用含上述药物的饮料时,需加大腺苷的用药剂量。

二、其他心肌保护药

(一) GIK 液

GIK 用于心脏手术在减轻梗死面积、改善术后心功能及血流动力学恢复以及减少术后心律失常的发生、减少神经系统损伤、降低术后并发症和死亡率等方面都证明了其优越性和巨大的临床应用前景。

1. 药理作用

GIK可为心肌提供更多能量；胰岛素促进心肌细胞摄取和利用葡萄糖，从而促进缺血心肌功能恢复；胰岛素刺激心肌细胞Na^+-K^+-ATP酶，促进心肌细胞摄取K^+，从而稳定心肌细胞膜的极化状态，减少心律失常的发生。

(1) GIK液的心脏保护机制　① 膜稳定性及抗心律失常作用；② 心肌能量改善及能量代谢酶的影响；③ 降低血浆游离脂肪酸(FFA)；④ 改善心肌葡萄糖利用及心肌收缩功能；⑤ 血液流变学方面的影响；⑥ 心肌细胞凋亡及相关基因的影响；⑦ 抗炎症反应作用。

(2) GIK液的其他作用　① 促进生长激素和生长因子的生成；② 预防术后胰岛素抵抗；③ 增强中性粒细胞的吞噬活性。

2. 剂量与用法

GIK(10%葡萄糖500 mL＋普通胰岛素12 IU＋10%氯化钾10 mL)静脉滴注，输注速率需能够充分抑制血清FFA水平和心肌对FFA的摄取。

(二) 他汀类药物

他汀类药物，具有除降血脂以外的心肌保护效应。研究发现他汀类药物非降脂心肌保护作用包括逆转心肌肥大，抑制心肌凋亡等。

1. 药理作用

机体合成内源性胆固醇的主要场所在肝脏(约占总量的70%)。胆固醇的生物合成首先是二分子乙酰CoA缩合成乙酰乙酰CoA，经胞液中羟甲戊二酰单酰CoA(3 - hydroxy - 3 - methylglutaryl CoA，HMG CoA)合酶的作用，与一分子的乙酰CoA缩合为HMG CoA。胞液中的HMG CoA还原酶可催化具有开环羟酸结构的HMG CoA还原为甲羟戊酸，进一步生成鲨烯合成胆固醇。HMG CoA还原酶是内源性胆固醇生物合成早期阶段的限速酶。抑制此酶活性，使甲羟戊酸形成障碍，阻碍内源性胆固醇的合成，能降低血浆总胆固醇(total cholesterol，TC)水平。

HMG CoA还原酶抑制剂因其本身或其代谢物结构与HMG CoA相似，可于胆固醇合成的早期阶段竞争性地抑制HMG CoA还原酶活性(本类药物对此酶的亲和力比HMG CoA强10 000倍)，从而减少内源性胆固醇的合成，降低血浆TC水平。

他汀类药物的心肌保护效应，其机制可能是：① 通过激活磷脂酰肌醇-3激酶(PI3K)/丝氨酸—苏氨酸激酶(Akt)/内源性一氧化氮合酶(eNOS)/一氧化氮(NO)通路抑制心肌凋亡；② 使糖原合成激酶3β(GSK3β)失活，稳定β - catenin，维持细胞稳定、抑制心肌凋亡；③ 通过抗氧化作用抑制心肌凋亡。

2. 剂量与用法

(1) 普伐他汀、辛伐他汀

以辛伐他汀为例,建议起始剂量为每天 20 mg,晚间一次服用。对于同时服用环孢菌素、贝特类或烟酸类药物以及严重肾功能不全的患者,推荐剂量为每天 5~80 mg,晚间一次服用,调整剂量应间隔 4 周或以上。应定期监测胆固醇水平,当低密度脂蛋白胆固醇降至 1.94 mmol/L(75 mg/dL)或血浆总胆固醇水平降至 3.6 mmol/L(140 mg/dL)以下时,应考虑减少服用量。

(2) 乌司他丁(ulinastatin,参见第十七章) ① 化学结构见图 5-2,其分子量为 40 000 ±3 000Da。

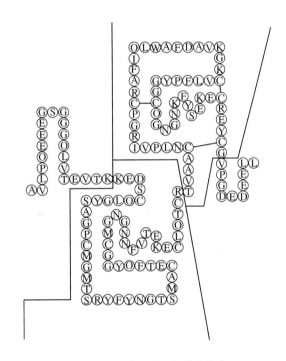

图 5-2 乌司他丁化学结构

② 药理作用:乌司他丁系人尿提取精制的糖蛋白,属蛋白酶抑制剂。具有机制胰蛋白酶等各种胰酶活性的作用,常用于胰腺炎的治疗。此外,它尚有稳定溶酶体膜、抑制溶酶体酶的释放和抑制心肌抑制因子产生等作用,故可用于急性循环衰竭的抢救治疗中。③ 药代动力学:给药后 3 小时内血药浓度直线下降,清除半衰期为 40 分钟;给药后 6 小时给药量的 24%从尿中排泄。④ 适应证:急性胰腺炎;慢性复发性胰腺炎;急性循环衰竭的抢救辅助用药。⑤ 用法与用量:a 急性胰腺炎、慢性复发性胰腺炎:初期每次 10 万单位溶于 500 mL 5%葡萄糖注射液或氯化钠注射液中静脉滴注,每次静滴 1~2 小时,每日 1~3 次,以后随症状消退而减量。b 急性循环衰竭:每次 10 万单位溶于 500 mL 5%葡萄糖注射液或氯化钠注射液中静脉滴注,每次静滴 1~2 小时,每日 1~3 次;每次 10 万单位溶于 5~10 mL氯化钠注射液中,每日缓慢静脉推注 1~3 次。并可根据年龄、症状适当增减。⑥ 不

良反应:血液系统:偶见白细胞减少或嗜酸粒细胞增多;消化系统:偶见恶心、呕吐、腹泻,偶有 AST、ALT 上升;注射部位:偶见血管痛、发红、瘙痒感、皮疹等;偶见过敏,出现过敏症状应立即停药,并适当处理。⑦ 注意事项及禁忌:有药物过敏史、对食物过敏者或过敏体质患者慎用;溶解药物后应迅速使用。对乌司他丁过敏者禁用。

(三)促红细胞生成素(erythropoietin,EPO)

1. EPO 的心肌保护作用

EPO 具有明显地抑制神经元凋亡、减少梗死面积、抑制炎症反应、减少氧自由基产生和促进神经功能恢复等作用;EPO 可通过促进红细胞系祖细胞分裂、分化为成熟红细胞而增加循环血液红细胞数量,提高血液携氧能力,从而参与心肌缺血损伤后的血流重建。EPO 的应用有助于维持心脏的功能,减少心肌细胞凋亡,抑制其肥厚性改变。能抑制心肌梗死后心室重构。

2. EPO 的心肌保护机制

EPO 作用于心肌细胞后激活 P13K/Akt 通路,且该通路与 EPO 的抗心肌细胞凋亡作用有关。

3. 药理作用

由肾脏近曲小管管周间质细胞产生的糖蛋白激素,分子量约 34kD。释放入血的 EPO 与红系祖细胞的表面受体结合,刺激红系干细胞生成,促进红细胞成熟,使网织细胞从骨髓中释放以及提高红细胞抗氧化功能,以增加红细胞数量,并提高血红蛋白含量。

4. 剂量与用法

常规治疗,1 万单位,皮下注射,Qd 或 Qod;冲击治疗,2 万单位连用 10 d 或 4 万单位连用 5 d,皮下注射。

5. 不良反应

有流感样症状,慢性肾功能不全者的血细胞比容上升过快可致血压上升和癫痫发作,某些患者可有血栓形成。

(四)糖皮质激素(glucocorticoids,GC)

1. 糖皮质激素的心肌保护作用及机制

糖皮质激素可以稳定细胞膜、溶酶体膜及肥大细胞膜,减轻脱颗粒反应,减少组胺的释放,同时能诱导细胞合成多种磷脂酶 A2(PLA2)抑制蛋白,减少花生四烯酸的释放,防止中性粒细胞活化和内皮细胞损害,抑制 TNF-α、IL-1、氧自由基、前列腺素等炎症介质的释放,从而在脓毒症时起到保护脏器功能的作用。

2. 不良反应与注意事项

(1) 长期大剂量应用引起的反应:① 医源性肾上腺皮质功能亢进;高血压、动脉硬化、水肿、心或肾功能不全及糖尿病患者禁用或慎用。② 诱发或加重感染;③ 消化系统并发症;④ 心血管系统并发症;⑤ 骨质疏松、肌肉萎缩、伤口愈合延迟等;⑥ 精神失常、有癫痫或精神病史者禁用或慎用。

(2) 停药反应:① 医源性肾上腺皮质功能不全;停药需经缓慢的减量过程,不可骤然停药,停用激素后连续应用 ACTH 7 d 左右,停药一年内如遇应激情况(如手术或感染等),应及时投予足量的激素。② 反跳现象;常需加大剂量再行治疗,等症状缓解后再缓慢减量、停药。

(3) 禁忌证:严重的精神病(过去或现在)和癫痫,活动性消化性溃疡病,新近胃肠吻合术,创伤修复期,骨折,角膜溃疡,肾上腺皮质功能亢进症,糖尿病,严重高血压,孕妇,抗菌药物不能控制的感染。

(4) 注意事项:与强心苷和利尿剂合用,应注意补钾。儿童和绝经期妇女应补充蛋白质、维生素 D 和钙盐。苯巴比妥和苯妥英钠等肝药酶诱导剂能加速糖皮质激素代谢,合用需要调整剂量。糖皮质激素可升高血糖,因而降低口服降血糖药或胰岛素的作用。糖皮质激素可使口服抗凝血药的效果降低,合用时抗凝血药的剂量需加大。糖皮质激素可使水杨酸盐的消除加快,降低其疗效,合用可使消化性溃疡的危险性加大。

(五) 丙酮酸(pyruvate)

1. 丙酮酸的心肌保护机制

① 产生能量,在心肌缺血状态下为心肌提供能量;② 增强心肌的收缩性能;③ 具有抗氧化作用。

2. 局限性

① 过量丙酮酸,可引起 Ca^{2+} 交换诱导的心律失常;② 丙酮酸通常以钠盐的形式应用于科研和临床,静推给予丙酮酸钠将明显增加钠盐负荷,这将对细胞外液和血压产生影响,尤其是对一些肾功能不全和充血性心力衰竭的患者;而且,在中性或碱性溶液中丙酮酸能不可逆地形成一种不可代谢的二聚体,即 γ-甲基-γ-羟基-α-酮戊二酸,这种复合物能抑制三羧酸循环的一种关键酶-α-酮戊二酸脱氢酶,产生可能阻止线粒体 ATP 生成的效应。丙酮酸乙酯是一种由丙酮酸和乙醇合成的丙酮酸的衍生物,表现为电中性、化学结构稳定,已被实验证明可作为一种可供选择的丙酮酸来保护组织免遭缺血和氧化应激造成的损伤。

3. 剂量与用法

丙酮酸的给药浓度≤10mol/L 时是安全有效的。

(六) 中药

我国的瑰宝中药中也有许多具有保护心肌作用的,主要药物为丹参。

1. 药理作用

扩张冠状动脉,增加冠脉血流量,减慢心率,改善缺血后引起的心肌代谢紊乱。此外,尚有抑制血小板聚集、降低血液黏稠度、促进组织修复及降低血脂等作用。

2. 适应证

慢性冠脉功能不全；防治各型心绞痛和心肌梗死等。

3. 剂量及用法

2～4 mL/次，每日 1～2 次，肌注。必要时 8～16 mL/次，溶于 5％葡萄糖注射液或低分子右旋糖酐 500 mL 中，每日 1 次，缓慢静滴，连续应用 10～14 日。

4. 注意事项

偶有过敏反应，停药后即消失；肌注可有局部疼痛。

（于　昕　王祥瑞　杭燕南）

参 考 文 献

1　Shiroishi MS. Myocardial protection：The rebirth of potassium-based cardioplegia. Tex Heart inst J，1999，26：71.

2　Hearse DJ, Stewart DA, Braimbridge MV. Cellular protection during myocardial ischemia：The development and characterization of a procedure for the induction of reversible ischemic arrest. Circulation，1976，54：193.

3　Turelb, Gemicik, Barani, et al. Effects of glucose-insulin-potassium solution added to reperfusion treatment in acute myocardial infarction. Anadolu Kardiyol Derg，2005，5：90—94.

4　Fath-Ordoubadi F, Beatt KJ. Glucose-insulin-potassium therapy for treatment of acute myocardial infarction：an overview of randomized placebo-controlled trials. Circulation，1997，96：1152—1156.

5　杭燕南，庄心良，蒋豪主编. 当代麻醉学. 上海：上海科学技术出版社，2002，1043—1056.

6　庄心良，曾因明，陈伯銮主编. 现代麻醉学. 第 3 版. 北京：人民卫生出版社，2003，72—113，635—703.

7　张七一，宋文献，曲彦主编. 心血管病合理用药：北京. 人民卫生出版社. 2005，741—767.

8　黄诗栋，郭光伟. 药物预适应的心肌保护作用. 山西医科大学学报，2006，37(3)：325—328.

第6章 β肾上腺素受体阻滞剂

β肾上腺素受体阻滞剂简称β受体阻滞药,能与去甲肾上腺素能神经递质或肾上腺素受体激动药竞争β受体从而拮抗其β型拟肾上腺素的作用。它们与β受体激动剂呈典型的竞争性拮抗。它的发现和临床应用是20世纪药理学和药物治疗学上的重大进展。自1964年普萘洛尔(proprarolol)问世以来,已研制出近百种制剂,已有三四十种制剂用于临床。β受体阻滞药主要通过阻断β肾上腺受体,减少心脏作功,减慢心率和心脏传导,减弱心肌收缩力,目前主要用于防治心绞痛、心律失常、高血压、嗜铬细胞瘤、甲状腺功能亢进等。围术期β受体阻滞药主要用于减轻应激反应、心肌保护和循环功能的调控等。近年来,又发现β受体阻滞药可治疗充血性心力衰竭。目前又有许多新型β受体阻滞药,除了有β受体阻滞药作用外,还兼有$α_1$受体阻滞和直接扩血管作用。β受体阻滞药虽有确切的疗效,但存在不良反应,临床应用时需充分了解其药理作用,正确掌握适应证、剂量和用法,才能取得预期的满意效果。

第一节 β受体阻滞药的分类和药理作用

一、分类和结构

(一) 分类

β肾上腺素受体有$β_1$、$β_2$和$β_3$亚型,这些亚型以不同比例共存于各种组织和器官中,因而β受体阻滞药根据受体亚型的选择性而分为非选择性($β_1$和$β_2$)和选择性$β_1$受体阻滞药。某些阻滞药尚具有内在拟交感活性(ISA)和膜稳定作用(MSA)等药理学特性。β受体阻滞药的分类见表6-1。

表6-1 β受体阻滞药的分类和药理学特点

药名	心脏选择性	拟交感活性	膜稳定作用	脂溶性
非选择 β_1、β_2 受体阻滞药				
普萘洛尔(propranolol)	-	-	++	+++
喷布洛尔(penbutolol)	-	+	+	+++
吲哚洛尔(pindolol)	-	+++	-(±)	++
波吲洛尔(bipindolol)	-	+	?	-
纳哚洛尔(nadolol)	-	-	-	-
噻吗洛尔(timolol)	-	-(±)	-	+++
选择性 β_1 受体阻滞药				
醋丁洛尔(acebutolol)	+	+	+++	
比索洛尔(bisoprolol)	++	-	-(±)	++
倍他洛尔(betaxolol)	++	-		
阿替洛尔(atenolol)	++	-		
美托洛尔(metoprolol)	++	-	-(±)	++
艾司洛尔(esmolol)	++			
兼有 α_1 阻滞的 β受体阻滞药				
拉贝洛尔(labetalol)	-	-	-	+++
卡维地洛(carvedilol)				++
阻滞 β_1 受体同时激动 β_2 受体并扩血管				
噻利洛尔(celiprolol)	++	++	-	-

（二）化学结构

从化学结构上看，β受体阻滞药与β受体激动剂异丙肾上腺素有相似之处，它们都有下述基本化学结构：一端为带异丙基的仲胺，另一端的芳香环可以是一个或两个苯环也可以是一杂环，见图6-1。前者似与β受体的亲和力有关；后者可能决定其结合后发挥激动作用还是拮抗作用。再者，左旋体的作用为右旋体50～100倍，说明构效关系中的立体特异性。

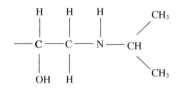

图6-1 β受体阻滞药的化学结构式

二、药理作用

(一) β受体阻断作用

1. 心血管系统

主要阻断心脏 β_1 受体,可使心率减慢,心收缩力减弱,心排血量减少,心肌耗氧量下降,血压稍降低。β受体阻滞药还能延缓心房和房室结的传导,延长 ECG 的 P-R 间期(房室传导时间)。由于非选择性β受体阻滞药如普萘洛尔对血管 β_2 受体也有阻断作用,加上心脏功能受到抑制,反射性兴奋交感神经引起血管收缩和外周阻力增加,肝、肾和骨骼肌等血流量减少;在犬和人(包括冠心病患者)都发现普萘洛尔能使冠状血管血流量降低。

2. 支气管平滑肌

支气管的 β_2 受体激动时使支气管平滑肌松弛,β受体阻滞药则使之收缩而增加呼吸道阻力。选择性 β_1 受体阻滞药此作用较弱,对正常人影响较小,只有在支气管哮喘的患者,有时可诱发或加重哮喘的急性发作。

3. 代谢

一般认为人类脂肪的分解主要与 β_2 受体激动有关,而肝糖原的分解与α和 β_2 受体有关。因此β受体阻滞药可抑制交感神经兴奋所引起的脂肪分解,当β受体阻滞药与α受体阻滞药合用时则可拮抗肾上腺素的升高血糖的作用。普萘洛尔并不影响正常人的血糖水平,不影响胰岛素的降低血糖作用,但能延缓用胰岛素后血糖水平的恢复。这可能是其抑制了低血糖引起儿茶酚胺释放所致糖原分解。尚需注意,β受体阻滞药往往会掩盖低血糖症状如心悸等,从而延误了低血糖的及时察觉。

4. 肾素

β受体阻滞药通过阻断邻肾小球细胞的 β_1 受体而抑制肾素的释放,这可能是其降血压作用的原理之一。

同一器官通常同时存在不同亚型的β受体,但比例不同。很少有组织存在单一的β受体。不同组织某一受体含量可能较多或较少,用定位突变和蛋白质化学方法得出正常人心脏含 $80\%\beta_1$ 受体和 $20\%\beta_2$ 受体。根据β受体亚型亲和力的不同,可将其分为3种类型:① 非特异性β受体阻滞药,对 β_1 和 β_2 受体产生相似强度的拮抗作用,如普萘洛尔、索他洛尔(sotalol)等。② 特异性拮抗 β_1 受体,对外周受体拮抗作用较弱,以阿替洛尔最具有选择性,其次为美托洛尔和醋丁洛尔。③ 特异性 β_2 受体拮抗药,对心脏 β_1 作用较弱。

呼吸道平滑肌的 β_2 受体被β受体阻滞药阻断后引起支气管收缩,为非选择性β受体阻滞药主要不良反应。为减少此不良反应,近年致力寻找特异性的 β_1 受体阻滞药,发现苯环对位取代基的第3或第4位为氧或氮,就有较高的特异性。

从理论上说,伴有哮喘、周围血管病、糖尿病的患者应选用 β_1 受体阻滞药较好,由于 β_1

和 $β_2$ 受体的特异性只是相对的,以往认为特异性阻滞药在小剂量时仅阻断 $β_1$ 受体,大剂量时才阻断 $β_2$ 受体。然而近年研究表明,小剂量的特异性 $β_1$ 受体阻滞药仍可导致哮喘,该类患者最好改用钙通道阻滞剂或血管紧张素转化酶抑制剂为宜。

选择性 $β_1$ 受体阻滞药不是只与 $β_1$ 受体结合,而是与 $β_1$ 受体的结合相对大于与 $β_2$ 受体结合,即在低于 $β_2$ 受体阻滞所需的浓度时能阻滞 $β_1$ 受体的激动,在较高剂量时 $β_1$ 受体的选择性消失。

(二)膜稳定作用

利用电生理研究方法证明 β 受体可使心肌动作电位上升的速度和幅度明显降低,抑制起搏细胞舒张期缓慢除极化,因而使自发动作电位产生的频率减慢。此外,还有局部麻醉作用。上述作用是通过降低细胞膜(神经纤维和心肌的细胞膜)对阳离子的通透性所致,故称为膜的稳定性。

早年认为 β 受体阻滞药的心电效应可能为膜稳定作用所致,后来发现,离体实验中发挥膜稳定作用的浓度远较治疗时体内能达到的浓度为高。因此,认为 β 受体阻滞药的心电效应可能为 β 受体阻滞所致。然而近年研究表明,在离体浦肯野纤维置于较低浓度的普萘洛尔(100 ng/mL)中,此浓度恰好在治疗范围,可产生直接的膜稳定作用。动物实验表明,低浓度普萘洛尔(100 ng/mL)在 β 受体阻滞作用的同时,AH 和 P-R 间期明显延长,高浓度(500 ng/mL)没有进一步延长,心内膜单向动作电位时程和 Q-T 间期反而进行性缩短。因此,β 受体阻滞药的心脏电生理效应部分并不是 β 受体阻滞所致。

(三)内源性拟交感活性

有些 β 受体阻滞药与 β 受体结合后除能阻断受体外,尚对 β 受体具有部分激动作用(partial agonistic action),也称内在拟交感活性(intrinsic sympathomimetic activity,ISA)。由于这种作用较弱,一般被其 β 受体阻滞作用所掩盖。若对实验动物预先给予利血平以耗竭体内儿茶酚胺,使药物的 β 阻断作用无从发挥,这时再用 β 受体阻滞药,如该药具有 ISA,其激动 β 受体的作用便可表现出来,可致心率加速,心排血量增加等。ISA 较强的药物在临床应用时,其减弱心肌收缩力,减慢心率和收缩支气管作用,较不具内在 ISA 的药物为弱。一般认为,吲哚洛尔(pindolol)、氧烯洛尔(oxprenolol)和烯丙洛尔(alprenolol)等具有内源性拟交感活性,较少引起脉缓、心力衰竭和房室传导阻滞等,该类药大剂量时能减慢心率,小剂量时可加快心率并增强心肌收缩,这种兴奋作用可被普萘洛尔所阻断。

临床研究表明:① 在交感神经张力低下(如平卧休息)时,用具有 ISA 的 β 受体阻滞药心排血量下降较少,无 ISA 的药物可引起明显的心排血量降低。因此,具有 ISA 的 β 受体阻滞药尤适用于有心力衰竭倾向的患者。② 如在交感神经亢进时应用 β 受体阻滞药,β 受体阻滞作用表现较强,其 ISA 显不出来,所有 β 受体阻滞药均可减慢心率。但在静息状态下,无 ISA 活性的普萘洛尔、阿替洛尔(atenolol)仍可减慢心率,而具有 ISA 活性的吲哚洛尔等对心率无明显影响,所以不适宜于卧位或静息状态下发作的心绞痛。③ 吲哚洛尔等有 ISA,可使豚鼠游离支气管平滑肌松弛,强度约为异丙肾上腺素的30%。有人认为具有 ISA 的β受体阻滞药较少诱发支气管哮喘。④ 与其他β受体阻滞药倾向于增加外周血管阻力相反,吲哚洛尔可使血管扩张,外周阻力下降,心排血量不减少,这对老年、外周血管病和心力衰竭患者有利。

多数β受体阻滞药可使β受体密度增加,临床可见冠心病患者突然停用β受体阻滞药后出现交感神经过度兴奋,偶见不稳定心绞痛和心肌梗死的发生。因为久用普萘洛尔等药物阻断β受体后,机体的反馈机制将使β受体增多,β受体对儿茶酚胺刺激产生过度反应。应用 ISA 活性药物,不产生增敏,停药时不致引起反跳。但有报道,服用长效吲哚洛尔、甲吲洛尔等后,淋巴细胞β受体数目反而减少。

二乙脲心安是新一代β受体阻滞药,有高度心脏特异性,降压作用与阿替洛尔或美托洛尔相仿,主要降低舒张压,由于其血管扩张作用,减慢心率作用较弱,不影响心排血量,对β_2受体有部分激动作用,对心肌收缩性抑制轻,尤适用于冠心病或左室功能不全的患者。

(四)其他

普萘洛尔有抗血小板聚集作用。β受体阻滞药尚有降低眼内压作用,这可能由减少房水的形成所致。

三、药代动力学

(一)生物利用度

虽然多数β受体阻滞药吸收较好,吸收率>90%,因首过效应强,生物利用度仅40%~50%。因此,首过效应成为限制β受体阻滞药生物利用度的主要因素,给临床用药带来困难。近年开发的比索洛尔具有高度β_1受体选择性外,生物利用度超过90%,口服几乎全部吸收,首过效应<10%,药物吸收较少受食物影响,血药浓度个体差异小。

(二)血药浓度与药物效应

β受体阻滞药疗效的个体差异较大,除首次通过效应所致血药浓度个体差异较大外,血药浓度与药物效应间也存在一定的个体差异,这可能是由于:① 患者交感张力不同,有人需较高浓度才能达到一定疗效,有的患者则相反。② 有些药物的代谢产物仍具有活性并发挥疗效,如普萘洛尔、烯丙洛尔和醋丁洛尔(acebutolol)。

(三)药物代谢

脂溶性高的β受体阻滞药易进入中枢神经系统,产生多梦、幻觉、失眠,也易溶于肝脏脂肪,在肝脏内酶的催化下发生化学转化,排泄体外,因而肝脏疾病患者应慎用。普萘洛尔、美托洛尔、拉贝洛尔等均为脂溶性化合物,肠内吸收完全,大部分在肝代谢,血浆半衰期相对较短,生物利用度个体差异大。阿替洛尔、纳多洛尔等为水溶性β受体,肠内吸收不完全,大部分以原形从肾脏排泄,因而肾功能病变患者宜慎用。水溶性β受体阻滞药的血浆半衰期较长,尤其纳多洛尔每日只需口服一次,此类药物利用度的个体差异较小。

四、临床应用

(一) 抗心律失常

β受体阻滞药是Ⅱ类抗心律失常药,用来控制快房颤时的心室率、室上性心动过速、有症状的室性心律失常。对多种原因引起的快速型心律失常有效,如窦性心动过速,全身麻醉药或拟肾上腺素药引起的心律失常等。以往人们将其归属于第Ⅱ类抗心律失常药,从β受体阻滞药构-效关系的研究表明,不同的β受体阻滞药的抗心律失常作用谱各异,有些药物具有第Ⅰ类或第Ⅲ类药物的作用特性。

1. 第Ⅱ类药的抗心律失常作用

心脏组织同时存在$β_1$和$β_2$受体,两者在功能上都与腺苷酸环化酶有联系,刺激此两种受体亚型,使细胞内cAMP升高,最后导致正性肌力作用和心率加快。因此,cAMP可能是一种致心律失常物质,借助于cAMP-依赖性蛋白激酶,通过慢内流心脏离子通道的磷酸反应而起作用。人体通过$β_1$和$β_2$受体来调节心率和心肌收缩力。然而在病理状态或处于应激状态的心脏,血浆去甲肾上腺素水平上升,可能会引起$β_1$受体选择性功能下调,此时$β_2$受体的功能与心律失常有关。

吲哚洛尔、氧烯洛尔等具有内源性拟交感活性,但在临床上它们显示拮抗的效能,在β受体功能上下调节之间起平衡作用。

2. 第Ⅰ类药的抗心律失常作用

β受体阻滞药如普萘洛尔等尚有局麻和膜稳定作用,这种奎尼丁样作用属于第Ⅰ类抗心律失常药的特性。在体外试验中,延长孵温时间可使普萘洛尔在心脏组织浓集达40~50倍。所以,其余部分抗心律失常效应归因于对膜的直接稳定作用。普罗帕酮和地丙苯酮除有β受体拮抗作用外,尚具有明显的第Ⅰ类药的作用性质。

心肌钠离子通道存在静态、激活态和失活态三种状态,临床有效的抗心律失常对静止态通道仅有低亲和力,而对激活态和(或)失活态通道有高亲和力。如普罗帕酮仅与失活态通道有较高的亲和力。应用电生理研究发现,β受体阻滞药在结合法分析和在各种功能性药理试验中的强度正好相符,证实了电压依赖性钠离子通道在β受体阻滞药膜稳定活性中的作用。

3. 第Ⅲ类药的抗心律失常作用

索他洛尔化学上属苯氧丙醇胺类,可延长人的动作电位时间和有效不应期,与它们微弱的β受体拮抗作用无关。动作电位推迟复极化过程是第Ⅲ类药的特征,是因慢内向离子流量(增加)或外向电流(部分失活)的干扰引起。在电压钳试验中,索他洛尔引起时间依赖性钾离子电流明显减少,而背景钾离子电流稍有降低。

(二) 抗心绞痛和心肌梗死

β受体阻滞药对心绞痛有良好的疗效。对静息型或严重劳力型心绞痛,不宜用 ISA 的 β受体阻滞药。要取得满意疗效,剂量必须达到有明显的β受体阻滞作用,如心率减慢和心肌收缩性能降低,尤其运动时减低心肌需氧量,从而延缓心绞痛的发作。中青年伴有高血压、高动力性左室收缩功能或运动时心率加快、血压过高的患者效果较好。对心肌梗死,两年以上的长期应用可降低复发和猝死率,用量比抗心律失常的剂量要大。

(三) 抗高血压

β受体阻滞药具有明显的降压作用,可能机制为:① 抑制心脏兴奋,降低心排血量,使血压下降,但吲哚洛尔等对β受体有部分激动作用,仅轻度降低心排血量,长期服药使外周血管扩张,血压下降;② 抑制肾素释放,降低血管紧张素和醛固酮水平,去甲肾上腺素分泌受抑制。但长期服用普萘洛尔的高血压患者,如改用吲哚洛尔,血浆肾素活力迅速增加,血压仍能控制在较好的水平;③ 拮抗突触前膜的β受体,后者有正反馈功能,兴奋时促使去甲肾上腺素释放,从而加强交感神经活动。高血压患者肾上腺分泌肾上腺素增多,可为神经末梢摄取,神经冲动到达时与去甲肾上腺素一起释放,肾上腺素作用于突触前膜$β_2$受体,使交感神经反应更增强,β受体拮抗肾上腺素的作用,产生降压作用;④ 可能对中枢的$β_1$和$β_2$受体的作用,减弱以肾上腺素为递质的神经元释放递质。近年来应用各种灵敏度的检测方法,证实中枢神经存在肾上腺素及催化去甲肾上腺素转化为肾上腺素的苯乙醇胺甲基转移酶(PNMT)。刺激延髓的某些含肾上腺素的神经元,下丘脑的肾上腺素水平增高,同时动脉血压升高;⑤ 普萘洛尔的降压效果能被吲哚美辛所抑制,故其降压作用可能与前列腺素分泌有关。

单独应用β受体阻滞药的降压效果与利尿药相同,对于高肾素型高血压,尤其是β受体功能较强的年轻人高肾素型疗效较佳,β受体阻滞药与其他降压药合理配伍使用,可获得良好的临床疗效。

(四) 治疗心力衰竭

β受体阻滞药治疗心力衰竭的机制可能为:① 心肌保护作用:高浓度儿茶酚胺对心肌细胞有毒性作用,原因是过高的儿茶酚胺使细胞内出现钙超负荷状态,消耗大量的能量,直至能量耗尽,线粒体损伤,细胞死亡。儿茶酚胺代谢产物形成的自由基对心肌细胞有直接损伤作用,并使冠状动脉痉挛,引起心肌缺血、缺氧,从而加重心脏的损伤。β受体阻滞药通过阻断β受体而减轻这些损伤。② 改善心室舒张功能:β受体阻滞药阻断儿茶酚胺诱发的心动过速作用,有效地减慢心率、降低心肌耗氧量,使舒张期延长,改善左室充盈压和舒张末期容积,并改善心肌缺血和心肌活动不均匀性,从而改善心室舒张功能。β受体阻滞药还能直接干预心肌代谢,减少心肌耗氧和能量代谢,有利于衰竭心肌的恢复。③ 消除儿茶酚胺对外周血管的不良影响:循环中儿茶酚胺增高时,通过直接或间接作用机制激活肾素-血管紧张素系统,并增加垂体分泌精氨酸加压素,增加心脏后负荷,加重心脏损伤。β受体阻滞药可以降低血浆肾素,精氨酸加压素水平,降低心脏后负荷,减轻体内水钠潴留,有助于心功能恢复。④ 使下调的β受体上调:心力衰竭时心肌细胞膜β受体下调及功能失耦联是心肌的一种保护机制,但长期下去,会严重影响心肌对儿茶酚胺的反应性,加重心力衰竭。β受体下调的主要原因是长时间暴露于高浓度儿茶酚胺的结果,因此,β受体阻滞药阻断$β_1$受体与儿茶酚胺结合,去除了诱因,有助于β受体上调。恢复心肌内儿茶酚胺的贮存和反应性。但药物研究表明,不同的β受体阻滞药对心力衰竭时心肌受体的影响不同,无内源性拟交感活性药物如普萘洛尔、索他洛尔使已减少的β受体作用上调,美托洛尔、阿替洛尔仅使心肌$β_1$受体数目增加,具有内在性的药物如吲哚洛尔、烯丙洛尔则使β受体进一步下调,其下调的程度因内在活性的强弱而异。因此,在不同的病理状态下应选用不同的β受体阻滞药。

(五) 非心脏作用

1. 甲状腺毒症

β受体与抗甲状腺药物或放射性碘合用或单独应用,可作为手术前的重要用药。β受体阻滞药已成为手术前治疗甲状腺毒症的常用药物。因它能控制心动过速、心悸、震颤和神经紧张,减轻甲状腺内的多血管性,故有利于手术治疗。

2. 偏头痛

偏头痛的机理目前尚不清楚,可能与原发性血小板、5-HT异常有关。非选择性β受体阻滞药普萘洛尔用于偏头痛防治已有多年。用$β_1$受体阻滞药美托洛尔治疗偏头痛也收到良好的临床效果。

3. 门静脉高压及食管静脉曲张出血

既往曾应用普萘洛尔治疗以降低门脉压力,减少食管静脉曲张再次破裂出血的危险性,但有一定的不良反应,例如可使血氨增高,诱发或加重肝性脑病。近年来临床使用纳多洛尔治疗效果较普萘洛尔好,不良反应少。

4. 抗精神病作用

β受体阻滞药能抑制交感神经兴奋引起的脂肪和糖原分解,从而能促进胰岛素降血糖作用。普萘洛尔脂溶性高,易通过血脑屏障,因而在中枢神经系统能发挥β受体阻滞作用。它不仅作用于突触后膜,亦可作用于突触前膜的β受体,故可减少中枢神经系统去甲肾上腺素的释放。

5. 蛛网膜下腔出血

在蛛网膜下腔出血早期,经普萘洛尔治疗显示有益的疗效,近几年钙离子拮抗剂有取代β受体阻滞药的趋势。

6. 青光眼的治疗作用

对原发性开角型青光眼及高眼压症,静注β受体阻滞药或滴眼可降低眼内压,而滴眼作用更明显。目前临床常用药有噻吗洛尔、倍他洛尔、左布洛尔等。

五、不良反应及注意事项

(一)心血管不良反应

1. 心动过缓、传导阻滞

为药物对$β_1$受体的阻断,导致对心脏的负性频率和负性传导作用所致。实际上近年来认为β受体阻滞药引起心动过缓是药物发挥作用的表现形式,应根据心室率的下降来决定β受体阻滞药的用药剂量。用药后患者在白天清醒安静时心室率维持在50~60次/min是临床上理想的治疗目标。在患者心率较慢时,必要时可以进行动态心电图检查,如果不存在RR长间歇(>2 s)且心室率在7万次/24 h以上,可以考虑继续原剂量维持用药;如果用药后出现明显的窦房阻滞或窦性停搏,应考虑停用或减量。使用β受体阻滞药后如出现Ⅱ度或Ⅱ度以上的房室传导阻滞,也应停用或减量。凡有心脏传导阻滞病史、病窦综合征或存在Ⅱ度以上房室传导阻滞者,或有心功能减退的心脏扩大、心搏出量不足和主动脉关闭不全者都应慎用或禁用。

2. 心力衰竭加重

β受体阻滞药已经成为心力衰竭标准用药。在国内外的治疗指南中,明确提出,对所有没有β受体阻滞药应用禁忌证及心功能Ⅱ、Ⅲ级的心力衰竭患者,应常规使用β受体阻滞药。但β受体阻滞药具有潜在的加重心力衰竭症状的作用,主要是由于药物的负性肌力作用,使心排血量进一步下降,肾血流量下降导致水钠潴留加重所致。主要表现在开始使用β受体阻滞药后的1~2个月之内,这是导致β受体阻滞药在心力衰竭患者治疗失败的主要原因之一,也是人们对在心力衰竭使用β受体阻滞药的主要顾虑。为避免这一不良反应的发生,在心力衰竭患者应用β受体阻滞药时应特别注意以下几点:① 充分利尿,无明显的液体潴留的证据,基本获得患者的干体重;② 病情相对稳定,已经停用静脉用药,并已经开始口服ACEI、地高辛和利尿剂的治疗,维持稳定剂量已经2周以上;③ 治疗开始时应采用很低的起始剂量(如卡维地洛 3.125 mg q12 h、美托洛尔 6.25 mg q12 h、比索洛尔 1.25 mg qd),如果患者对小剂量药物耐受良好,以后逐渐增量(通常每2周增加剂量一次)至目标剂量或最大耐受剂量;④ 需要注意可能发生的不良反应包括低血压、液体潴留、心力衰竭恶化或心动过缓和心脏阻滞,并根据情况适当调整利尿剂或/和ACEI的剂量;⑤ 对症状不稳定或需要住院治疗的心功能Ⅳ级患者,不推荐使用β受体阻滞药;⑥ 对急性心力衰竭患者,禁用β受体阻滞药。

(二)诱发哮喘

为药物对$β_2$受体阻滞作用所致。因此,一般来说禁用于支气管哮喘和慢性阻塞性肺部疾病的患者。而对于一些肺部疾病较轻,而同时具有β受体阻滞药治疗强烈适应证(如慢性左心室功能不全、急性心肌梗死)时,可以考虑小剂量试用对$β_1$受体选择性较高的药物如比索洛尔,用药后应密切观察患者症状,如无不适,可以进行长期用药。必须提出的是,这种对$β_1$受体的相对高选择性是相对的,在使用剂量较大时,仍然可以表现出对$β_2$受体的阻断作用。用β受体阻滞药前必须仔细询问病史,如有严重哮喘或支气管痉挛史者禁用,特别是非选择性β受体阻滞药。伴有慢性呼吸道疾病急性感染、轻度哮喘等又必须用β受体阻滞药,可考虑用心脏选择性$β_1$受体阻滞药,但必须从小剂量开始。

(三) 对血脂影响

与药物对$β_2$受体的阻滞作用有关,表现为血甘油三酯、胆固醇升高,HDL胆固醇降低。在大剂量长期用药时可以发生。建议选用$β_1$选择性或$β_1$高选择性的β受体阻滞药,可以减轻或减少药物治疗引起的脂质代谢紊乱。必要时可以考虑选用调血脂药物治疗。无内在拟交感活性β受体阻滞药可使血甘油三酯,LDL-C升高,HDL-C降低。

(四) 低血糖反应

由于药物对$β_1$受体的阻断作用使心率减慢,可以掩盖早期的低血糖症状(心悸),这是β受体阻滞药长期以来不用于糖尿病患者的主要原因。但近年来大量的临床研究证实,β受体阻滞药用于冠心病和心力衰竭患者可以显著改善这些患者的预后。一项前瞻性糖尿病研究(UKPDS)也证实了在糖尿病患者应用β受体阻滞药的安全性和有效性。β受体阻滞药对糖尿病患者的有益作用,远远大于这种不良反应所引起的后果。因此,在有明确β受体阻滞药治疗适应证(如冠心病后、心力衰竭)的患者,应常规使用β受体阻滞药。糖尿病患者用胰岛素后,禁食或麻醉患者使用β受体阻滞药,可延迟低血糖恢复,尤其使用普萘洛尔应特别谨慎。

(五) 中枢神经系统不良反应

药物对神经突触内β受体的阻断作用,影响了神经递质的释放或灭活,可出现多梦、幻觉、失眠及抑郁等,特别是脂溶性强的普萘洛尔和阿替洛尔更为明显。出现明显的症状时,应考虑停药,也可以考虑换用水溶性β受体阻滞药如阿替洛尔。

(六) 其他不良反应

阳痿、胃肠不适、白细胞下降、皮疹等,但不多见。

第二节　围术期常用β受体阻滞药

一、普萘洛尔(propranolol,参见第8章)

化学名称为:1-异丙氨基-3-(1-萘氧基)-2-丙醇盐酸盐,分子式:$C_{16}H_{21}NO_2 \cdot HCl$,

分子量:295.81。其化学结构式见图6-2。

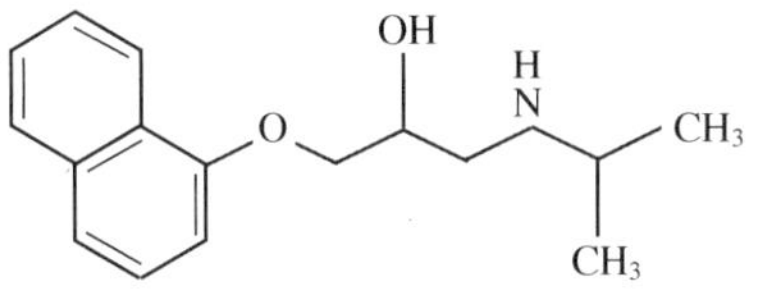

图6-2 普萘洛尔化学结构式

(一)药理作用

普萘洛尔为最具代表性非选择性β受体阻滞药,对β_1和β_2受体无选择性,无ISA而具有膜稳定作用,主要通过阻滞β受体而发挥其药理作用。拮抗交感神经兴奋和儿茶酚胺作用,降低心脏的收缩力与收缩速度,同时抑制血管平滑肌收缩,降低心肌耗氧量,使缺血心肌的氧供需关系在低水平上恢复平衡,可用于治疗心绞痛。抑制心脏起搏点电位的肾上腺素能兴奋,用于治疗快速型心律失常。亦可通过中枢神经、肾上腺素能神经元阻滞,抑制肾素释放以及心排血量降低等作用,用于治疗高血压。降低血浆肾素活性。抑制胰岛素分泌,使血糖升高,并掩盖低血糖症状,延迟低血糖的恢复。

普萘洛尔有明显的抗血小板聚集作用,这主要与药物的膜稳定作用及抑制血小板膜Ca^{2+}转运有关。

(二)药代动力学

口服后胃肠道吸收较完全,广泛地在肝内代谢,生物利用度约30%。用药后1~1.5 h达血药浓度峰值,消除半衰期为2~3 h,血浆蛋白结合率90%~95%。个体血药浓度存在明显差异,表观分布容积3.9±6.0 L/kg。部分(<1%)以原形经肾脏排泄,不能经透析排出。

(三)适应证

普萘洛尔可用于治疗高血压(单独或与其他抗高血压药合用),劳力型心绞痛,控制室上性快速心律失常、室性心律失常,特别是与儿茶酚胺有关或洋地黄引起的心律失常。可用于洋地黄疗效不佳的房扑、房颤的心室率控制,也可用于顽固性期前收缩,改善患者的症状。减低肥厚型心肌病流出道压差,减轻心绞痛、心悸与昏厥等症状。可配合α受体阻滞药用于嗜铬细胞瘤患者控制心动过速。常用于控制甲状腺功能亢进症的心率过快,也可用于治疗甲状腺危象。作为二级预防,降低心肌梗死病死率。

(四)禁忌证

支气管哮喘、心源性休克、心脏传导阻滞(Ⅱ~Ⅲ度房室传导阻滞)、重度或急性心力衰竭、窦性心动过缓等。

(五)注意事项

普萘洛尔的耐受量个体差异大,用量必须个体化。使用时当从小剂量开始,逐渐增加剂量并密切观察反应以免发生意外。血药浓度不能完全预示药理效应,故还应根据心率及血压等临床征象指导临床用药。冠心病患者使用本药不宜骤停,否则可出现心绞痛、心肌梗死或室性心动过速。甲亢患者突然停药,可使甲亢症状加重。长期应用普萘洛尔少数患者出现心力衰竭,倘若出现,可用洋地黄苷类和(或)利尿剂纠正,并逐渐递减剂量,最后停用。此外,可引起糖尿病患者血糖降低,但非糖尿病患者无降糖作用。故糖尿病患者应定期检查血糖。

普萘洛尔可与许多药物发生相互作用,如与利血平合用,可导致体位性低血压、心动过缓、头晕、晕厥。与单胺氧化酶抑制剂合用,可致极度低血压;与洋地黄合用,可发生房室传导阻滞而使心率减慢;与钙阻滞剂合用,特别是静脉注射维拉帕米,可对心肌和传导系统产生严重抑制;与肾上腺素、去氧肾上腺素(新福林)或拟交感胺类合用,可引起显著高血压、心率过慢,也可出现房室传导阻滞;与异丙肾上腺素或黄嘌呤合用,可使后者疗效减弱;与氟哌啶醇合用,可导致低血压及心脏停搏;与氢氧化铝凝胶合用可降低普萘洛尔的肠吸收;乙醇可减缓本品吸收速率;与苯妥英、苯巴比妥和利福平合用可加速本品清除;与氯丙嗪合用可增加两者的血药浓度;与安替比林、茶碱类和利多卡因合用可降低本品清除率。

(六)剂量和用法

因静脉注射后的不良反应较重,目前已不再用静脉途径。主要是口服给药。

1. 高血压

口服,初始剂量 10 mg,每日 3～4 次,可单独使用或与利尿剂合用。剂量应逐渐增加,日最大剂量 200 mg。

2. 心绞痛

开始时 5～10 mg,每日 3～4 次;每 3 日可增加 10～20 mg,可渐增至每日 200 mg,分次服。

3. 心律失常

每日 10～30 mg,日服 3～4 次。饭前、睡前服用。

4. 肥厚型心肌病

10～20 mg,每日 3～4 次。按需要及耐受程度调整剂量。

5. 嗜铬细胞瘤

10～20 mg,每日 3～4 次。术前用 3 d,一般应先用 α 受体阻滞剂,待药效稳定后加用普萘洛尔。

二、拉贝洛尔(labetalol)

又名柳胺苄心定(ibidomide),属水杨酰胺衍生物,化学式为:5-{1-羟基-21[(1-甲基-3-苯丙基)氨基]乙基}水杨酰胺,有两个不对称中心,因而存在四种立体异构体,其药理作用略有不同。拉贝洛尔是四种立体异构体的等比例混合物。其化学结构式见图6-3。

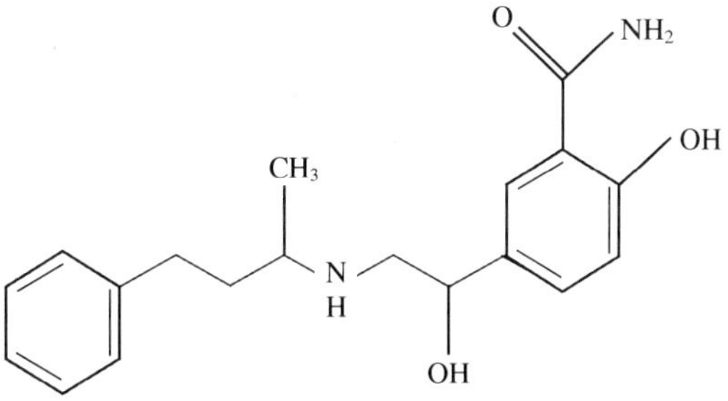

图6-3 拉贝洛尔化学结构式

(一) 药理作用

拉贝洛尔竞争性地阻断 β_1、β_2 和 α 受体作用。降压效应主要通过阻断 α 受体引起外周血管扩张所致。本药对 α_1 受体的阻断作用约为酚妥拉明的 1/6~1/10,具有扩张支气管平滑肌和冠脉作用。对心脏 β 受体的阻断作用为普萘洛尔的 1/4,对血管及支气管平滑肌的作用为后者的 1/11 左右。该药本身的 α 与 β 受体阻断作用之比在静注时为 1:3,口服时为 1:7。降压效应中肾素不起主要作用,但对原是高肾素或高血管紧张素Ⅱ者,给药后使血浆肾素及血管紧张素水平显著降低。本药的降压效应还可能与兴奋血管平滑肌 β_2 受体有关。

(二) 药代动力学

拉贝洛尔口服后吸收良好,平均口服半衰期为 5.5 h,口服 100 mg 后 2 h 达最大降压效应,8 h 后仍有显著降压作用,生物利用度变异较大(24%~84%)。静注 1 min 出现作用,10 min 达峰值,分布相半衰期为 18 min,排泄相半衰期为 3.3 h,本药主要在肝脏代谢,故肝功能不全者应予小剂量,代谢产物为葡萄糖醛酸化合物,40% 经胆汁从粪便排出,其余经肾排出。由于在体内的脂化甚少,故在脑组织中含量可忽略不计。

(三) 适应证

1. 嗜铬细胞瘤

该药能有效地降低嗜铬细胞瘤患者的高血压,剂量自 80~6 400 mg/d 不等。作为术前、术中给药,该药能使患者的血压在整个手术中维持稳定,摘除肿瘤时血压无阵发性骤升或锐降。

2. 控制性降压

对易出血手术行控制性降压者,该药能在短时间内使血压降至所要求的水平并维持之。

拉贝洛尔和氟烷联合应用行控制性降血压时,只需吸入 1%~3% 氟烷即有满意的降压作用,心排血量等血流动力学指标改变轻微,升压时只需停用氟烷、或静注阿托品 0.5～1 mg,可控性强。在 N_2O-氧-安氟醚麻醉时也得出类似的结果。临床研究表明,术中氟烷和拉贝洛尔合用时,其出血量明显小于氟烷与氧烯洛尔合用。对使用局麻、神经阻滞或椎管内阻滞的患者,同时给拉贝洛尔控制血压者,因该药的全身性作用,改善微循环,减少出血,即使患者麻醉阻滞效果欠佳,患者躁动,其血压、脉率可无明显波动,且出血少。高血压合并急性肺水肿是可静注该药 50～100 mg,效果明显。

3. 降低气管插管的心血管反应

麻醉诱导时放置喉镜和气管插管可引起严重的心血管反应,诱导前静注拉贝洛尔 0.5 mg/kg,气管插管时患者的心率和平均动脉压均无明显波动,可减轻和消除气管插管过程中的循环反应。

4. 心脏病患者非心脏手术

该药对心绞痛有明显治疗作用,尤适用于高血压伴有心绞痛患者,该类患者术前常规 β 受体治疗时,冠脉血流可因血压下降而减少,术中应用拉贝洛尔,阻断 $α_1$ 受体,降低外周血管阻力,增加冠脉血流。劳累型、变异型以及精神紧张等因素诱发心绞痛时,都可因 α 受体激活而诱发血管收缩,使用拉贝洛尔既可抵消冠状动脉阻力增高,防止心律失常,又同时阻断 $β_1$ 受体,减慢心率,减少心肌耗氧量。

5. 妊娠高血压

重症妊高症的有效率为 60%～80%,轻中度妊高症有效率为 88%,静注后血压下降是由于心排血量和外周阻力同时下降所致,肾血流量增加,不减少子宫-胎盘血流,对胎儿及新生儿无明显影响。对不适应用硫酸镁的妊高症患者,静注 25～50 mg 拉贝洛尔可有效地控制血压。

6. 其他

近年来有人将拉贝洛尔注入患者硬膜外腔,用以治疗晚期癌症疼痛,注药后疼痛立即消失,不出现感觉或植物神经的阻断,不需用其他药物。

(四)注意事项

本药的常见不良反应有头昏、体位性低血压、疲乏、男性性功能紊乱,少数患者可见天冬氨的转氨酶升高,Ⅰ度房室传导阻滞。使用过程中如发生严重低血压和心动过缓,可应用大剂量 α 或 β 受体兴奋药,如去甲肾上腺素、去氧肾上腺素、异丙肾上腺素静脉滴注。支气管哮喘和各种缓慢型心律失常患者不宜使用拉贝洛尔。

(五)剂量和用法

剂量宜个体化。口服,成人,100 mg/次,2 次/日,根据疗效隔日调整,维持量 200 mg～400 mg/次,2～3 次/日,不宜超过 2.4 g/日。儿童,每日 3 mg～4 mg/kg,2 次/日;根据疗效隔日调整,可达每日 20 mg/kg。静脉用药,成人每次 5～20 mg 缓慢注射,必要时 15 min 后重复。静脉滴注,1~2 mg/min,或 20~40 μg/(kg·min)根据反应调整剂量,总量可达 300 mg。麻醉期间用药可静脉注射 5~10 mg/次,根据治疗效果调整剂量。

三、艾司洛尔(esmolol)

为超短效 β 受体阻滞药。其结构设计中在分子内引进一些代谢易变的基团,在体内迅速降解。化学式为甲基 3-[4-2-羟基-3-异丙胺(丙氧基)苯基]丙酸酯盐酸盐,由于其侧链的酯结构易被酯酶水解,血浆内半衰期只有 10 min,只能静脉给药,口服无效。化学结构式见图 6-4。

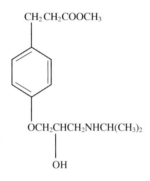

图 6-4 艾司洛尔化学结构式

(一)药理作用

主要作用于心肌的 $β_1$ 肾上腺素受体,大剂量时对气管和血管平滑肌的 $β_2$ 肾上腺素受体也有阻滞作用。在治疗剂量下无内在拟交感作用或膜稳定作用。它可降低正常人运动及静息时的心率,对抗异丙肾上腺素引起的心率增快。其降血压作用与 β 肾上腺素受体阻滞程度呈相关性。静脉注射停止后 10~20 min β 肾上腺素受体阻滞作用即基本消失。电生理研究提示艾司洛尔具有典型的 β 肾上腺素受体阻滞剂作用:降低心率,降低窦房结自律性,延长窦房结恢复时间,延长窦性心律及房性心律时的 AH 间期,延长前向的文式传导周期。放射性核素心血池造影提示:在 0.2 mg/(kg·min)的剂量下,可降低静息态心率、收缩压、心率血压乘积、左右心室射血分数和心脏指数,其效果与静脉注射 4mg 普萘洛尔(心得安)相似。运动状态下,艾司洛尔与心得安相似,均可减慢心率,降低心率血压乘积和心脏指数,但对收缩压的降低作用更明显。心血管造影提示:在 0.3 mg/(kg·min)的剂量下,除引起上述作用外,还可引起左室舒张末压和肺动脉楔压的轻度升高,停药 30 min 后血液动力学参数即完全恢复。

艾司洛尔 β 受体阻滞作用的特点为:① 作用迅速、持续时间短。② 选择性地阻断 $β_1$ 受体,艾司洛尔心脏选择性指数为 42.7,普萘洛尔仅为 0.85。③ 作用强度弱,为美托洛尔的 1/5~1/10,普萘洛尔的 1/40~1/70。④ 无内源性拟交感活性。⑤ 无 α 阻滞作用。

围术期心血管治疗药

艾司洛尔在围术期应用较其他 β 受体阻滞药有更多的优点,主要用于室上性心动过速、心绞痛、心肌梗死和高血压等的治疗。

1. 减少气管插管的心血管反应

每 min 静滴艾司洛尔 500 μg/kg,4 min 后以 300 μg/kg 维持,同时静注麻醉诱导药,完成气管插管。结果表明,不论是身体较好的患者或缺血性心脏病患者,插管后心率和血压均无显著变化,即使增高,其幅度也显著低于对照组,停滴后 10~15 min,心率和血压恢复到基础水平。和芬太尼相比,虽然芬太尼可有效地预防心动过速所致的心肌耗氧量增加,但降低冠状动脉灌注压方面,艾司洛尔不仅可减慢心率增快反应,而且可保持心肌灌注压。在异氟醚和阿芬太尼麻醉时,静脉滴注艾司洛尔可降低吸入麻醉药的 MAC。

2. 治疗室上性心动过速

心脏病患者发生室上性心动过速时,心肌耗氧量明显增加,常诱发心绞痛和加重心力衰竭。艾司洛尔 50~300 μg/kg 用于控制室上性心动过速,效果与普萘洛尔 3~6 μg/kg 相似,停药后艾司洛尔组心率迅速恢复正常,而普萘洛尔组 4~5 h 后心率仍低于正常水平。另有报道,艾司洛尔和地高辛合用会提高治疗房颤的有效率。

3. 心脏手术时心肌缺血的防治

实验研究表明,给狗阻断左前降支后 3 h,静滴艾司洛尔 100~150 μg/kg,持续 15 min,和对照组相比,用药组心肌梗死面积和再灌注损伤明显减少,对再灌注所致的心动过速也有明显的抑制作用。但在临床上是否能减少急性心肌梗死面积尚无明确报道。

4. 心脏手术后高血压的治疗

冠状动脉旁路术后约 42% 患者发生高血压,高血压可能威胁到新吻合的血管,并增加心肌耗氧量而引起严重并发症,因而需积极治疗。目前多采用硝普钠或硝酸甘油处理,但这些药物可产生心动过速而增加心肌耗氧量。艾司洛尔的作用特点适用于心脏手术后高血压,临床研究结果表明,艾司洛尔的疗效确切,主要适用于术后中度高血压,尤其伴有高动力状态者。

(二) 药代动力学

艾司洛尔在体内代谢迅速,主要受红细胞胞质中的酯酶作用,使其酯键水解而代谢。其在人体的总清除率约 20 L/kg/h,其代谢不受代谢组织(如肝、肾)的血流量影响。分布半衰期约 2 min,消除半衰期约 9 min。经适当的负荷量,继以 0.05~0.3 mg/(kg·min)的剂量静脉点滴,5 min 内即可达到稳态血药浓度(如不用负荷量,则需 30 min 达稳态血药浓度)。超过上述剂量,稳态血药水平呈线性增长,但清除与剂量无关。艾司洛尔在体内代谢为酸性代谢产物和甲醇,其酸性代谢产物在动物体内的活性仅为原形药物的 1/1 500,所以在正常人体内无 β 肾上腺素受体阻滞作用。在用药后 24 h 内,约 73%~88% 的药物以酸性代谢产物形式由尿排出,仅 2% 以原形由尿排出。酸性代谢产物消除半衰期约 3.7 h,肾病患者则约为正常的 10 倍。约 55% 与血浆蛋白结合,其酸性代谢产物 10% 与血浆蛋白结合。

(三)适应证

主要适应证有心房颤动、心房扑动时控制心室率,围术期高血压,窦性心动过速、室上性心动过速等。

(四)禁忌证

支气管哮喘或有支气管哮喘病史;严重慢性阻塞性肺病;窦性心动过缓;Ⅱ、Ⅲ度房室传导阻滞;难治性心功能不全;心源性休克;过敏者。

(五)用法用量

1. 控制心房颤动、心房扑动时心室率

成人先静脉注射负荷量:0.5 mg/(kg·min),约 1 min,随后静脉点滴维持量:自 0.05 mg/(kg·min)开始,4 min 后若疗效理想则继续维持,若疗效不佳可重复给予负荷量并将维持量以 0.05 mg/(kg·min)的幅度递增。维持量最大可加至 0.5 mg/(kg·min),但 0.2 mg/(kg·min)以上的剂量未显示更好疗效。

2. 围术期高血压或心动过速

即刻控制剂量为:0.5~1 mg/kg 30 s 内静注,继续给予 0.15 mg/(kg·min)静脉输注,最大维持量为 0.3 mg/(kg·min)。治疗高血压的用量通常较治疗心律失常用量大。

(六)不良反应

1. 心血管系统

低血压是最常见的不良反应,术后患者、心房颤动患者及老年患者更多见。

2. 中枢神经系统

出现头昏、嗜睡、头痛、精神错乱和激动。

3. 消化系统

可出现恶心,少数可出现呕吐。

4. 呼吸系统

可引起支气管痉挛、肺水肿、喘息、呼吸困难、干罗音和鼻充血,可引起哮喘患者或慢性气管炎患者哮喘发作。

但该药的大多数不良反应为轻度、一过性的。最重要的不良反应是低血压。

(七)注意事项

1. 高浓度给药(>10 mg/mL)会造成严重的静脉反应,包括血栓性静脉炎,20 mg/mL 的浓度在血管外可造成严重的局部反应,甚至坏死,故应尽量经大静脉给药。

2. 艾司洛尔酸性代谢产物经肾消除,半衰期约 3.7 h,肾病患者则约为正常的 10 倍,故肾衰患者使用本品需注意监测。

3. 糖尿病患者应用时应小心,因可掩盖低血糖反应。

(八) 药物相互作用

1. 与交感神经节阻断剂合用,会有协同作用,应防止发生低血压、心动过缓、晕厥。
2. 与地高辛合用时,地高辛血药浓度可升高 10%～20%。
3. 与吗啡合用时,稳态血药浓度会升高 46%。
4. 与琥珀胆碱合用可延长琥珀胆碱的神经肌肉阻滞作用 5～8 min。
5. 与维拉帕米合用于心功能不良患者会导致心脏停搏。

一次用量达 12～50 mg/kg 即可致命。药物过量时会出现心脏停搏、心动过缓、低血压、电机械分离、意识丧失。本品半衰期短,故首先应立即停药,观察临床效果。心动过缓可给予阿托品静推;哮喘可给予 β_2 受体激动剂或茶碱类治疗;心功能不全患者可给予利尿剂及洋地黄类治疗;休克者可给予多巴胺、多巴酚丁胺、异丙肾上腺素、氨力农等治疗。

四、美托洛尔（metoprolol）

为无部分激动活性的 β_1 受体阻滞药（心脏选择性 β 受体阻滞药）。分子式 $(C_{15}H_{25}NO_3)_2 \cdot C_4H_6O_6$,分子量 684.82。化学结构式见图 6-5。

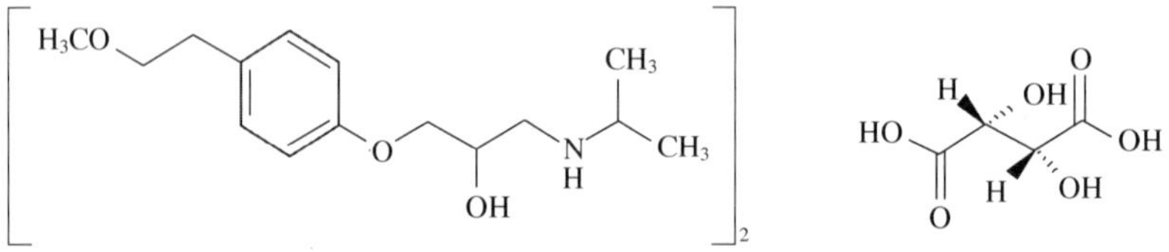

图 6-5　美托洛尔化学结构式

(一) 药理作用

对 β_1 受体有选择性阻断作用,无部分激动活性,无膜稳定作用。其阻断 β 受体的作用约与普萘洛尔相等,对 β_1 受体的选择性稍逊于阿替洛尔。美托洛尔对心脏的作用如减慢心率、抑制心收缩力、降低自律性和延缓房室传导时间等与普萘洛尔、阿替洛尔相似,其降低运动试验时升高的血压和心率的作用也与普萘洛尔、阿替洛尔相似。其对血管和支气管平滑肌的收缩作用较普萘洛尔为弱,因此对呼吸道的影响也较小,但仍强于阿替洛尔。美托洛尔也能降低血浆肾素活性。

(二) 药代动力学

口服吸收迅速完全,吸收率>90%,但肝脏代谢率达 95%,首过效应为 25%～60%,故生物利用度仅为 40%～75%。食物可增加口服本品的血药浓度达空腹时的一倍。口服血浆浓度高峰时间一般在 1.5 h,最大作用时间为 1～2 h。血压的降低与血药浓度不平行,而心率的降低则与血药浓度呈直线关系。血浆蛋白结合率约 12%,可透过血脑屏障和胎盘,美托洛尔口服 200 mg/d,脑中浓度为 1.5 μg/g。也可从乳汁分泌。主要在肝脏中被代谢为羟基美托洛尔,其在体内的代谢受遗传因素的影响。快代谢型者的半衰期($t_{1/2}$)为3~4 h;慢代谢型者的半衰期($t_{1/2}$)可达7.55 h。血浆高峰浓度的个体差异可达20倍。肾功能不全时无明显改变。在肝内代谢,经肾排泄,尿内以代谢物为主,仅少量(5%)为原形物。不能经透析排出。

(三)适应证

用于治疗高血压、心绞痛、心肌梗死、肥厚型心肌病、主动脉夹层、心律失常、甲状腺功能亢进、心脏神经症等。近年来用于心力衰竭的治疗,此时应在有经验的医师指导下使用。

(四)禁忌证

低血压、显著心动过缓(心率<45次/min)、心源性休克、重度或急性心力衰竭、末梢循环灌注不良、Ⅱ度或Ⅲ度房室传导阻滞、病态窦房结综合征、严重的周围血管疾病。

(五)不良反应

1. 心血管系统

心率减慢、传导阻滞、血压降低、心力衰竭加重、外周血管痉挛导致的四肢冰冷或脉搏不能触及、雷诺现象。

2. 因其脂溶性及较易透入中枢神经系统,产生不良反应。疲乏和眩晕占10%,抑郁占5%,其他有头痛、多梦、失眠等。偶见幻觉。

(六)注意事项

1. 须注意用胰岛素的糖尿病患者在加用β受体阻滞药时,其β受体阻滞作用往往会掩盖低血糖的症状如心悸等,从而延误低血糖的及时发现。但在治疗过程中选择性$β_1$受体阻滞药干扰糖代谢或掩盖低血糖的危险性要小于非选择性β受体阻滞药。

2. 长期使用本品时如欲中断治疗,须逐渐减少剂量,一般于7~10 d内撤除,至少也要经过3 d。尤其是冠心病患者骤然停药可致病情恶化,出现心绞痛、心肌梗死或室性心动过速。

3. 用于嗜铬细胞瘤时应先行使用α受体阻滞药。

4. 慢性阻塞性肺部疾病与支气管哮喘患者应慎用美托洛尔,如需使用以小剂量为宜,且剂量一般应小于同等效力的阿替洛尔。对支气管哮喘的患者应同时加用$β_2$受体激动剂,剂量可按美托洛尔的使用剂量调整。

5. 对心脏功能失代偿的患者应在使用洋地黄和(或)利尿剂治疗的基础上使用美托洛尔。

6. 不宜与维拉帕米同时使用,以免引起心动过缓、低血压和心脏停搏。

过量可导致显著的低血压和心动过缓,这时可以先静脉注射1~2 mg阿托品,之后再给予间羟胺或去甲肾上腺素。若静脉注射β受体阻滞药导致严重不良反应如房室传导阻滞,严重心动过缓或低血压时,可以通过β受体激动剂异丙肾上腺素1~5 μg/min迅速纠正。

（七）用法用量

治疗高血压口服 100~200 mg/次,每日 2 次,在血液动力学稳定后及时使用。急性心肌梗死主张在早期,即最初的几小时内使用,因为及时使用在未能溶栓的患者中可减小梗死范围、降低短期(15 d)死亡率(此作用在用药后 24 h 即出现)。在已经溶栓的患者中可降低再梗死率与再缺血率,若在 2 h 内用药还可以降低死亡率。一般用法:可先静脉注射美托洛尔 2.5~5 mg/次(2 min 内),每 5 min 一次,共 3 次 10~15 mg。之后 15 min 开始口服 25~50 mg,每 6~12 h 一次,共 24~48 h,然后口服 25~50 mg/次,每日 2 次。不稳定性心绞痛也主张早期使用,用法与用量可参照急性心肌梗死。急性心肌梗死发生心房纤颤时若无禁忌证可静脉使用美托洛尔,其方法同上。心肌梗死后若无禁忌证应长期使用,因为已经证明这样做可以降低心性死亡率,包括猝死。一般 25~50 mg/次,每日 2 次。在治疗高血压、心绞痛、心律失常、肥厚型心肌病、甲状腺功能亢进等症时一般 25~50 mg/次,每日 2~3 次,或 100 mg /次,每日 2 次。心力衰竭应在使用洋地黄和/或利尿剂等抗心力衰竭的治疗基础上使用本药。起初 6.25 mg/次,一日 2~3 次,以后视临床情况每数日至一周增加 6.25~12.5 mg/次,每日 2~3 次,最大剂量可用至 50~100 mg/次,每日 2 次。最大剂量不应超过 300~400 mg/d。静脉制剂 5 mg/支,0.15 mg/kg 或每次 1~2 mg 缓慢静注,最大剂量不超过 10 mg。

五、卡维地洛（carvedilol）

化学名称:1-咔唑-4-氧基-3-[2-(2-甲氧基苯氧基)乙氨基]-2-丙醇,分子式:$C_{24}H_{26}N_2O_4$,分子量:406.48。化学结构式见图 6-6。

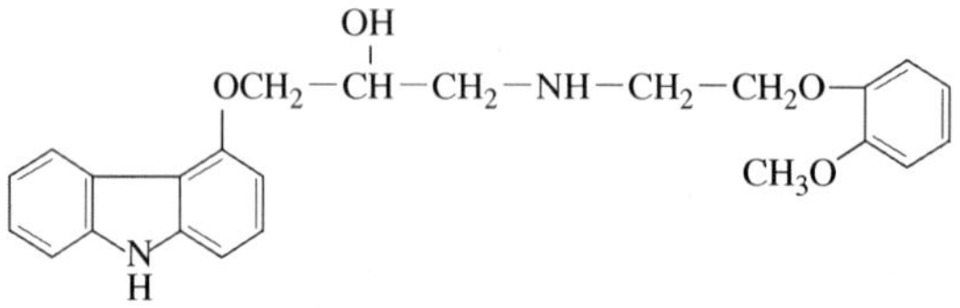

图 6-6 卡维地洛化学结构式

（一）药理作用

卡维地洛是第三代 β 受体阻滞药,具有选择性阻滞 α_1、非选择性 β 受体阻滞、Ca^{2+} 通道阻滞和抗氧化作用。它具有扩张血管和降低血压作用,运动时降压更为明显;对心率和外周血管阻力有中等度降低,心排血量增加;它的舒张血管作用是通过钙通道的阻滞而实现。卡维地洛对心肌缺氧、缺血引起的心肌损伤有明显保护作用。其保护心肌的作用通过 β 受体阻滞和血管扩张,减低心肌耗氧,使冠状血流重新分布,心内膜血流/心外膜血流比值增大,迫使血流进入缺血区,增加冠脉灌注时间,稳定心肌细胞和溶酶体膜,改善心肌的血供,减轻心肌微血管损害,还可能具有其他作用参与。它还具有明显抗心律失常作用,抗心律失常作用可能通过β受体阻滞和抗心肌缺血作用。卡维地洛还可减轻自由基引起细胞膜的损伤和减少ox-LDL生成以及抑制平滑肌细胞的增殖,这对防治高血压患者的动脉粥样硬化有潜在的价值。该药抗氧化作用的特性,与其分子结构中的咔唑组成有关。能消除体内产生过量氧自由基,抑制氧自由基诱发的脂质过氧化,保护细胞免受损伤,对心、脑、神经元、内皮细胞具有保护作用。可减轻兴奋性氨基酸引起的自由基介导的缺血性神经元损伤。

和拉贝洛尔相比,该药受体阻滞能力 $\beta_1:\alpha_1$ 为 7.6:1(50 mg),拉贝洛尔为 4.9:1(400 mg)。

与普萘洛尔相比,卡维地洛能迅速降低血压,降压作用较强,正常人静滴该药(1 mg/min),可使收缩压和舒张压分别下降23%和18%,口服时也能迅速降压,心率无明显改变。其降压作用较拉贝洛尔为强,因其阻滞α和β受体的效应较拉贝洛尔强3~5倍。

(二) 药代动力学

卡维地洛口服后易于吸收,绝对生物利用度约为25%~35%,有明显的首过效应,消除相半衰期约为7~10 h。与食物一起服用时,其吸收减慢,但对生物利用度没有明显影响,且可减少引起体位性低血压的危险性。卡维地洛代谢完全,其代谢产物先经胆汁再通过粪便排出,不到2%以原形随尿液排出。8名健康受试者单次服用本品30 mg,进行药代动力学测定,血药浓度峰(Cmax)为89.89 ng/mL,消除相半衰期为2.01 h,曲线下面积(AUC)为233.1(ng·h)/mL。口服吸收迅速、完全,食物可减慢吸收,使达峰时间延迟。血浆蛋白结合率约98%。大约在1 h可达到最大血清浓度。表观分布容积稳定,约为115 L。终末消除7~10 h。口服后经过立体选择性首过代谢,健康受试者体内卡维地洛右旋体的血浆水平是左旋体的2~3倍,右旋体终末消除为5~9 h,左旋体7~11 h。药物在肝脏广泛代谢,主要参加的P450酶是CYP2D6和CYP2C9,其他有CYP3A4、2C19、1A2和2E1。其苯环的去甲基化和羟基化产生3种具有β受体阻滞活性的代谢产物,但扩张血管活性微弱,血浆浓度约是卡维地洛的1/10,药代动力学与原药相似。卡维地洛<2%以原形经尿排出,血浆清除率为500~700 mL/min,代谢产物主要通过胆汁排入粪便。心功能不全患者的稳态血药浓度随剂量的增加而成比例的增加,平均AUC和Cmax增高,终末消除 $t_{1/2}$ 与健康者相似。肝肾功能不全的患者,卡维地洛的血浆浓度增加。老年人卡维地洛的血浆水平比年轻人大约高50%。

(三) 适应证

1. 原发性高血压

可单独用药,也可和其他降压药合用,尤其是噻嗪类利尿剂。

2. 心功能不全

轻度或中度心功能不全(NYHA分级Ⅱ或Ⅲ级),合并应用洋地黄类药物、利尿剂和血管紧张素转换酶抑制剂(ACEI)。也可用于 ACEI 不耐受和使用或不使用洋地黄类药物、肼屈嗪或硝酸酯类药物治疗的心功能不全者。

（四）禁忌证

1. NYHA 分级Ⅳ级失代偿性心功能不全,需要静脉使用正性肌力药物患者。

2. 气管痉挛(有报道持续性哮喘患者服用单剂卡维地洛死亡)或相关的气管痉挛状态。

3. Ⅱ度或Ⅲ度房室传导阻滞。

4. 病态窦房结综合征。

5. 心源性休克。

6. 严重心动过缓。

7. 临床严重肝功能不全患者。

8. 过敏者。

9. 糖尿病酮症酸中毒、代谢性酸中毒。

（五）药物相互作用

1. 耗竭儿茶酚胺的药物

卡维地洛与可耗竭儿茶酚胺药物(如利血平、单氨氧化酶抑制剂)同时服用,必须密切观察患者的低血压和(或)严重心动过缓症状。

2. 地高辛

卡维地洛和地高辛同时服用,可增加血地高辛浓度 15%。

3. 可乐定

与卡维地洛同时服用,可能增强降低血压和减慢心率的作用。在停用可乐定前几天应先停用卡维地洛,然后再用可乐定逐渐减量至停药。

4. 环胞素

增加环胞素的血药浓度,环胞素需要减量以维持在治疗浓度之内。建议开始卡维地洛的治疗后密切监测环胞素浓度,适当调整环胞素剂量。

5. 钙阻滞剂

有报道与地尔硫䓬合用发生传导障碍。建议与其他 β 受体阻滞药一样,与维拉帕米或地尔硫䓬类钙阻滞剂合用时,需监测心电图和血压。

6. 胰岛素或口服降糖药

具有 β 受体阻滞活性的药物可能增强胰岛素或口服降糖药降低血糖的作用,因此需监测血糖。

药物过量可能导致严重低血压、心动过缓、心功能不全、心源性休克和心跳骤停,也可能出现呼吸系统问题、气管痉挛、呕吐、神志丧失和抽搐。可使用下列药物抢救:① 严重心动过缓:阿托品 2 mg 静脉注射;② 每隔 30 s 胰高血糖素 5~10 mg 静脉注射,随后 5 mg/h

静脉点滴;③ 根据体重和疗效使用拟交感神经药(如多巴胺、异丙肾上腺素、肾上腺素);④ 其他心血管支持治疗,包括心肺监测、抬高下肢、注意循环血容量和尿量等。

如果外周血管扩张明显,在持续循环监测的条件下,可能需要使用异丙肾上腺素、肾上腺素。对于药物治疗无效的心动过缓,应安装起搏器。对于气管痉挛,应给予β拟交感神经药(气雾剂或静脉用药)或静脉用氨茶碱。抽搐时,缓慢静推地西泮或氯硝西泮。

严重药物过量致休克时,解救药物过量的治疗药物必须持续使用至卡维地洛的7~10个半衰期。

(六)用法用量

剂量必须个体化,需在医师的密切监测下加量。

1. 高血压推荐起始剂量 6.25 mg/次,每日 2 次口服,如果可耐受,以服药后 1 h 的立位收缩压作为指导,维持该剂量 7~14 d,然后根据谷浓度时的血压,在需要的情况下增至12.5 mg/次,每日 2 次。同样,剂量可增至 25 mg/次,每日 2 次。总量不得超过 50 mg/d。

2. 心功能不全:在使用本药之前,洋地黄类药物、利尿剂和 ACEI(如果应用)的剂量必须稳定。推荐起始剂量 3.125 mg/次,每日 2 次口服 2 周,如果可耐受,可增至 6.25 mg/次,每日 2 次。此后可每隔 2 周剂量加倍至患者可耐受的最大剂量。每次应用新剂量时,需观察患者有无眩晕或轻度头痛 1 h。每次增加剂量前,经评估心功能不全情况,如心功能恶化、血管扩张(眩晕、轻度头痛、症状性低血压)或心动过缓症状,以确定对卡维地洛的耐受性。

第三节 β受体阻滞药与其他药物的相互作用

一、血管活性药物

(一)洋地黄

洋地黄为正性肌力药物,β受体阻滞药为负性肌力药物,两药合用对心肌收缩力有拮抗作用。地高辛与艾司洛尔合用可使地高辛血清浓度增加 9.6%~19.2%。因此,合并用药时应慎重以防洋地黄中毒。阿替洛尔与地高辛合用治疗慢性心房纤颤,可以控制快速的心室率,使患者静息及运动心室率平均减少 24%($P<0.01$),心功能改善,不良反应轻微。

(二)硝酸酯类

1. 硝酸异山梨酯

硝酸异山梨酯与β受体阻滞药合用适用于心绞痛的治疗。普萘洛尔较大剂量时可减少心绞痛的发作及硝酸异山梨酯用量,并能增加运动耐受量,能对抗硝酸异山梨酯引起的反射性心动过速,而硝酸异山梨酯能对抗普奈洛尔引起的心容积增加及心室收缩时间延长。两药作用时间相似,合用可提高抗心绞痛的疗效。但两药合用剂量不宜过大,否则会使压力感受器的反应、心率、心排血量调节发生障碍,导致血压过度下降,冠状动脉血流反而减少,从而加剧心绞痛。

2. 硝酸甘油

使用β受体阻滞药的心绞痛患者仍发作心绞痛时,可舌下含化或静脉点滴硝酸甘油,一般可取得满意疗效。两药合用应注意发生体位性低血压(初次试用时宜取坐位)。近来有人报道艾司洛尔与硝酸甘油合用治疗心绞痛疗效好,不良反应少。

硝酸甘油不宜与具有内源性拟交感活性的β受体阻滞药合用,以防出现心率明显加速的不良反应。

(三) 钙离子通道拮抗剂

1. 硝苯地平

β受体阻滞药与硝苯地平合用为心绞痛患者的有效联合用药。可抵消普萘洛尔增加的外周阻力,两药合用特别对劳力型心绞痛,尤其是单用疗效较差时,疗效更佳。

2. 维拉帕米

有报道β受体阻滞药与维拉帕米合用,可引起低血压、心动过缓、房室传导阻滞,甚至导致不可逆性房室传导阻滞和猝死,故两药禁忌合用。但有的作者仍认为合用对高血压、心绞痛有效,且比较安全,但只限于服用普萘洛尔未引起严重左心功能不全、临界低血压、缓慢心律失常或传导阻滞者。

3. 地尔硫䓬

β受体阻滞药与地尔硫䓬均具有负性肌力和负性传导作用,两药合用可诱发心力衰竭、窦性心动过缓、窦性静止、房室传导阻滞、低血压等。对已有心功能不全、双结病变者不宜合用这两种药物,以防引起严重后果。

(四) 儿茶酚胺类药物

1. 与肾上腺素合用

普萘洛尔能增强肾上腺素的升压作用,引起反射性迟脉和房室传导阻滞。这是由于普萘洛尔阻断β受体的扩血管作用后,再注射肾上腺素可兴奋α受体,引起血压上升、血流量减少、血管阻力增加,因而出现反射性心动过缓,有致命的危险。已使用普萘洛尔等非选择性β受体阻滞药的患者,再使用肾上腺素时,必须注意血压的变化。

2. 异丙肾上腺素

异丙肾上腺素为β受体兴奋药,β受体阻滞药可抑制异丙肾上腺素的作用,故两药不宜同时使用。对需要使用β受体阻滞药的支气管哮喘患者,可选用选择性$β_1$受体阻滞药。

二、抗心律失常药物

（一）美西律

普萘洛尔与美西律合用治疗心律失常有明显的协同作用。美西律治疗无效的室性早搏、室性心动过速，两药合用有协同效果。有报道，单用美西律治疗室性早搏，其有效率为14%，合用普萘洛尔有效率为30%。

（二）利多卡因

β受体阻滞药可减低心排血量及肝血流量，对肝微粒体药物代谢酶有抑制作用，特别是拉贝洛尔、氧烯洛尔、噻吗洛尔、美托洛尔等的抑制作用更为明显；而阿替洛尔、索他洛尔的抑制作用较小。故β受体阻滞药与利多卡因合用后，利多卡因经肝脏代谢减弱，半衰期延长，血药浓度升高，甚至出现毒性反应。两者合用时，应减少利多卡因的剂量。此外，利多卡因又能使β受体阻滞药减弱心肌收缩力的作用进一步加重，两药合用时，应注意心功能变化。

（三）奎尼丁

普萘洛尔与奎尼丁合用常用于心房纤颤的复律治疗。普萘洛尔对心肌细胞的电生理作用与奎尼丁有相似之处，故两药合用可减少奎尼丁的用量，并增加其安全性。普萘洛尔可加快心肌复极、缩短动作电位时程及Q-T间期，故可抵消奎尼丁所致的Q-T间期延长。普萘洛尔可抑制房室结、减慢房室传导，并延长房室结的不应期，因而可避免单用奎尼丁在复律前由心房纤颤变为心房扑动时出现的心室率加快现象。两药合用治疗预激综合征伴室上性心动过速有明显疗效；治疗室性心动过速亦有协同作用。但两药均有负性肌力作用，心功能不全者禁用。

三、内分泌相关药物

（一）胰岛素

糖尿病患者使用胰岛素过量可发生低血糖反应，严重者可危及生命。低血糖时，反射性肾上腺素释放增多，从而使血糖升高、血压增高及心率增快。非选择性β受体阻滞药可抑制肾上腺素的升高血糖作用，阻断$β_2$受体作用及减弱$β_1$受体对心脏的兴奋，因而可掩盖低血糖症状和延缓低血糖的恢复。长期服用普萘洛尔，特别是与噻嗪类利尿药合用时，可致糖耐量减低，加重糖尿病的病情，使胰岛素的治疗效果不佳。β受体阻滞药可抑制胰岛素分泌，不仅使血糖升高，还可加重糖尿病患者的外周循环障碍，偶可引起肢体坏疽。对于必须使用β受体阻滞药的糖尿病患者，可选用$β_1$受体阻滞药，因其对胰腺分泌和外周血管的不良影响小。

（二）抗甲状腺药物

普萘洛尔与他巴唑等抗甲状腺药合用治疗原发性甲状腺功能亢进和甲状腺毒症时疗

效增强,不仅可使心悸、多汗、神经过敏等症状改善,震颤和心动过速得到控制,而且血清 T_3 和 T_4 水平下降较快而明显。甲状腺毒症患者进行甲状腺部分切除时,普萘洛尔可与芦戈液合用以做术前准备。

四、麻醉药物

(一) 镇静药

1. 氯丙嗪

普萘洛尔与氯丙嗪合用同时阻滞 α 和 β 受体,故降压作用增加。两药合用后对彼此的药物代谢均有抑制作用,故合用时剂量都要相应减少。有报道普萘洛尔可逆转氯丙嗪所致的心电图异常。

2. 苯二氮䓬类

普萘洛尔减少肝血流量,抑制肝微粒体药物氧化酶的活性,从而降低安定等苯二氮䓬类药物的代谢清除率,延长其半衰期,普萘洛尔对劳拉西泮和咪达唑仑的药动力学过程影响较小,只是减慢其胃肠道的吸收率。普萘洛尔与地西泮合用治疗焦虑症的疗效优于单用地西泮。

3. 巴比妥类

巴比妥类可使 β 受体阻滞药的代谢加快。已服用普萘洛尔的患者,开始或停用巴比妥类药物时,应注意其对 β 受体阻滞药经肝代谢的影响,而相应调整 β 受体阻滞药的用量。巴比妥类药对于以原形经肾脏排泄的 β 受体阻滞药如索他洛尔等的影响不大,故可以合用。

(二) 镇痛药

吗啡与艾司洛尔合用,特别当心肌梗死并发心律失常联合用药时,吗啡可增强艾司洛尔的稳态血浆浓度。两药合用时艾司洛尔的静脉输注速度应当减慢。普萘洛尔能增强吗啡对中枢神经静脉系统的抑制作用,甚至引起死亡。

(三) 局部麻醉药

长期使用 β 受体阻滞药的患者,使用丁卡因、丁哌卡因做脊椎麻醉时,不应在麻醉前停用 β 受体阻滞药,否则可引起心动过速、心律不齐和心绞痛。已使用普萘洛尔等 β 受体阻滞药的患者,使用局部麻醉,最好不要使用含有肾上腺素的局麻药。

(陈 杰)

参 考 文 献

1 苏定冯主编. 心血管药理学. 第 1 版. 北京:科学出版社,2001. 214—225.

2 Singh BN, eds. Cardiovascular pharmacology & therapeutics. New York: Churchill Livongstone, 1994,85—112.

3 Johansen JW, Schneider G, Windsol Am, et al. Esmolol potentitial reduction of minimum alveolar isoflurane concentration by alfentanil. Anesth Annalg, 1998,87(3):671.

4 Freemantle N, Cleland J, Young P, et al. Beta blockade after myocardial infarction: Systematic review and meta regression analysis. BMJ,1999,318:1730—1737.

5 London MJ, Zaugg M, Schaub M, et al. Perioperative β—adrenergic receptor blockade: Physiologic foundations and clinical controversies. Anesthesiology,2004,100:170—175.

6 Selzman CH, Miller SA, Zimmerman MA, et al. The case for (beta)-adrenergic blockade as prophylaxis against perioperative cardiovascular morbidity and mortality. Arch Surg,2001,136:286—290.

7 Devereaux PJ, Yusuf S, Yang H, et al. Are the recommendations to use perioperative (beta)-blocker therapy in patients undergoing noncardiac surgery based on reliable evidence? CMAJ,2004,171:245—247.

第7章 钙通道阻滞剂

钙通道阻滞剂（calcium channel blocker，CCB）又称钙阻滞剂（calcium antagonists），是指一类能选择性地阻滞 Ca^{2+} 从细胞外液经电压依赖性钙通道流入细胞内，从而减少细胞内 Ca^{2+} 浓度的药物。1967年，德国的 Fleckenstein 发现维拉帕米在降低心肌收缩性时并不影响电位的变化和振幅，其作用与脱钙的情况相似，故将这类药物命名为钙阻滞剂。随着近年膜片钳技术（patch clamp）的发展和分子生物学技术的介入，该类药物作用机制的研究取得重大突破。目前钙通道阻滞剂临床应用相当广泛，而且新药也正在不断问世，已成为心血管系统的主要药物之一。虽然各类药的化学结构互不相关，但都具有选择性阻滞钙进入心肌和血管平滑肌细胞的作用。现在对钙通道的结构已基本明确，对钙通道阻滞剂在钙通道上的结合部位也有了较多的认识。

第一节 分类和药理作用

一、分类

钙通道阻滞剂的分类常用国际药理学联合会（IUPHAR）的分类方法。将作用于电压依赖性钙通道的药物分为三类。第1类作用于L-型钙通道，并主要结合在 α_1-亚单位。第2类选择性作用于其他电压依赖性钙通道，第3类选择性通道调节物，后两类药物围术期很少应用，本章不作介绍。第1类阻滞药选择性作用于L-型电压依赖性钙通道，根据它们在 α_1-亚单位上的不同结合位点（受体），又将其分为三个亚类：1a类-二氢吡啶类：硝苯地平（nifedipine），尼卡地平（nicardipine），尼群地平（nitrendipine），尼索地平（nisoldipine），非洛地平（felodipine），伊拉地平（isradipine），氨氯地平（amlodipine），尼莫地平（nimodipine），尼伐地平（nilvadipine），拉西地平（lacidipine），马尼地平（manidipine），尼鲁地平（niludipine），苯尼地平（benidipine），巴尼地平（barnidipine）。1b类-地尔硫䓬类：地尔硫䓬（diltiazem），克仑硫䓬（clentiazem），二氯呋利（diclofurime）。1c类-苯烷胺类：维拉帕米（verapamil），加洛帕米(gallopamil),噻帕米(tiapamil)等。三亚类药作用各具特点,它们的功能、阻滞钙通道的机制,以及对组织的选择性均不同。如第一亚类作用于小动脉,对静脉容量血管的作用很小。第二、三亚类则主要作用于房室结。

二、作用机制

电压依赖性钙通道存在于心肌、血管平滑肌、骨骼肌、肠系膜、腺体以及神经细胞等。心血管系统有 L 和 T 两种类型的钙通道,其中 L 型是主要的慢通道,并且维持钙进入血管平滑肌细胞。虽然平滑肌细胞膜上也有 T 型通道,但仅有少量的钙流经其中进入细胞内,并且钙通道阻滞剂对其作用也不明显。L 型通道有 5 个亚单位,即 α_1、α_2、β、γ 和 δ。α_1 亚单位是通道的中心部分,提供 Ca^{2+} 进入细胞的主要通道。心肌和血管平滑肌细胞膜上的电压依赖性钙通道被激活后,引发动作电位,Ca^{2+} 流入细胞内,肌丝收缩,此过程即为兴奋-收缩耦联。钙通道阻滞剂阻断细胞外 Ca^{2+} 向细胞内转运,从而抑制上述的细胞活动。

(一)钙通道的三种功能状态

电压门控性钙通道受电压调控,在不同电压影响下,通道发生构象变化而表现出不同功能状态。一般设想它有双重门控系统即激活门与失活门,并有三种功能状态即静息态,开放态和失活态(图 7-1)。静息态时通道关闭,Ca^{2+} 不能通过,通道的激活门关闭而失活门打开,此时,通道小孔被激活门所闭。细胞兴奋除极时通道转为开放态,Ca^{2+} 内流,此时,激活门开放,失活门由开放而缓慢趋于关闭,通道小孔开放。随后是失活态,通道关闭,Ca^{2+} 不能通过,此时,失活门关闭,激活门由开放而趋于关闭,小孔为失活门所闭。失活是恢复过程,经静息态为下次除极后的开放作好准备。通常钙通道阻滞剂与静息态的亲和性较低,而对其他状态作用较显著,如维拉帕米作用于开放态,地尔硫䓬作用于失活态,硝苯地平则主要作用于失活态。

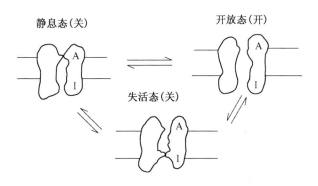

A. 激活门 I. 失活门

图 7-1 钙通道三种功能状态

（二）频率依赖性

电压门控钙通道的功能和药物对它的作用受电压的影响,这称"电压依赖性"。此外,药物的作用还呈"频率或使用依赖性",即通道开放愈频繁,药物的阻滞作用愈强。这样,药物对高频除极的细胞更为有效,治疗频率较高的室上性心动过速就远比治疗频率较低的室性心动过速更为有效。各类钙通道阻滞剂的"频率依赖性"程度不一,维拉帕米和地尔硫䓬有明显的"频率依赖性",而硝苯地平则无。

（三）受体间的相互影响

三类钙通道阻滞剂的受体,即它们在钙通道 α_1 亚单位的结合部位。这几类受体在钙通道中又相互作用而影响各自对钙拮抗药的亲和力。例如,二氢吡啶受体或地尔硫䓬受体各被药物占领后,都会提高另一方对药物的亲和力。又如维拉帕米受体被占领后,就会减弱另二类受体对药物的亲和力。反之,另二类受体被占领,也将减弱维拉帕米受体对药的亲和力。

钙通道中药物受体的发现可提示钙通道阻滞剂的作用不是简单的药物分子阻塞通道,而是经通道蛋白象改变而发生的。又提示体内可能有内源性激动物或阻滞物存在,调控着钙通道。二氢吡啶类的作用是使 L 型电压依赖性钙通道的细胞外的变构调整(extracellulor allosteric modulation)而阻滞 Ca^{2+} 的内流。当 L-型钙通道处于开放(激活)状态时,苯烷胺类药与 α_1 亚单位在细胞内部的结合位点结合,使通道关闭(灭活)。维拉帕米是一外消旋混合物,有 D 和 L 二个异构体。L 异构体具有大的钙通道拮抗作用,也阻滞其他经过钙通道内流的离子。D 异构体并不影响钙通道,而对快钠通道有特殊的抑制作用,这也是它具有局部麻醉药作用的原因。硫氮苯䓬类(benzothiagepines)也作用于 L 型通道的 α_1 单位,但确切机制尚不清楚。地尔硫䓬尚有另外两个作用:① 可以影响钠-钾泵,使细胞内的钠离子减少,因而抑制了钠与细胞外钙离子的交换;② 可能阻止 Ca^{2+} 与调钙素的结合。各类钙拮抗药作用略有差异,各有侧重面,不能用统一的构效关系或一种机制来解释其作用。

三、药代动力学

围术期常用钙阻滞剂的药代动力学见下表。

表 7-1 钙通道阻滞剂的药代动力学

	维拉帕米	硝苯地平	尼卡地平	尼莫地平	地尔硫䓬
剂量					
口服	80～160 mg/q8 h	10～20 mg/q8 h	20 mg/q8 h	30～60 mg/q4～6 h	60～90 mg/q8 h
静注	75～150 μg/kg	5～15 μg/kg	10～20 μg/kg	10 μg/kg	70～150 μg/kg
生物利用度(%)	10～20	65～70	30	5～10	40
起效时间(min)					

续表

	维拉帕米	硝苯地平	尼卡地平	尼莫地平	地尔硫䓬
口服	<30	<20	20~60	30~90	30
静注	1~3	1~3	—	1~3	1~3
肝首过清除率(%)	75~90	40~60	20~40	90	70~80
蛋白结合(%)	90	90	98	99	70~90
清除					
肾(%)	70	80	55	20	35
肝(%)	15	<15	45	80	60
代谢物药理活性	有	无			有
清除半衰期(h)	6~12	2~5	3~5	2	3~5

四、药理作用

(一) 对心脏的作用

1. 负性肌力作用

钙通道阻滞剂作用于钙通道，阻滞 Ca^{2+} 内流，降低胞质内的游离 Ca^{2+} 浓度，故心肌收缩力相应减弱而呈负性肌力作用。由于对动作电位 0 相没有影响，虽影响 2 相平台，但对整个复极过程无明显影响，即在未明显影响兴奋过程（电活动）的情况下已经抑制了心肌收缩力（机械活动），称为兴奋-收缩脱偶联(excitation-contraction decoupling)。

钙通道阻滞剂的负性肌力作用是剂量依赖性的，各种不同的钙通道阻滞剂在不同的条件下其作用程度也不同，在离体条件下其相对强度为 1a>1c>1b。在整体条件下，由于扩血管降压而引起的交感反射可部分抵消此作用甚或过度补偿反而出现正性肌力作用（如硝苯地平）。因此，在离体和整体条件下作用不同，甚至相反。

钙通道阻滞剂的负性肌力作用是频率依赖性的，在一定范围内，起搏频率越快，负性肌力作用越明显，即表现为负性阶梯现象。

心肌收缩力减弱时，心脏作功降低，心肌耗氧会相应减少。由于扩血管降压而导致的后负荷降低，也会显著降低心脏的氧耗。

钙通道阻滞剂所致的负性肌力作用可被增加心肌细胞内 Ca^{2+} 可用度的药物，如异丙肾上腺素、强心苷或增加血中 Ca^{2+} 浓度所对抗。

2. 负性频率和负性传导作用

钙通道阻滞剂能抑制窦房结的放电频率、减慢心率，这种负性频率作用也常被扩血管降压作用所引起的交感反射所抵消。所以用本类药物治疗窦性心动过速时疗效欠佳，仅在过量注射时才作用显著甚至引起窦性停搏。

钙通道阻滞剂中，维拉帕米和地尔硫䓬能延长房室结不应期，延缓其传导，故临床上用于治疗折返引起的室上性心动过速。二氢吡啶类药物在整体用药时，不表现负性频率和负性传导作用。

3. 对缺血心肌的保护作用

钙通道阻滞剂能阻滞 Ca^{2+} 内流，阻止钙负荷过多，减少 ATP 的分解，降低异常代谢物质（包括自由基）在细胞内的堆积，因此对缺血心肌有保护作用。动物实验证明本类药物能缩小心肌梗死的范围并减少梗死时血中酶含量的变化。对心肌缺血再灌注时出现的心律失常，也有某种程度的预防作用。钙通道阻滞剂对心肌缺血的保护作用除以上原因外，还与他们能减少心肌作功、降低氧耗、扩张冠状动脉增加缺血区供血及抗血小板聚集等有关。

4. 抗心肌肥厚作用

细胞内游离 Ca^{2+} 浓度增加，在心肌肥厚中起着重要作用。钙通道阻滞剂抑制 Ca^{2+} 内流，减少细胞内 Ca^{2+} 浓度，能明显逆转心肌肥厚。虽然钙通道阻滞剂舒张动脉而降低后负荷，但其逆转心肌肥厚的作用不能仅归于此，事实上在用钙通道阻滞剂治疗高血压时，往往在血压尚未完全控制时已出现心肌肥厚的逆转。钙通道阻滞剂可减少某些重要的内源性生长因子的释放和（或）拮抗它们的促生长作用，如血管紧张素Ⅱ、内皮素-Ⅰ所致的 c-fos 基因表达。

大多数第Ⅰ类钙通道阻滞剂均有明显的逆转左室肥厚的作用。由于左室肥厚被逆转，带来的好处是左室充盈改善，冠状动脉储备增加，室性心律失常的发生率减少 75%，左室收缩性及泵功能改善或得以维持。

（二）对血管的作用

1. 舒张血管平滑肌

钙通道阻滞剂通过其阻滞细胞膜上的慢通道而减少 Ca^{2+} 内流，因而能促使血管平滑肌舒张，对动脉平滑肌的舒张作用尤其明显，使外周阻力降低，降压作用明显。

本类药物对大小冠状动脉均有扩张作用，并改善侧支循环。其增加冠状动脉流量的作用以双氢吡啶类最强。尤其当冠状动脉处于收缩状态时，这种舒张作用更为明显。所以推测其对以冠状动脉痉挛为主的变异型心绞痛效果尤其良好。由于本类药物在降低冠状动脉阻力的同时，还能减轻心脏的后负荷及减少心脏做功，从而改善心肌对氧的供求关系，故对其他类型的心绞痛也有效。

本类药物也舒张脑、肾、肠系膜及肢体血管，用于治疗脑血管和周围血管痉挛性疾病。对静脉的作用小于对动脉的作用，故一般不增加静脉容量。

2. 保护血管内皮细胞结构和功能的完整性

钙通道阻滞剂对血管内皮细胞有明显的保护作用。在自发性高血压大鼠，硝苯地平（每天 10 mg/kg，用药 8 周），血压降低约 10%，血管对乙酰胆碱所引起的依赖内皮性舒张作用明显改善或完全校正。维拉帕米（每天 20 mg/kg 体重，用药 8 周）对大鼠主动脉产生同样的内皮细胞保护作用。在冠心病患者,长期应用硝苯地平,血管内皮不再出现新的损伤。

3. 抗动脉粥样硬化

钙通道阻滞剂的抗动脉粥样硬化作用已在临床试验中得到部分肯定结果,但能否降低相关疾病的病死率,尚需进一步研究。

4. 抑制血管平滑肌(VSMC)增生

VSMC 的肥厚和(或)增生是高血压、动脉粥样硬化等疾病中血管病变的基本特征。许多重要的生长因子,如血管紧张素Ⅱ、血小板生长因子(PDGF)、内皮素等参与 VSMC 的肥厚(或)增生的病理过程,而$[Ca^{2+}]_i$参与和(或)中介这些生长因子的作用。

在培养的人体冠状动脉 VSMC,Bay K8644、血管紧张素Ⅱ和血清均明显增加$[Ca^{2+}]_i$,并同步刺激 VSMC 增生。尼群地平作用 24 h 后,抑制上述因子所致的$[Ca^{2+}]_i$升高和 VSMC 的增生。VSMC 的增生和向内膜迁移是造成血管成型术后再狭窄的主要原因。

钙通道阻滞剂抑制 VSMC 增生的作用也是其抗动脉粥样硬化的重要机制之一。

(三) 血流动力学的影响

1. 全身血流动力学的影响

钙通道阻滞剂阻断了心肌、血管平滑肌细胞的 Ca^{2+} 内流,直接影响心脏收缩和窦房结和房室结的传导,以及血管张力,因而导致显著的血流动力学变化。用特别的动物模型(维持稳定的前、后负荷、心率),显示所有的钙通道阻滞剂都抑制心肌收缩力,并与剂量有关。但在完整动物和临床应用其结果并不完全相同,因为钙通道阻滞剂同时有强烈的扩张周围血管的作用。钙通道阻滞剂各具有特异的心血管作用,所以其血流动力学变化不尽相同。维拉帕米和硝苯地平使股动脉的血流增加最多,其次为冠状动脉、肾和内脏血管。小量的硝苯地平即可使血管扩张,但不引起负性肌力、变时和变传导作用,治疗剂量引起血管扩张所导致的后负荷下降和反射性交感兴奋,可拮抗任何直接的负性肌力、变时和变传导作用,而其最终的血流动力学的影响可能为单纯的血管扩张。心排血量、心率和房室传导速率也可能会增加。尼卡地平对心肌和血管平滑肌的半数抑制浓度(IC_{50})比为 11.1∶1,能明显扩张血管,使收缩压、舒张压、平均动脉压、周围循环阻力、平均肺动脉压和肺小动脉楔压下降,而对心肌收缩力和左室舒张末压的影响较小,并且对容量血管的扩张作用不明显。尼卡地平扩张冠状动脉的作用最大,为硝苯地平的 2 倍,硝酸甘油的 6 倍,可以同时扩张大的冠脉动脉和其小分支,使冠状动脉血管阻力下降,冠状动脉流量增加,并且使冠状动脉血流量趋向于缺血的心肌区域,无心肌窃血现象,还能促进心肌的氧合。尼卡地平有微弱的负性肌力作用,约为硝苯地平的1/10。由于它能降低后负荷,增加缺血心肌灌注,故可改善心功能,使每搏量、心排血量、心脏指数和射血分数增加,并使原有心力衰竭患者的心功能和临床症状改善。动物实验显示,中等剂量的尼卡地平可使左室的 dp/dt 和心排血量各升高

30%。尼卡地平不影响左室传导,尚有缩短窦房结恢复时间的作用,不会引起心律失常,但也无抗心律失常的作用。维拉帕米和地尔硫䓬抑制房室结钙通道的作用显著,对房室传导的影响大于对心肌收缩和血管张力的影响(是治疗室上性心动过速的首选用药)。维拉帕米静脉注射 3～5 min,血流动力学作用达高峰,10 min 后已经减少,使 SVR、左室 dp/dt_{max} 和 MAP 下降,LVEDP 增加,而心率、心脏指数、平均肺动脉压均无明显变化。由于周围动脉扩张所引起的后负荷降低,可以显著减少其负性肌力作用,故心脏指数无变化。再者,心动过速时,用维拉帕米使心率减慢后,也可改善血流动力。此外,维拉帕米能扩张肺血管,在人体外显示有抑制缺氧性肺血管收缩(HPV)的作用。维拉帕米的这一作用可能与其代谢物 norverapamil 有关。其他钙通道阻滞剂无此作用。临床报道肺切除后用维拉帕米,可以防止 HPV 引起的右室收缩压升高,并同时有抗心律失常作用。

钙通道阻滞剂舒张小动脉,降低外周阻力而降低动脉压,有时伴反射性心率和心排血量增加。虽然对冠状动脉的舒张作用和对伴有缺血性心脏的高血压患者和正常血压患者是等同的,但其降低外周阻力的作用在高血压患者中更明显。

不同的钙通道阻滞剂在降压和降低外周血管阻力、对心率及心排血量的影响是不同的。硝苯地平更多见的是用药后立即引起心率增加,心排血量增加,这些作用在长期用药中仍有不同程度的持续。这种反射性活动伴血浆去甲肾上腺素水平升高,此现象也见于维拉帕米、地尔硫䓬和尼群地平。因此,硝苯地平引起的心率增加、心排血量增加、心功能加强至少部分是由于后负荷降低所致的反射性心脏兴奋。此效应在某些伴冠心病的高血压患者可能具有特殊的意义。偶见心绞痛加重,这反映心脏氧耗及代谢均因反射性心脏兴奋而增加。

2. 局部组织血流动力学的影响

(1) 冠状动脉血流　钙通道阻滞剂有极强的冠状动脉扩张作用,能扩张大、小冠状动脉,降低冠状动脉阻力。

(2) 肾脏血流　钙通道阻滞剂均有不同程度的排钠利尿作用。地尔硫䓬和尼群地平能降低出球小动脉阻力,降低肾小球滤过压,不改变肾小球滤过率,但减少滤过份数。钙通道阻滞剂的肾血流动力学效应对伴糖尿病、实质性肾病的高血压患者尤其有利,因而对肾小球超滤、肾小球坏死及晚期肾病有治疗作用。此外,钙通道阻滞剂通过抑制细胞内钙过荷,减少自由基生成。对肾细胞有保护作用。

(3) 脑血流　亲脂性较强的二氢吡啶类药物尼莫地平和尼卡地平,在尚未明显降低动脉血压时即可改善脑循环,当局部脑血管痉挛收缩时(如蛛网膜下腔出血)作用尤为明显。非洛地平在治疗高血压时能维持脑血流量。

(四) 围术期常用钙通道阻滞剂的心血管作用

见表 7-2。

表 7-2 钙通道阻滞剂的心血管药理作用比较

药理作用	维拉帕米	硝苯地平	尼卡地平	地尔硫䓬
血压	下降	下降	下降	下降
心率	减慢	增快,不变	增快,不变	减慢
心肌抑制	中度	中度	轻度	中度
窦房结抑制	中度	无	无	轻度
房室结抑制	抑制显著	无	无	中度
扩张冠状动脉	中度	显著	最大	中度
扩张周围血管	中度	显著	显著	中度

（五）对高血压患者靶器官的保护作用

钙通道阻滞剂是目前临床应用的抗高血压药物中惟一有明确的靶器官保护作用的药物。如前述的抗心肌肥厚作用、对缺血心肌的保护作用、保护血管内皮细胞结构和功能的完整性、抑制血管增生、抗动脉粥样硬化作用等。此外,还有报道其有抗心肌纤维化的作用。拉西地平可抗颈总动脉狭窄、具有肾移植术后的肾脏保护作用（对抗环孢霉素的肾损伤作用）等。

其靶器官保护作用在较小剂量下,甚或在尚未控制高血压时即已表现出来。

（六）其他作用

除以上对心血管系统的作用外,钙通道阻滞剂对机体其他许多系统的功能具有不同程度的影响。

1. 舒张非血管平滑肌

钙通道阻滞剂可舒张食管、胆道、生殖泌尿系统、呼吸系统平滑肌,其中苯烷胺类的作用最明显。对这些部位的平滑肌的痉挛收缩具有明显的解痉作用。对非血管平滑肌的作用强度依次为 1c＞1b＞1a。

2. 抑制血小板聚集

钙通道阻滞剂阻滞 Ca^{2+} 内流,降低血小板内的 Ca^{2+} 浓度,使血小板的释放功能障碍,可使血小板聚集受阻。

3. 抑制兴奋-分泌偶联

在超过治疗心血管病所需剂量时,钙通道阻滞剂抑制垂体分泌催产素和加压素,还能阻止垂体分泌促肾上腺皮质激素、促性腺激素及促甲状腺素。

4. 非特异性抗交感作用

由于交感神经末梢释放递质时,需 Ca^{2+} 参与其胞裂外排才能实现,钙通道阻滞剂降低神经末梢内的 Ca^{2+} 浓度,使递质释放过程障碍。

5. 逆转肿瘤抗药性

许多肿瘤在药物治疗过程中出现抗药性,其多种耐药基因呈过度表达。据报道钙通道阻滞剂能抑制其过度表达,恢复其许多抗肿瘤药物的敏感性,但尚待临床验证。

第二节 围术期常用的钙通道阻滞剂

一、维拉帕米(verapamil,参见第8章)

是人工合成的罂粟碱衍生物,是最早应用的钙通道阻滞剂,又称异搏定(isoptin)或戊脉安,分子式为 $C_{27}H_{38}N_2O_4 \cdot HCL$,分子量491.1。5%水溶液的pH值为4.5～6.5,在碱性溶液中易析出。维拉帕米的化学结构式见图7-2。

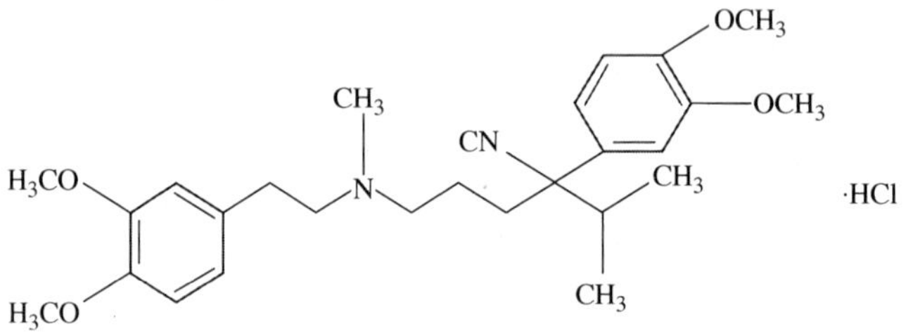

图7-2 维拉帕米分子结构式

(一)药理作用

维拉帕米的负性频率、负性传导及负性肌力作用是第一代钙通道阻滞剂中最明显的。其降低慢反应组织的舒张期自动去极化速率,使窦房结的发放频率减慢。过高浓度甚至可使窦房结和房室结的电活动消失。抑制慢反应动作电位的上升速率,使传导减慢,此作用在房室结表现较明显,减慢房室传导是其治疗室上性心动过速的机制所在。动物实验和临床研究均表明,该药能使心电图的P-R间期延长,且呈剂量依赖性。维拉帕米扩张冠状脉,增加冠脉血流量。实验性冠状动脉结扎后,立即使用维拉帕米可增加结扎处远端(缺血区)的血流量,这可能是由于通向缺血区的侧支小动脉被扩张或(和)缺血区内的血管阻力降低所致。提高细胞外 Ca^{2+} 浓度可使维拉帕米的扩血管作用减弱或完全消失,而β受体阻滞药或迷走神经切除则对其无影响。

维拉帕米对外周血管具明显的扩张作用,使外周阻力降低,平均动脉压下降,继而心脏氧耗降低,对冠心病患者是有利的。

对非血管平滑肌的作用　明显抑制非血管平滑肌的收缩活动,如抑制胃肠道平滑肌,引起便秘。

(二)体内过程

维拉帕米口服吸收完全,但其生物利用度仅26%,故口服剂量比静脉用量约大10倍。维拉帕米几乎全被肝脏代谢,仅小部分以原形从肾排出。所以肝功能不良或肝血流减少者,其代谢减慢。代谢物70%经肾,15%经胃肠道排出,消除半衰期为3~7 h,与血浆蛋白结合率为90%。口服后30 min房室结传导时间开始延长,持续4~6 h。5 h其抗心律失常的作用达高峰。其分布容积为4±0.9 L/kg,个体差异大。肥胖者V_d增加,$t_{1/2\beta}$延长。静脉注射后1~2 min,房室传导时间开始延长,持续6 h。静注后抗心律失常的作用5 min出现,持续6 h。扩张血管作用5 min时达高峰,持续30 min。以上结果说明维拉帕米易被房室结摄取和结合。静注0.075~0.15 mg/kg后,有效血浆浓度为125 μg/mL,静注后其血浆浓度变化为二室模式、$t_{1/2\alpha}$=3.5 min,$t_{1/2\beta}$=110.5 min。药物在肝中被代谢成多种代谢产物,其中去甲基维拉帕米(norverapamil)为活性代谢产物,作用强度约为原药的20%。总清除率很大程度上取决于肝血流及功能,严重肝病(如肝硬化)需减少用量。该药可通过胎盘屏障,也可经乳腺分泌。约70%以代谢物形式经肾排泄,以原形排泄的药物不足4%。维拉帕米是肝P450 3A4的强抑制剂。

(三)临床应用

1. 室上性心律失常

包括房颤、房扑、阵发性室上性心动过速,但预激综合征除外。推荐使用静脉缓慢注射,用维拉帕米2~5 mg稀释后每隔1 min缓慢静脉注射1 mg或静脉点滴。围术期应用时特别注意监测心率和血压,达到治疗目的后或心率、血压下降时停药。

2. 高血压

口服,每次40~120 mg,每日3~4次,达满意降压效果后,再仔细调节维持量。用药前血压水平越高,维拉帕米的降压作用越好,所以较适用于老年高血压患者(这部分患者血压水平较高),而在轻、中度高血压的治疗中不作首选;在治疗顽固性高血压的联合用药方案中,维拉帕米也作为可选药物之一,不宜与β受体阻滞药合用。

3. 心绞痛

可用于各种心绞痛,用量与治疗高血压时相同。治疗高血压和心绞痛可选用缓释片,每日只需服用1次,120~240 mg。

(四)药物相互作用

增加强心苷的血药浓度,减少奎尼丁、环孢素A的清除,肝药酶诱导剂可降低维拉帕米的生物利用度。维拉帕米可能与α_1和α_2受体结合,此可解释其与某些药物的相互作用(如奎尼丁,氯丙嗪,α受体阻断药),苯巴比妥可加速维拉帕米代谢。

(五)不良反应与禁忌证

维拉帕米易引起房室传导阻滞加重。主要禁忌证为:低血压、心源性休克、晚期心力衰竭、病窦综合征、Ⅱ~Ⅲ度房室传导阻滞。治疗心绞痛时突然停药,可使病情更加恶化。

二、硝苯地平(nifedipine)

是第一代的二氢吡啶类钙通道阻滞剂。又名硝苯吡啶或心痛定,分子式为

$C_{17}H_{18}N_2O_6$，分子量 346.34。在丙酮或氯仿中易溶，在乙醇中略溶，在水中几乎不溶。化学结构式见图 7-3。

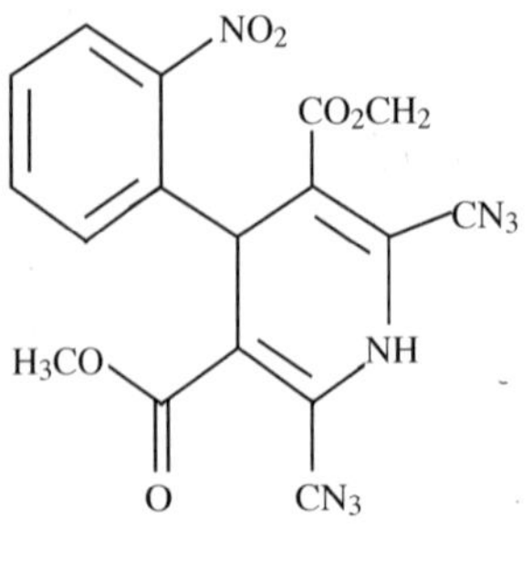

图 7-3 硝苯地平的化学结构式

（一）药理作用

硝苯地平对冠状动脉和外周血管平滑肌的舒张作用非常突出，对处于相对除极的血管平滑肌（如高血压，冠心病时）的舒张作用尤为明显。硝苯地平增加冠脉血流量的作用明显，舌下含服硝苯地平 20 mg 后，正常心肌和冠脉狭窄区的血流量均有增加。硝苯地平还能对抗乙酰胆碱、去甲肾上腺素、5-羟色胺及强心苷等引起的冠脉痉挛。由于能解除冠脉痉挛，故对变异型心绞痛有良好效果。

临床用量的硝苯地平对窦房结和房室结的直接抑制作用很弱，因快速、有效的降压作用所引起的反射性交感神经兴奋足以掩盖或超过其直接抑制作用，故心率和房室传导可不变或加快。对心脏、特别是传导系统的电生理无明显影响，在整体条件下，不抑制心脏的收缩性，故可与β受体阻滞药或地高辛合用。

硝苯地平降压作用强，起效迅速，外周血管阻力降低而心排血量增加。左室压力上升速率，根据交感反射强弱可微降或微升。

另外，硝苯地平有明显的抗血小板聚集、利尿及抑制血管平滑肌增生的作用。

（二）体内过程

硝苯地平和维拉帕米相似，口服几乎全部吸收，但大部分首次经过肝脏代谢，生成无活性的游离酸及内酯，其中 15% 经胃肠道排出，75% 经肾排出。与血浆蛋白结合率为 92%。硝苯地平遇光不稳定，不能用于静脉注射，但舌下含服吸收很快，作用于 5 min 以内出现，口服后 20 min 药物至血浆内，1~2 h 内达高峰浓度。其变化为二室模式，$t_{1/2}\alpha=50$ min，$t_{1/2}\beta=2.5$ h。硝苯地平胃肠道的吸收快而完全，胶囊剂的吸收比片剂快，嚼碎后吞服可加快吸收。首关消除明显，生物利用度约为 45%~70%，血浆蛋白结合率约 90%。舌下含服、口服片剂，分别在 3 min、20 min 后出现降压作用，T_{peak} 分别为 20~30 min 和 1~2 h，作用持续时间相近，约 6~8 h。长期口服常规片剂，$t_{1/2\beta}$ 为 4~11 h。主要在肝被 P450 3A4 代谢，其代谢产物无药理活性，也不在体内蓄积。血药浓度达 20~300 ng/mL 时产生临床效应。老年人首过消除少，$t_{1/2}$增加，故用量应为年轻人的一半。肝功能受损者半衰期延长，肾衰患者的用量和代谢无变化。

（三）临床应用

用于预防和治疗心肌缺血，包括无症状性心肌缺血和各种心绞痛。可用于轻度、中度、严重高血压和高血压危象的治疗，尤其适于高血压合并冠心病的患者。适用于因哮喘病而不能使用β受体阻滞药的高血压和心绞痛患者。短期应用，对顽固性充血性心力衰竭有较好的疗效，但不宜长期用药。可治疗外周血管痉挛性疾病，如雷诺病的手指血管痉挛。

硝苯地平 2.5～5 mg 以 5% 葡萄糖注射液 250 mL 稀释后 4～8 h 内缓慢滴入，最大剂量 15～30 mg/d，可重复用 3 d，以后最好改为口服制剂。

（四）药物相互作用

乙醇、西咪替丁、地尔硫䓬、丙戊酸钠、奎尼丁等抑制硝苯地平的代谢，可表现为浓度-时间曲线下面积增加；肝药酶诱导剂苯妥英钠、苯巴比妥可增加硝苯地平的代谢；硝苯地平可对抗环孢素 A 的肾毒性，增加地高辛的血药浓度。如与镁盐同时应用，可产生过度降压作用，并可能产生神经-肌肉接头阻滞作用。

（五）不良反应

使用普通制剂的硝苯地平，不良反应发生率为 17%，包括头痛、脸红、心悸、踝部水肿、眩晕、恶心、呕吐、乏力、精神不振等，多数不良反应由其强而快速的扩血管作用引起的反射性交感兴奋所致，减慢输注速度有时可避免穿刺部位烧灼感，开始输液不久可有轻度的心率加快和血压降低，通常在 5～15 min 后恢复。另有一研究报道，在心绞痛患者中不良反应的发生率约 40%，仅眩晕的发生率就 >10%。长期单用硝苯地平治疗，约 4.7% 的患者因不良反应停药。个别病例有肝功能损伤、皮疹、贫血、粒细胞减少症、血小板减少症及血糖升高（糖尿病患者）。大剂量使用时个别病例出现肌痛，手颤及短暂时性视力改变。

采用硝苯地平的控释剂起效变得缓慢，血药浓度波动小，血压波动小，可避免短效制剂所致的反射性交感神经兴奋，不良反应的发生率明显降低；作用时间长，用药次数少，患者易于接受。这也是所有钙通道阻滞剂之控释剂的突出优点。

（六）注意事项

1. 低血压患者、肝肾功能不全者及失代偿性心力衰竭者慎用。
2. 哺乳期妇女使用本品时必须停止哺乳。
3. 严重高血压和循环血量不足的透析患者需严密监测。
4. 大剂量滴注会引起血压明显下降。
5. 与β受体阻滞剂合用可致血压明显下降。
6. 可致地高辛及荣碱血浆水平上升，联合用药时需测定地高辛及荣碱的浓度。

（七）禁忌证

1. 对硝苯地平过敏者禁用。
2. 孕妇禁用。
3. 心源性体质及严重主动脉狭窄患者禁用。

三、氨氯地平（amlodipine）

又名络活喜、安洛地平或阿莫洛地平，分子式为 $C_{20}H_{25}ClN_2O_5$，分子量 408.9，为第二代二氢吡啶类药物。氨氯地平的化学结构式见图 7-4。

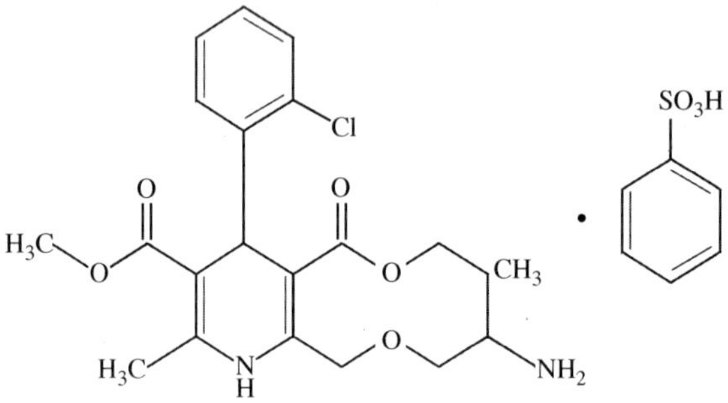

图 7-4 氨氯地平的化学结构式

（一）药理作用

其作用与硝苯地平相似，但血管选择性更高，且有许多特点：① 起效缓慢，可减轻由扩张血管所致的心动过速、头痛、面红；② 作用时间长，每天用药 1 次即可；③ 能较好耐受；④ 生物利用度高，剂量间血药浓度的峰谷波动小，既能在 24 h 内较好控制血压，又可减少在此期间因血压波动所致器官损伤。舒张血管的作用主要表现在外周动脉及冠脉系统，引起反射性心动过速的作用极弱或不出现。明显增加慢性稳定型心绞痛患者的运动耐量，减少心绞痛的发作次数，减少硝酸甘油的用量。促进缓激肽中介的 NO 的产生，明显增加慢性心功能不全者冠脉微血管中的 NO 含量，后者通过缓激肽受体依赖性机制调节心肌氧耗量，这也是其重要的治疗作用机制。防止或逆转心肌肥厚，还有抗肿瘤坏死因子及白介素等的作用。

（二）体内过程

口服吸收良好，不受食物影响，无首关消除，T_{peak} 为 6～12 h，生物利用度约 60%～65%，药物在肝中被广泛代谢，但无活性代谢物生成，只很少部分（<10%）以原形经肾排出。V_d 为 21 L/kg，可能因其在生理 pH 范围主要呈离子型而与膜亲和力高，与血浆蛋白结合率高（98%）。$t_{1/2}$ 长，正常血压者为 36 h，高血压者为 45～50 h，达稳态浓度约需 7～8 d。在老年人及肝功能受损者，排出时间长，在肾功能受损者排出时间无变化。

（三）临床应用

治疗高血压、各型心绞痛及慢性心功能不全。

（四）药物相互作用

氨氯地平与下列药物合用是安全的：噻嗪类利尿药、β受体阻滞药、血管紧张素转化酶抑制剂、长效硝酸酯类、舌下用硝酸甘油、非甾体抗炎药、抗生素和口服降糖药。不改变地高辛的血药浓度，不影响地高辛、苯妥英、华法林、吲哚美辛的血浆蛋白结合率。西咪替丁不改变氨氯地平的药代动力学。

（五）不良反应

与硝苯地平相似，但发生率较低。

四、地尔硫䓬（diltiazem，参见第 8 章，第 14 章）

又名硫氮䓬酮或恬尔心。在水、甲醇、氯仿中易溶，在乙醇、苯中不溶。地尔硫䓬的化学结构式见图 7-5。

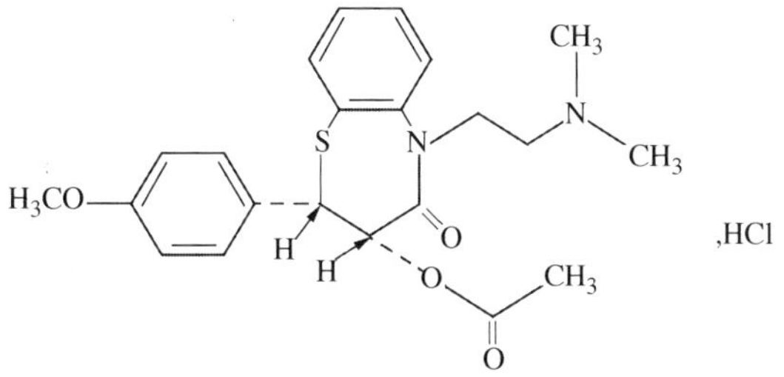

图 7-5 地尔硫䓬化学结构式

（一）药理作用

对心脏表现为轻度的负性肌力和负性频率作用。地尔硫䓬的心脏电生理效应与维拉帕米类似，直接减慢心率的作用较强，阻断除极化的心肌浦肯野纤维的自发放电，抑制房室传导及延长不应期。

地尔硫䓬对大的冠状动脉和侧支循环均有扩张作用。在冠脉阻塞后，地尔硫䓬使血流重新分配而改善缺血心肌灌流，使抬高的 S-T 段有所降低并改善心功能，抑制室性早搏，延长存活时间。临床证明，地尔硫䓬可使患者冠脉扩张，心排血量、静脉回流量及心率均下降。本药对变异性和劳累型心绞痛都有显著效果。

地尔硫䓬扩张外周血管，降低全身血管阻力，降低血压。地尔硫䓬在降低血压的同时对脉压无明显影响，提示本品同时降低收缩压和舒张压。由于其能明显地降低心脏负荷，尽管对心脏作功略有抑制，但还不致于使充血性心力衰竭症状进一步恶化。

（二）体内过程

地尔硫䓬口服能吸收 95%，但生物利用度仅 24%，其代谢物 60% 经胆汁由胃肠道，其余经肾排出。口服后 15 min 至血浆内，1~2 h 内达高峰浓度，血浆半衰期为 4~5.5 h，分布容积为 5.3 ± 1.9 L/kg。但长期用药后，肝脏脱甲基和脱乙酰基作用饱和，绝对生物利用度增加，代谢产物去乙酰地尔硫䓬的生物活性约为原药的 25%~50%。用药后 15~30 min 在血浆中即可出现，T_{peak} 为 30 min，血浆蛋白结合率约 80%，V_d 为 5 L/kg，血浆 $t_{1/2}$ 约为 5 h。老年人肝血流减少，肝清除率降低，峰值浓度增加，持续时间增加。肾功能受损者仍可安全使用此药。

（三）临床应用

治疗室上性心律失常、典型心绞痛、变异型心绞痛、高血压和肥厚型心肌病。治疗室上性心律失常时，第一次静脉注射量 0.15~0.25 mg/kg，2 min 注完，约 75% 的患者可转复为窦性心律，小剂量(0.15 mg/kg)常起不到良好的作用。如需要 15 min 后可重复给药，或 5~15 μg/(kg·min)持续输注。用量因人而异，视心率而定。

（四）药物相互作用

与某些 β 受体阻滞药如普萘洛尔、美托洛尔合用，可使后者的清除率降低，从而可能引起心动过缓。与硝苯地平合用，相互抑制彼此在肝脏的代谢，使血浆药物浓度增加。H_2 受体阻断药可增加地尔硫䓬的血药浓度。常规使用环孢素 A 的肾移植患者，合用地尔硫䓬 60~80mg/d，可减少环孢素 A 的用量（减少费用），并可明显减轻环孢素 A 的肾毒性。

（五）不良反应

地尔硫䓬对外周和心脏的作用居于硝苯地平和维拉帕米之间，不良反应的发生率约 4%，为三者中最低，主要表现为头昏、头痛、面红及胃肠不适。注射可能出现房室传导阻滞，有的患者可出现药疹。

五、尼莫地平（nimodipine）

又名尼莫通，分子式为 $C_{21}H_{26}N_2O_7$，分子量 418.4。尼莫地平化学结构式见图 7-6。

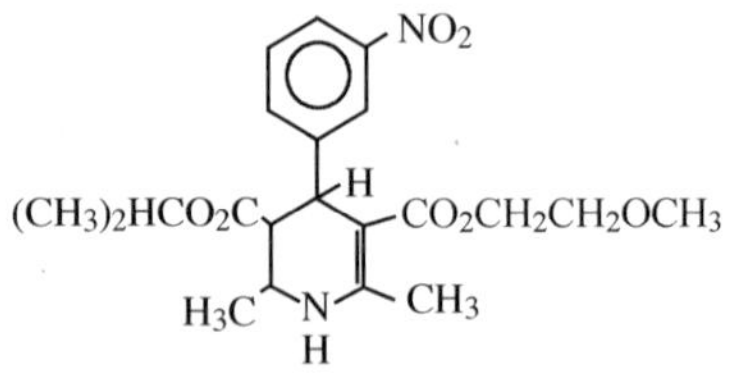

图 7-6 尼莫地平的化学结构式

（一）药理作用

为强效的脑血管扩张药，对冠脉和外周血管很少作用，其脂溶性高，可迅速通过血脑屏障，脑脊液中的药物浓度约为血浆的 10%。其在降压作用不明显时就表现出对脑血管的舒张作用，在许多脑缺血、脑缺氧的实验中，均证明其对脑细胞有保护作用，能逆转脑血管痉挛,增加脑血流量,改善脑循环。临床试验表明,在蛛网膜下腔出血的患者,尼莫地平能缓解脑血管痉挛,减少神经症状及病死率。据称其对记忆有保护或促进作用。

(二) 体内过程

口服后在胃肠道迅速吸收,首关消除明显,生物利用度约13%。血浆蛋白结合率约为95%,$t_{1/2}$为2～9 h。

(三) 临床应用

尼莫地平用于脑血管疾病,如蛛网膜下腔出血后的处理、缺血性卒中、脑血管灌注不足、脑血管痉挛、偏头痛等。用于蛛网膜下腔出血应在出血后4 d之内开始给药。口服尼莫地平,60 mg每4 h 1次,持续21 d。脑缺血时,口服20～40 mg/次,每日2～3次。

(四) 不良反应

与安慰剂对照比较,不良反应的发生率无明显差别(分别为21%和25%),脑水肿和颅内高压患者慎用,肝功能受损者初始剂量减半。与其他药物的相互作用和硝苯地平相同。

六、尼卡地平(nicardipine)

又名佩尔地平及硝苯苄胺啶,分子式为$C_{26}H_{29}N_3O_6 \cdot HCl$,分子量516.0。在甲醇和冰醋酸中溶解,在乙醇、氯仿中略溶,在水、乙醚中几乎不溶。熔点为179～185 ℃,熔融时伴分解。尼卡地平的化学结构式见图7-7。

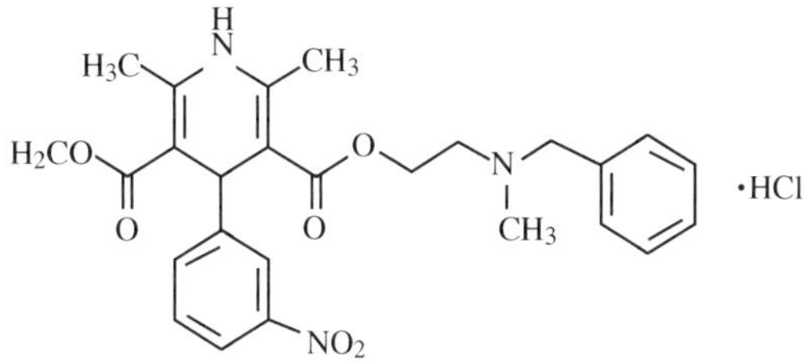

图7-7 尼卡地平的化学结构式

(一) 药理作用

尼卡地平对冠脉和外周血管具有强的扩张作用,对外周血管的扩张作用类似硝苯地平,但扩张冠脉的作用更强,对脑血管也有较好的扩张作用。对心脏的抑制作用为硝苯地平的1/10,即血管选择性更高。用尼卡地平后,对射血分数和心排血量选择性更高。因此,用尼卡地平后,射血分数和心排血量增加,而对心脏传导无影响。在Ⅲ和Ⅳ度心力衰竭患者中,尼卡地平治疗9 d,心脏指数增加28%,左室舒张末压减少18%和22%,运动时程增加。

(二) 体内过程

尼卡地平口服后吸收迅速而完全,20 min内血浆浓度达峰值。生物利用度为30%,

90%与血浆蛋白相结合。尼卡地平主要在肝脏代谢,其无活性的代谢物通过肠肝循环从粪便中排泄,仅 0.03%以原形从肾脏排出。$t_{1/2}\alpha=1.5$ min,$t_{1/2}\beta=90$ min,血浆清除率为每小时 $0.4\sim0.9$ L/kg。由于药代动力学呈非线型,剂量的增加与血药浓度的变化不成比例。在肝中被代谢,$t_{1/2}$ 约 8 h。

(三) 临床应用

用于治疗高血压和心绞痛,也用于脑血管疾病,如蛛网膜下腔出血后处理、脑缺血性卒中、脑动脉硬化症等。在处理高血压危象时,单次静注 $10\sim30$ μg/kg 持续静脉输注尼卡地平 $2\sim10$ μg/(kg·min)。

(四) 不良反应

轻微不良反应的发生率高(54%~63%),均因扩张外周血管所致,往往于用药过程中消失。其他不良反应的发生率较硝苯地平和维拉帕米低。在治疗心绞痛和高血压时,最常见的不良反应为踝部水肿、眩晕、头痛、无力、面红、心悸,总发生率<10%。急性期颅内出血患者、颅内高压者、孕妇、哺乳期妇女禁用。药物相互作用与硝苯地平相似。

第三节 钙通道阻滞剂的围术期应用

围术期钙通道阻滞剂常用于治疗高血压、心肌缺血、心律失常、充血性心力衰竭等。但应用中需注意与麻醉药、其他心血管用药之间的相互作用,针对不同治疗目的选择合适的钙通道阻滞剂,发挥最好的治疗作用,避免不良反应。

一、治疗作用

(一) 抗心律失常

1. 阵发性室上性心动过速(PSVT)

首选维拉帕米,能减慢房室结内传导,延长其有效不应期,在静脉用药时,有迅速消除 PSVT 的作用。剂量为 $0.075\sim0.15$ mg/kg,或小儿 $1\sim2$ mg,成人 $2\sim5$ mg,稀释后缓慢静注,或静脉持续输注,同时监测血压、ECG,其即时有效转复率为 80%~100%,必要时 30 min 后再用 1 次。是目前治疗由 A-V 前向传导折返引起的窄 QRS 波 PSVT 的首选药物。对自律性增高所致的 PSVT 和其他类型的折返性 PSVT 也都有治疗效果。静滴量为 5 mg 放入 5%葡萄糖液 250 mL 中,根据心率调节滴速。静注地尔硫䓬 $0.15\sim0.25$ mg/kg 亦能终止窄 QRS 波的 PSVT。对多源性房性心动过速,维拉帕米的效果不佳。法利帕米(falipamil)对儿茶酚胺引起的窦速效果良好。

2. 心房纤颤和心房扑动

房颤房扑患者静注维拉帕米后可以减慢室率(多见于新近发生的房颤),个别患者能转为窦性心律。其起效时间较强心苷短。为安全起见,宜小剂量缓慢注射,每次 1 mg,间隔1 min重复给药,给药过程中应严密监测血压和 ECG。房颤合并预激综合征者,禁用维拉帕米。

3. 室性心动过速

钙通道阻滞剂不能延长心室或 H-P 系统的有效不应期,所以对慢性反复发作性室性心动过速无效。QRS波增宽的心动过速也不能使用。但文献报道因缺血引起的室性心律失常,应用硝苯地平和维拉帕米疗效显著。此可能由于使冠状血流改善,减慢或抑制了缺血性心肌细胞的自律性和传导性。此外,维拉帕米对特发性室性心动过速有良好效果。

(二) 防治心肌缺血

钙通道阻滞剂可减慢心率,减少心肌耗氧;扩张冠状血管,解除冠状动脉痉挛,增加心肌供氧和缺血区的血流量;以及减少血小板的集聚。具有防治心肌缺血的作用。尼卡地平的扩血管作用最强,硝苯地平次之,维拉帕米和地尔硫䓬最小。钙通道阻滞剂可以降低围术期心肌梗死的发生率和缩小梗死面积。不过麻醉前用钙通道阻滞剂预防心肌缺血的作用仍不很肯定。Chung 报道,冠状动脉旁路术术前用钙通道阻滞剂预防心肌缺血的效果较差,不如 β 受体阻滞药。但术前已用钙通道阻滞剂者不应停药,应继续用至术晨或术前,以防止术中发生冠状动脉痉挛。围术期有发生冠状动脉痉挛危险的患者,术中可以用硝酸甘油静滴,同时硝苯地平 30 mg 舌下含服或鼻导管内给药,亦可静滴地尔硫䓬。术前曾有严重冠状动脉痉挛发作的患者,于预充液内加入维拉帕米 50 mg,可以有效地防止围术期发生冠状动脉痉挛。此外,硝苯地平、地尔硫䓬冠状动脉内注射也有效。Dnpvis 报道于血压、左心功能正常患者行冠状动脉旁路术时,每分钟静滴硝苯地平 3 $\mu g/kg$, 5 min 后改为 0.2 $\mu g/(kg \cdot min)$,使术后早期心肌缺血明显减少。冠心病患者行非心脏手术,地尔硫䓬 0.15 mg/kg 静注及 3～5 $\mu g/(kg \cdot min)$ 静滴能降低心肌缺血发生率,而几乎无心血管不良反应。实验证明,钙阻滞剂能防止心肌缺血后再灌注所致的失控性钙离子增高,对心肌有保护作用。心内直视手术,主动脉钳夹开放后用硝苯地平和地尔硫䓬及维拉帕米对心功能的保护胜过单用高钾冷停跳液者,其中以维拉帕米的作用较差。将硝苯地平混合于高钾冷停跳液内,可加强对心肌的保护作用,使心室功能减退的高危患者术后低心排综合征发生减少,并且对药物和机械支持的需要减少。此外,维拉帕米可防止再灌注期发生危险的心律失常,在这方面优于硝苯地平。

(三) 防治高血压

钙通道阻滞剂的降压作用,主要是通过舒张小动脉,作用起效快且肯定,外周血管阻力下降,不减少心排血量,不产生体位性低血压,无快速耐药性,无支气管哮喘的禁忌证,可用于 COPD 患者。可用于防治围术期的高血压和高血压危象。维拉帕米 0.1 mg/kg 静注,或硝苯地平 10 mg 舌下含服，可以预防喉镜和气管插管的升压反应，硝苯地平 10 mg 溶于 2 mL 盐水注入口腔、或舌下含服，降压效果明显，且无明显的不良反应。一般舌下含服 10 mg，2～5 min 显效，20～30 min 作用达高峰，持续 3～5 h，比口服作用快而持久，并可重复给药。硝苯地平也用于治疗妊娠期严重高血压急性发作，对胎儿无任何不良影响。硝苯地平 10 mg 滴入鼻腔可以防止气管插管所引起眼内压升高。和硝普钠相比其优点为无反射性心动过速和快速耐药性，也无停药的血压反跳现象。

尼卡地平用于重度高血压和围术期高血压等高血压急症患者，能安全地控制血压，起效快（1～5 min），疗效高（显效率 100%），作用时间短，便于调节，并且不良反应小。静脉负荷量 10～30 μg/kg，1 min 后血压开始下降，收缩压和舒张压可以下降约 20%～30%，并且安全性大，未出现严重低血压，于作用消失后，无血压反跳现象，药效维持约 20 min，需在 20～30 min 后给予静脉滴入，以维持降压效果。全身麻醉诱导时，静注尼卡地平 30 μg/kg，可以防止和降低由于气管插管所引起的血压升高。对于高血压患者其效果尤为显著，并且使其周围循环阻力在插管期间显著降低，心功能指数明显增加，且不增加心肌耗氧量。尼卡地平维持剂量为开始 2～6 μg/(kg·min)，以后根据血压变化调节。尼卡地平用于术中控制性降压 10～12 μg/(kg·min)滴注，可于 5～10 min 内将血压稳定控制于较低水平（收缩压 80 mmHg）。心内直视手术，体外循环血压升高时，尼卡地平每分钟 4 μg/kg 滴注，可使 MAP 下降至 70 mmHg，减少滴入量后，控制 MAP 于 70±5 mmHg，效果满意，且停机后没有出现心率增快现象，尿量较多，认为其效果优于硝酸甘油和硝普钠。

（四）脑复苏和缺血性脑血管疾病

心跳停止后，缺氧可影响跨细胞膜正常钙离子浓度梯度的维持，导致大量钙流入神经细胞（至少有 200 倍）内。钙通道阻滞剂可以防止再灌注损害，并且能防止或解除脑血管痉挛，有利于脑皮质供血，有明显的减轻脑损害的效果。尼莫地平为高度脂溶性，易于进入中枢神经系统，可以穿过血脑屏障，故用于脑内疾病。它主要扩张直径为 70～100 μm 的小动脉，对小静脉的影响很小，剂量＜60 μg/kg，对心率、节律和心肌收缩力无明显抑制。同时，SVR 和血压下降，使心脏在增加心排血量的同时并不增加心脏作功，但临床应用的效果有待进一步探索。实验研究发现，维拉帕米可以防止脑缺血再灌注期的迟发性低灌注状态，局部脑血流量增加显著，脑水肿改善。

尼卡地平选择性扩张脑血管，改善缺血区域血供，并且能增加脑对缺氧的耐受力，对脑细胞有保护作用，可用于各种缺血性脑血管疾病的预防和治疗，减少脑卒中的发生。研究证明尼卡地平 0.01 mg/kg 可以使患者脑血管阻力下降 22%，脑血流量上升 15%，并能使脑血管疾病患者缺血区血流量升高。动物实验显示，尼卡地平可以抑制去甲肾上腺素、氨茶碱、5-羟色胺、血栓烷 A2 等所致的大脑和动脉痉挛性收缩。临床报告，充血性卒中恢复期患者，口服尼卡地平 20 mg 后，有降低血压和同时增加脑血流量的效应；53 例急性缺血性脑卒中患者,应用尼卡地平治疗,有效率达95%。

二、与麻醉药的相互作用

（一）吸入麻醉药

实验证明氟类吸入麻醉药可以阻滞心肌和血管平滑肌的钙通道,妨碍细胞外的钙内流,且与剂量相关。这是导致其负性肌力作用和直接扩张血管的重要原因。其作用机制和钙通道阻滞剂相似,因此两类药同时应用,对心血管功能可以产生显著的相互作用。钙通道阻滞剂和氟类吸入麻醉药合用,对心肌的抑制加重,也降低平均动脉压。其中以恩氟烷的影响最大,氟烷次之,异氟醚最轻。恩氟烷与维拉帕米同用,不仅严重抑制心功能,还显著抑制血浆肾上腺素和去甲肾上腺素浓度的升高。氟烷和地尔硫䓬或维拉帕米同用对心肌的抑制作用大于硝苯地平和尼卡地平合用。钙通道阻滞剂和氟类吸入麻醉药合用对心肌抑制的相加作用可以部分被氯化钙拮抗。但使P-R间期延长的作用不受影响。维拉帕米和氟烷合用,使SVR下降,并与剂量相关,但和恩氟烷、异氟醚合用时SVR变化不明显。氟类麻醉药和钙通道阻滞剂合用降低冠状动脉灌注压,但冠状血流却没有变化。异氟醚和尼卡地平合用使平均动脉压下降,而冠状血流增多。氟类麻醉药和钙通道阻滞剂合用,对心脏传导系统的抑制有相加作用,维拉帕米和地尔硫䓬对心肌电生理的影响都因用吸入氟类麻醉药而加重,可以发生窦性静止、窦房阻滞、逸搏、Ⅱ度（Ⅰ型）房室传导阻滞和完全性传导阻滞等。并且维拉帕米的作用大于地尔硫䓬,尤以维拉帕米和恩氟烷合用时最显著。已用洋地黄或β受体阻滞药时,应慎用维拉帕米。β受体兴奋药可以使心肌细胞上功能性钙通道的数目增多。此外,血浆内维拉帕米和地尔硫䓬用于氟类吸入麻醉药后,浓度上升近一倍,此可能由于麻醉后肝血流减少,药物代谢降低所致。其中地尔硫䓬血浆内浓度的上升小于维拉帕米,这可能是由于前者的分布容积大于后者之故。硝苯地平同氟类麻醉药合用对房室传导无明显影响。维拉帕米和地尔硫䓬可以减少由于氟烷麻醉时儿茶酚胺类所引起的室性心律失常。氟烷浅麻醉时,用维拉帕米可以减少自发和由儿茶酚胺类引起的心律失常。此外,Maze等发现钙通道阻滞剂可增强氟类麻醉药的麻醉效能,维拉帕米 0.5 mg/kg 能使氟烷的 MAC 降低 25%。

根据临床观察和实验,可以说明绝大多数心功能正常的患者,对使用临床浓度的氟类吸入麻醉药和适量的钙通道阻滞剂均有良好的耐受力。左室功能正常者氟烷麻醉时,静注维拉帕米 150 μg/kg 10 min 后,除血压轻度下降外,并无其他循环功能的不良反应。而心室功能已经损害的患者,维拉帕米和地尔硫䓬都可以使心功能进一步降低。另一方面,高浓度氟类吸入麻醉药业已抑制心肌功能,即使应用小剂量的钙通道阻滞剂也会发生心肌功能抑制加重。一般用氟类吸入麻醉药前,不必停用硝苯地平。钙通道阻滞剂与吸入麻醉药合用时,以选用异氟醚为妥。

(二) 静脉麻醉药

硫喷妥钠对维拉帕米的药代动力学没有影响,但可加重维拉帕米对心肌的抑制。临床上,硫喷妥钠、地西泮、芬太尼静脉麻醉时,通常可以使用钙通道阻滞剂。无心脏病史患者行腹部手术静注 0.07 mg/kg 维拉帕米后,血压和 SVR 下降、心排血量增加,肺动脉压和心率无变化,P-R 间期稍延长。钙通道阻滞剂抑制心肌和扩张血管时引起反射性交感神经兴奋,当和芬太尼、苯二氮䓬类及 N_2O 合用时,钙通道阻滞剂的上述作用仍然存在,使患者的血流动力学变化较对照组平稳。因此,Coriat 认为钙通道阻滞剂和上述麻醉药同用,其相互间的作用有益于维持血流动力学稳定。左室功能良好的冠状动脉疾病患者,用大量芬太尼麻醉,静注维拉帕米 0.075~0.15 mg/kg 无不良反应。β 受体阻滞药和硝苯地平合用,可以耐受大剂量的芬太尼麻醉。另一组行冠状动脉旁路术患者,麻醉用吗啡、地西泮和 N_2O,静注维拉帕米 0.075 mg/kg 后,左室 SWI、MAP 和 SVR 下降,而心排血量、心率、节律、平均动脉压和肺毛细血管楔压均无变化。但长期口服硝苯地平的冠状动脉旁路术患者,用大剂量芬太尼麻醉时,对心肌有显著抑制。故关于钙通道阻滞剂和大剂量芬太尼并用时对心血管系统的影响,尚待继续深入研究。

(三) 其他

维拉帕米有较强的局麻作用(为普鲁卡因的 1.6 倍),服用此药的患者用局麻药时,能增加局麻药的心脏毒性。钙通道阻滞剂对所有去极化、非去极化肌松药均能增强其肌松作用。用钙通道阻滞剂治疗的患者,应用常规剂量新斯的明拮抗肌松药的残余效应,效果不佳。动物实验显示硝苯地平有阻断神经肌肉传导作用,但临床报道术前长期口服硝苯地平(3 个月以上)患者用维库溴铵 0.1 mg/kg,阿曲库铵 0.5 mg/kg 后,其肌松作用开始时间,T_1 恢复至 25% 的时间,T_4 的恢复时间和对照组的结果均无差别。不过临床麻醉中同时应用钙通道阻滞剂和肌松药时,仍应警惕肌松程度加重和肌张力恢复延迟的可能性。此外,对已用肌松药的患者,待呼吸恢复后,若再给钙通道阻滞剂,也有可能出现呼吸肌再次麻痹的潜在危险,应予注意。用维拉帕米时,给予小量的含钾液(氯化钾液,库血)就可以出现高钾血症。钙通道阻滞剂可以使地高辛的血浆浓度升高,还能够影响由钙介导的血小板功能。

(陈 杰 王祥瑞)

参 考 文 献

1 Liebson PR. Calcium channel blockers in the spectrum of antihypertensive agents. Expert opin pharmacother,2006,7(17):2385—2401.

2 Opie LH, Yusuf S, Kubler W. Current status of safety and efficacy of calcium channel blockers in cardiovascular diseases: a critical analysis based on 100 studies. Prog Cardiovasc Dis, 2000, 43(2): 171—196.

3 Opie LH. Calcium channel blockers for hypertension: dissecting the evidence for adverse effects. Am J

Hypertens,1997,10(5 Pt 1):565—577.

4 Spedding M, Paoletti R. Classification of calcium channels and the sites of action of drugs modifying channel function. Pharmacol Rev,1992,44:363.

5 Mcdonald TF. Regulation and modulation of calcium channels in cardiac, skeletal, and smooth muscle cell. Physiol Rev,1994,74:365.

6 苏定冯主编.心血管药理学.第1版.北京:科学出版社,2001.226—237.

7 杭燕南,庄心良,蒋豪主编.当代麻醉学.上海:上海科学技术出版社.2002,402—415.

第8章　抗心律失常药

心律失常(cardiac arrhythmia)是指心脏激起的起源、频率、节律、传导速度和传导顺序等异常；是各种生理、病理、心源性或非心源性因素导致心肌细胞电生理紊乱的结果，而电生理改变又是离子转运异常的表现。一般按心动频率将心律失常分为缓慢型和快速型两种类型。缓慢型有窦性过缓、传导阻滞等，常用阿托品及异丙肾上腺素治疗。快速型的发病机制和治疗都较复杂，可大致分为四类药物。这些抗心律失常药通过直接或间接作用于心肌细胞的离子通道，或作用于心肌细胞的受体，从而影响心肌细胞对 Na^+，K^+，Ca^{2+} 的通透性，纠正电生理紊乱，使心脏恢复正常节律，最终达到治疗心律失常的目的。

最早应用的抗心律失常药物是1914年发现的奎尼丁(quinidine)，经过数十年的探索与实践，抗心律失常药已有相当大的进展。其中最重要的应是20世纪60年代发现的β肾上腺受体阻滞剂和钙通道阻滞剂。这两类药物不但具有抗心律失常作用，还具有抗心绞痛、抗高血压作用，是治疗心血管系统疾病的重要药物。英国药理学家詹姆斯·布莱克(James W. Black)也因他对β肾上腺受体阻滞剂普萘洛尔的开创性科学研究荣获1988年诺贝尔生理医学奖。人们将硝酸甘油、β肾上腺受体阻滞剂和钙通道阻滞剂的发现誉为心血管病治疗史上的三个里程碑。近年来，作用于钾通道的药物在抗心律失常方面也有较大发展，发现了许多新型的钾通道阻滞药。

药物治疗对救治严重心律失常患者发挥了重要作用，但需要注意及引起重视的是现有抗心律失常药均有不同程度的致心律失常(arrhythmias)作用，它包括原有心律失常的加重或恶化，或引起新的心律失常。因此，这要求在应用抗心律失常药时需有明确的指征，并根据患者的心律失常发生、有无器质性心脏病、心功能情况及血流动力学变化进行综合评定，同时纠正可能的诱因及针对病因治疗，强调用药的规范化和个体化以及避免滥用也是十分重要的。

第8章 抗心律失常药

第一节 心律失常的电生理学基础

一、正常心肌细胞电生理特性

心肌细胞内外离子分布不同,其静息电位为膜内负于膜外,约-90mV,当心肌细胞受到刺激(或自发的)发生兴奋,出现除极化,继后复极化,构成动作电位。动作电位分为5个时相,0相:钠内流;1相:钾外流;2相:钙内流,钾外流,少量的钠内流;3相:钾外流;4相:离子的转运,恢复静息态的离子状态。

按照电生理特性,心肌细胞可分为两类:一类为工作细胞,包括心房肌及心室肌,主要起机械收缩作用,具有兴奋性、传导性而无自律性;另一类为自律细胞,是一类特殊分化的心肌细胞,包括P细胞(起搏细胞)和浦肯野细胞。它们具有自动产生节律的能力,具有兴奋性、传导性而无收缩性。无论工作细胞还是自律细胞,其电生理特性都与细胞上的离子通道活动有关。

（一）兴奋性（excitability）

兴奋性是指心肌细胞受刺激后产生动作电位的能力,包括静息电位去极化到阈电位水平以及有关离子通道的激活两个环节。静息膜电位绝对值减小或阈电位水平下降均能提高心肌兴奋性。

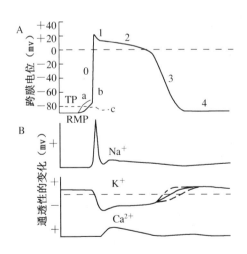

图8-1　A. 快反应心肌细胞跨膜电位的分期
B. 心肌细胞膜跨膜电位形成的离子机制
RMP 静息电位　TP 阈电位

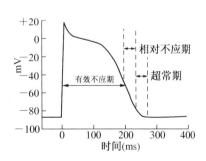

图8-2　心肌细胞兴奋性的周期性变化

(二) 自律性(automaticity)

部分心肌细胞能够在没有外来刺激的条件下,自动地发生节律性兴奋的特性,称为自律性。动作电位4相自动除极速率(斜率)决定自律性。根据动作电位0相去极化的速度及超射幅度,可将心肌细胞分为快反应自律细胞(包括心房传导组织、房室束及浦肯野纤维)及慢反应自律细胞(包括窦房结及房室结)。快反应自律细胞4相自动除极速率主要由起搏电流决定,慢反应自律细胞4相自动除极的离子基础目前还不完全清楚,但多数认为由Ca^{2+}内流所决定。

(三) 传导性(conductivity)

心肌细胞膜的任何部位产生的兴奋不但可以沿整个细胞膜扩布,且可通过细胞间通道传导到另一个心肌细胞,从而引起整个心脏的兴奋和收缩。动作电位0相除极化速率决定传导性。快反应自律细胞0相除极化是由钙内流决定,因而抑制钠内流或钙内流都可以抑制传导。

二、心律失常的发生机制

窦房结是心脏的正常起搏点,窦房结的兴奋沿着正常传导通路依次传导下行,直至整个心脏兴奋,完成一次正常的心脏节律。这其中的任一环节发生异常,都会产生心律失常。

(一) 心脏激起起源异常

1. 窦性激动异常

正常人在安静状态下,窦房结有规律地发生60~100次/min激动,产生正常窦性心律。当窦房结自律性异常增高、减低或不规则时,即可分别产生窦性心动过速、窦性心动过缓或窦性心律不齐等心律失常。

2. 异位激动异常

正常时具有自律性的其他心肌细胞或病态的工作心肌细胞(心房肌和心室肌)由于病态具有了异常自律性(即4位相自动去极化),当上述心肌细胞的自律性绝对超过窦房结时,可发生异位激动,控制心脏的活动。产生过早搏动、异位性心动过速或逸搏、逸搏心律等。

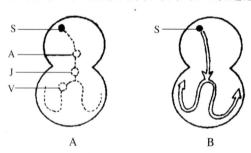

图8-3 心脏异位起搏点

3. 触发性激动异常

触发激动(triggered activity)是由一次正常的动作电位所触发的后除极。当这种后除极发生在正常动作电位的 2 位相(缓慢复极期)或 3 位相(快速复极末期),称为早期后除极;发生在复极化完成以后的 4 位相(静息期),称为延迟后除极。在后除极所引起的膜电位震荡到达阈电位时,即可触发一次新的动作电位,产生心律失常。

(二)心脏激起传导异常

正常心脏激动从窦房结发出后,按一定顺序和速度传导,如传导顺序和速度发生异常,即产生相应的心律失常。

1. 折返激动

当激动从某处循一条径路传出后,又从另一条径路返回原处,使该处再次发生激动的现象称为折返激动,是快速性心律失常的重要发生机制。形成折返激动有三个基本条件:① 激动传导径路中,某一部位存在单相阻滞区,该阻滞区多由心肌病变后心肌组织不应期差异所致;② 传导径路存在一条解剖或功能环路,使激动能返回原处;③ 循折返环路激动的波长(传导速度与不应期的乘积)必须短于环路的长度(常由传导速度缓慢或环路足够长所致),使激动波前的组织能脱离不应期和恢复兴奋性。

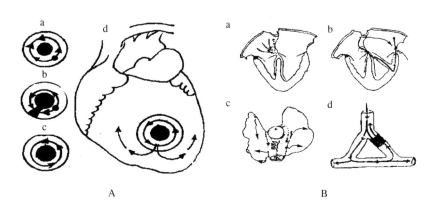

图 8-4 折返激动机制模式图

A. a. 激动起源于黑点处,同时向两个方向传导,最后两个激动波前在环路内相碰,不发生折返。 b. 阴影区发生单向阻滞,激动在此区仅能向一个方向传导。 c. 通过单相阻滞区的激动回到刺激点,并继续沿环路传导,折返机制点燃。 d. 位于心室内的折返环在功能上与周围心肌分开(例如由于纤维化引起,图中用黑块表示),但仍与心室肌发生联系,于是,折返激动通过联系点传至心室。右图在心脏不同部位发生的折返,箭头示激动传导方向,平行线示单向阻滞。 B. a. 房室结内折返。 b. 房室结和旁道间折返。 c. 两心房和上下腔静脉间折返。 d. 浦肯野纤维和心室肌间折返。

2. 传导阻滞

当激动抵达部位心肌细胞仍处于绝对不应期或有效不应期,此时不能兴奋或不能发生可扩播性兴奋,即发生完全性传导阻滞;如若抵达部位心肌细胞处于相对不应期,此时传导速度变慢,即发生传导延缓和不完全性传导阻滞。

第二节 抗心律失常药的电生理简介

一、抗心律失常药对心肌细胞膜电位的影响

抗心律失常药对心肌细胞膜电位的影响简介如下。

0相：0相的除极化速度和幅度是Na^+快速进入细胞内的主要表现，亦是决定传导速度的主要因素。0相时动作电位的最大上升速度（V_{max}）又与最大舒张期电位的大小有关。钠通道属于快通道，目前认为是存在于细胞膜上的一种蛋白质，由某种带电基团组成，起着"闸门"作用，有m闸门与h闸门。通过闸门的启闭可对钠通道起到开放或关闭作用。凡是能使h闸门关闭或变窄的药物均可降低膜反应性，使Na^+进入细胞内的速度变慢，减慢0相的上升速度，传导速度亦相应降低，如奎尼丁类药物。

1相：系K^+短暂外流所致。由于h闸门关闭、钠通道失活，Na^+难以进入细胞内，此时Cl^-进入细胞内，膜电位急剧下降。

2相：由于钙通道（慢通道，"闸门"d和f的控制）开放，Ca^{2+}进入细胞内，促使膜电位在一定时间内保持在相对较高的水平，因此在动作电位上形成"平台"。凡能抑制Ca^{2+}内流的药物，均可使慢反应细胞（如窦房结等）的自律性受到影响。例如维拉帕米系钙通道阻滞剂，能阻止Ca^{2+}内流，从而使2相的"平台"变得低而倾斜。因此，钙通道阻滞剂可以延长慢反应细胞的不应期。

3相：由于K^+从细胞内流出增加，使细胞膜电位发生急剧的变化，使动作电位经历了一段时间的"平台"后又快速下降。利多卡因和苯妥英钠等药物由于可以促进K^+外流，因而缩短3相的时程，亦即缩短不应期和动作电位时间。此类药物在4相可继续促进K^+外流，因此，4相的静息电位可降低，即最大舒张期电位的负值增大，这就降低了细胞的自律性，使自律细胞发放冲动减慢。

4相：奎尼丁可阻止4相的Na^+内流。由于自律细胞在4相时不断地有少量Na^+进入细胞内（"漏电"现象），形成自动除极。因此，当Na^+内流受限抑制时，可导致4相的斜度减小和最大舒张期电位增大，从而抑制细胞的自律性。

二、抗心律失常药的基本电生理作用

药物的基本电生理作用是影响心肌细胞膜的离子通道，改变离子流而改变细胞的电生理特性。针对心律失常发生的机制，可将药物的基本的电生理作用概括为以下几项。

1. 降低自律性

可通过增加最大舒张电位,或减慢 4 相自动除极速率,或上移阈电位等方式降低自律性。此外,延长动作电位时程(APD)也将延长心动周期,从而减慢自动起搏。

2. 减少后除极和触发活动

可以:① 减少早后除极,可通过促进或加速复极以减少早后除极的发生,或抑制早后除极上升支的内向离子流或提高其阈电位水平,或增加外向复极电流以增加最大舒张电位等三种方式。② 减少晚后除极,主要是减少细胞内钙的蓄积,钙通道阻滞剂能有效地发挥这一作用,另外,能抑制这一过性钠内流的药物也能减少晚后除极如钠通道阻滞药利多卡因等。

3. 改变膜反应性而改变传导性、终止或取消折返激动

可以:① 增强膜反应性加快传导,以取消单向传导阻滞,终止折返激动。② 降低膜反应性减慢传导,变单向阻滞为双相阻滞而终止折返激动。

4. 延长不应期终止及防止折返的发生

影响不应期的三种情况如下:① 延长 APD、ERP,而以延长 ERP 更为显著,为绝对延长 ERP。② 缩短 APD、ERP 而以缩短 APD 更为显著,为相对延长 ERP。如复极过程过度缩短也易于发生折返性心律失常。③ 使相邻细胞不均一的 ERP 趋向均一化。因复极不均是诱发心律失常的基础,以上三种情况均可取消折返,理想的抗心律失常药应该对 APD 的长短进行双向调节而发挥作用。

第三节　抗心律失常药物的分类

一、抗快速性心律失常药(表 8-1)

分类主要根据浦肯野纤维离体实验所得的药物电生理效应及作用机制,目前多采用改良 Vaughan Williams 分类法,可将抗快速性心律失常药分为四类,第一类药又分为 A、B、C 三个亚类。

(一) Ⅰ类——钠通道阻滞剂

又称为膜稳定剂,主要阻断钠离子快通道,降低心肌细胞对 Na^+ 通透性,使动作电位 0 相上升最大速率(V_{max})减慢和幅度降低,延长动作电位时限(APD)和有效不应期(ERP)。该类药又分为以下三个亚类。

1. Ⅰa 类

适度阻滞钠通道。适度抑制 0 相除极,适度减慢传导,显著减慢 V_{max},一般延长复极过程(APD、ERP),属此类的有奎尼丁、普鲁卡因胺、丙吡胺、安搏律定等,主要用于治疗室上

性和室性快速性心律失常。

2. Ⅰb类

轻度阻滞钠通道。轻度抑制0相除极,轻度减慢或不减慢传导,不延长或缩短APD和ERP,属此类的有利多卡因、苯妥英钠、美西律、妥卡因、苯、莫雷西平等,主要用于治疗室性快速性心律失常。

3. Ⅰc类

明显阻滞钠通道。重度抑制0相除极及减慢传导。对复极过程则少有影响,属此类的有普罗帕酮、氯卡胺、氟卡安、乙码噻嗪等,用于治疗室上性和室性快速性心律失常。

(二) Ⅱ类——β肾上腺素能受体阻滞药

主要通过竞争性阻滞β肾上腺受体,减慢V_{man},抑制4相自动去极化,相对延长ERP。属此类的有:普萘洛尔、美多洛尔、纳多洛尔、阿替洛尔、噻吗洛尔、吲哚洛尔、醋丁洛尔、艾司洛尔等,用于治疗室上性及室性快速性心律失常。

(三) Ⅲ类——选择性地延长复极过程的药物

又称钾通道阻滞剂,可能是通过肾上腺素能效应而起作用。具有延长动作电位间期和有效不应期的作用。其代表药有:胺碘酮、索他洛尔、溴苄铵等。2年来,Ⅲ类抗药物治疗有了明显进步。用埋藏式心脏转复除颤器(ICD)的室性心律失常患者,Ⅲ类药的使用日增,以期减少ICD放电次数。最近研究显示索他洛尔有减少ICD患者的快速性心律失常之效。目前正在研究静脉注射胺碘酮用于急性处理不稳定性室性心律失常,并研究用于医院外心博骤停患者的治疗。Ⅲ类药用于心房颤动、扑动的预防日益增多。研究资料反映它们在减少心脏手术后的室上性快速性心律失常的治疗中起重要作用。

(四) Ⅳ类——钙通道阻滞剂

主要阻滞L型钙通道,使$I_{ca^{2+}}-L$下降,抑制4相自动去极化,延长APD。由于$I_{ca^{2+}}-L$主要存在于慢反应细胞,故该类药主要用于室上性心律失常,代表性药物有维拉帕米、硫氮䓬酮、双苯吡乙啶等。

其他类药如洋地黄类药物,其抗心律失常作用主要是通过兴奋迷走神经而起作用的。其代表药物有毛花苷丙、毒毛花苷K、地高辛等。

Vaughan Williams分类法尽管有局限性,但由于已广为了解,成为学术交流的便捷手段,因此仍以此分类介绍抗心律失常药,但应注意药物的实际作用远比此分类所述要复杂。Sicilian gambit分类法,似乎更实际些,它通过区分各种心律失常的机制,分析心律失常的易被改变的有关参数,又从中选择最可能影响这些参数的"靶因素",后再由对"靶因素"的作用选择合适的抗心律失常药物。

二、抗缓慢性心律失常药物

表 8-1 抗心律失常药物分类

分 类	药 物	作 用
Ia		钠通道阻断作用
	奎尼丁	↑ERP/APD,↑ERP
	普鲁卡因胺	↓传导
	丙吡胺	↑APD,↑QRS
Ib	利多卡因	↑ERP/APD,↑APD
	美西律(慢心律)	
妥卡胺(室安长因)		
	苯妥英钠	
Ic	恩卡尼	↓传导,↑QRS
	氟卡尼	↑APD
	普罗帕酮(心律平)	
	莫雷西嗪(乙吗噻嗪)	
Ⅱ类		
	普萘洛尔	β受体阻滞剂
	阿替洛尔	
	美托洛尔	
Ⅲ类		
	胺碘酮	↑APD,↑QRS
	溴苄铵	
	索他洛尔	
Ⅳ类		
	维拉帕米(异搏定)	钙通道阻滞剂
	硫氮䓬酮	

EPR:有效不应期,APD:动作电位时程;↑增高;↓降低

该类药物能增强窦房结的自律性,促进传导,对抗某些药物对心脏的抑制作用。主要可分为以下三类:

1. β肾上腺素能受体兴奋剂

包括异丙肾上腺素、沙丁胺醇、麻黄碱、肾上腺素等。后者亦用于心室颤动和心电-机分离时的心脏复苏。

2. M-胆碱受体阻断剂

包括阿托品、丙胺太林(普鲁本辛)、山莨菪碱、克朗宁等。

3. 非特异性兴奋性、传导促进剂

包括皮质激素、烟酰胺、乳酸钠、氨茶碱、硝苯地平、甲状腺素和某些中药(生脉散、保心

丸、参类)等。

第四节 抗心律失常药

由于抗心律失常新药不断问世,但为了系统介绍抗心律失常药的药理,因此,一些目前已不再使用的抗心律失常药也作简要叙述。

一、抗快速性心律失常药物

(一) Ⅰa 类药物(钠通道阻滞药)

这类药物能适度阻滞钠通道,减少除极时的 Na^+ 内流,降低 0 相上升最大速率,降低动作电位振幅,减慢传导速度;也能减少异位起搏细胞 4 相 Na^+ 内流(if)降低自律性;也延长钠通道失活后恢复开放所需的时间,即延长 ERP/APD,且以延长 ERP 为显著;这类药还能不同程度地抑制 K^+ 和 Ca^{2+} 的通透性,因而有膜稳定作用。这类药物主要为奎尼丁、普鲁卡因胺、丙吡胺、安搏律定等。

1. 奎尼丁(qiuinidine)

奎尼丁是草科植物金鸡纳(cinchona ledgeriana)树皮所含的一种生物碱,是奎宁的右旋体,它对心脏的作用比奎宁强 5～10 倍。分子量为 782.95(图 8-5)。金鸡纳制剂用于治疗已达几个世纪。1918 年又发现一疟疾病患者合并的心房颤动也被治愈。以后的研究证明金鸡纳树皮所含有的三个主要生物碱(奎宁、奎尼丁和辛可宁)确有抗心律失常的作用,其中以奎尼丁为最强。

(1) 药理作用 基本作用是与心肌细胞膜钠通道蛋白质相结合发挥阻滞钠内流作用,低浓度即可阻滞 I_{Na}、I_{Kr},高浓度尚具有阻滞延迟外向整流钾电流(I_{Kl})、瞬时外向钾电流(I_{to})及 L 型钙电流(I_{Ca-L})作用。该药对 I_{Kur} 的抑制作用有利于防止房颤。此外,奎尼丁还具有明显的抗胆碱作用和阻断外周血管 α 受体作用。

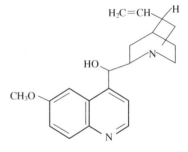

图 8-5 奎尼丁化学结构式

1)降低自律性:奎尼丁阻滞钠通道可提高兴奋阈值,降低浦肯野纤维的自律性及心肌工作细胞的异常自律性,对正常窦房结影响微弱。对病窦综合征者则明显降低其自律性。在自主神经完整无损的条件下,通过间接作用可使窦率增加。

2)减慢传导速度:奎尼丁能降低心房、心室、浦肯野纤维等的 0 相上升最大速率和膜反应性,因而减慢传导速度。此药的抗胆碱作用虽减慢心房肌的传导性,但却加快房室结的传导性。应用奎尼丁治疗心房扑动或心房纤颤时,由于房室结的传导加快,可能出现心室率加快,所以在应用奎尼丁前先服用强心苷类药物,抑制房室结传导,以防止心室率加快。

奎尼丁减慢传导的作用尚能使单向传导阻滞变为双向传导阻滞,从而取消折返激动引起的心律失常。

3) 延长不应期:奎尼丁延长心房、心室、浦肯野纤维的 ERP 和 APD。延长 APD 是其减慢减少 K^+ 外流所致,在心电图上表现为 Q-T 间期延长;因此,奎尼丁对尖端扭转型室速禁用。对 ERP 的延长更为明显,因而可以取消折返。该药有负性频率作用,可使心率减慢,此作用尤为明显,这是该药致心律失常机制之一。此外,在心脏局部病变时,常因某些浦肯野纤维末梢部位 ERP 缩短或不一致,造成邻近细胞复极不均匀而形成折返,此时奎尼丁使这些末梢部位 ERP 延长并使其均一化,从而减少折返的形成。

4) 对自主神经的影响　动物实验见奎尼丁有明显的抗胆碱作用,阻抑迷走神经的效应。奎尼丁的抗胆碱作用,与血浆浓度有关,当奎尼丁的血浆浓度较低时,则以抗胆碱作用为主。在口服治疗的初始期间,奎尼丁的抗胆碱作用最为明显,而后,当奎尼丁的血浆治疗浓度处于稳定阶段时,则其直接的电生理作用趋向于优势。同时,奎尼丁还有阻断 α 受体的作用使血管舒张,血压下降而反射性兴奋交感神经。这两种作用相合,可使窦率增加。此外,该药还可减少 Ca^{2+} 内流,具有负性肌力作用。

(2) 体内过程　口服后吸收良好,经 1～2 h 可达血浆峰浓度。生物利用度为 72%～87%。治疗血药浓度为 3～6 μg/mL,超过 6～8 μg/mL 即为中毒浓度。在血浆中约有 80%～90%与蛋白相结合,心肌中浓度可达血浆浓度的 10 倍。表观分布容积为 2～4 L/kg。消除 $t_{1/2}$ 为 5～7 h,在肝中代谢成羟化物,仍有一定活性,终经肾排泄。原形排泄约 10%～20%,尿 pH 自 7 增至 8,肾脏排泄下降 50%,但因尿中原形者少,故尿碱化不会影响血药浓度。

(3) 临床应用

1) 适应证　奎尼丁是广谱抗心律失常药,适用于治疗房性、室性及房室结性心律失常。对房颤及房扑,复律前合用强心苷和奎尼丁可以减慢心室频率,复律后用奎尼丁维持窦性节律。预激综合征时,用奎尼丁可以中止室性心动过速或用以抑制反复发作的室性心动过速。血清钾浓度在奎尼丁的心脏组织作用中起主要的决定因素。降低细胞外的钾离子浓度可拮抗奎尼丁对膜反应性的抑制效应。增加细胞外钾离子浓度可增强奎尼丁抑制膜反应性作用。奎尼丁的这种依赖性钾离子浓度的作用,可以用来解释为什么低血钾患者通常对奎尼丁的抗心律失常效应没有反应。同时,必须予以注意的是细胞外 K^+ 浓度过高时,将增强奎尼丁对房室结及起搏点细胞的抑制作用。

2) 禁忌证　奎尼丁或奎宁过敏者,安装起搏器前有低位房室传导阻滞、束支传导阻滞、心功能不全及洋地黄中毒者禁用。肝功能不全者慎用。由于奎尼丁的不良反应较重,目前已不再临床应用。

(4) 剂量与用法

围术期心血管治疗药

1)硫酸奎尼丁 ①房颤或房扑复律:先口服0.2 g,观察1 h,如无不良反应,次日改为0.2 g,每2 h 1次,共服5次;如仍无效,且无不良反应,第3日改为0.3 g,每2 h 1次,共服5次。尚未转复为窦性心律可再用一日,0.4 g,每2 h 1次,共服5次,如仍无效,视为失败。转为窦性心律后,改为维持量0.2 g,每日3~4次或缓释胶囊0.3 g,每日2次。频发房性或室性早搏:口服0.2 g,每日3~4次或缓释胶囊0.3 g,每日2次。②口服:第1日,每次0.2 g,每2 h 1次,连续5次;如无效而又无明显毒性反应,第2日增至每次0.3 g,第3日每次0.4 g,每2 h 1次,连续5次。每日总量一般不宜超过2 g。恢复正常心律后,改给维持量,每日0.2~0.4 g。若连服3~4 d无效或有毒性反应者,应停药。③静注:在十分必要时采用,并需在心电图监护下进行。每次0.25 g,以5%葡萄糖液稀释至50 mL缓慢静注。小儿每次每公斤体重2 mg。

2)双氢奎尼丁 (塞利科,serecor)为长效缓释奎尼丁,口服:0.3~0.6 g/次,2次/d。

(5)不良反应及注意事项 奎尼丁应用过程中约有1/3患者出现各种不良反应,使其应用受到限制。常见的有胃肠道反应、恶心、呕吐、腹泻,多见于用药早期;久用后,有"金鸡纳反应(chichonic reaction)",表现为头痛、头晕、耳鸣、腹泻、恶心、视力模糊等症状;也有药热、血小板减少等过敏反应,使其应用受到限制。

心脏毒性较为严重,治疗浓度可致心室内传导减慢($Q-T_c$延长),如延长50%表明是中毒症状,必须减量。高浓度可致房室及室内传导阻滞,由此浦肯野纤维出现异常自律性造成室性心动过速或室颤。

奎尼丁治疗房颤或房扑时,应先用强心苷抑制房室传导,否则可引起"矛盾性"心室频率加快,因奎尼丁可使房性冲动减少,反而容易通过房室结而下传至心室。

奎尼丁晕厥(quinidine syncopy)或猝死是偶见而严重的毒性反应。发作时患者意识丧失、四肢抽搐、呼吸停止,出现阵发性室性心动过速,甚至心室纤颤而死亡。一般据认为是心室内弥漫性传导障碍与复极不均匀所致。发作时宜立即进行人工呼吸、胸外心脏按压、电除颤等措施抢救。药物抢救可用异丙肾上腺素及乳酸钠,后者提高血液pH值,能降低血K^+浓度,减少对心脏的危害,且血液pH值偏碱时,奎尼丁与血浆蛋白结合增加,可降低其毒性。

奎尼丁因有α受体阻断作用,扩张血管,减弱心肌收缩力,可引起低血压,每次服用该药前应检查心率、血压和EKG变化,若出现明显心率减慢(<60次/min)、收缩压下降(<90 mmHg)、Q-T间期延长(>30%)。均应停药。

(6)药物相互作用 本药与地高辛合用,使后者肾清除率降低而增加其血药浓度;与双香豆素、华法林合用,竞争与血浆蛋白结合使后者抗凝血作用增强;药物代谢酶诱导剂如苯巴比妥,能加速奎尼丁的代谢而缩短并减弱其作用,一般治疗量难达有效浓度。一旦停用苯巴比妥等药又会使奎尼丁浓度突然升高,易于中毒,应予注意。普萘洛尔等药能明显降低肝血流量而降低奎尼丁在肝中的代谢,合用时将增高奎尼丁的血中浓度。

2. 普鲁卡因胺(procainamide)

化学名称为:N-[(2-二乙氨基)乙基]-4-氨基苯甲酰胺盐酸盐分子式:$C_{13}H_{21}N_3O \cdot HCl$ 分子量:271.79,是普鲁卡因的衍生物,以酰胺键(—CO—NH—)取代普鲁卡因的酯键(—CO—O—)而成,普鲁卡因胺的化学构式见图8-6。

自20世纪50年代起就被用于心律失常的治疗。它能耐受血浆乙酰胆碱酯酶的水解,故无论口服、肌注或静脉注射都有效且作用较久,适合应用。该药对房性心律失常的作用比奎尼丁弱,对室性心律失常的作用似优于奎尼丁。

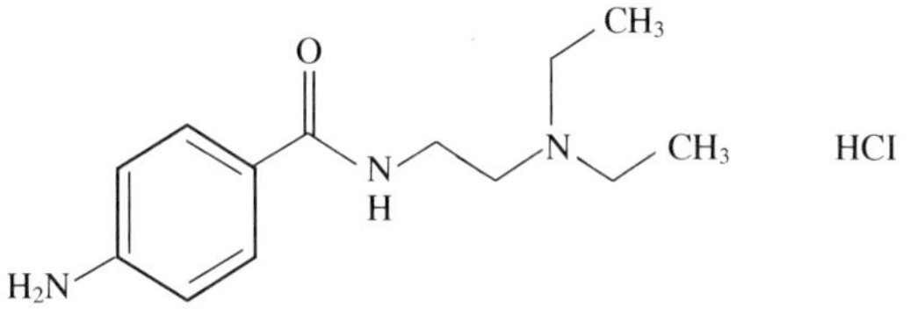

图8-6 普鲁卡因胺化学结构式

（1）药理作用 普鲁卡因胺对心肌的直接作用与奎尼丁相似而较弱,能降低浦肯野纤维自律性,治疗浓度能降低快反应细胞动作电位0相上升最大速率与振幅,因而减慢传导速度,使单向传导阻滞变为双向传导阻滞而取消折返激动。该药以抑制房室结以下传导为主,对房性心律失常作用较差。延长心房、心室及浦肯野纤维的APD、ERP,普鲁卡因胺对心肌没有间接作用,它仅有微弱的抗胆碱作用,而无α受体阻断作用。

（2）体内过程 口服吸收迅速而完全,生物利用度约80%,经1h血药浓度达高峰,肌内注射后0.5~1h,静脉注射后仅4min血药浓度即达峰值。有效血药浓度为4μg~10μg/mL,与血浆蛋白结合率为20%,表观分布容积达1.5~2.5L/kg体内分布广,而不易进入脑组织。消除$t_{1/2}$为3~6h。在肝中约一半被代谢成仍具活性的N-乙酰普鲁卡因胺(NAPA),再经肾排泄,原形排出约为30%~60%。NAPA也具有抗心律失常作用,但与母药在电生理学上有不同的特性,它几乎无Ⅰ类药物作用,而具有明显Ⅲ类药物的作用特性。

（3）临床应用

1）适应证:与奎尼丁相同,临床上常用于室性心律失常,如室性早搏、阵发性室性心动过速。静脉注射适用于抢救危急病例。但是目前很少临床应用,已被效果更好的抗心律失常药替代。

2）禁忌证:重症肌无力患者忌用。休克、严重心力衰竭、完全性房室传导阻滞、束支传导阻滞或肝肾功能严重损害者忌用。

（4）剂量与用法

1）静注:成人:先以100mg缓慢静注,必要时每隔5~10min重复,总量不超过10~15mg/kg,或以10~15mg/kg静滴1h,继以1.0~1.5mg/kg维持。儿童:每次2mg/kg,溶于葡萄糖液50~100mL中,缓慢静注或静滴。

2）口服:1日3~4次,每次0.5~0.75g,心律正常后逐渐减至每日2~3次,每次0.25g。

3) 静滴:0.5~1 g,溶于5%~10%葡萄糖溶液100 mL内,开始10~30 min内静滴,速度可适当加快,于1 h内滴完。无效者,1 h后再给1次,24 h内总量不超过2 g,静滴仅限于病情紧急情况,如室性阵发性心动过速,尤其在并发有急性心肌梗死或其他严重心脏病者,应经常注意血压、心率改变,心律恢复后,即可停止静滴。

4) 肌注:每次0.5~1 g。

普鲁卡因胺可抑制房性和室性心律失常,可用于转复室上性心律失常(尤其是房颤或房扑),控制预激性房性心律失常伴旁路传导所致的快速心室率,或无法确定是室上性还是室性心动过速。按20 mg/min的速度静滴至心律失常得以控制。冲击量给药可出现毒性反应、严重低血压,而对给药速度的限制影响了该药在紧急情况中应用。紧急情况可按50 mg/min给药,至总剂量为17 mg/kg。心搏骤停患者快速给予普鲁卡因胺的危险性需进一步研究,维持剂量为1~4 mg/min静滴。肾衰患者需减低维持量,且持续静滴3 mg/min以上,超过24 h者需监测血药浓度。预激性QT延长和尖端扭转型室速的患者禁用该药,给药期间需持续进行心电图和血压监测,若给药速度过快可能出现血压急剧下降。

(5) 不良反应及注意事项　长期应用可引起胃肠道反应,静脉注射可致低血压。大量可致窦性停搏,房室阻滞。口服时常见皮疹、药热、粒细胞减少等过敏反应。少数患者应用本品后,可发生精神改变(如抑郁、幻觉、精神病)、肌病、震颤、小脑共济失调等。久用数月或1年,约有10%~20%患者出现红斑性狼疮样综合征,患者体内可检测到抗核抗体,与临床所见的系统性红斑狼疮不同,即不产生抗DNA抗体,其发生与肝脏乙酰化反应的快慢有关,慢者容易发生,该综合征不累及肾脏及大脑。停用普鲁卡因胺后,仅几日内这种综合征的症状即可消失。心房颤动及心房扑动的患者,如心室率较快,宜先用洋地黄类强心药,控制心室率在每分钟70~80次以后,再用该药或奎尼丁。用药3 d后,如仍未恢复窦性心律或心动过速不停止,尤应考虑换药。

(6) 药物相互作用　与西咪替丁并用,本品作用增强;与降压药并用,降压作用增强;本品可干扰碱性磷酸酶、胆红素、乳酸脱氢酶、天冬氨所转氨酶等的测定以及腾喜龙的诊断试验;有用普鲁卡因胺的指征,但血压偏低者,可先用升压药(如间羟胺),提高血压后再用。

3. 丙吡胺(达舒平,disopyramide)

主要用于治疗室性早搏、室性心动过速、房颤和房扑的抗心律失常药物,因目前较其他常用的抗心律失常药具有较长的作用时间,故具有很大的应用价值。于1967年用于治疗心律失常。异丙吡胺的化学结构式见图8-7。

(1) 药理作用　丙吡胺对心肌传导组织的效应,是由药物对心肌电生理的直接作用和药物通过对心脏胆

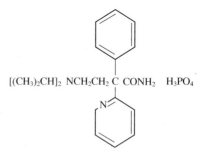

图8-7　丙吡胺化学结构式

碱能受体的竞争性阻断的间接作用两方面所构成的。

1) 自律性:它可降低异位起搏点的自律性,血浆治疗浓度(1.3~5.6 μg/mL)对窦房结影响不大,不改变或轻度增加窦性心率。

2) 传导速度:减慢心房、希氏-浦肯野系统和心室肌的传导速度。对房室结传导速度净效应取决于对房室结直接抑制作用和抗胆碱的间接加速作用的结果;在较低血浆浓度时,以抗胆碱作用为主,而中毒浓度时,以直接抑制作用为主。

3) 不应期:丙吡胺延长心房肌、浦肯野纤维和心室肌的 APD,从而延长 ERP,平均治疗血浆浓度的丙吡胺对房室结 ERP 影响不大或轻度缩短。

(2) 体内过程 口服吸收良好(83%),生物利用度甚高,也存在肝脏首过消除效应。口服 2 h 内可获得丙吡胺的血浆峰浓度,血浆蛋白结合率 15%,治疗血药浓度为 2~4 μg/mL,在体内代谢不完全清楚,主要的代谢产物为单-N-去烷基产物,是一有活性的抗心律失常药。血浆半衰期 5~7 h,故作用时间长,丙吡胺及其主要的代谢物血浆清除率取决于肾脏的排泄,且不受尿 pH 的明显影响。

(3) 临床应用

1) 适应证:用于持续心房颤动的复律及复律后巩固窦性节律、室上性心动过速、室性心动过速及预激综合征并发室上性心动过速。对于心肌梗死引起的心律失常有效。

2) 禁忌证:禁用于青光眼患者,先天性 Q-T 间期延长(Jervell-Lang-Nielsen 综合征)的患者,心源性休克、Ⅱ 或 Ⅲ 度房室传导阻滞或已知对该药有过敏的患者,不应用于心脏代偿差、心脏代偿不全或有严重低血压的患者,妊娠期或哺乳妇女忌用;尿潴留和良性前列腺肥大者为相对禁忌证。由于丙吡胺对已受强心苷配糖体抑制的心脏传导产生额外的抑制作用,故治疗因洋地黄诱发的室性心律失常时,丙吡胺不宜使用。

(4) 剂量与用法 口服:1 次 100 mg,1 d 3 次,最大剂量每日不超过 800 mg。静注:每次 50~100 mg,最大剂量每次不超过 150 mg,5~10 min 内注完。静滴:每次 100~200 mg,以 5% 葡萄糖液 500 mL 稀释,一般滴注量为 20~30 mg/h。

(5) 不良反应及注意事项 主要不良反应为低血压及心脏抑制,其对心脏功能的抑制,比等效的奎尼丁和普鲁卡因胺明显,并和剂量成正相关,约 10%~40% 的患者出现口干和排尿困难,此外,尚有视力模糊、恶心、便秘和尿潴留,偶见中枢神经系统兴奋和幻觉发生。该药还可引起 Q-T 间期延长,易产生尖端扭转型心律失常。长期治疗的严重不良反应的发生率可能较奎尼丁为低。如出现 Ⅰ 度房室传导阻滞应减量,如出现 Ⅱ 度或 Ⅲ 度房室传导阻滞需停药。QRS 或 Q-T 间期的延长超过 25% 时也需减量或停药。

此外,丙吡胺对神经肌肉接头处有局部麻醉作用,故应用于重症肌无力患者可能出现肌无力现象。先天性 Q-T 间期延长(Jervell-Lang-Nielsen 综合征)的患者禁用丙吡胺、奎宁丁、普鲁卡因胺,因为心室复极化的进一步延缓可进一步引起 Q-T 间期延长,增加心室颤动的发病率。

（6）药物相互作用 避免与负性肌力作用药物（β阻滞剂、钙阻滞剂）或抑制窦房结功能药物并用；与Ⅲ类抗心律失常药、三环抗抑郁药和红霉素并用有增加引发扭转型室性心动过速的危险；与苯巴比妥、利福平和苯妥英钠并用，可降低本品之血药浓度；与西咪替丁并用，可提高血药浓度；治疗房颤或房扑时，宜先行洋地黄化，以免心室率增快。该药可增强华法林抗凝作用。

4. 安搏律定（茚丙胺，aprindine）

安搏律定能降低浦肯野纤维性自律性；减慢心房、心室及浦肯野纤维的传导速度；缩短浦肯野纤维的APD和ERP，但此作用与利多卡因有别，它没有促进K^+外流的作用，主要是阻滞钠通道，应属Ⅰa类。口服吸收好。

（1）临床应用 为抗心律失常药，并有局部麻醉作用（局麻作用较利多卡因强）。可用于治疗其他药物无效的室性心律失常，如室性及房性早搏、阵发性室上性心动过速、房颤等，对各种快速型心律失常有较好疗效。防治预激综合征伴室上性心动过速。

（2）剂量与用法 口服：首次100 mg，必要时200 mg，其后每6 h 50～100 mg，24 h内总量不超过300 mg，第2～3 d各100～150 mg，2～3次分服。维持量为每日50～100 mg，2次分服。静滴：首次100～200 mg，用10％葡萄糖液100～200 mL稀释，滴速为每分钟2～5 mg，30 min滴完，24 h总量不超过300 mg。重症患者可在心电图监护下增加药量至每分钟10～15 mg；也可在输液时将未经稀释的药液直接注入输液管，每次20 mg（2 mL），于30～60 s内注入静脉，每隔1～2 min注入1次，总量达200 mg为止，如无效，1 h及6 h后可再次给药各100 mg，总量不超过400 mg，奏效后改为口服维持。

（3）注意事项 ① 由于其治疗量与中毒量相当接近，常见中枢神经系统的不良反应有眩晕、感觉异常、手颤，严重时可出现癫痫样抽搐。此外，尚可见胃肠道反应。② 老年人、帕金森病患者、肝肾功能不全者慎用。窦性心动过缓、中重度房室传导阻滞及癫痫患者忌用。

表8-2 Ⅰa类主要药物的药代动力学参数

	奎尼丁	普鲁卡因胺	丙吡胺
口服吸收％（生物利用度）	70％～80％	75％～90％	83％
清除率（mL/min·kg）	1.5～7.0	11.8	3.4
分布容积（L/kg）	2～4	1.5～2.5	
V_e	0.91	0.1	0.13
V_{Dss}	3.03	2.2	1.29
血浆$t_{1/2}$	4～8 h	2～5 h	5～7 h
尿中未变化形排泄	10％～20％	50％～60％	52％
血浆中游离型（非结合型％）	10％～20％	85％	
血浆治疗浓度（μg/mL）	3～6	4～10	2～5

(二) Ⅰb 类药物

Ⅰb 药物能轻度阻滞钠通道,轻微降低 0 相上升最大速率,略减慢传导速度,但在特定条件下能促进传导;也能抑制 4 相 Na^+ 内流,降低自律性;由于它们还有促进 K^+ 外流的作用,因而缩短复极过程,且以缩短 APD 更较显著;这类药物有较明显的膜稳定作用或局麻作用。

1. 利多卡因(lidocaine)

是局部麻醉药,现广泛用于静脉给药,治疗危及生命的室性心律失常。分子式见图 8-8,分子量为 234.33。

(1) 药理作用 利多卡因对心脏的直接作用是抑制 Na^+ 内流,促进 K^+ 外流,对 $I_{K(ATP)}$ 通道也有明显抑制作用,但仅对希氏-浦肯野系统发生影响,对其他部位心脏组织及植物神经并无作用。

1) 降低自律性:治疗浓度(2~5 μg/mL)能降低浦肯野纤维的自律性,对窦房结没有影响,仅在其功能失常时才有抑制作用。由于 4 相除极速率下降而提高阈电位,降低心肌自律性,又能减少复极的不均一性,故能提高致颤阈。

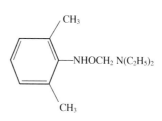

图 8-8 利多卡因化学结构式

2) 传导速度:利多卡因对传导速度的影响比较复杂。治疗浓度对希氏-浦肯野系统的传导速度没有影响,但在细胞外 K^+ 浓度较高时则能减慢传导。血液 pH 值趋于酸性时,将增强减慢传导的作用。心肌缺血部位细胞外 K^+ 浓度升高且血液 pH 值偏于酸性,所以利多卡因对此有明显的减慢传导作用。这可能是其防止急性心肌梗死后心室纤颤的原因之一。对血 K^+ 降低或部分(牵张)除极者,则因促 K^+ 外流使浦肯野纤维超极化而加速传导速度。高浓度(10 μg/mL)的利多卡因则明显抑制 0 相上升速率而减慢传导。

3) 缩短不应期:利多卡因缩短浦肯野纤维及心室肌的 APD、ERP,且缩短 APD 更为显著,故为相对延长 ERP。这些作用是阻止 2 相小量 Na^+ 内流的结果。

(2) 体内过程 口服吸收良好,但肝脏首过消除明显,仅 1/3 量进入血液循环,难以达到临床有效血药浓度,且口服易致恶心、呕吐,因此常用静脉给药,静脉注射给药作用迅速,仅维持 20 min 左右。血浆蛋白结合率约 70%,在体内分布广泛迅速,心肌中浓度为血药浓度的 3 倍。表观分布容积为 1 L/kg。有效血药浓度 1~5 μg/mL。利多卡因几乎全部在肝中经脱乙基而代谢。仅 10% 以原型经肾排泄,$t_{1/2}$ 约 2 h,作用时间较短,常用静脉滴注以维持疗效。

(3) 临床应用 利多卡因是一窄谱抗心律失常药,仅用于室性心律失常,特别适用于危急病例。治疗急性心肌梗死及强心苷所致的室性早搏,室性心动过速及心室纤颤有效。也可用于心肌梗死急性期以防止心室纤颤的发生。因利多卡因不影响心房的不应期和心房的传导速度,故对室上性心律失常无效。若室上性心律失常系起因于洋地黄中毒,则应用利多卡因治疗可奏效,其机制可能与该药能使 K^+ 外流增加有关。由于利多卡因抑制房室旁路的传导及延长旁路的有效不应期,因而对预激综合征患者的室上性心动过速可能有效。治疗剂量利多卡因可促进复极化而不延长 Q-T 间期,因而可用于低血压或脑血管意外所致伴有巨大 U 波的延迟复极性心律失常的治疗。

(4) 剂量与用法　常用经静脉给药。肌内注射剂量为 4~5 mg/kg,可在 15 min 后达有效血浆浓度并维持约 90 min。静脉注射起始剂量为 1~2 mg/kg,继以 2~4 mg/min 的速度滴注,20~40 min 后可重复一次,剂量为首次的一半。持续静滴的剂量为:20~80 μg/(kg·min),对那些须静脉推注 1 次以上达治疗效果的患者,其心律失常只对更高血浆浓度的利多卡因有治疗反应。对心功能不全的患者,利多卡因总负荷量降低,其后的静脉滴注速度也应减慢;应测定血药浓度,调整剂量以确保血药浓度在治疗窗范围内(1.5~5 μg/mL),并可最大限度地减少毒性。

(5) 不良反应及注意事项　最常见的不良反应为与剂量相关的中枢神经系统毒性:嗜睡、眩晕,大剂量引起语言障碍、惊厥、甚至呼吸抑制,偶见窦性心动过缓、房室阻滞等心脏毒性。此外,它可取消心室自发性起搏点的活性,故慎用或禁用于患有病态窦房结综合征、Ⅱ度Ⅱ型和Ⅲ度房室传导阻滞者。

2. 苯妥英钠(phenytoin sodium)

化学名为:5,5-二苯基-2,4-咪唑烷二酮钠盐

分子式:$C_{15}H_{11}N_2NaO_2$

分子量:274.25(图 8-9)。

原为抗癫痫药。20 世纪 50 年代初有学者设想心肌梗死后心律失常的发生机制与癫痫发作有类同处,即刺激冲动流都来自正常与病变坏死区的交界部位,后经动物实验证实。1958 年用苯妥英钠治疗耐奎尼丁及普鲁卡因胺的室性心动过速获得成功。现已成为治疗强心苷中毒所致快速型心律失常的首选药物。

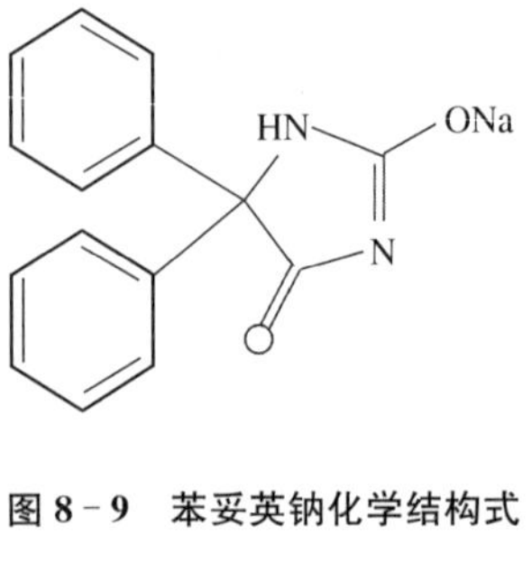

(1) 药理作用　与利多卡因相似,也仅作用于希氏-浦肯野系统。

图 8-9　苯妥英钠化学结构式

1) 降低自律性:抑制浦肯野纤维自律性,也能抑制强心苷中毒时迟后除极所引起的触发活动,大剂量才抑制窦房结自律性。

2) 传导速度:作用较复杂,随用药剂量、细胞外 K^+ 等因素而异。正常血钾时,小剂量苯妥英钠对传导速度无明显影响,大剂量则减慢;低血 K^+ 时小剂量苯妥英钠能加快传导速度,当静息膜电位较小时(强心苷中毒、机械损伤之心肌),加快传导更为明显。

3) 缩短不应期:缩短房室结、希氏-浦肯野系统的有效不应期,缩短心室肌的动作电位时程。可逆转洋地黄引起的房室有效不应期的延长及房室传导速度的减慢效应,使洋地黄中毒患者的房室传导回复到正常。此外,苯妥英钠还能抑制洋地黄诱发的心室自律性升高。

(2) 体内过程　口服吸收慢而不完全,8～10 h 达高峰。首过效应并不明显影响其生物利用度。治疗血浆浓度为 10～18 μg/mL,大约 93% 的血浆浓度以血浆蛋白结合形式存在,其分布容积为 0.5～0.8 L/kg,被肝微粒体酶系代谢,代谢物在肝内与葡萄糖醛酸结合并在尿中排出。治疗血浆浓度可消除 3/4 患者的反应性心律失常。由于剂量与稳定血浆浓度之间的非线性关系,企图维持恒定的血药浓度是相当困难的。

(3) 临床应用

适应证　与利多卡因一样,苯妥英钠治疗室性心律失常较室上性心律失常更为有效。对洋地黄中毒、急性心肌梗死、开胸手术、麻醉、心导管术、心复律和血管造影术所并发的心律失常的治疗最为有效。在治疗洋地黄中毒并发的室性或室上性心动过速最为有效,为首选药物。

禁忌证　窦性心动过缓,Ⅱ、Ⅲ度房室传导阻滞者;妊娠者。

(4) 剂量与用法　每次服 100～200 mg,每日 2～3 次。或 125～250 mg 加入 5% 葡萄糖液 20～40 mL 中,于 5～15 min 内缓慢静注(每分钟不超过 50 mg)。必要时,每隔 5～10 min 重复静注 100 mg,但 2 h 内不宜超过 500 mg。静滴时,可用相同剂量溶于 5% 葡萄糖液 100 mL 中滴注,1 天量不超过 1000 mg。肌注:1 天 200～400 mg。

(5) 不良反应　静脉内给苯妥英钠,尤其是快速给药(每分钟超过 50 mg)时,可出现呼吸抑制、低血压、心动过缓、房室传导阻滞、甚至心脏停搏,长期或剂量过大使血药浓度 >20 μg/mL 时可出现中枢神经系统的毒性表现,如眩晕、共济失调、震颤、远侧凝视时的眼球震颤、复视、视力模糊、言语不清、镇静和眼睑下垂。对造血系统也有一定的毒性,表现为贫血、各类血细胞减少和单核吞噬细胞系统的疾患,停药后自行消退。肝脏疾患或先天性肝微粒体酶缺乏时,血中苯妥英钠浓度升高,与肝微粒体酶诱导剂苯巴比妥、山胺咪嗪、叶酸合用,或口服吸收不良时,血药浓度可降低。故应注意调整剂量。

3. 美西律(慢心律,mexilitine)

化学名称为:1-2,6-二甲基苯氧基-2-丙胺盐酸盐,分子式:$C_{11}H_{17}NO \cdot HCl$ 分子量:215.72(图 8-10)。

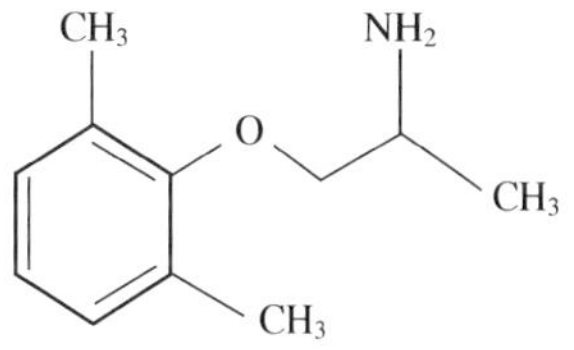

(1) 药理作用　化学结构与利多卡因相似。对心肌电生理特性的影响也与利多卡因相似。可降低浦肯野纤维自律性,提高阈电位。抑制 0 相的作用大于利多卡因,减慢传导。缩短浦肯野纤维和心室肌 APD 和 ERP,相对延长 ERP。常规剂量

图 8-10　美西律化学结构式

对窦房结恢复时间、窦房传导时间及心房不应期无影响。

(2) 体内过程　口服吸收迅速而完全，口服 3 h 血药浓度达峰值，疗效较久，达 6~8h 以上。生物利用度为 90%。有效血药浓度为 0.5~2 μg/mL。血浆蛋白结合率为 60%。在肝内广泛代谢，经肾脏消除，并受尿 pH 的影响，尿酸化(pH5.0)时血浆消除半衰期为 2.8 h，碱性尿(pH8.0)时半衰期增至 8.6 h，尿中几乎没有药物排泄。

(3) 临床应用

1) 适应证：用于治疗急性或慢性室性心律失常，特别对心肌梗死急性期患者有效，可消除室性早搏，或使配对间期延长从而消除 R-on-T 现象。但不能防止室性心动过速和室颤的复发。对利多卡因治疗无效的患者可能有效。

2) 禁忌证：严重心力衰竭、病窦综合征和Ⅱ度以上房室传导阻滞者忌用，有癫痫史、低血压、肝肾功能障碍者慎用。

(4) 剂量与用法　成人口服：每次 150~250 mg，一日 3~4 次，以后可酌情减量维持。静脉注射：开始量为 100 mg，静注 10~15 min，然后以 0.5~1.5 mg/min 维持。

(5) 不良反应及注意事项　有恶心、呕吐，长期使用后可见神经症状，震颤、眩晕、共济失调等。静脉注射剂量过大时，可出现低血压，心动过缓。与苯巴比妥、苯妥英钠、利福平并用，可降低本品血药浓度；与西咪替丁、甲氧氯普胺并用，则提高血药浓度，老年人应减量。

(三) Ⅰc 类药物

Ⅰc 药物有明显的钠通道阻滞作用。能明显降低 0 相上升最大速度而减慢传导速度，主要影响希氏束以下的传导纤维；也能抑制 4 相 Na^+ 内流而降低自律性；对复极过程影响很少。

1. 氟卡尼(flecainide)

又名氟卡胺，为白色结晶，溶于水

分子式 $C_{17}H_{20}F_6N_2O_3 \cdot C_2H_4O_2$

分子量 474.4(图 8-11)。

(1) 药理作用　可明显阻滞钠通道，能较强地降低心房、心室及希-浦肯野系统 0 相上升速率而减慢传导，也可延长房室旁路的传导；抑制 4 相钠内流而降低自律性，对复极过程影响小。

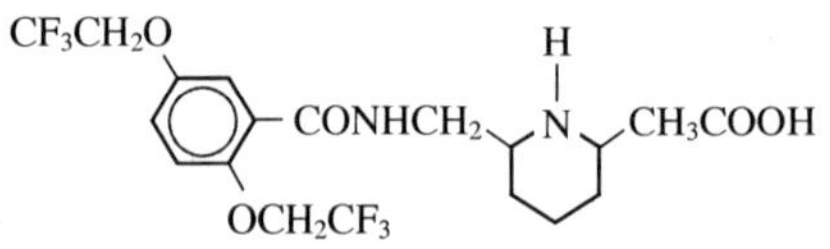

(2) 体内过程　口服吸收迅速而完全，2~4 h 血药浓度达峰值，有效血药浓度为 0.2 μg~1 μg/mL。血浆蛋白结合率约 40%。心肌的药物浓度约为血药浓度的 12 倍，经肝 P450 2D6 代谢成无效物，$t_{1/2}$ 在酸性尿中为 10 h，而在碱性尿中可延长至 17 h，约 30% 以原形经肾排泄。心、肾功能不

图 8-11　氟卡尼化学结构式

良者,$t_{1/2}$可延长。

(3) 临床应用

1) 适应证 对室上性及室性心律失常均有效,如房性、室性早搏,房性、室性心动过速,房颤。有报道该药治疗心肌梗死后的心律失常的病死率为安慰剂的2倍,故认为其应保留用于危及生命的室性心动过速。

2) 禁忌证 心源性休克、房室传导阻滞及有室内传导障碍者、严重肝肾功能不全者,孕妇和哺乳期妇女忌用。

(4) 剂量与用法 口服50 mg,2次/d,根据需要剂量可逐渐增至100~200 mg,2次/d,最大剂量600 mg/d。静脉注射,1 mg/kg,15 min后可重复0.5 mg/kg,总量为2 mg/kg。

(5) 不良反应及注意事项 常见恶心、呕吐、头痛、眩晕及视力模糊。最严重的是致心律失常,包括增加心房扑动患者的心室率,增加折返性室速者的发作频率及心肌梗死恢复期患者的病死率。

2. 恩卡尼(encainide)

(1) 药理作用 又名英卡胺,为白色固体,溶于水,微溶于乙醇。分子式$C_{22}H_{28}N_2O_2 \cdot HCL$,分子量388.9,作用同氟卡尼,主要抑制钠通道,使快钠内流受阻,抑制浦肯野纤维4相除极速率而降低其自律性,也降低心房、心室及浦肯野纤维0相最大上升速率而减慢传导,对浦肯野纤维作用最强。

(2) 体内过程 口服吸收完全,1~2 h血药浓度达峰值,在肝内代谢,部分代谢物具有较强活性,$t_{1/2}$为3 h。两种代谢产物O-去甲恩卡尼和3-甲氧-O-去甲恩卡尼仍具有抗心律失常活性。

(3) 临床应用 其对室上性及室性心律失常均有效,对室上性早搏及心动过速、预激综合征合并心房纤颤均有较好疗效。对室性早搏、非持续性室性心动过速也有较好的疗效,总有效率为80%左右。此外,致心律失常恶化者占4%~25%。

(4) 剂量与用法 口服25 mg,3次/d,必要时逐渐增加至50 mg,3次/d,最大剂量不超过200 mg,否则可明显增加毒性反应而疗效并不增加。静注:0.5~1 mg/kg,于15~20 min注完。小儿口服1 d剂量每平方米表面积60~120 mg或2~7.5 mg/kg,分3~4次服。通常从小剂量开始,在严密观察下逐渐增量。

(5) 不良反应及注意事项 较多,基本同劳卡尼。有室内传导阻滞、窦性心动过缓、暂时性低血压、胃肠道不适、口舌金属味、头昏、头痛、视力模糊、复视、小腿痉挛、震颤、共济失调等。因可抑制室内传导,不宜与奎尼丁或比二丙胺合用。

3. 劳卡尼(lorcainide)

(1) 药理作用 又名氯卡胺,分子式$C_{22}H_{27}ClN_2O \cdot HCL$,分子量407.4。药理作用同氟卡尼、恩卡尼相同。

(2) 体内过程　口服吸收完全，1~2 h血药浓度达峰值，经肝代谢，其代谢物也有抗心律失常活性，但其$t_{1/2}$较母药为长，约30h，而母药$t_{1/2}$为8 h，肾功能不全及心力衰竭者，$t_{1/2}$可明显延长。

(3) 临床应用　主要用于室上性及室性心律失常，如早搏、阵发性室上性心动过速，尤其对预激综合征合并室上性心动过速及房颤者可转复为窦性心律。对室性早搏总有效率为80%左右，对室性心动过速有效率为30%~65%。禁用于房室传导阻滞、室内传导障碍及病窦综合征者。

(4) 剂量与用法　本药在国内应用不多。口服100 mg，2次/d，总量400 mg/d。静脉注射每分钟2 mg，最大剂量每日不超过300 mg。

(5) 不良反应及注意事项　较多，主要为神经系统症状，如失眠、恶梦、头痛、眩晕、焦虑、感觉异常。消化道反应有恶心、纳差，最严重的是致心律失常和原有心律失常的恶化。

4. 普罗帕酮(propafenone)

分子式：$C_{21}H_{27}NO_3 \cdot HCl$

分子量：677.9(图8-12)。

又名心律平，为白色或类白色结晶性粉末，无臭，味苦。熔点为171~174 ℃，微溶于乙醇、氯仿或冰醋酸中，极微溶于水。化学结构式见图8-12。

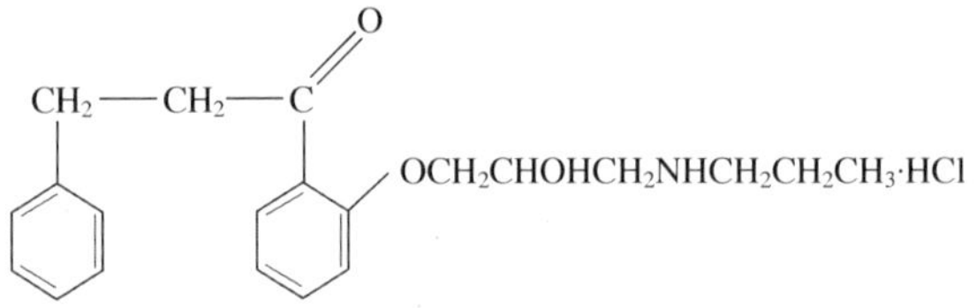

(1) 药理作用　普罗帕酮是具有局麻作用的Ⅰc类药物，能降低浦肯野纤维及心室肌的自律性，明显减慢传导速度，延长ERP及APD。此外，亦阻断β受体及阻滞L型钙通道，故具有轻度负性肌力作用。

图8-12　普罗帕酮化学结构式

(2) 体内过程　口服吸收完全，30 min起效，2~3 h作用达峰值，但首过效应显著，生物利用度低于20%，蛋白结合率>90%。它通过肝P4502D6代谢成5-羟普罗帕酮，该代谢物阻滞钠通道的作用与母药等效，但阻滞β受体的作用则较弱；也可通过非P4502D6中介的代谢而形成N-去乙酰普罗帕酮，该代谢物的作用较母药为弱。缺乏P4502D6的患者，其首刻消除少，血浆中普罗帕酮的浓度高，在治疗时不良反应发生率高。$t_{1/2}$为2.4~11.8 h。本药与地高辛合用可提高地高辛的血药浓度，故合用时应将后者用量减少。

(3) 临床应用

1) 适应证：适用于室上性及室性早搏、室上性及室性心动过速以及预激综合征伴发心动过速或心房颤动者。对冠心病、高血压所引起的心律失常有较好的疗效。

2) 禁忌证：严重心力衰竭、心源性休克、严重的心动过缓、窦房性、房室性、室内传导阻滞、病窦综合征(心动过缓＋心动过速综合征)，明显的电解质失调，严重的阻塞性肺部疾患,明显低血压者禁用。心肌严重损害者慎用;肝肾功能不全、严重窦性心动过缓、低血压患者慎用。

(4) 剂量与用法　口服 150 mg,3 次/d,3～4 d 后剂量增至 300 mg,每日 2 次。静脉注射 70 mg/次,稀释后 3～5 min 内注完,如无效,20 min 后可再注射 1 次,每日总量不超过 350 mg。

(5) 不良反应及注意事项　常见恶心、呕吐、味觉改变、头痛、眩晕,一般不须停药,严重时可致心律失常,如传导阻滞、窦房结功能障碍、加重心力衰竭等。禁用于心源性休克、严重房室传导阻滞、双束支传导阻滞、窦房结功能障碍者。对有病窦综合征、心力衰竭及低血压者应慎用或不用。与其他抗心律失常药合用时可能会加重其不良反应。由于本品有局部麻醉作用,宜在饭后与饮料或食物同时吞服,不得嚼碎。老年患者用药后可能出现血压下降。也有出现房室阻断症状。如出现窦房性或房室性传导高度阻滞时,可静注乳酸钠、阿托品、异丙肾上腺素或间羟肾上腺素等解救。

(四) Ⅱ类药——β肾上腺素能受体阻断药

这类药物主要阻断 β 受体而对心脏发生影响,同时还有阻滞钠通道、促进钾通道、缩短复极过程的效应。表现为减慢窦房结、房室结的 4 相除极而降低自律性;也能减慢 0 相上升最大速率而减慢传导速度;某些 β 受体阻断药能缩短 APD 和 ERP,且以缩短 APD 为显著;某些药在高浓度时还有膜稳定作用。下面以普萘洛尔为例说明其抗心律失常作用。

1. 普萘洛尔(心得安,propranolol,参见第 6 章)

具旋光性,是等量的左旋和右旋异构体的混合物,仅左旋体有 β-受体阻断作用,其右旋异构体有类似奎尼丁的直接电生理学作用,即"膜稳定"作用,但左旋体在高浓度时也具有膜稳定作用;故普萘洛尔与其他抗心律失常药不同,它有两个相互分离而独特的作用。

(1) 药理作用　主要通过两个机制:竞争性阻断 β 受体,能有效抑制肾上腺素能 β 受体激活所介导的心脏生理反应如心率加快、心肌收缩增强、房室传导速度加快;第二,抑制 Na^+ 内流,具有膜稳定性作用。

1) 降低自律性:对窦房结、心房传导纤维及浦肯野纤维都能降低自律性,在运动及情绪激动时作用明显。也能降低儿茶酚胺及强心甙所致的迟后除极幅度而防止触发活动。

2) 传导速度:阻断 β-受体所需的高浓度(10 倍以上)则有膜稳定作用,明显减慢传导速度,使单向阻滞发展成双向阻滞,停止折返激动。对某些必须应用大量普萘洛尔始能见效的病例,这种膜稳定效应可能起了一定作用。

3) 不应期:低浓度不影响 APD 和 ERP,高浓度则因膜稳定而缩短 APD,当血药浓度大于 100 ng/mL 时,则有膜稳定作用,对房室结 ERP 有明显的延长作用。

(2) 体内过程　静脉注射本药后,有 90% 与血浆蛋白结合。口服后血浆高峰时间为 1～3 h,主要在肝脏代谢,故口服虽然吸收完全,但生物利用度不高。当口服剂量较大

(>30 mg)时,肝脏的消除功能被饱和,其生物利用度才得以提高。代谢产物90%以上从肾脏排泄,不同个体血浆浓度相差可达20倍之多。消除$t_{1/2}$为3~4 h。

(3) 临床应用　这类药物适用于治疗与交感神经兴奋有关的各种心律失常。

1) 适应证:① 室上性心律失常:包括房颤、房扑、阵发性室上性心动过速及并发于WPW综合征的复发性室上性心动过速,此时常与强心甙合用以控制心室率,二者有协同作用。对房扑或房颤的治疗效果略逊于洋地黄,对洋地黄中毒所致的心律失常不宜选用心得安治疗,而应选用苯妥英钠治疗,因为前者可能诱发严重的房室传导阻滞,甚至可致心脏停搏。普萘洛尔也用于治疗由焦虑、嗜铬细胞瘤、甲状腺机能亢进等引发的窦性心动过速。② 室性心律失常:对症状性室性早搏疗效显著,能改善症状。对由运动或情绪激动所诱发的室性心律失常效果良好。对缺血性心脏病患者的室性心律失常也有效,但需用较大剂量(0.5~1.0 g/d)。

2) 禁忌证:哮喘、过敏性鼻炎、窦性心动过缓、重度房室传导阻滞、心源性休克、低血压症患者忌用。

(4) 剂量与用法　口服:治疗各种心律失常,10 mg/次,一天3次。也用于甲亢患者术前准备。静注:1~3 mg溶于葡萄糖液20 mL,以每2~3 min注射1 mg的速度缓慢注射。由于普萘洛尔静注的不良反应较重,因此,目前很少经静脉途径给药。

(5) 不良反应及注意事项　绝大多数是与它们的基本药理作用,即β-受体阻断作用有关。

1) $β_1$受体阻滞不良反应:诱发心力衰竭,加重房室传导阻滞、窦性心动过缓及低血压,其中心力衰竭是最严重的不良反应,这是因为对潜在心力衰竭患者来说,其心脏代偿功能的维护,部分是通过心脏交感张力增高机制,而β受体阻滞剂突然撤掉心脏的肾上腺素能支持,从而取消了肾上腺素能兴奋的正性肌力和变时性效应。当然,除此以外,普萘洛尔直接的心肌抑制效应也是一个很重要的因素。对普萘洛尔所致的心力衰竭不能应用具有肾上腺素能正性肌力作用的药物进行常规治疗,因为普萘洛尔阻断心脏对肾上腺素、去甲肾上腺素、异丙肾上腺素或多巴胺的反应。不仅如此,大剂量应用这些药物,因产生末梢血管收缩,心脏不能对外周阻抗急剧上升产生反应,反而加剧心力衰竭的发生,故对普萘洛尔所致的心力衰竭,最佳的治疗是应用多肽类激素——胰高血糖素,该药能立即逆转普萘洛尔所有的心脏抑制效应,且不良反应小。

2) $β_2$受体阻滞:诱发支气管哮喘、呼吸困难、低血糖等。故普萘洛尔禁用于支气管哮喘和其他慢性阻塞性肺疾患。

3) 变态反应、药疹、发热、血小板减少等。此外,长期服用心得安的患者,突然撤药会增加心绞痛、冠脉痉挛和心肌梗死的发病率,原因不太清楚,可能与β-肾上腺素能的阻断掩盖缺血性心脏病的恶化,或长期β阻断可能导致内源性交感活性的增高有关。

2. 美托洛尔(metoprolol,参见第6章)

美托洛尔属选择β₁受体阻断药,主要治疗高血压,也用于冠心病、心绞痛、心肌梗死,可缩小梗死面积,减少再梗死发生率和降低病死率,并可减少致命性心律失常的发生而受到重视。作用类似普萘洛尔但较弱,对窦房结、房室结的自律性和传导性有明显抑制作用。

3. 艾司洛尔(esmolol,详见第6章)

（五）Ⅲ类药-选择性延长复极过程的药物

Ⅲ类药物能选择性地延长 APD。延长心房肌、心室肌和浦肯野纤维细胞 APD 和 ERP,而不影响传导速度。

1. 胺碘酮(乙胺碘肤酮,amiodarone)

是苯丙呋喃类衍生物,含有2个碘原子,占分子量的37.2%,原来作为冠状动脉扩张剂用于心绞痛治疗而介绍到临床。化学结构式见图 8-13,分子量为645.32。

（1）药理作用

1）自律性:对浦肯野纤维的自律性少有影响,但能降低窦房结起搏细胞的自律性。

2）传导速度:一般对心房和心室肌的传导速度并无影响,给药数周后,传导速度略有减慢,对浦肯野纤维和房室结的传导速度则有抑制作用。

3）不应期:用药数周后,心房肌、心室肌及浦肯野纤维的 APD、ERP 都明显延长,并且能延长 WPW

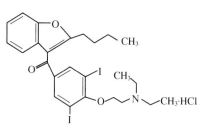

图 8-13 胺碘酮的化学结构式

综合征患者的附加通路的不应期,这一作用比其他抗心律失常药更为明显。上述三方面电生理效应与其阻滞钠、钾、钙等通道的作用有关。

4）血管平滑肌:胺碘酮静脉给药能降低外周阻力,增加冠脉血流量,降低血压,减少心肌氧耗量,这是其松弛血管平滑肌的作用所致。这可能与其α受体阻断和 Ca^{2+} 拮抗作用有关。有时对治疗有利,个别情况需停药。

（2）体内过程　口服吸收缓慢,生物利用度约50%,分布容积为1.2 L/kg,心肌中药物浓度较血药浓度高30倍,恒量长期口服需经数周才见最大疗效,停药后仍维持疗效达4～6周。$t_{1/2\beta}$ 为 10～50 d。在肝中代谢成有活性的脱乙基衍生物。

（3）临床应用　是广谱抗心律失常药。适用于各种室上性和室性心律失常,如房颤、房扑、心动过速以及伴预激综合征的快速心律失常,长期给药治疗反复发作的室性心动过速有良好效果,对房性或室性早搏疗效较差。临床应用时小剂量胺碘酮(100～200 mg/d)对阵发性房颤有效,并能有效地维持窦律,且不良反应低,患者易耐受。对室性心律失常,如室性早搏、室性心动过速疗效可达80%左右,对预激综合征合并房颤或室性心动过速者,其疗效可达90%以上。房室传导阻滞及心动过缓患者忌用。

(4) 剂量与用法　建议每天 800～1 600 mg,治疗 1～3 周,然后 2～4 天减为每天 800 mg,然后以每天 600 mg 服用 4～8 周,最后在已有 2～3 个月的治疗后,每天以 400 mg 或低于 400 mg 的量维持。维持量可以一天一次或一天两次服用,并调节到不良反应发生最小的最低有效剂量。有些患者 100 mg/日也有效。治疗规则应根据患者和临床情况个体化,寻找适用于患者的合适剂量及疗程。胺碘酮单次静脉注射为 0.5～1 mg/kg,持续输注起始量为 10 min 内 15 mg/min,随后 6 h 为 1 mg/min,并逐渐减至以 0.5 mg/min 滴注。在最初 10 min 内注入 150 mg 可用以治疗窦性快速性心律失常或室性心律失常。静脉滴注在 2～3 周内是安全的。射血分数降低的患者静滴胺碘酮时需密切注意有无低血压。

(5) 不良反应及注意事项

1) 心脏毒性:窦房结或房室结原有病变患者,胺碘酮可引起症状性心动过缓或心博骤停;也可诱发和加重心力衰竭。1995 年,胺碘酮静脉注射剂在美国上市,由于静脉用药疗程短(一般仅用药几天),故较之口服用药(易蓄积)不良反应少,但常导致低血压和心动过缓。

2) 心脏外毒性:包括:① 造成有潜在生命危险的肺纤维化。长期应用其毒性反应多寡和程度大小与药物蓄积程度有关,必要时限制其应用(特别是用量大时,如每日剂量接近或超过 400 mg 时)。② 胺碘酮可浓集于组织中,但全身分布广泛,用药数周,即可在角膜形成黄棕色沉积——微小结晶。这种沉积物一般不影响视力,但有时,特别是夜间也会出现视物模糊。一旦出现视力减退,应停药或减量;皮肤沉积 25% 患者引起过敏性皮炎,故用药者应避免日光下曝晒;近 5% 患者皮肤发生褐色反应,局部呈灰蓝色。③ 感觉异常、震颤、共济失调和头痛等神经系统不良反应也常见。④ 约 5% 患者出现甲状腺功能失调——甲状腺功能低下或亢进,用药前和用药过程中应注意检查甲状腺功能,并测定 T_3、T_4 及 rT_3 的血药浓度。⑤ 胺碘酮也可引起胃肠道反应,20% 患者出现便秘,部分患者可出现肝细胞坏死,也可能出现肺炎或肺纤维化。其中肺纤维化发生率为 5%～15%,甚至个别有生命危险。⑥ 胺碘酮与其他药物合用也可互相影响,胺碘酮可降低华法林、茶碱、奎尼丁、普鲁卡因胺、氟卡尼等药的清除率。

2. 溴苄铵(bretylium)

是一种四价铵复合物,由 FDA 认可仅经非胃肠道途径应用于有危及生命的室性快速性心律失常患者。开始作为降压药应用于临床,后发现该药不仅妨碍儿茶酚胺类神经递质的释放,而且具有直接的抗心律失常作用。

(1) 药理作用

1) 对心脏的作用　溴苄铵可延长心室肌(对心房肌无效)细胞 APD 和有效不应期,尤以对 APD 本已较短的缺血细胞效果明显。因此,可延长缺血心室肌细胞 APD。实验表明,溴苄铵可明显增加冠状动脉夹闭时的室颤阈,延迟室颤发生时间,这种抗室颤作用似乎与其妨碍儿茶酚胺类神经递质释放作用无关。

溴苄铵首先可促进儿茶酚胺类释放,故用药初期有部分正性肌力作用,这往往可加重室性心律失常,故用药时须密切观察。

2) 心脏外的作用　溴苄铵心脏外作用主要与影响儿茶酚胺类神经递质释放有关。主要不良反应是直立性低血压,同时使用三环抗抑郁药如普罗替林可避免;溴苄铵静脉注射量太大易出现恶心、呕吐。

(2) 药代动力学　溴苄铵口服和经非胃肠道途径应用均有效,但胃肠道吸收差且不稳定。生物利用度低于50%,几乎全部经肾分泌消除,未发现重要的代谢或活性代谢物。清除半衰期为5~10h范围较宽。肾功能障碍患者服用时需减量。在室性心动过速或心室颤动的幸存者中发现单次静脉用溴苄铵后清除半衰期为13.5 h,在静脉给药后数分钟显效,但完全抗心律失常则在30 min~2 h才显效。

(3) 临床应用　溴苄铵用于有监护条件的患者和有危及生命的复发的室性快速性心律失常用其他药物治疗无效的患者。特别是室颤时用利多卡因治疗和复律术失败的情况下应用。溴苄铵对有些耐药性的快速性心律失常患者和院外的心室颤动的患者治疗有效。溴苄铵对室性早搏几乎无效。

(4) 剂量与用法　静注或肌注:剂量每千克体重为3~5 mg,静注时以5%葡萄糖液稀释后缓慢推注,在10~20 min 内注完。必要时,4~6 h 后再用。也可在静注出现疗效后,以肌注维持。治疗锑剂所引起的阿-斯综合征:每日口服3次,每次0.1 g,以后递增至有效量后,即以该剂量维持,但每日最高剂量不超过1.5 g。

(5) 不良反应及注意事项　低血压是最重要的不良反应,绝大多数为体位性低血压,也可能在仰卧位时发生,能用三环类抗抑郁药如普罗替林防止。一过性高血压、窦率加快及由缺血或洋地黄过量而致心律失常的恶化,可发生于初次口服后,也可能是初始儿茶酚胺的释放而引起。溴苄铵应用时需谨慎或不用于心搏量相对稳定的患者如严重主动脉瓣狭窄患者。血管舒张剂或利尿剂能增加低血压反应。经非胃肠道应用后可发生恶心、呕吐。口服药物2~4个月后经常发生就餐时腮腺痛,腮腺并无肿大但多涎。钙离子可能与本品有拮抗作用,不宜合用。

3. 索他洛尔(sotalol)

又名心得怡,甲磺胺心定,盐酸索他洛尔

分子式为 $C_{12}H_{20}N_2O_3S \cdot HCl$,

分子量308.5(图8-14)。

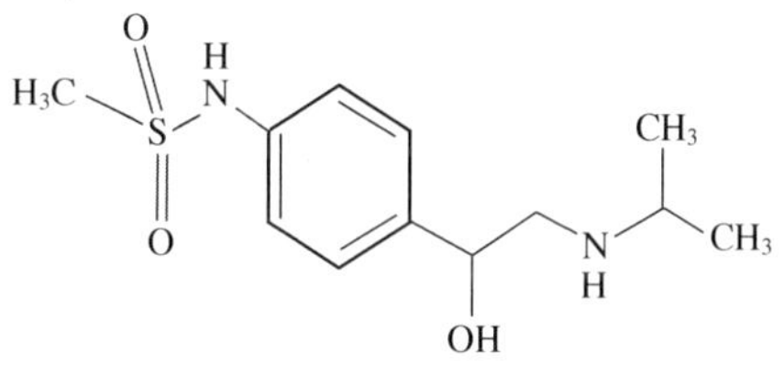

(1) 药理作用

为一选择性抑制 I_{kr}(快速激活的延迟整流钾通道)的钾通道阻滞药,能明显延长心肌复极时间,延长APD及ERP,对传导几乎无影响。同时,它

图8-14　索他洛尔化学结构式

又是非选择性的缺乏膜稳定作用及内在拟交感活性的强效β受体阻断药,能降低窦房结及浦肯野纤维的自律性,减慢房室传导,延长房室不应期而中止折返激动。

(2) 体内过程 口服吸收迅速,生物利用度高,几乎接近100%,有效血药浓度为1~4 μg/mL,几乎不与血浆蛋白结合,$t_{1/2}$为7~18 h,清除率为150 mL/min,>75%的原形药物经肾排出,肾衰者可使药物的排出速率下降,但不受肝功能的影响,肾功能不良者应根据患者的血药浓度对剂量进行调整。

(3) 临床应用

1) 适应证:属广谱抗心律失常药,也可用于治疗高血压、心肌梗死,尤其因能用于治疗致命性心律失常而受到重视,用于各种心律失常,包括心房纤颤、心房扑动,室上性心动过速、预速综合征伴发的室上性心动过速、室性早搏、室性心动过速及室颤。对急性心肌梗死并发严重心律失常者,可采用此药。

2) 禁忌证:有支气管哮喘和慢性阻塞性气道疾病,未安置起搏器的缓慢心律失常,未控制的急性心力衰竭及心源性休克者禁用。

(4) 剂量与用法 紧急复律时,静脉注射0.2~1.5 mg/kg,注射时间不少于10 min,宜在心电图监护下使用,并控制好血压。长期治疗心律失常,口服80~160 mg,2次/d,对室性心动过速可160~480 mg/d,分2次给药,最大剂量不超过640 mg/d,否则有可能诱发尖端扭转型室速(torsades depointes,Tdp)。

(5) 不良反应及注意事项 Tdp发生率较低,静脉注射后短时间内可出现症状性窦房结功能异常及心功能不全,过量时可明显延长Q-T间期,少数Q-T间期延长者可引起Tdp,此发生于任意增加剂量或有低钾、严重心肌病、心肌缺血或同时使用其他致复极延长的药物时。有遗传性Q-T延长综合征者使用本药应特别谨慎。不与排钾利尿药合用,以防低血钾。

(六) Ⅳ类——钙通道阻药

1. 维拉帕米(verapamil,异搏定,参见第7章)

(1) 药理作用 本药阻滞心肌细胞膜钙通道,使钙内流受阻,故能抑制慢反应细胞如窦房结、房室结4相舒张期去极化速率而降低自律性,并抑制动作电位0相最大上升速率和振幅,而减慢窦房结、房室结的传导速度,延长房室结传导时间,还能延长慢反应动作电位的不应期,此作用为阻滞钙通道延长恢复有效开放所需时间所致。此外,还有抗α受体及扩张冠状动脉及外周血管的作用,可用于治疗缺血/再灌注性心律失常、心绞痛及高血压。

(2) 体内过程 口服吸收迅速而完全,但有明显的首关消除,因此生物利用度低,仅10%~20%。口服后2 h起作用,3 h血药浓度达峰值,维持6 h左右。静脉注射量为口服量的1/10,注射后0.5~1 min起效,2~10 min血药浓度达峰值,10~30 min后迅速下降,故作用维持时间较短暂,约90%的药物与血浆蛋白结合,$t_{1/2\beta}$为3~7 h,约75%经肾排泄。

(3) 临床应用

1) 适应证　用静脉注射治疗房室结折返所致的阵发性室上性心动过速,其效果极佳,常在数分钟内停止发作。若同时施以颈动脉窦按摩等兴奋迷走神经的办法,其复律的成功率可更高;也可减少房颤和房扑者的心室率,对房性心动过速也有良好效果。但对预激旁路的作用不强,对房颤、房扑合并 WPW 综合征的患者,仅延长房室结传导,而不影响旁路传导。因此,可使更多的心房激动经旁路传入心室,而增加心室率,甚至诱发心室颤动,故房颤、房扑合并预激综合征的患者应忌用。本药通过其拮抗钙及 α-受体的阻断作用,取得抗缺血再灌性心律失常的效果。

2) 禁忌证　禁用于病窦综合征及Ⅱ、Ⅲ度房室传导阻滞、洋地黄中毒、心力衰竭、心源性休克者。对高龄患者,尤其心、肾功能不良者应慎用或减量使用。

(4) 剂量与用法　口服:成人:40～80 mg 每日 3～4 次。静注:成人 2～5 mg 溶于葡萄糖液 20 mL,在心电图监测下缓慢静注(<1 mg/min)。隔 10～15 min 可重复 1～2 次,如无效则停用,有效后改 0.1 mg/min 静滴或口服。

(5) 药物相互作用　本药一般不与 β 受体阻断药合用,因两药均可抑制心肌收缩力,减慢心率和传导,甚至有产生心脏停搏的危险。亦应避免与其他具有负性肌力作用的抗心律失常药合用,本药能抑制地高辛从肾小管排出,使地高辛血药浓度升高,故二药合用时应减少地高辛的用量,对肾功能减退者更应注意。

(6) 不良反应　便秘、胃部不适、恶心、眩晕、头痛和神经痛等。静脉注射时,由于其负性肌力作用,可出现短暂而轻度的降压作用,如静脉注射速度过快可引起心动过缓、房室传导阻滞、低血压及诱发心力衰竭,多见于与 β 受体阻滞药合用或近期内用过此药的患者,除立即停药外,还可根据病情静脉注射阿托品、钙剂或异丙肾上腺素。对低血压及心力衰竭者可用多巴胺或多巴酚丁胺治疗。禁用于病窦综合征及Ⅱ、Ⅲ度房室传导阻滞、心力衰竭、心源性休克者。对高龄患者,尤其心、肾功能不良者应慎用或减量使用。

2. 地尔硫䓬(diltiazem,参见第 7 章,第 14 章)

(1) 药理作用　地尔硫䓬的电生理作用与维拉帕米相似,能降低自律性,抑制房室传导并延长不应期,但对房室旁路无明显抑制作用。此外,还有扩张血管及负性肌力作用。

(2) 临床应用

1) 适应证:主要用于室上性心律失常,如阵发性室上性心动过速(需静脉注射给药)、频发性房性早搏。对阵发性心房纤颤亦有效。

2) 禁忌证:禁用于有窦房结功能不全及高度房室传导阻滞者;对有Ⅱ度以上房室阻滞或窦房结阻滞者以及孕妇不能用;严重的低血压及充血性心力衰竭;有严重心肌疾患以及对本品有过敏史的患者禁用。

(3) 剂量与用法　口服,30～90 mg/次,3 次/d。用于控制房颤和房扑的心室率,减慢窦速静注负荷量 5~20 mg（0.15~0.25 mg/kg）稀释后缓慢静脉注射，15 min 内可再给 1 次，随后 5~15 mg/h，或 5~15 μg/(kg·min)持续输注。静注地尔硫䓬应监测血压。

(4) 不良反应及注意事项　口服时不良反应较小，有头昏、乏力、胃肠不适等，偶有过敏反应。心功能不全者应避免与 β 受体阻滞药合用。服药时不能嚼碎。如出现头痛、头晕、疲劳感、心动过缓等症状时应减少剂量或停用。老年人、肝肾功能不全者，剂量酌减。与下列药品合并应用时，应十分谨慎，降压药（会增加降压作用），β 阻滞剂、利血平类（可能加剧心动过缓）。

(七) 其他类药

1. 腺苷（adenosine）

(1) 药理作用　是存在于全身的一种内源性核苷，是机体代谢的中间产物，也是体内重要的活性成分之一，正常水平为 0.03~0.3 μmol/L，其作用是通过激活腺苷受体（A 受体）而实现的，该受体有 A_1、A_{2a}、A_{2b}、A_3 几个亚型，在心房、窦房结及房室结中，腺苷通过与 G 蛋白偶联的 A 受体而激活 ATP 敏感性钾通道，使钾外流增加，致细胞膜超极化而降低自律性。它还能明显增加 cGMP 水平，并通过 cGCP 拮抗 cGCP 对钙通道的活化而减弱钙电流，延长房室结的不应期和减慢传导，抑制交感兴奋或异丙肾上腺素所致的早后、晚后除极而发挥其抗心律失常作用，腺苷还具有扩张血管、抑制缺血区细胞钙内流、增加能量产生等作用。此外，腺苷在脑内起着抑制性调质作用，可抑制某些神经递质如谷氨酸的释放，并具有神经保护功能。

(2) 体内过程　本药在体内代谢迅速，起效快而作用短暂，其 $t_{1/2}$ 只有 10~20 s，故该药的静脉注射速度要迅速，否则在其到达心脏之前可能已被消除。

(3) 临床应用　腺苷成为急性终止室上性心动过速如房室连接区心动过速、房室结或房室折返的首选药物。对儿童患者有效及可判断旁道切除术的有效性。腺苷能产生房室阻滞或终止房性心动过速和窦房结折返。在心房扑动或心房颤动时引起一过性房室阻滞。腺苷能终止需肾上腺素驱动并维持的室性心动过速。当注射腺苷后心动过速仍持续，则在降低血压方面腺苷比维拉帕米轻。通常在 30 s 内静注 12 mg 终止 92% 的室上性心动过速，能终止一过性心动过速的最小有效剂量为 2.5 mg。成功率与维拉帕米相似，因腺苷的有效性和极其短的作用期，在许多病例中倾向于用腺苷而非维拉帕米，尤其是曾静脉使用过 β 受体阻滞剂，心力衰竭代偿不佳或严重低血压患者及新生儿患者。具体应用时开始注射剂量为 3 mg，迅速注射（最好经中心静脉途径），如在 1~2 min 内无效，可给予 6 mg，必要时在 1~2 min 之后再给予 12 mg。

(4) 不良反应　极短暂，常见不良反应有头晕、恶心、呼吸困难、胸部不适、颜面潮红等，但在 1 min 内消失。吸入给药时可能诱发支气管收缩，加剧哮喘，故本药不宜用于支气管哮喘及 COPD 患者。有时可引起心动过缓、停搏、传导阻滞等心律失常。对有病态窦房结综合征、房室传导阻滞者也不宜应用。

2. 硫酸镁(magnesium sulphate)

最早用于治疗洋地黄类药物引起的低血镁伴发心律失常,后发现血镁正常的心律失常注射镁也有一定疗效。镁抗心律失常具体机制不详,但已经发现镁可影响细胞膜 Na^+-K^+ ATP 酶、钠通道、特定钾通道以及钙通道。镁的临床适应证为洋地黄类药物引起的心律失常伴低血镁,血镁正常的部分尖端扭转型室性心律失常及部分急性心肌梗死伴发的心律失常。镁常用剂量为 1 g(硫酸盐),用 20 min 以上时间静脉滴注,如疗效不显,可再给药 1 次。以后静脉滴注 2~3 g/日,一般不超过 3 d。静脉注射过快或剂量过大,可致血压下降、呼吸抑制等,肾功能不良者慎用。

二、抗缓慢性心律失常药物

1. 异丙肾上腺素(isoprenaline)

常用其盐酸盐,为白色或类白色结晶性粉末;无臭,味微苦,遇光和空气渐变色,在碱性溶液中更易变色。在水中易溶,在乙醇中略溶,在氯仿或乙醚中不溶。其化学名为 4-[(2-异丙氨基-1-羟基)乙基]-1,2-苯二酚,分子式为 $C_{11}H_{17}NO_3$,分子量为 211.22(图 8-15)。

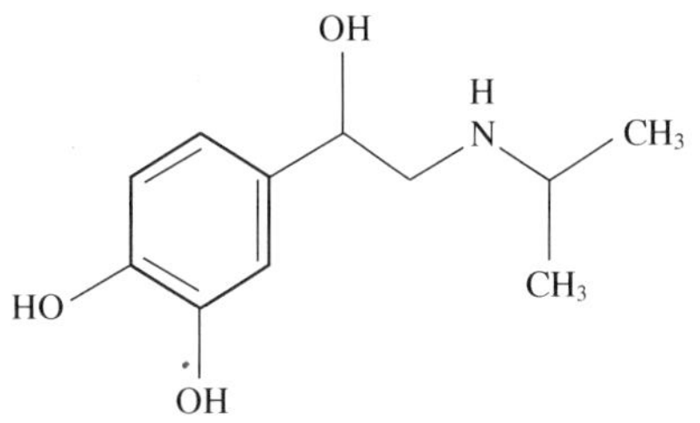

图 8-15 异丙肾上腺素化学结构式

(1) 药理作用　为 β 受体激动剂,对 $β_1$ 和 $β_2$ 受体均有较强大的激动作用,对 α 受体几无作用。主要作用如下:① 作用于心脏 $β_1$ 受体,使心收缩力增强,心率加快,传导加速,心排血量和心肌耗氧量增加。② 作用于血管平滑肌 $β_2$ 受体,使骨骼肌血管明显舒张,肾、肠系膜血管及冠脉亦不同程度舒张,血管总外周压力降低。其心血管作用导致收缩压升高,舒张压降低,脉压变大。③ 作用于支气管平滑肌 $β_2$ 受体,使支气管平滑肌松弛。④ 促进糖原和脂肪分解,增加组织耗氧量。

(2) 体内过程　口服有明显的首过效应,舌下给药吸收迅速,药物在肝脏代谢,作用维持 0.5~2 h,不易通过血脑屏障,主要通过肾脏排泄。

(3) 临床应用　主要用于窦性静止、窦房阻滞、高度或完全性房室传导阻滞和各种原因溺水、电击、手术意外或药物中毒等引起的心博骤停等,亦可治疗后天获得性 Q-T 间期延长所致的长间期依赖型扭转型室性心动过速。必要时,可与肾上腺素和去甲肾上腺素配伍使用。

(4) 剂量和用法　静脉注射 2～8 μg,持续输注 2～8 μg/min(0.05～0.1 μg/(kg·min),根据心室率调节滴速,一般维持心率在 60 次/min 左右。

(5) 不良反应及注意事项　① 常见心悸、头痛、头晕、喉干、恶心、软弱无力及出汗等不良反应。② 在已有明显缺氧的哮喘患者,用量过大,易致心肌耗氧量增加,易致心律失常,甚至可致室性心动过速及心室颤动。成人心率每分钟超过 120 次,小儿心率每分钟超过 140～160 次,应慎用。冠心病、心肌炎及甲状腺功能亢进者禁用。③ 舌下含服时,宜将药片嚼碎,含于舌下,否则达不到速效。④ 过多、反复应用气雾剂可产生耐受性。此时,不仅 β 受体激动剂之间有交叉耐受性,而且对内源性肾上腺素能递质也产生耐受性,使支气管痉挛加重,疗效降低,甚至增加死亡率。故应限制吸入次数和吸入量。⑤ 本品不可与单胺氧化酶抑制剂、胍乙啶合用。⑥ 糖尿病、高血压、甲亢、快速型心律失常、冠心病、心肌炎患者慎用。⑦ 长期反复用气雾剂可产生耐受性。⑧ 注射剂忌与碱性药配伍。

2. 肾上腺素(adrenaline)

详见第 4 章。

3. 阿托品(atropine)

(1) 药理作用　为阻断 M 胆碱受体的抗胆碱药,解除迷走神经对心脏的抑制,使心跳加快。其化学名为 α-(羟甲基)苯乙酸 8-甲基-8-氮杂双环[3,2,1]-3-辛酯。分子式是 $C_{17}H_{23}O_3N$,分子量为 578.83(图 8-16)。

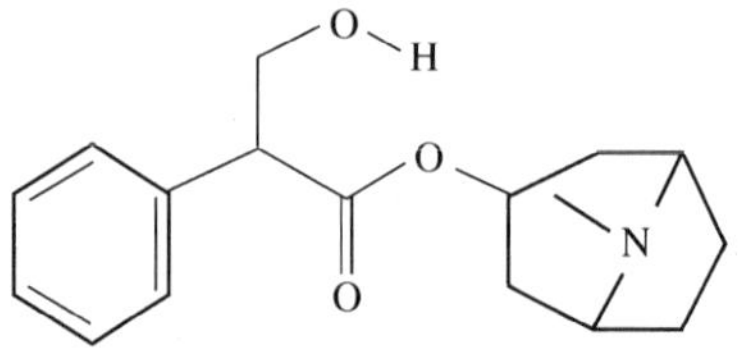

图 8-16　阿托品的化学结构式

(2) 药代动力　本品易从胃肠道及其他黏膜吸收,也可从眼或少量从皮肤吸收。口服 1 h 后即达峰效应 $t_{1/2}$ 为 3.7～4.3 h。血浆蛋白结合率为 14%～22%,分布容积为 1.7 L/kg,可迅速分布于全身组织,可透过血脑屏障,也能通过胎盘。一次剂量的一半经肝代谢,其余半数以原形经肾排出。在包括乳汁在内的各种分泌物中都有微量出现。

(3) 临床应用　适用于严重窦性心动过缓、窦性停搏、窦房阻滞和房室传导阻滞,也用于 Q-T 间期延长及酒石酸锑钾等引起的快速性心律失常。青光眼、前列腺肥大及幽门梗阻患者禁用。

(4) 用量用法　常用剂量口服 0.3～0.6 mg,每日 3 次;肌内或静脉注射每次 0.5～

1 mg,必要时 15~30 min 后重复使用。如患者无发作,可根据心律及心率情况改为每 3~4 h 肌注 1 mg,48 h 后如不再发作,可逐渐减量,最后停药。

(5) 不良反应及注意事项　常有口干、眩晕,严重时瞳孔散大、皮肤潮红、心率加快、兴奋、烦躁、谵语、惊厥。

4. 氨茶碱(aminophylline)

为白色或淡黄色的颗粒或粉末;易结块;微有氨臭,味苦。在水中溶解,在乙醇中微溶,在乙醚中几乎不溶。其化学名称为 1,3-二甲基-3,7-二氢-1H-嘌呤-2,6-二酮-1,2-乙二胺盐二水合物。分子式 $C_2H_8N_2(C_7H_8N_4O_2)_2 \cdot 2H_2O$。分子量是 456.46(图 8-17)。

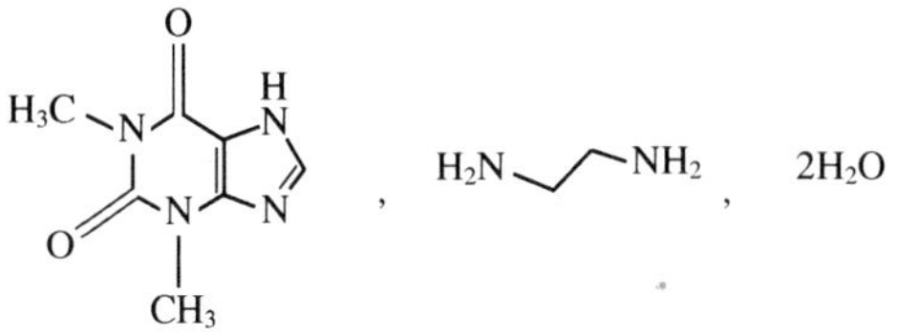

图 8-17　氨茶碱的化学结构式

(1) 药理作用　为磷酸二酯酶抑制剂,促进 Ca^{2+} 内流和抑制 K^+ 外流,提高慢性反应细胞的自律性与传导性。

(2) 用量用法　常用剂量口服:每次 0.1~0.2 g,1 d 3 次。静滴:0.5 g 加入 5% 葡萄糖液 500 mL 中滴注。

(3) 不良反应与注意事项　① 本品呈较强碱性,局部刺激作用强。口服可致恶心、呕吐。1 次口服最大耐受量 0.5 g。饭后服药、与氢氧化铝同服或服用肠衣片,均可减轻其局部刺激作用。肌注可引起局部红肿、疼痛,现已极少用。② 静滴过快或浓度过高时(血药浓度每毫升>25 μg)可强烈兴奋心脏,引起头晕、心悸、心律失常、血压剧降,严重者可致惊厥。故必须稀释后缓慢注射。③ 其中枢神经兴奋作用可使少数患者发生激动不安、失眠等。剂量过大时,可发生谵妄、惊厥。可用镇静药对抗。④ 急性心肌梗死伴有血压显著降低者忌用。⑤ 西咪替丁、红霉素、四环素可使其半衰期延长。因此,血药浓度可高于正常,易致中毒。⑥ 苯妥英钠使其代谢加速,血药浓度低,应酌增用量。⑦ 静脉输液时,应避免与维生素 C、促肾上腺皮质激素、去甲肾上腺素、四环素族盐酸盐配伍。⑧ 稀盐酸可减少其在小肠吸收。⑨ 酸性药物可增加其排泄,碱性药物减少其排泄。⑩ 明显肝病及充血性心力衰竭者应酌情减量。⑪ 乙醇中毒、心律失常、严重心脏病、充血性心力衰竭、肺源性心脏病、肝脏疾病、高血压、甲状腺功能亢进、严重低氧血症、急性心肌损害、活动性消化道溃疡或有溃疡病史者、肾脏疾病患者及妊娠和哺乳妇女慎用。

(皋　源　张　艳　杭燕南)

参 考 文 献

1. S. George Carruthers, Brian B. Hoffman, Kennth L. Melmon, et al. Clinical Pharmacology. 4th ed. USA: The Mcgraw-Hill Companies, Inc, 2000, 63—229.

2. D R Laurence, P N Bennett M J Brown. Clinical Pharmacology, 8th ed. London: Churchill livingstone, 1997, 399—458.

3. Eugene Braunwald. Heart Disease. 5th ed. Philadelphia: W. B. Saunders Company, 1997, 548—593.

4. Nelson MT, Quayle JM. Physiological roles and properties of potassium channels in arterial smooth muscle. Am J physiol, 1995, 268: C799.

5. Tieleman RG, De Langen C, van Gelder IC. Tachycardia-induced change of atrial refractory period in humans: rate dependency and effects of antiarrhythic drugs. Circulation, 1998, 97: 2331—2337.

6. Fenton, Jean M. RN, MSN The Clinician's Approach to Evaluating Patients With Dysrhythmias. AACN Clinical Issues: Advanced Practice in Acute & Critical Care. Cardiovascular Nursing, 2001, 12 (1): 72—86.

7. Braunwald E. Heart Disease: A Textbook of Cardiovascular Medicine. Philadelphia: WB Saunders, 1997, 548—592.

8. Alexander RW, Schlant RC, Fuster V, et al. Hurst's The Heart. New York: McGraw-Hill, 1998, 873—935.

9. Hohnloser SH. Proarrhythmia with class III antiarrhythmic drugs: types, risks and management. Am J Cardiol, 1997, 80: 82G—89G.

10. Atlee, John L. Perioperative Cardiac Dysrhythmias: Diagnosis and Management. Anesthesiology, 1997, 86(6): 1397—1424.

第9章 围术期心律失常的治疗

麻醉和手术期间以及术后早期由于疾病、麻醉和手术等各种原因都可诱发或引起心律失常,尤其是心脏病患者和危重患者。据统计,围麻醉手术期心脏和非心脏手术心律失常的发生率为15%～85%,心胸、大血管和颅脑手术可更高,但造成不良后果者仅20%,威胁生命者仅1%左右。在麻醉和手术期应密切监测心电图的变化,可以及时发现心律失常,麻醉医师应有能力识别心电图的改变,同时解释引起心律失常的原因,并了解其严重性,对影响血流动力学严重的心律失常,采取积极有效的治疗措施,须熟悉抗心律失常药的药理作用,合理应用,降低围术期心律失常引起的并发症和死亡率。

第一节 围术期心律失常的原因

围术期的心律失常,不仅与患者术前原有心血管疾病及麻醉方法、麻醉药物对心脏的影响、手术的操作等有关,而且与自主神经功能失调及麻醉中低温、缺氧、电解质和酸碱平衡失调等多种因素综合作用有关。

一、术前存在的疾病或并存症

包括:① 心血管疾病,如缺血性及瓣膜性心脏病、心肌病、充血性心力衰竭、高血压病及心律失常;② 肺部疾病,如COPD,特别是合并肺心病,哮喘和呼吸道梗阻,因呼衰引起的缺氧或高碳酸血症;③ 内分泌疾病,如嗜铬细胞瘤、甲亢等;④ 神经系统疾病,如颅内高压,脑血管意外,脊髓损伤等;⑤ 严重烧伤等组织损伤;⑥ 术前药物治疗亦易诱发术中心律失常的发生,如术前洋地黄治疗,洋地黄中毒可引起各种心律失常,术前应停药24～48 h;⑦ 应用拟交感神经药可增加儿茶酚胺释放,交感神经活性增强;⑧ 术前应用利尿药引起电解质紊乱也可诱发心律失常发生。

二、全麻药与心肌应激性

大多数麻醉药对心肌有直接抑制作用,并可通过自主神经系统间接影响心脏。另外,如麻醉药物过量、缺氧、酸中毒等以及药物之间共同作用,都可能在麻醉中诱发心律失常。吸入全麻药大多通过自主神经或对心脏的直接作用而诱发心律失常。

(一)氟烷

氟烷对β肾上腺素能受体有直接兴奋作用,使心肌对儿茶酚胺的敏感性增高,从而增加异位节律兴奋性,降低心肌室颤阈值而致心律失常,所以氟烷麻醉时禁用肾上腺素。氟烷麻醉时产生心动过缓,并可引起折返性心律。氟烷麻醉合并二氧化碳潴留,导致儿茶酚胺增多,可产生室性心律失常。同时氟烷对心肌有抑制作用,故在心力衰竭时不宜选用。由于氟烷可抑制心肌自律性,也可能有抗心律失常作用,临床已观察到,氟烷可抑制洋地黄引起的心律失常。

(二)甲氧氟烷

甲氧氟烷一般不引起严重心律失常,但在高浓度时,可引起心动过速,同时对心室肌有抑制作用。

(三)安氟醚和异氟醚

安氟醚诱发心律失常时其肾上腺素的浓度较氟烷高5倍,异氟醚比安氟醚略小,麻醉中两者对心律的影响较小,合用肾上腺素时亦较少发生室性心律失常,两者也可使Q-T间期延长。(图9-1)如果辅以良好的肌松药,心脏病患者都能耐受手术。

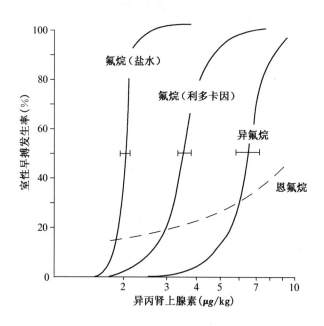

图9-1 安氟醚、异氟醚、氟烷与异丙肾上腺素相互作用比较

(四)七氟醚和地氟醚

地氟醚麻醉时,患者的血流动力学稳定,随吸入浓度的增大,尽管血压呈剂量依赖性下

降,但无心律失常的发生;七氟醚术中的心律失常发生率为5%,显著低于氟烷(61%);动物实验中发现,诱发七氟醚产生室性心律失常的肾上腺素剂量为 19.0 μg/kg,和异氟醚相同(19.0 μg/kg),是氟烷的 11 倍(1.66 μg/kg)。所以,一般认为地氟醚和七氟醚都比较安全,不易诱发心律失常。

(五)静脉麻醉药

丙泊酚对心率和心律无明显影响。硫喷妥钠可使血压下降而引起反射性心动过速;氯胺酮刺激交感神经,使交感神经兴奋和副交感神经抑制而致心动过速;羟基丁酸钠可使副交感神经活动亢进,导致心率减慢;依托咪酯和丙泊酚对心率和心律的影响较小。氟哌利多可引起 Q-T 间期延长,但小剂量时无明显影响。麻醉期间,尤其麻醉药使心肌敏感性增高,α_1 和 β 受体阻滞剂可消除或预防心律失常的发生。

三、局麻药的心脏毒性

局麻药对心肌的自律性和传导性均有抑制,其程度与血中局麻药浓度成正比,可降低心肌的应激性,所以局麻药有抗异位及快速型心律失常作用。然而局麻药过量可致心血管抑制,发生心动过缓、房室传导阻滞,其作用机制是抑制神经传导和兴奋;罗哌卡因和左旋布比卡因的心肌毒性最低,布比卡因和依替卡因的心脏毒性较强,对钠通道特别有亲和力,与剂量有关,在没有缺氧、低血压和酸中毒等因素存在时,可在亚惊厥或惊厥剂量同时致心血管虚脱;意外注入血管内更可引起严重的心脏毒性反应,表现 P-R 和 Q-T 间期延长,QRS 波增宽,AV 传导阻滞,结性心律失常,严重的室性心律失常,甚至心博骤停。

四、肌松药

琥珀胆碱可刺激自主神经胆碱能受体,在自主神经节上的烟碱受体,以及窦房结、房室结和房室交界处组织内的毒蕈碱受体,若重复注射琥珀胆碱,易引起心动过缓,唯在高钾情况下易发生心律失常;长期用洋地黄治疗,缺氧和二氧化碳潴留,喉镜刺激时,琥珀胆碱易致室性心律失常;烧伤、大面积肌肉损伤、某些神经肌肉疾病及颅脑闭合伤和肾功能不全患者静注琥珀胆碱后,细胞内钾释放过多,可发生威胁生命的心律失常,甚至心博骤停。此外,非去极化肌松剂中的潘库溴铵可抑制窦房结的迷走神经,交感神经活动增强,因而心率增快,大剂量阿曲库铵也使心率增快;筒箭毒碱具有神经节阻滞和奎尼丁样作用;三碘季铵酚具有类似阿托品的作用,同时使 β 受体兴奋,可引起心动过速。

五、电解质紊乱与心律失常

低钾可诱发房性或室性早搏及房室传导异常。特别在洋地黄中毒时,低钾也可增强迷走神经兴奋作用。文献报道,未用洋地黄的患者血钾低于 3.1 mmol/L,室性早搏发生率为

22%,传导异常为 12%。另一报道室性早搏发生率 24%,高血压患者血钾低于 3.6 mmol/L,心律失常发生率30%,血钾 3.0～3.5 mmol/L 时,高血压和心肌缺血患者心肌电活动不稳定;严重低血钾的血钾低于 2 mmol/L,心律失常发生率更高。但也有许多学者就低血钾和心律失常关系进行了临床和实验研究,提出了一些新观点:术中心律失常与术前存在的心律失常有关;文献报道应用利尿药致低血钾,观察低钾纠正前(2.83 mmol/L)和补钾后(3.37 mmol/L)心律失常变化,结果发现,治疗前后的房性及室性早搏发生率无明显差异。因此,关于术前纠正低钾的问题,除了补钾之外,应在全面了解病情和病史的基础上再作确定,治疗低血钾症的关键是消除其产生的原因。此外,在尿毒症、严重酸中毒等情况下可出现高钾血症,高血钾可引起窦房传导阻滞或窦性停顿,房室传导阻滞,甚至室颤及心脏停搏。

镁在细胞内含量仅次于钾,在术前低钾患者中,有低镁者可达 38%～42%,临床上低血镁可引起各种心律失常,其中以室性心律失常最常见;低血钙可导致 Q-T 间期延长和 S-T 段抬高,通常不易发生心律失常。

六、缺氧和二氧化碳潴留

缺氧时通过颈动脉体化学感受器,使脑干血管收缩中枢神经兴奋,交感神经传出纤维的活性增强,内源性儿茶酚胺分泌增多,发生心动过速,严重缺氧时心动过缓,并可发展为室性心律失常和室颤;二氧化碳除可直接作用于血管运动中枢外,同时自主神经系统平衡失调,心肌的应激性增加,易致心律失常。

七、体温降低

体温低于 34 ℃,室性心律失常发生率增加,低于 30 ℃,室颤阈降低。低温麻醉中,体温逐渐下降,心率可逐渐变慢,P-R、QRS、S-T、Q-T 间期均可逐渐延长。降温过程中,心电图变化的一般规律如下:

(一) 低温抑制自律性

由常温降至 29 ℃时心率呈线性下降,在 29 ℃以下则变化较小,29～23 ℃的深低温范围内逐渐减慢。

(二) 低温抑制传导性

随体温下降,P-R 间期及 Q-T 间期的延长,较心房内或心室内传导时间的延长(P波及 QRS 波的增宽)为明显。

(三) 低温影响心脏复极

T 波改变的一般规律为随体温下降由直立转为低平、平坦及倒置。但 S-T 段无明显改变。

（四）低温增高异位兴奋性和降低室颤阈值

降温过程中心律的改变，最多的为早搏（69.3%），其中尤以室性为最多见。频发室性早搏可以作为心室纤颤的预兆。心房纤颤的发生率亦较高（53.9%），多发生在 32～22 ℃ 时。心室纤颤的发生率为 15.4%，可发生在 26～23.5 ℃（心率 40～50 次/min）时，且多发生在开胸手术时。在 29 ℃ 以上的低温状态下很少出现心室纤颤。

八、麻醉操作和手术刺激

由于麻醉操作，如气管插管不良反应、中心静脉穿刺等；手术过程中，胆道手术的胆心反射、眼科手术的眼心反射、刺激腹膜、骨膜、肺门周围操作、后颅凹及脑干手术，特别是心脏手术，当器械接触心肌，即可引起早搏等各种心律失常。心内手术，常可引起各种传导阻滞及心房或心室纤颤。

九、再灌注心律失常

再灌注心律失常指冠状动脉再通后出现的心律失常，常由于冠脉溶栓和冠脉搭桥术以及心脏手术中心肌保护不佳等原因，导致心肌再灌注损害，引起再灌注心律失常，一般多出现在再灌注后即刻至 12 h，多表现为加速性自主心律及舒张期室性早搏，多呈良性过程，无明显症状时不需特殊治疗，室速及室颤的发生率 10% 左右，可引起猝死。

第二节　围术期常见的心律失常及药物治疗

一、窦性心律失常

窦性心律的正常心率范围为 60～100 次/min，心电图显示 P 波在Ⅰ、Ⅱ、aVF 导联直立，aVR 导联倒置。P-R 间期为 0.12～0.20 s。

（一）窦性心动过速

窦性频率＞100 次/min，P-QRS-T 波完全正常。多见于麻醉深度不够、疼痛/手术刺激、精神紧张、发热/败血症、贫血、心力衰竭、甲亢、药物所致（阿托品、乙醚、氯胺酮、儿茶酚胺等）特别是缺氧、低血容量、电解质紊乱等。

若心率不超过 130 次/min，血压尚在正常范围，可暂不予处理，查明可能原因，如经相应处理仍不好转，可使用 β 受体阻滞剂（哮喘患者避免使用，甲亢患者需要较大剂量），如艾司洛尔 0.5 mg/kg 静注，50～200 μg/(kg·min) 静滴或维拉帕米 2～5 mg 稀释后缓慢在心电图监测下静注，20～50 μg/(kg·min) 静滴等，若伴有心功能不全者，则静注洋地黄。

（二）窦性心动过缓

窦性频率＜60 次/min。多见于颅脑外科患者，颅内压增高、疼痛、胃肠道反射等引起的迷走神经张力增高,窦房结区组织损伤、缺血、电解质及酸碱紊乱、心梗、低温,药物所致(麻醉药如氟烷、追加剂量的氯琥珀胆碱、镇静药、洋地黄类、钙通道阻滞剂和β受体阻滞剂、抗胆碱酯酶药物等)。

持续时间长,可引起血流动力学变化,有明显症状,可应用阿托品 0.5~1.0 mg,必要时可重复或异丙肾上腺素 2~8 μg/min 静滴(若使用β受体阻滞剂对阿托品耐药);反应欠佳者,可考虑应用心脏起搏器。对于健康的年轻人,心动过缓无需纠正,除非心率<45~50 次/min,和(或)有血流动力学改变。

(三) 窦性停搏

窦性心律时出现长间歇的 P-P 间期与基础窦性 P-P 间期无倍数关系(图 9-2)。常见于颈动脉窦过敏,急性心肌梗死、心肌炎及药物中毒等,短暂出现无临床意义,如心室停搏时间过长,可引起昏厥,甚至阿-斯综合征。处理同窦性心动过缓,必要时可用较大剂量阿托品。

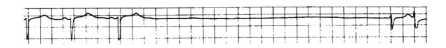

图 9-2　窦性停搏心电图

(四) 窦房阻滞

是指窦性激动传出受阻或被延迟。心电图特点:Ⅰ度窦房阻滞体表心电图无法记录。Ⅱ度Ⅰ型窦房阻滞表现为 P-P 间期逐一缩短,直至突然出现一长 P-P 间期(文氏现象)。Ⅱ度Ⅱ型窦房阻滞表现为突然出现一 P-P 长间期,长间期是基本心率间期的倍数。Ⅲ型窦房阻滞心电图上不能与窦性静止相区分。(图 9-3,4)。

发病原因及处理同窦性心动过缓。

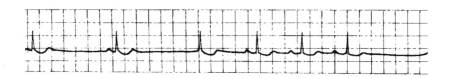

图 9-3　Ⅱ度Ⅰ型窦房阻滞心电图

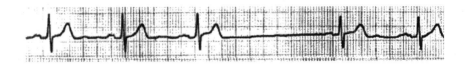

图 9-4　Ⅱ度Ⅱ型窦房阻滞心电图

(五) 病态窦房结综合征

是由于窦房结或其周围组织的器质性病变导致了窦房结激动形成失常或窦房传导障碍,出现持久和显著的窦性心动过缓、窦性停搏、窦房阻滞,还可出现心动过缓-心动过速综合征。在非围术期病例常见于冠心病、心肌病或窦房结区退行性病变所致,以及甲状腺功能减退及药物中毒等。

治疗原则同上,病情较重者需安装永久心脏起搏器,并应用双心腔型起搏器。目前可接受的人工起搏器治疗的指征是:窦性频率<30 次/min 或窦性停顿>3 s。如并发心动过速,还需加用抗快速心律失常药物,但可能加重窦房结功能不全。

二、房性心律失常

(一) 房性早搏

系窦房结以外的心房起搏点提前自发性除极引起的心律失常。心电图显示:① 提前出现的 P 波,与窦性 P 波不同;② P-R 间期>0.12 s;③ 一般房性 P 波后可有一个正常的 QRS 波(图 9-5)。

见于心肌炎、心肌缺血及手术在心房中操作时,亦可由于精神情绪紧张,烟酒茶过量等诱发的无明显器质性心脏病者。

一般房性早搏不需治疗,有症状的患者首先去除诱因。房性早搏有可能触发持续性心动过速,药物治疗首选 β 受体阻滞剂。Ⅰa 类、Ⅰc 类和 Ⅲ 类药物用于控制频发的房性早搏。

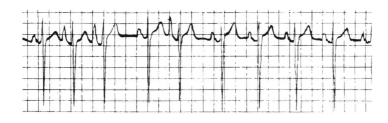

图 9-5 房性早搏

(二) 房性心动过速

可分为 3 种。

1. 房内折返性心动过速

常发生在器质性心脏病患者,围术期发生持久性房速者很少。可用维拉帕米、普罗帕酮终止其发作。如药物治疗无效,可电击复律(图 9-6)。

2. 自律性房性心动过速

常见于洋地黄中毒或严重心脏病。系由异位自律性增高所致(图 9-7)。

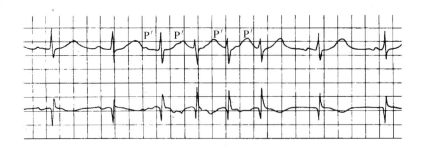

图9-6 阵发性房内折返性心动过速心电图

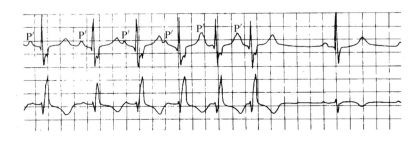

图9-7 房性自律性心动过速心电图

3. 紊乱多源性房性心动过速

多见慢性阻塞性肺部疾病和充血性心力衰竭的老年人。治疗原发病,补充钾盐和镁盐可抑制心动过速,也可用维拉帕米和胺碘酮等治疗(图9-8)。

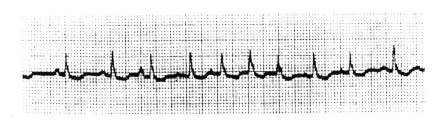

图9-8 紊乱性房性心动过速心电图

(三)心房扑动

频率为250~350次/min,快速而规则,常呈连续的锯齿状波形,QRS波形状及时限多正常,室律不齐(图9-9)。常见于风心病、冠心病、肺心病和心肌病,偶见于无心脏病者。

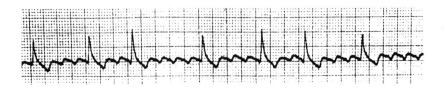

图9-9 心房扑动心电图

治疗可快速给予洋地黄 0.4 mg 葡萄糖溶液稀释后静注,必要时重复。维拉帕米 20~50 μg/(kg·min)静滴,艾司洛尔 0.5 mg/kg 静注,50~200 μg/(kg·min)静滴,药物治疗无效可使用直流电复律和心房超速起搏。

(四) 心房颤动

指心房肌纤维出现每分钟 350~600 次/min 的不协调、不规则乱颤。心电图特点:窦性 P 波消失,取而代之是不规则的、混乱的心房电活动所形成的心房颤动波(f 波),f 波不断地改变其形状、时间、振幅和方向(图 9-10)。是手术患者最常见的心律失常类型,尤其多见于老年患者,并常合并心力衰竭。风心病、心肌病、二尖瓣病变、冠心病伴有心力衰竭、预激综合征及心脏手术是主因。房颤的非心源性因素有甲亢、乙醇中毒、COPD、阻塞性睡眠呼吸暂停综合征及肺栓塞。围术期高血压、低血容量、中心静脉导管刺激、心脏附近手术、食管及肺手术等是房颤诱发因素。房颤易形成附壁血栓,可并发脑卒中。

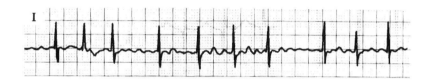

图 9-10 心房颤动

治疗首先去除发病原因如心肌缺血,抗心律失常药物等。麻醉时需要注意两点:① 术前和术中使心室率减慢至 100 次/min,以保持较好的心功能,治疗药物应选择 β 受体阻滞剂,其他维拉帕米、腺苷、地尔硫䓬。只有仍不能有效控制者才加用地高辛。② 注意患者是否在服用预防心房血栓形成的抗凝药物(华法林等)。如未使用,则术中有发生栓塞的危险。

在 ICU 中新发生的快室率心房颤动,可伴有明显的血液动力学功能紊乱,首要治疗目的是恢复和维持窦性心律。可用直流电复律或药物复律。药物复律现常用胺碘酮、普罗帕酮、索他洛尔和氟卡尼;对于基本病因无法纠正、已有心房颤动的患者,治疗的目标是适当控制心室率和减少体循环拴塞的危险性。药物治疗首选洋地黄,主要是增加迷走神经张力和抑制交感神经张力。其次可选用钙离子拮抗剂,能直接作用于心脏,对运动诱发心室率加快的控制作用优于洋地黄。也可选用 β 受体阻滞剂,但在房颤伴心功能失常的患者中,β 受体阻滞剂较钙离子拮抗剂更易引起心力衰竭。

据 AHA/ACC/ESC2006 房颤指南介绍,房颤的治疗策略包括室率控制、预防血栓拴塞(防止脑卒中)和在可能的情况下转复房颤。对于已持续数周的房颤,初始治疗为抗凝和控制室率,而长期目标为恢复窦性心律。当控制室率不能缓解症状时,节律控制成为明确目标。年龄在 70 岁以下、没有基础心脏病的复发性房颤患者,节律控制是首选方法,可先试用药物转复,药物无效者采用射频消融治疗。射频消融是心房大小正常或没有明显扩大、药物不能转复的房颤患者的药物治疗的替代方法。而对于有高血压和心脏病的老年持续性房颤患者,控制室率改善症状是比较合理的。在药物治疗方面,β受体阻滞药和非二氢吡啶类钙通道阻滞剂是控制室率的有效药物。地高辛能有效控制静息时的室率,可用于心力衰竭、左室功能不全和静息生活方式的房颤患者。但不推荐洋地黄类药物单药用于阵发性房颤患者的室率控制。当其他药物无效或有禁忌证时,静脉应用胺碘酮有助于室率的控制。室率控制的目标是静息时为60~80次/min,中等程度活动时为90~115次/min。也可联合应用地高辛和β受体阻滞剂或钙通道阻滞剂,静脉途径用地尔硫䓬可以迅速控制房颤心室率,负荷量为静脉推注0.25 mg/kg,2~7 min起效,随后以5~15 mg/h维持。活动中有症状的房颤患者需要评价运动时的心率,并调整药物来控制室率。氟卡尼、多非利特、普罗帕酮和伊布利特是药物转复的Ⅰ类推荐。胺碘酮和单次口服较大剂量的普罗帕酮或氟卡尼是药物转复的Ⅱa类推荐。地高辛和索他洛尔在房颤转复时可能有害,不建议应用。选择药物应遵循个体化原则,并且随时调整剂量,避免发生心动过缓。

三、房室交界区性心律失常

(一)房室交界性早搏

在窦性冲动之前,由房室交界区自律性增高发放提前冲动而引起的早搏(图9-11)。心电图特点:提早的P-QRS-T波群,P通常在Ⅱ、Ⅲ、AVF导联中倒置。P可以在QRS波前、中和后。无症状患者无需治疗。可选用β受体阻滞剂和钙阻滞剂。

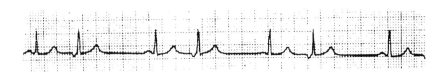

图9-11 房室交界性早搏心电图

(二)房室交界性逸搏及逸搏心律

前者为在一个较窦性周期更长的心室间歇之后出现1、2个逸搏(图9-12),后者为出现连续多个逸搏。见于血钾过高、洋地黄或奎尼丁中毒,窦房结或心房损伤或病变所致。主要为病因治疗,如心率过慢,需用异丙肾上腺素静滴以提高窦率,改善房室传导,必要时可安装起搏器。

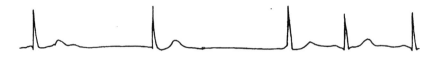

图9-12 交界性逸搏

(三)交界区性折返性心动过速(AVNRT)

是室上性心动过速中最常见的类型。心电图特点是:发作时心率达150~230次/min,节律规则;P波在QRS波前,QRS波中或QRS波后,除非伴有心室内差异传导或束支传导阻滞,QRS波形态正常(图9-13)。常见于洋地黄中毒、心肌炎及急性下壁心肌梗死。

常用的药物治疗包括:钙离子拮抗剂如维拉帕米(0.05 mg/kg静注3 min以上,不能控制者20 min追加剂量为0.1 mg/kg)、洋地黄(0.4 mg葡萄糖溶液稀释后静注,必要时重复)、Ⅲ类药物如胺碘酮(1~1.5 mg/kg静注,1 mg/min静滴)、腺苷(6 mg静注2 min以上,一次注射无效可追加12 mg)、β受体阻滞剂如艾司洛尔[0.5 mg/kg静注,50~200 μg/(kg·min)静滴],也可增加至500 μg/(kg·min)。Ic类药物如普罗帕酮[50~100 mg缓慢静注,1~2 mg/(kg·min)输注]。

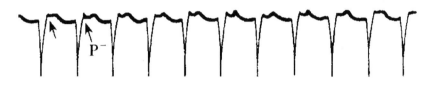

图9-13 房室结折返性心动过速心电图(P⁻为逆行P波)

四、室性心律失常

(一)室性早搏

由希氏束分支以下异位起搏点提前产生的心室激动。心电图特点:① 提早出现的QRS-T波群,其前没有和其有关的异位P波;② QRS形态畸形,间期>0.12 s;③ 代偿间期完全(图9-14),室性早搏危险性分级见表9-1。早搏可见于正常人,因机械、电和化学刺激或感染所诱发,精神情绪紧张、烟茶过量而触发;各种器质性心脏病,尤其是病情变化及手术时常有室性早搏发生。

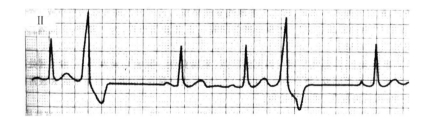

图9-14 室性早搏

许多室性早搏不需治疗,主要为消除症状和诱因。如麻醉不当尤其是诱导过程中,可发生室性早搏甚至二联律,因交感活性增加或低氧导致浦肯野细胞自律性增强,可给予利多卡因、降低交感活性、加深麻醉以及改善通气、增加迷走神经张力(如挤压呼吸囊保持气道压力的方法)以缓解；如有器质性心脏病,且室性早搏性质复杂,应积极控制室性早搏,并积极治疗原发病；如出现室性早搏二联律、三联律、多源性室性早搏、R on T 现象,都是疾病严重的信号。药物治疗首选利多卡因 1~2 mg/kg 静脉注射或 20~80 μg/(kg·min)静脉输注。

表 9-1 室性心律失常的危险性分级

频发程度的等级	发生形式的等级
0 级:无	A 级:形态单一,单源
2 级:偶见	B 级:形态多变,多源
	异位心动<1 次/h
3 级:不常见	C 级:反复性室性早搏连发,短阵发作(连
异位心动 1~9 次/h	续 3~5 次心动)
4 级:中等	D 级:非持续性室性心动过速(连续 6 次心
异位心动 10~29 次/h	动至 29 s)
5 级:频发	E 级:持续性室性心动过速(持续≥30 s)
异位心动≥30 次/h	

(二) 室性逸搏

室率缓慢,常<40 次/min(图 9-15)。多发生在窦房结、心房、交界区起搏点自律性降低,或有房室传导阻滞等情况下。应及时给予阿托品或异丙肾上腺素治疗,严重者需植入心脏起搏器。

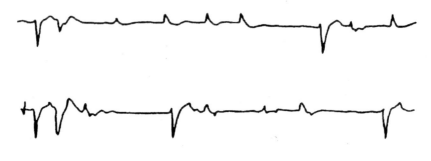

图 9-15 室性逸搏

(三) 室性心动过速

是一种严重的心律失常,其基本心电图特征为:① 连续出现 3 个或 3 个以上的室性早搏,QRS 波宽大畸形,时限>0.12s,其前无 P 波;② 频率>100 次/min,一般为 100~

280次/min；③ 大多患者R-R间期规则；④ 大多患者的窦性P波与QRS波之间无固定关系，呈房室分离；⑤ 部分可出现房室逆行传导，有时可见心室夺获和室性融合波（图9-16）。

室速多见于急性心肌梗死、慢性缺血性心脏病、心肌病、风湿性心脏病、洋地黄中毒以及体外循环心脏手术复跳出现室速时，尽可能分析其发生原因，纠正诱发因素，如缺氧、低血压、酸中毒、电解质紊乱（如镁、钾），对治疗和预防复发至关重要。

药物治疗首选利多卡因，一般首次用量为1～2 mg/kg稀释后静注，隔5 min可重复1次，但20 min内总量不宜超过5 mg/kg。当室速消失后，应以1～4 mg/min或20～80 μg/(kg·min)的速度静滴，巩固疗效。对心力衰竭、肝功能严重障碍或休克等患者用量宜酌减。苯妥英钠、氯化钾可使用于洋地黄中毒所致室速，前者可以100 mg/5～10 min的速度静注，一般用量以150～250 mg为宜。后者1～2g静滴为宜。胺碘酮可以用于治疗和预防血液动力学不稳定、其他治疗无效的室速，150 mg>10 min静注，后1 mg/min持续6 h，再以0.5 mg/min维持。药物治疗一般以单一用药为原则，对于有器质性心脏病、特别是伴有左心功能不全、但不是埋藏式心脏复律除颤器（ICD）适应证的持续性快速室性心律失常患者，应当选用口服胺碘酮作为抗心律失常药，与其他药物合用（如β受体阻滞剂）。室速合并房室传导阻滞的患者，除非已植入心脏起搏器，否则，所有抑制自律性的药物均属禁忌。室速转复后预防可选用Ⅰ或Ⅲ类抗心律失常药。

室速如出现严重的血流动力学改变，可迅速给予直流电复律。复律前患者清醒时，给予地西泮或咪达唑仑镇静。

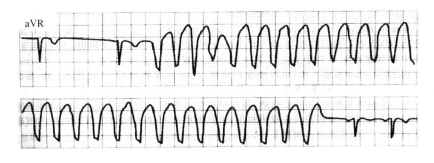

图9-16 室性心动过速

（四）尖端扭转型室性心动过速

是指室速发作时，QRS波主波方向围绕基线扭转，并伴有频率和振幅周期性改变（图9-17），可致阿-斯综合征发作，甚至导致猝死。

多发生于儿童和青少年，情绪激动和运动易诱发。

防治主要是避免情绪激动，去除发病原因如心肌缺血、抗心律失常药物等，有明确低血钾者可静脉补钾。给予β受体阻滞剂治疗,发作时也可给予利多卡因和硫酸镁(1.0～2.5 g 稀释至 20～40 mL 缓慢静推,或 2.5 g 加入 500 mL 葡萄糖液静注)、异丙肾上腺素(0.5 mg 加入葡萄糖液静注,1～8 μg/min)、阿托品(1 mg 静注)、胺碘酮(1～1.5 mg/kg 缓注,后 300 mg 静滴)治疗。禁用Ⅰa、Ⅰc 及Ⅲ类抗心律失常药物,可试用Ⅰb 类抗心律失常药及Ⅱ类β受体阻滞药。

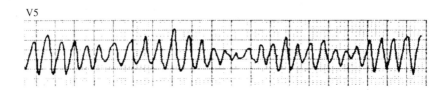

图 9-17　尖端扭转型室性心动过速心电图

(五) 心室扑动和颤动

是致命性心律失常,心室扑动的心电图特点为规则、快速、大正弦图形,QRS 波和 T 波分辨不清,频率约为 150～250 次/min,持续时间较短暂,易转为心室颤动(图 9-18);心室颤动为 QRS 波及 T 波完全消失,代之以形态不一、大小不同、极不规则的颤动样波形,频率为 250～500 次/min(图 9-19)。

多发生于抗心律失常药物中毒;体外循环心内直视手术后严重心肌缺氧、缺血、低温、电解质紊乱、酸血症、低灌注后、心脏引流不畅、主动脉内空气;电击伤;预激综合征伴快速室率的房颤及各种疾病的临终前。发作后患者立即意识丧失、抽搐、呼吸停止甚至死亡,应迅速电击除颤及进行心肺复苏等抢救。

电除颤为首选治疗方法,相对细颤而言粗颤的电转复更为有效,细颤可使用肾上腺素 0.3～0.5 mg 使之转为粗颤。药物治疗首选利多卡因 1～2 mg/kg 静注,1～4 mg/min 或 20～80 μg(kg·min)静滴。静脉胺碘酮可以用于治疗和预防反复发生的室颤。

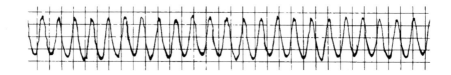

图 9-18　心室扑动

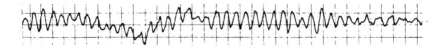

图 9-19　心室颤动

五、预激综合征

是指心房通过附加旁道提前激动心室,或心室激动反向提前激动心房。典型的心电图特点为:① P-R 间期缩短,<0.12 s,一般在 0.06~0.10 s;② QRS 波增宽,>0.10s;③ 出现预激波(QRS 波起始部粗钝,又称 Delta 波);④ P-J 间期恒定(约为 0.27 s);⑤ ST-T 呈继发性改变,与预激波方向相反(图 9-20)。

多发生于无器质性心脏病者,少数可发生于三尖瓣下移畸形、三尖瓣脱垂及扩张型心肌病等。在没有发生心动过速时无需特别处理。并发室上速时可选用腺苷、胺碘酮(50~100 mg 静注,0.5~1 mg/min 静滴)、普鲁卡因胺、普罗帕酮(100 mg 静注,以后 2~6 mg/kg 静滴)、利多卡因(1~2 mg/kg 静注,以后 1~4 mg/min 或 15~50 μg/kg·min 静滴)等。地高辛由于能加速房室旁路的传导,加重心动过速,甚至发展为室颤应避免使用。

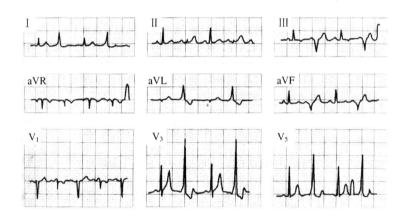

图 9-20 间歇性预激综合征心电图

六、房室传导阻滞(图 9-21)

指因房室交界区不应期延长所引起的房室间传导延迟或阻断。阻滞部位可发生在房室结、希氏束及束支等不同水平。Ⅰ度房室传导阻滞心电图诊断要点:① 心律规则;② 每个 P 波均伴有正常波形的 QRS 波;③ P-R 间期>0.20 s,一般在 0.24~0.40 s(图 9-22)。Ⅱ度Ⅰ型房室传导阻滞心电图诊断要点:① 心房率不受影响,心房率规则;心室率不规则,室率少于房率;② QRS 波正常;③ P-R 间期进行性延长终至脱漏,以后周而复始;④ 脱落前后的 R-R 间期<2 倍前周期(图 9-23)。Ⅱ度Ⅱ型心电图诊断要点:① 带有多于一个的连续脱漏,而脱漏前的 P-R 间期可不延长或略有延长,但保持固定;② 通常一侧束支完全阻滞而对侧呈间断性传导中断,因此 QRS 波增宽,若阻滞部位在希氏束,QRS 正常(图 9-24)。Ⅲ度房室传导阻滞如发生在房室结,交界逸搏起搏点将启动心室除极,频率约

每分钟 40～60 次,QRS 波形态正常;如发生在结下水平,则频率低于 40 次/min,QRS 波增宽,形态变异,此外可出现室性停搏(图 9-25,26)。

常见于急性下壁心肌梗死、病毒性心肌炎、急性风湿热、心肌病;严重低氧血症和酸中毒;低血钾和高血钾;传导系统退行性变,以及心脏手术损伤等。

若室率不慢,不需治疗,若室率过慢,或伴有血流动力学障碍,应积极治疗,静注阿托品 0.5～1.0 mg 必要时可重复或异丙肾上腺素 2～8 μg/min 静滴,(异丙肾上腺素不推荐用于洋地黄中毒或急性心肌梗死的患者,可诱发室性心律失常和加重心肌缺血),必要时心脏起搏。皮质激素可治疗由急性心肌炎或其他感染、急性心肌梗死引起的急性Ⅲ度房室传导阻滞,减轻传导系统的炎症和水肿。

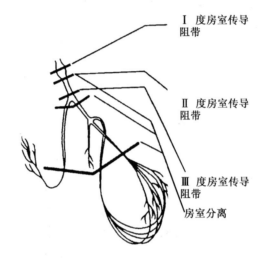

图 9-21 房室传导阻滞

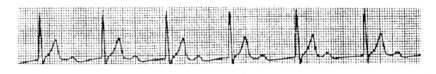

图 9-22 Ⅰ度房室传导阻滞心电图

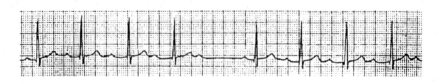

图 9-23 Ⅱ度Ⅰ型房室性传导阻滞心电图

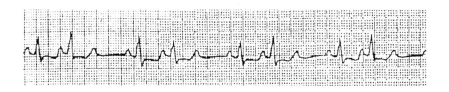

图 9-24　Ⅱ度Ⅱ型房室传导阻滞心电图

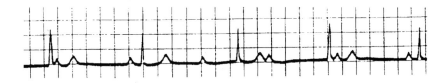

图 9-25　Ⅲ度房室传导阻滞心电图（逸搏心律起源于房室交界区）

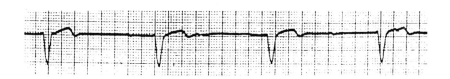

图 9-26　Ⅲ度房室传导阻滞心电图（逸搏心律起源于心室）

七、室内传导阻滞

是指束支传导阻滞，在心电图上的改变是心室激动延缓。心室内传导阻滞可分为单束支、双分支和三分支传导阻滞。取决于传导系统病变的范围。心室内传导阻滞可以是一过性或永久性阻滞。① 右束支传导阻滞：V_1 导联呈 R，rSR′或 qR 型，R 波粗钝，V_5 和 V_6 导联有粗钝的 S 波，aVR 导联 r 波增宽（图 9-27）。② 左束支传导阻滞：V_5、V_6、Ⅰ和 aVR 导

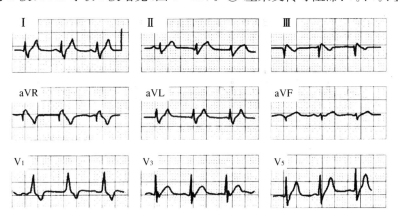

图 9-27　完全性右束支传导阻滞心电图

联呈增宽的有切迹的 R 波，VL 导联 rS 型(图 9-28)。③ 左前分支传导阻滞：Ⅰ 和 aVL 导联中呈 qR 型，在 Ⅱ、Ⅲ 和 aVF 导联中呈 rS 型(图 9-29)。④ 左后分支传导阻滞：Ⅱ、Ⅲ 和 aVF 导联中呈 qR 型，Ⅰ 和 aVL 导联中呈 rS 型。在诊断左后分支传导阻滞前应排除右心室肥大的可能(图 9-30)。

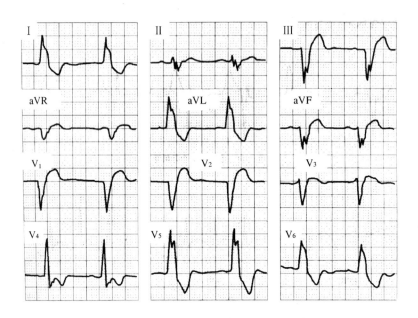

图 9-28　完全性左束支传导阻滞心电图

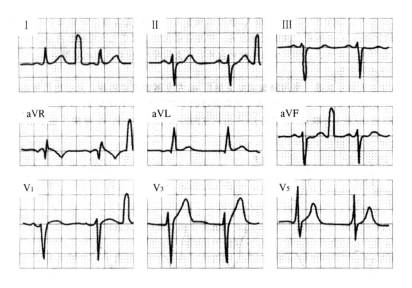

图 9-29　左前分支传导阻滞心电图

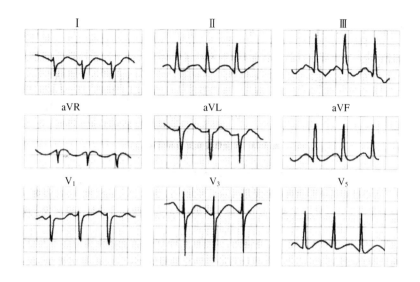

图 9-30 左后分支传导阻滞心电图

右束支传导阻滞多见于风湿性、先天性或肺源性心脏病。不完全性右束支传导阻滞（QRS 波群时限<0.12 s）也可见于健康人。左束支传导阻滞多见于冠心病或高血压性心脏病。

一般无需药物治疗。治疗是针对引起心室内传导阻滞的基础心脏病变。双分支和三分支传导阻滞发生完全性房室传导阻滞危险性高，有指征用人工起搏治疗。

八、电解质紊乱引起的心律失常

电解质紊乱以血钙、血钾浓度的改变对心电图的影响最明显，影响的程度往往与各种因素有关。

（一）高血钾症

血钾在 5.5 mmol/L 时，T 波高尖，QTc 缩短；血钾在 6.5 mmol/L 时，QRS 波开始增宽；血钾在 7 mmol/L 时 P 波变宽，PR 延长，QRS 波变宽；血钾在 8.5 mmol/L 时，P 波消失，QRS 波明显增宽，S-T 段向下偏移，近似心肌损伤图形；血钾达 12 mmol/L 时，可出现室性停搏及心室纤颤（图 9-31）。

（二）低钾血症

心电图诊断要点：① ST 段压低 0.5 mm 或更多；② U 波高于 1 mm 以上；③ 同一导联中，U 波高于 T 波（图 9-32）。

（三）高或低钙血症

高血钙时，主要表现 Q-T 间期缩短；低血钙时，S-T 段平坦和 Q-T 间期延长。

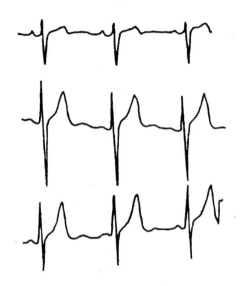

图 9-31 血钾升高的心电图,血钾 7.3 mmol/L,P 波降低,
T 波异常升高,尖耸,以 $V_4 \sim V_6$ 明显

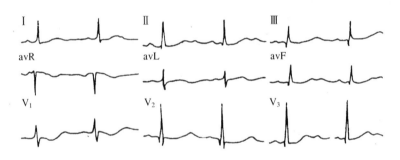

图 9-32 低钾血症,血钾 2.2 mmol/L,Q-T
明显延长,V_3 导联 T-U 呈驼峰状

(四) 低镁血症

早期 T 波高尖,Q-T 间期正常,后期 P-R 间期延长,QRS 综合波增宽,S-T 段压低和 T 波低平。纠正低镁血症,可静脉补充硫酸镁、氯化镁、门冬氨酸钾镁,或口服氯化镁、门冬氨酸钾镁。

第三节 围术期心律失常的电学治疗

心律失常的治疗主要方法有电学治疗和抗心律失常药物治疗。由于抗心律失常药物都有致心律失常和抑制心脏功能的不良反应,近年来应用非药物治疗心律失常方法,这些方法疗效肯定,不良反应少,应当尽量采用这些方法。

一、起搏、复律和除颤

(一) 临时起搏

临时起搏主要治疗对药物反应较差的缓慢型心律失常,包括:① 冠心病患者心肌梗死后引起的心动过缓,心率<50 次/min,阿托品治疗无效;② 不完全和完全性房室传导阻滞;③ 高血钾引起的心脏阻滞;④ 心脏手术后心动过缓或房室传导阻滞。临时起搏方法有静脉内起搏(心内)、心脏表面电极起搏(心外)及胸壁外临时起搏和经食管临时起搏。胸壁外临时起搏必须有特殊的起搏电极。起搏器按需同步输出起搏脉冲。低电压和低阈值的起搏脉冲清醒患者容易耐受,连续起搏不能超过 8 h。胸壁外起搏通常用于心肺复苏后心动过缓及房室传导阻滞,以及麻醉和手术时的"保护性"应用,一般设置心率较患者原有值快 10 次/min,电流 20~80 mA,逐渐增加,文献报道成人平均为 63±14 mA,不管电极大小,所需能量平均为 0.12±0.01 J。但胸壁外起搏有些患者效果不好,而且是非生理性的,但如创伤性起搏没有应用,非创伤性经皮胸壁外起搏应尽早应用。文献报道食管内心脏起搏效果较好。

(二) 超速抑制

应用超过患者心率的快速频率,抑制心房扑动或阵发性室上速,有专用于抗快速心律失常的起搏器,能自动进行快速心律失常的治疗。

(三) 电转复术

包括电复律(同步电休克)和电除颤(非同步电休克),都是应用高能量的电容器放电,使全部或绝大部分心肌纤维瞬间去极化,造成心脏非常短暂的停搏,然后心脏窦房结或心脏其他自律性高的起搏点重新主导心脏节律。同步复律用于房颤和房扑、室上速、预激综合征伴心动过速以及病情危急、心电图无法识别的快速心律失常。除颤主要用于治疗心室颤动和扑动。使用时应注意:① 胸外除颤时电极应安放在正确位置;② 主张从小能量开始,成人胸外 100~300 J,<400 J,小儿 2 J/kg,成人胸内 15~30 J 或 20~40 J,小儿 5~20 J。能量太大,可引起心律失常及心肌损伤。但若心脏肥大,应适当加大能量,有时可高至 50~60 J。③ 近年来应用双向波除颤仪,能量减小至 200 J,对心肌损害较小,复苏后的心律失常发生率也较低。④ 可与药物一起配合应用。几种心律失常同步电复律和胸外除颤所需能量见表 9-2。

表 9-2 同步电复律和胸外除颤所需能量(J)

	直流电同步电转复			除颤(胸外)
	房扑	房颤并室上速	室速	室颤或室速
第一次	25~50	75~100	50	100~200
第二次	100	200	100	200~300
第三次	200	360	200	360

二、射频消融

射频消融治疗快速型心律失常最早报道于1987年,到目前射频消融术根治快速型心律失常(房室结折返性心动过速、房性心动过速、房颤、室性心动过速)的效果及安全性已被公认,已广泛应用于临床。射频属于高频电流,其频率为100 kHz～1.5 MHz。用于消融治疗的一般为350～750 kHz。经导管射频消融主要机制是通过内源性热效应而起作用。射频消融适用于药物反应不好,发作时临床情况不稳定者,或不能坚持服药的患者。阵发性室上性心动过速不论其机制,都是可考虑治疗的对象。年龄过高、心功能不全则降低治疗过程的安全。射频消融用于儿童还需考虑心律失常的自然病程以及导管操作和放射线对儿童可能造成的损害。年龄过小者(<4岁)应尽量避免消融。

第四节 心律失常防治原则和注意事项

由于围术期患者的病情不稳定,且有一些特定的原因及诱因易促使心律失常的发生,其治疗原则除与一般心律失常相同外,尚有特殊性,由于口服给药不便,且口服给药难以迅速起效,因而抗心律失常药物多选用静脉给药。其措施可分为预防和治疗两方面。

心律失常的预防主要包括以下几点:① 消除紧张情绪;② 尽可能避免应用能诱发心律失常的药物,术前应用洋地黄、拟交感神经药术前应尽可能停药;术前应用利尿药引起电解质紊乱者术前予以纠正;③ 控制麻醉深度,充分给氧,监测血电解质、血气,并及时纠正;④ 阻断循环行心内直视手术者,尽量减少阻断时间,防止再灌注损伤。

心律失常的治疗原则包括:① 连续、动态心电图监测,迅速正确作出诊断。② 了解引起心律失常的病因和诱因,消除诱发因素,如暂停手术操作,解除气道梗阻,改善通气功能及纠正电解质紊乱等。特别要注意麻醉深度、二氧化碳蓄积、手术刺激、电解质紊乱、低体温以及术后疼痛、机械性刺激、缺氧、电解质酸碱失常、血流动力学不稳定等因素。③ 正确选择抗心律失常药物,掌握药物的适应证和禁忌证,以及药物的相互作用。④ 在联合应用抗心律失常药物时,要考虑到药物的协同作用和拮抗作用。⑤ 心律失常对血流动力学有何影响?是否需要治疗;如有严重血流动力学改变,应作循环功能支持。⑥ 特殊心律失常应特殊处理,如出现阵发性室上速、严重心动过缓、心房扑动或心室纤颤时,室率在100次/min以上以及Ⅱ度以上房室传导阻滞等均需药物治疗。一旦出现多源性室性早搏、室性早搏出现在T波上升支或波峰(R-on-T)、室性心动过速、尖端扭转性室速,应紧急处理。⑦ 在积极终止心律失常发作和力求根治的同时,努力预防心律失常的复发。

第五节 心胸手术后心律失常治疗特点

剖胸手术后心律失常首次报告于1943年,以室上性最常见,超过80%。其中房颤的发生最为频繁。术后心律失常是增加死亡率、延长重症监护室时间以及延长住院天数的因素,应引起重视,并及时和正确治疗。术后心律失常主要发生在术后第2～3 d,且通常在6 d内减轻或消失。诊断为快速房性心律失常时,治疗的目的最初注意心室率的调控,若血流动力学稳定,可用地高辛(0.5 mg i.v. 先用0.25 mg i.v. 相隔4 h重复使用)、维拉帕米(每2～5 mg,5～10 min,iv)、地尔硫䓬(0.25～0.35 mg/kg,5～10 min,iv)、美托洛尔等药物,由于许多胸外科手术患者伴有支气管哮喘,β受体阻滞剂相对禁忌。若不奏效或者血流动力学恶化应立即实施同步心脏复律。一般心率控制不超过1 d,大多数患者可自发地转复到窦性心律。针对房颤或房扑心率超过24 h以上,开始时首先试用药物复律(如普鲁卡因胺)。当心律恢复至窦性,继续口服药物至少持续至术后30 d,然而当心律失常很顽固可采用抗凝治疗(肝素、华法林)或电复律。对主要是室性早搏和(或)心动过速的患者,纠正电解质异常和改善心肌局部血供应为首要原则。

(皋 源 阮 静 杭燕南)

参 考 文 献

1 Feeley TW. Management of perioperative arrhythmias. J-Cardiothorac-Vasc-Anesth,1997,11(2. Suppl 1):10—15.

2 Atlee JL. Perioperative cardiac dysrththmias. Anesthesiology,1997,86:1397—1424.

3 Mclean RM. Magnesium and its therapeutic uses:A Review. AM J Med,1994,96:63—76.

4 Atlee JL, Bosnjak ZJ. Mechanisms for cardiac dysrhythmias during anesthesia. Anesthesiology,1990,72:347—374.

5 Hikasa Y, Okaba C, Takasa K, et al. Ventricular arrhythmogenic dose of adrenaline during sevoflurane, isoflurane, and halothane anaesthesia either with or without ketamine or thiopentone in cats. Res Vet Sci, 1996,60(2):134—137.

6 Naguib K, Osman H, Shams A, et al. The safety and efficacy of desflurane. Middle East J Anesthesiol,1997,14(1):33—44.

7 Johanneson GP, Floren M, Lindahl SG. Sevoflurane for ENT-surgery in children. A comparison with halothane. Acta Anaesthesio Scand, 1995,39(4):546—550.

8 卢才义主编. 临床心律失常学. 北京:中国医药科技出版社,1993.682—692.

9 孙亚青,于晓鹏,张进. 射频消融术治疗快速型心律失常的现状和进展. 现代医药卫生,2006,22(18):2813—2814.

10 方全. 射频消融治疗快速心律失常. 中国全科医学,2004,7(10):685—686.

11　王吉耀主编. 内科学. 北京:人民卫生出版社,2001,196—223.
12　Alex G. Little 主编. 易定华主译. 心胸外科并发症的预防与处理. 西安:第四军医大学出版社,2005,46—62.
13　王祥瑞,杭燕南主编. 循环功能监测学. 北京:人民军医出版社,2005,48—62.
14　王士雷,曹云飞主编. 麻醉危象急救和并发症治疗. 北京:人民军医出版社,2006,57—80.
15　陈伯銮主编. 临床麻醉药理学. 北京:人民卫生出版社,2000,448—454.
16　杭燕南,庄心良,蒋豪主编. 当代麻醉学. 上海:上海科学技术出版社,2002,1187—1207.

第10章 抗高血压药

高血压是最常见的心血管疾病之一,又与人类死亡的主要疾病如冠心病、脑血管疾病密切相关,我国的高血压患病率不如西方国家高,但却呈升高趋势。近年来,抗高血压药物治疗发展迅速,特别是β受体阻滞剂、钙阻滞剂、血管紧张素转换酶抑制剂(ACEI)和血管紧张素Ⅱ(ATⅡ)受体拮抗剂等新型抗高血压药的问世,从根本上改变了高血压药物治疗的面貌。

第一节 高血压的分类、分型和评估

一、高血压的分类

"美国预防、检测、评估与治疗高血压全国联合委员会第七次报告(JNC Ⅶ)"是预防和治疗高血压的新指南,在该指南中对成人(≥18岁)血压进行了分类(表10-1)。该分类根据两次或更多次正确测量的坐位血压的平均值,患者应就诊两次或两次以上。与JNC Ⅵ报告比较,增加了高血压前期的分类,将2和3级高血压合并。高血压前期患者进展为高血压的危险性增加;血压在130/80~139/89 mmHg之间的患者,进展为高血压的危险性是血压低于上述范围的2倍。

表10-1 成人(≥18岁)血压的分类和治疗

血压分类	收缩压(mmHg)		舒张压(mmHg)	生活方式改变	治疗	
					初始药物治疗	
					无强适应证	有强适应证†
正常	<120	和	<80	鼓励		
高血压前期	120~139	或	80~89	是	无使用降压药指征	应用强适应证的药物
1期高血压	140~159	或	90~99	是	多数考虑用噻嗪类利尿剂;可以考虑ACEI,ARB,CCB或联合使用	应用强适应证的药物,及其他降压药(利尿剂,ACEI,ARB,β受体阻滞剂,CCB)

续 表

血压分类	收缩压(mmHg)		舒张压(mmHg)	生活方式改变	治疗 初始药物治疗	
					无强适应证	有强适应证
2期高血压	≥160	或	≥100	是	多数需2种药联合使用(通常为噻嗪类利尿剂和ACEI、ARB或β受体阻滞剂或CCB中一种)*	

ACEI,血管紧张素转换酶抑制剂;ARB,血管紧张素受体拮抗剂;CCB,钙阻滞剂
*治疗按照最高血压的分类决定　†强适应证见表10-2中

二、高血压病的临床分型

高血压病的分型很多,总的说来自三方面,即病因、病理和临床三种分型,在实际工作中常用的是临床分型,它具有针对性强、实用性好、方便可行等特点。

（一）单纯收缩压增高型（高血管阻力型）

这是老年人最常见的高血压,占高血压人群的65%以上,对于老年患者,根据1999年WHO/ISH高血压防治指南的标准,用袖带法以坐位测量双上臂血压,收缩压(SBP)＞140 mmHg,而舒张压(DBP)＜90 mmHg者称为单纯收缩期高血压,此型老年患者除有血管硬化外,大多数患者伴有不同程度的小血管痉挛,在SBP增高的同时,DBP降低,脉压增宽。患者常出现头痛、头晕、怕冷、多尿、口渴、手足发凉甚至麻木感。此型若治疗不及时,有的可诱发高血压危象,一过性脑缺血,脑梗死或脑出血,同时因SBP的增加使左室射血负荷增加,左室衰竭及猝死等危险性增加,其预后差于单纯舒张期高血压患者。

（二）单纯舒张压增高型（高血容量型）

此型在老年人相对较少,主要是舒张压增高,有的可达到或超过120 mmHg,而收缩压增高不明显,脉压相对小。此型患者一般多体胖,临床表现多为头晕、头胀、目眩、头重脚轻、胫前可出现凹陷性水肿,因患者血容量增多,常可诱发脑出血、高血压脑病和高血压心脏病等。

（三）收缩压与舒张压联合增高型（混合型）

此型患者多偏胖,主诉头痛、头晕,或随收缩压与舒张压增高的程度而出现不同的症状。

三、高血压与心血管疾病（CVD）危险性

高血压影响到美国5千万和全球10亿人。随着人口老龄化,如不广泛有效地对血压进行预防性监测治疗,高血压患者的数量会进一步增加。Framingham心脏研究提出,在55岁血压正常的人中,有90%的可能性发展为高血压。

血压和CVD事件危险性之间的关系连续一致,持续存在,并独立于其他的危险因素。

血压越高,患心肌梗死、心力衰竭(HF)、脑卒中、肾病的机会越多。年龄在 40 到 70 岁之间、血压在 115/75～185/115 mmHg 的个体,SBP 每增加 20 mmHg 或 DBP 每增加 10 mmHg,其 CVD 的危险性增加一倍。

此次报告之所以提出高血压前期这一分类,即是因为认识到了高血压和心血管疾病的关系,这一分类的提出也表明了增加专业及公共卫生健康教育从而降低普通人群血压水平并预防高血压进一步发展的必要性。目前已有高血压预防策略帮助达标。

临床试验中,降压治疗能减少 35%～45% 脑卒中事件;20%～25% 心肌梗死;超过 50% 的 HF。据估计高血压 1 期患者(SBP140～159 mmHg 和/或 DBP 90～99 mmHg),持续 10 年 SBP 降低 12 mmHg,可防止每 11 名治疗患者中 1 名患者的死亡。在合并 CVD 或靶器官损害时,可预防每 9 名治疗患者中 1 名患者的死亡。

三、高血压患者的评估

对已明确诊断的高血压患者评估有 3 个目标:① 评定生活方式,确定可能影响预后的其他心血管危险因素及合并症并指导治疗(表 10-2);② 明确高血压的原因(表 10-3);③ 评价是否存在靶器官损害和 CVD。所需的数据来自病史采集、体格检查、常规实验室检查以及其他诊断程序。

表 10-2 心血管危险因素

高血压†	脑
吸烟†	脑卒中或一过性缺血性发作
肥胖(BMI≥30)†	慢性肾脏疾病
缺乏体力活动	外周动脉疾病
血脂紊乱†	视网膜病
糖尿病†	
微量白蛋白尿或测定(GFR<60 mL/min)	
年龄(男性>55 岁,女性>65 岁)	
早发心血管疾病家族史(男性<55 岁,女性<65 岁)	
靶器官损害	
心脏	
左室肥厚	
有冠脉重建史	
心绞痛或心肌梗死后	
心力衰竭	

* BMI,体重指数=体重/身高^2(kg/m^2);GFR,肾小球滤过率

表 10-3 已知的高血压原因

睡眠呼吸暂停

药物导致或药物相关(见表 10-7)

慢性肾脏疾病

原发性醛固酮增多症

肾血管疾病

长期激素治疗和库欣综合征

嗜铬细胞瘤

主动脉缩窄

甲状腺或甲状旁腺疾病

第二节 治疗高血压的药物

一、高血压的治疗目标

抗高血压治疗的最终目标是减少心血管和肾脏疾病的发生率和死亡率。多数高血压患者,特别是 50 岁以上者 SBP 达标时,DBP 也会达标,治疗重点应放在 SBP 达标上(图 10-1)。血压达到<140/90 mmHg 能减少 CVD 并发症。有糖尿病或肾病的高血压患者,降压目标是<130/80 mmHg。

二、抗高血压药物的临床应用与评价

(一)高血压药物治疗的思考

原发性高血压是全球分布的疾病,在美国其患者数超过 5 000 万,在我国患者数达 11 000万。而原发性高血压的控制情况并不理想,在美国 1976~1980 年间仅 10% 的原发性高血压患者血压控制在 140/90 mmHg 以下,1988~1991 年间这个比例只上升到 27%;在英国最近一项调查表明:仅 6% 原发性高血压患者的血压<140/90 mmHg。在我国北京方庄的调查显示:只有 18.5% 原发性高血压患者的血压控制到正常。当前控制原发性高血压的方法可分为两类,其一是非药物疗法,其二是药物疗法。非药物疗法主要用于新发现的轻度原发性高血压患者,通过运用减少食盐摄入,降低体重,适当增加运动,戒烟,少饮酒等措施来控制血压。

目前,治疗高血压病的药物主要有 6 大类,即利尿剂、β 受体阻滞剂、钙阻滞剂、血管紧张素转换酶抑制剂(ACEI)、血管紧张素 Ⅱ 受体拮抗剂(ARB)及 α 肾上腺素能阻滞剂。另外,我国也使用一些复方制剂及中药制剂。

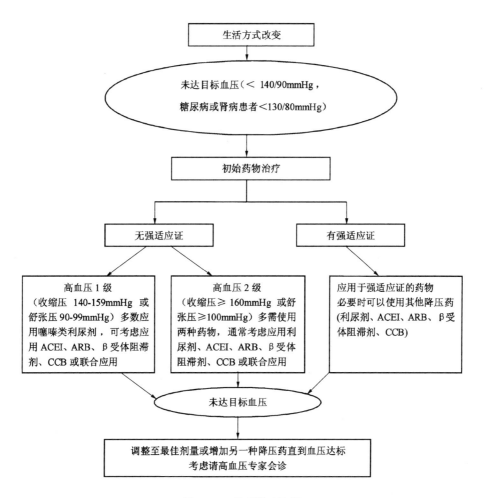

图 10-1 降压治疗流程

这 6 大类降压药物在降压效应上,没有一致或可靠的证据认为有实质性的差别,但每一类药物在不良反应上有重要的区别。在随机、对照试验对病死率和死亡率治疗效应的证据上,各类药物间也有重要的差别。对较老的降压药物和利尿剂、β 受体阻滞剂证明其益处的资料最多,关于钙阻滞剂及 ACEI 的资料相对较少,而近年间问世的 ARB 的资料则比其他降压药物更少。

(二)降压药物的临床应用

1. 现代药物治疗的原则

一般认为应用降压药物控制血压的原则,不论哪一类,都应包括下列几点:① 任何药物开始治疗时应使用最低剂量,以减少不良反应,如单个药物治疗有效但血压控制不理想,只要患者耐受良好,则应增加药物剂量。② 尽量应用每日 1 次,24 h 有效的长效制剂,达到全天治疗。这种制剂的优点是,患者顺应性好、平稳降压、血压大幅度波动少、对减少主要的心血管危险事件及保护靶器官损害可能比短效制剂好。③ 合理选择联用药物以达到最大的降压效应,而使不良反应最少。如果一个药物疗效差或不能耐受,目前一般宁可加用小剂量的第2个非同类的药物,而不是增加第1个开始药物的剂量,使第1及第2个药物都在小剂量范围内,则不良反应较少。

2. 降压药物的选择

选择哪种降压药物作开始治疗及维持降压治疗要考虑每个患者的个体化特点,因为需要长期甚至终身的治疗。要考虑的主要因素有:① 患者存在的心血管危险因素。② 有无靶器官损害、临床心血管病、肾脏病及糖尿病等。③ 有无其他伴随疾病影响某种降压药物的使用。④ 对患者存在的其他情况,所用药物有无相互作用。⑤ 降低心血管危险的证据有多少。⑥ 患者长期治疗的经济承受能力。

3. 一线用药

根据已有国内外临床试验和有关研究证据,从提高降压疗效、减少并发症、改善生活质量的角度,在我国通过降压治疗尤其大幅度地降低脑卒中的发病率与死亡率,临床医师可以根据具体患者的病情首先选择利尿剂、β阻滞剂、钙阻滞剂、血管紧张素转换酶抑制剂或血管紧张素Ⅱ受体(AT_2)拮抗剂,或者由上述药物组成的固定剂量复方降压制剂。

(1) 利尿剂　利尿剂主要用于轻中度高血压,尤其在老年人高血压或并发心力衰竭时。痛风患者禁用,糖尿病和高脂血症患者慎用。利尿剂是最有价值的抗高血压药物之一,但其风险/效益比呈剂量依赖性,利尿剂的许多不良反应如低血钾,糖耐量降低,室性早搏,脂质异常和阳痿多见于大剂量。近来有研究对老年人的对照试验证明,小剂量利尿剂使卒中的发生率降低42%,心肌缺血发生率降低14%,未发现血糖升高。可选择使用氢氯噻嗪12.5~25 mg,每日1次,以后根据利尿情况逐步加量。并发肾功能衰竭可用呋塞米。术中高血压伴中心静脉压升高和尿量减少则是使用利尿药的良好指征。

(2) β阻滞剂　β阻滞剂主要用于轻中度高血压,尤其在静息时心率较快(>80次/min)的中青年患者或合并心绞痛时。心脏传导阻滞、哮喘、慢性阻塞性肺病与周围血管病患者禁用。胰岛素依赖性糖尿病患者慎用。这类药物不仅具有良好降压和抗心律失常作用,而且尚能减少心肌耗氧量,对高血压合并冠心病心绞痛有良好治疗效果。对一些心力衰竭患者,可从极小剂量开始,根据心功能情况逐渐调整剂量,可能是有益处的。具有$β_1$选择性者(阿替洛尔和美托洛尔)因对$β_2$受体阻滞作用不明显而对支气管收缩及外周血管收缩作用轻;有内源性拟交感活性者(氧烯洛尔,吲哚洛尔)对心肌抑制作用可能较轻。心肌收缩力受抑制、房室传导时间延长、心动过缓、支气管痉挛、手冷、低血糖、血脂升高是该类药的主要不良反应。可选择使用美托洛尔(metoprolol)100 mg,每日1~2次;阿替洛尔(atenolol)25~50 mg,每日1~2次;比索洛尔(bisoprolol)2.5~10 mg,每日1次;倍他洛尔(betaxolol)10~20 mg,每日1次。β阻滞剂可用于心力衰竭,但用法与降压完全不同,应加以注意。

(3) 钙阻滞剂　钙阻滞剂主要通过对钙内流和细胞内移动的阻滞而影响心肌细胞及平

滑肌细胞收缩,使心肌收缩力降低,外周阻力血管扩张,阻力降低,使血压下降。可用于各种程度的高血压,尤其在老年人高血压或合并稳定型心绞痛时。心脏传导阻滞和心力衰竭患者禁用非二氢吡啶类钙阻滞剂。不稳定性心绞痛和急性心肌梗死时禁用速效二氢吡啶类钙阻滞剂。硝苯地平(nifedipine)降压作用强,对中、重型高血压有良好降压效果,可使支气管扩张,肾血流量增加,有利于钠的排出。常见不良反应有头痛、潮红、下肢水肿、心悸,发生率为15%。维拉帕米(verapamil)和地尔硫䓬对窦房结的自律性和房室传导有抑制作用,可使心率减慢。近年来,新型钙阻滞剂如尼群地平、尼卡地平、尼莫地平、非洛地平等已应用于临床,钙阻滞剂具有广泛的治疗及预防作用,对伴有冠心病、心律失常、左心室肥厚、脑血管病、慢性肺部疾病和糖尿病的高血压患者可能更具有重要的作用。优先选择使用长效制剂,例如非洛地平(felodipine)缓释片5~10 mg,每日1次;硝苯地平控释片20 mg,每日1次;氨氯地平(amlodipine)5~10 mg,每日1次;拉西地平(lacidipine)4~6 mg,每日1次;维拉帕米缓释片120~240 mg,每日1次。一般情况下也可使用硝苯地平或尼群地平普通片10 mg,每日2~3次,慎用硝苯地平速效胶囊。

(4) 血管紧张素转换酶抑制剂(ACEI) ACEI阻止无活性的血管紧张素转换成有活性的血管紧张素,从而阻断肾素的作用,减弱血管收缩。它们也抑制包括缓激肽在内的血管扩张剂的降解,导致这些物质在组织中浓度的增加,这两种作用均对降低血压有效。其次,通过降低肾上腺素分泌醛固酮和刺激前列腺素的释放来增加尿纳的排出。最后,激肽通过血管扩张发挥抗高血压作用。ACEI对冠心病的高血压患者有益,能扩张冠脉且不增加心率,同时降低心肌氧耗。对左室肥厚的重塑,或合并心力衰竭者尤为适用,能降低心力衰竭患者病残率和死亡率。对脂代谢、糖代谢有较好影响,能有效地延缓Ⅱ型糖尿病患者,特别是伴有蛋白尿的患者肾脏损害进展。主要不良反应是干咳。因此,ACEI主要用于高血压合并糖尿病,或者并发心脏功能不全、肾脏损害有蛋白尿的患者。妊娠和肾动脉狭窄、肾功能衰竭(血肌酐>265umol/L 或 3 mg/dL)患者禁用。第一代ACEI有卡托普利(captopril),已普遍用于高血压病的治疗,剂量每次25~50 mg,每日2~3次。目前,新的品种不断问世,如有依那普利、赖诺普利、西拉普利、培哚普利、阿拉普利、莫维普利、贝那普利、福辛普利等10余种,它们的降压效果与不良反应基本相仿,不同之处是有的含巯基,有的是前体药需要在体内转变为具有活性产物而发挥降压作用。依那普利(enalapril)每次5~10 mg,每日1~2次,最大降压效应12 h左右,可维持20 h。Mancis认为,依那普利10 mg,每日2次,比20 mg,每日1次,控制24 h血压更好。培哚普利4 mg,每日1次,可在24 h内控制血压,94%患者舒张压降至正常。长期应用尚能逆转左心室肥厚,并具有抗动脉硬化的作用。西拉普利(cilazapril)2.5~5 mg,每日1次,其抑制转换酶活性效能高于依那普利,这种药作用温和,耐受性好。培哚普利(perindopril)4~8 mg,每日1次;贝那普利(benazepril)10~20 mg,每日1次;雷米普利(ramipril)2.5~5 mg,每日1次;赖诺普利(lisinopril)

10～20 mg,每日1次。

(5) 血管紧张素Ⅱ受体拮抗剂　血管紧张素Ⅱ受体(AT1)拮抗剂是新近推出的一类抗高血压药物,它有与ACEI相同的特点,但无咳嗽不良反应。目前主要用于ACEI治疗后发生干咳的患者。氯沙坦(losartan)是一种高度选择性的非肽类血管紧张素Ⅱ受体拮抗剂,降压机制是通过拮抗血管紧张素Ⅰ受体阻断血管紧张素Ⅱ的效应而实现的。该药常用剂量为50～100 mg,每日1次,作用时间持续24 h。其优点是对心肾功能有改善作用,并不影响血管紧张素转换酶,故不引起缓激肽增加,亦无咳嗽和血管性水肿不良反应。氯沙坦降压平稳、长效;抑制左室肥厚;改善心力衰竭;具有肾脏保护和预防脑卒中作用。对老年人或有肾功能不全的高血压患者尤为适合。不良反应轻微,常见有头痛、头晕、不足1%的患者发生与剂量有关的体位性低血压,还有报道出现腹泻、偏头痛、荨麻疹。因此,它是具有广泛应用前景的新型降压药物。另有缬沙坦(valsartan)80～160 mg,每日1次。

(6) α受体阻滞剂　分为选择性和非选择性两类,后者如酚妥拉明,除用于嗜铬细胞瘤患者外,一般不用于治疗高血压。临床上用于治疗高血压的α阻滞剂多为选择性$α_1$受体阻滞剂,能安全有效地降低血压,适用于血脂异常和糖耐量异常的患者。主要不良反应是体位性低血压,尤其是老年人更易发生。常用哌唑嗪,开始剂量为1 mg,每日3次。

(7) 其他药物　许多作用于中枢神经系统的降压药如利血平、甲基多巴、可乐定、咪唑受体拮抗剂等,因不良反应大不宜作为一线降压药。但甲基多巴在妊娠高血压治疗中的地位已经确立。直接血管扩张剂如肼屈嗪常引起反射性心动过速、头痛和水钠潴留,也不适于作为一线药物。乌拉地尔(压宁定,urapidil):具有外周和中枢神经双重的扩张血管的作用机制,主要通过减少外周血管阻力降低血压,不影响心率和心排血量,使用相当安全。Wilams和Mollhiff分别用乌拉地尔治疗冠脉搭桥术后的高血压,结果收缩压和舒张压显著降低,外周血管阻力下降。对高血压效果显著,而对血压正常者无效果。口服用于各种类型高血压,针剂用于高血压危象和围术期的高血压反应。静注12.5～25 mg,持续静脉输注8～18 μg/(kg·min)或5～40 mg/h。

4. 降压药的联合应用

单用一种药物治疗高血压其有效率即使在轻度原发性高血压患者也仅有50%～70%,虽然加大剂量可提高疗效,但同时也增加了不良反应的发生率。临床上为了增加疗效,减少不良反应,通常采用联合药物疗法来治疗高血压,可依据患者的血压及合并症不同的情况合理地选择联合用药方案。国际大规模临床试验证明合并用药有一定临床价值。合并用药可以用两种或多种降压药,每种药物的剂量较小,药物的治疗作用应有协同或至少相加的作用,其不良反应可以相互抵消或至少不重叠或相加。合并用药时所用的药物种数不宜过多,过多则可有复杂的药物相互作用。因此,药物的配伍应有其药理学基础。现今认为比较合理的配伍为:利尿剂+β受体阻滞剂;利尿剂+ACE抑制剂(或血管紧张素Ⅱ受体拮抗剂);钙阻滞剂(二氢吡啶类)+β受体阻滞剂;钙阻滞剂+ACE 抑制剂;α受体阻滞剂+β受体阻滞剂。合理的配方还应考虑到各药作用时间的一致性。如果第一种药物疗效很差或耐受性差,可换另一类降压药,而不是加大第一种药物的剂量或加用第二个药物。最好选用一天一次具有 24 h 平稳降压的长效药物。其优点:提高患者治疗的顺从性;更平稳地控制血压;保护靶器官,减少发生心血管病事件的危险性。

5. 新型的降压药物

(1) 肾素抑制剂　肾素抑制剂能有效、高度选择性地作用于 RAS 系统,抑制肾素以减少血管紧张素原转化为血管紧张素Ⅰ;具有抗交感作用,因而避免了血管扩张后反射性的心动过速;能改善心力衰竭患者的血流动力学;对肾脏的保护作用强于 ACEI 和血管紧张素受体拮抗剂;预期不良反应小。肽类肾素拮抗剂如雷米克林、依那克林属第一代肾素抑制剂,但由于其生物利用度低,口服有首剂效应,易为蛋白酶水解等缺点,临床应用价值低。非肽类肾素拮抗剂如 A－72517、R0－42－5892 等为第二代肾素抑制剂,能克服上述缺点,有望成为新型的抗高血压药。

(2) 其他新型降压药　目前报道有内皮素受体拮抗剂;神经肽Y抑制剂;心钠素及内肽酶抑制剂;咪唑林受体兴奋剂(如莫索尼定、利美尼定);5-羟色胺受体拮抗剂(酮舍林、乌拉地尔);K^+ 通道开放剂;降钙素基因相关肽(CGRP)。这些新药研究进展迅速,有些已应用于临床,使高血压病防治出现更为广阔的前景,但目前在国内应用这些新药的临床报道还不多。

表 10－4　主要降压药物选用的临床参考

类别	适应证	禁忌证	
		强制性	可能
利尿药(噻嗪类)	充血性心力衰竭,老年高血压单纯收缩期高血压	痛风	妊娠
利尿药(袢利尿药)	肾功能不全,充血性心力衰竭	—	—
利尿药(抗醛固酮药)	充血性心力衰竭,心肌梗死后	肾功能衰竭,高血钾	—
β阻滞剂	心绞痛,心肌梗死后,快速心律失常,充血性心力衰竭,妊娠	Ⅱ～Ⅲ度房室传导阻滞,哮喘,慢性阻塞性肺病	周围血管病 糖耐量减低经常运动者
钙阻滞剂(二氢吡啶类)	老年高血压,周围血管病,妊娠,单纯收缩期高血压,心绞痛,颈动脉粥样硬化		快速心律失常充血性心力衰竭
钙阻滞剂(维拉帕米,地尔硫䓬)	心绞痛,颈动脉粥样硬化 室上性心动过速	Ⅱ～Ⅲ度房室传导阻滞 充血性心力衰竭	— —
血管紧张素转换酶抑制剂	充血性心力衰竭,心肌梗死后左室功能不全,非糖尿病肾病双侧肾动脉狭窄肾病,1型糖尿病肾病,蛋白尿	妊娠,高血钾	

续 表

类 别	适应证	禁忌证 强制性	可能
血管紧张素Ⅱ体拮抗	2型糖尿病肾病,蛋白尿,糖尿病微量白蛋白尿,左室肥厚,ACEI所致咳嗽	妊娠,高血钾 肾动脉狭窄	
α受体阻滞剂	前列腺增生,高血脂	体位性低血压	充血性心力衰竭

表 10-5 常用口服降压药

口服降压药物	剂量(mg/d)	分服次数	主要不良反应
利尿药			
噻嗪类利尿药			血钾减低,血钠减低,血尿酸升高
氢氯噻嗪	12.5~25	1	
氯噻酮	6.25~25	1	
吲达帕胺	1.25~2.5	1	
吲达帕胺缓释片	1.5	1	
袢利尿药			血钾减低
呋塞米	20~100	2	
保钾利尿药			血钾增高
阿米洛利	5~10	1~2	
氨苯蝶啶	50~100	1~2	
醛固酮受体拮抗剂			血钾增高
螺内酯	20~50	1~2	
β受体阻滞剂			支气管痉挛,心功能抑制
普萘洛尔	30~90	2~3	
美托洛尔	25~100	1~2	
阿替洛尔	25~50	1	
比索洛尔	2.5~10	1	
α-β受体阻滞剂			体位性低血压,支气管痉挛
拉贝洛尔	100~200	2	
卡维地洛	12.5~50	2	
阿罗洛尔	10~30	1~2	
血管紧张素转换酶抑制剂			咳嗽,血钾升高,血管性水肿
卡托普利	25~100	2	
依那普利	2.5~40	1~2	
贝那普利	10~30	1	
赖诺普利	5~40	1	
雷米普利	2.5~10	1	
福辛普利	10~40	1	

续 表

口服降压药物	剂量(mg/d)	分服次数	主要不良反应
西拉普利	2.5~10	1	
培哚普利	4~8	1	
喹那普利	10~40	1	
群多普利	0.5~4	1	
地拉普利	15~60	1~2	
咪达普利	2.5~10	1	
血管紧张素受体拮抗剂			血钾升高,血管性水肿(罕见)
氯沙坦	10~100	1	
缬沙坦	80~160	1	
厄贝沙坦	150~300	1	
坎地沙坦	4~8	1	
替米沙坦	20~80	1	
奥美沙坦	20~40	1	
钙阻滞剂			
二氢吡啶类			水肿,头痛,潮红
氨氯地平	2.5~10	1	
非洛地平	2.5~10	1	
尼卡地平	60~90	2	
硝苯地平	10~30	2	
缓释片	10~20	2	
控释片	30~60	1	
尼群地平	20~60	2	
尼索地平	10~40	1	
拉西地平	2~6	1	
乐卡地平	10~20	1	
非二氢吡啶类			房室传导阻滞,心功能抑制
维拉帕米	普通片 120~240	3	
	缓释片 120~240	1	
地尔硫䓬	普通片 90~180	3	
	缓释片 90~180	1	
α阻滞剂			体位性低血压
多沙唑嗪	1~10	1	
哌唑嗪	2~10	2~3	
特拉唑嗪	1~10	1~2	
中枢作用药物			
利血平	0.05~0.25	1	鼻充血,抑郁,心动过缓,消化溃疡病
可乐定	0.1~0.8	2~3	低血压
可乐定贴片	0.25	1/周	皮肤过敏

围术期心血管治疗药

续 表

口服降压药物	剂量(mg/d)	分服次数	主要不良反应
甲基多巴	250～1000	2～3	肝功能损害,免疫失调
莫索尼定	0.2～0.4	1	镇静
利美尼定	1	1	心悸,乏力
直接血管扩张药			
米诺地尔	5～100	2	多毛症、水钠潴留
肼屈嗪	30～200	3～4	狼疮综合征

表 10-6 高血压急症静脉注射用降压药

降压药	剂 量	起 效	持 续	不良反应
硝普钠	0.25～10 μg/(kg·min)	立即	1～2 min	恶心、呕吐、肌颤、出汗
硝酸甘油	0.5～5 μg/(kg·min)	1～5 min	5～10 min	头痛、呕吐
酚妥拉明	3～5 mg 静注	1～2 min	10～30 min	心动过速、头痛、潮红
尼卡地平	2～10 μg/(kg·min)	2～5 min	1～4 h	心动过速、头痛、潮红
艾司洛尔	25～50 mg 静注 50～100 μg/(kg·min)	1～2 min	10～20 min	低血压,恶心
乌拉地尔	12.5～25 mg 静注,5～40 mg/h	15 min	2～8 h	头晕,恶心,疲倦
地尔硫䓬	10 mg,或 5～15 μg/(kg·min)			低血压,心动过缓
二氮嗪	0.2～0.4g/次,静注	1 min	1～2 h	血糖过高,水钠潴留

注:以上药物剂量及次数仅供参考,实际使用时详见有关药品说明书。

表 10-7 高血压联合用药

联用方法	固定剂量联合(mg)*	商 品 名
ACEI 和 CCBs	氨氯地平/盐酸贝那普利(2.5/10,5/10,5/20,10/20)	lotrel
	马来酸依那普利/非洛地平(5/5)	lexxel
	群多普利/维拉帕米(2/180,1/240,2/240,4/240)	tarka
ACEI 和利尿剂	贝那普利/氢氯噻嗪(5/6.25,10/12.5,20/12.5,20/25)	lotensin HCT
	卡托普利/氢氯噻嗪(25/15,25/25,50/15,50/25)	capozide
	马来酸依那普利/氢氯噻嗪(5/12.5,10/25)	vaseretic
	赖诺普利/氢氯噻嗪(10/12.5,20/12.5,20/25)	prinzide
	盐酸莫西普利/氢氯噻嗪(7.5/12.5,15/25)	uniretic
	盐酸喹那普利/氢氯噻嗪(10/12.5,20/12.5,20/25)	accuretic
ARBs 和利尿剂	坎地沙坦酯/氢氯噻嗪(16/12.5,32/12.5)	atacand HCT
	甲磺酸依普沙坦/氢氯噻嗪(600/12.5,600/25)	teveten HCT
	伊贝沙坦/氢氯噻嗪(75/12.5,150/12.5,300/12.5)	avalide
	洛沙坦钾/氢氯噻嗪(50/12.5,100/12.5)	Hyzaar

续表

联用方法	固定剂量联合(mg)*	商品名
	替米沙坦/氢氯噻嗪(40/12.5,80/12.5)	Micardis HCT
	缬沙坦/氢氯噻嗪(80/12.5,160/12.5)	Diovan HCT
β受体阻滞剂和利尿剂	阿替洛尔/氯噻酮(50/25,100/25)	Tenoretic
	富马酸比索洛尔/氢氯噻嗪(2.5/6.25,5/6.25,10/6.25)	Ziac
	长效普萘洛尔/氢氯噻嗪(40/25,80/25)	Inderide
	酒石酸美托洛尔/氢氯噻嗪(50/25,100/25)	Lopressor HCT
	纳多洛尔/苄氟噻嗪(40/5,80/5)	Corzide
	马来酸噻吗洛尔/氢氯噻嗪(10/25)	Timolide
中枢作用药物和利尿剂	甲基多巴/氢氯噻嗪(250/15,250/25,500/30,500/50)	Aldoril
	利血平/氢氯噻嗪(0.125/250,0.25/500)	Diupres
	利血平/氢氯噻嗪(0.125/25,0.125/50)	Hydropres
利尿剂和利尿剂	盐酸阿米洛利/氢氯噻嗪(5/50)	Moduretic
	螺内酯/氢氯噻嗪(25/25,50/50)	Aldactone
	氨苯蝶啶/氢氯噻嗪(37.5/25,50/25,75/50)	Dyazide, Maxzide

缩略语:ACE,血管紧张素转换酶;ARB,血管紧张素Ⅱ受体拮抗剂;CCB,钙离子拮抗剂;HCL,盐酸;HCT,氢氯噻嗪;LA,长效

* 一些复方药物以多种固定剂量的方式进行配伍,每种药物的剂量以mg为单位

6. 应用降压药应注意的问题

(1) 新老降压药物的比较　现在越来越多的医生和患者趋向于选择较新的降压药物(钙阻滞剂、ACEI)代替老的制剂(利尿剂、β受体阻滞剂)。而新制剂普遍价格较贵,不利于大多数患者长期坚持治疗。事实上,目前尚未见关于比较新老制剂在老年高血压患者中的长期效益的报道,但包括部分老年患者参与的CAPPP试验亦很能说明问题。该试验旨在比较ACEI与传统疗法对高血压患者心血管病发病率和死亡率的影响,10 985例患者随机分为卡托普利组或传统的治疗组利尿剂、β阻滞剂单用或合用,随访6.1年,结果两组发生主要终点事件无显著差别,卡托普利组心血管病死亡率低于传统治疗组,致命性和非致命性心肌梗死发生率相似,致命性和非致命性卒中却要高些。虽然有理由相信卒中危险性的差异是由于设计的不平衡使卡托普利组进入试验时平均DBP高出2 mmHg所致,但总的看来卡托普利在预防高血压患者心血管病发病率和死亡率方面并未显示出更大的益处。

(2) 临床实践面临许多问题和挑战:① 血压水平对于相关并发症来说,既是一种危险性标志,又是致危险因素,然而在临床实践中发现,单血压水平本身并不是一个敏感和特异的判断预后的指标。心脑血管病从绝对数上更多的常发生在所谓的正常血压者中,血压升高者仅占人群的一部分;更为重要的是血压升高通常不是孤立存在,常伴随一些其他危险因素(如血糖升高、血脂异常等),血压升高增强了其他危险因素的有害作用。② 高血压患者在降压治疗后仍有较高心脑血管病发生率与病死率,降压治疗的获益率相对也较低,尤

其在轻型高血压患者,需要治疗大量患者才能预防少数患者发生心脑血管病事件。降压治疗在预防冠心病事件和肾功能衰竭方面尚不理想。③ 由于认识和治疗水平的原因,目前的降压治疗对收缩压和脉压的控制相对较差,达到目标值较为困难。HOT 研究中 90% 以上患者舒张压<90 mmHg,但平均收缩压>140 mmHg。值得注意的是,近年来大量的调查资料显示,脉压与心脑血管病之间存在独立而极显著的相关性,尤其对冠心病事件和心力衰竭者更为明显。1994 年 Madhavan 在临床随访中发现,脉压≥63 mmHg 患者心肌梗死、脑卒中发生率与病死率的相对危险性分别是脉压≤46 mmHg 的 2.6 倍与 4.3 倍。

四、特殊人群的高血压药物治疗

(一) 缺血性心脏病

是高血压靶器官损害的最常见形式。高血压合并稳定性心绞痛患者的首选药物通常是 β 受体阻滞剂;也可选择长效 CCB。急性冠脉综合征(不稳定性心绞痛或心肌梗死)的患者首选 β 受体阻滞剂或 ACEI,需要时可加用其他药物控制血压。心肌梗死后患者使用 ACEI、β 受体阻滞剂和醛固酮拮抗剂获益最大。同时,提倡积极控制血脂并使用阿司匹林抗血小板治疗。

(二) 心力衰竭

心力衰竭表现为心室收缩或舒张功能不全,主要由收缩性高血压和缺血性心脏病引起。严格控制血压和胆固醇是高危 HF 患者的主要预防措施。心室功能不全却无症状的患者,推荐使用 ACEI 和 β 受体阻滞剂。有症状的心功能不全患者或终末期心脏病患者推荐使用 ACEI、β 受体阻滞剂、ARBs 以及醛固酮拮抗剂并合用袢利尿剂。

(三) 糖尿病高血压

对于高血压合并糖尿病的患者,治疗重点是将血压严格控制在靶血压以下,HOT 研究表明,将糖尿病高血压患者的血压降至最低水平(舒张压<80 mmHg),可明显减少心血管事件的危险性。UKPDS 试验的证据表明严格控制血压可使主要微血管事件和大血管事件的危险性显著降低。美国肾脏基金会高血压和糖尿病执行委员会工作组就高血压糖尿病伴或不伴肾病的患者提出最新治疗共识:血压控制的目标值在 130/80 mmHg 或以下,这样更有效阻止肾病进展和降低心血管病发生的危险。INSIGHT 研究发现高血压合并 2 型糖尿病的患者若要达到靶血压几乎 100% 需要联合治疗。荟萃分析提示积极控制高血压合并糖尿病的血压平均需要 3.2 个降压药物。ACEI、ARB、α 受体阻滞剂、钙阻滞剂、小剂量适用于高血压合并糖尿病的患者,有利于降低糖尿病患者 CVD 和脑卒中发生率,可使患者在蛋白尿出现之后 10 年生存率由 30% 增至 80%;糖尿病患者用小剂量氢氯噻嗪加 β 受体阻滞剂治疗对减少 CHD 病死率和总的心血管事件肯定有效。UKPDS 研究表明阿替洛尔和卡托普利对伴有 2 型糖尿病的高血压患者的血压控制同样有效。HOT 研究结果和 ALL-

HAT试验中期结果,均证实长效CCB在糖尿病高血压患者中的安全性和有效性。降压治疗可延缓或阻止肾功能损害进展,延长寿命。近来完成的RENAL、LIFE临床试验突出了ARB在高血压特殊人群如糖尿病的独特作用,它可使此类人群获得更大的治疗益处。ACEI、ARBs治疗能延缓糖尿病肾病的进展,减少蛋白尿,ARBs还能延缓大量白蛋白尿的产生。一般要将血压降至最低水平,维持主要脏器的灌注压即可,这样可加强抗肾病的疗效。

(四) 慢性肾脏疾病

慢性肾脏疾病的患者定义为:GFR$<$60 mL/(min·1.73m^2)(相应的肌酐水平男性$>$1.5 mg/dL [$>$132.6 μmol/L],女性$>$1.3 mg/dL [$>$114.9 μmol/L]);蛋白尿($>$300 mg/d或每克肌苷内白蛋白$>$200 mg)。慢性肾病的治疗目标是延缓肾功能损害,预防CVD。这些患者中大多数有高血压,应严格控制血压,且通常需用3种或更多的药物来达到血压$<$130/80 mmHg的目标。已证实ACEI、ARBs有利于控制糖尿病和非糖尿病性肾病的进展。使用ACEI或ARBs仅可使血肌苷水平较基线值升高35%,但除非有高钾血症出现,否则不是停药的指征。存在严重肾病(GFR$<$30 mL/(min·1.73 m^2),相应的血肌酐水平为2.5～3.0 mg/dL [221～265 μmol/L时]),须增加袢利尿剂的剂量并联合应用其他类药物。

(五) 脑血管病

在急性脑卒中时,迅速降压的风险和益处尚不清楚。在患者情况稳定或好转前,应把血压控制在中间水平(大约160/100 mmHg)。ACEI和噻嗪类利尿剂联合应用可降低脑卒中复发率。

(六) 肥胖和代谢综合征

肥胖(体重指数≥30)是高血压和CVD发展的重要危险因素。美国胆固醇教育计划(NCEP)的ATPⅢ中定义的代谢综合征需符合下列3项或更多条件:腹部肥胖(男性腰围$>$102 cm[$>$40英寸]或女性$>$89 cm[$>$35英寸]);糖耐量异常(空腹血糖≥110 mg/dL [≥6.1 mmol/L]);血压≥130/85 mmHg;三酰甘油升高(≥150 mg/dL[≥1.70mmol/L]);HDL-C降低(男性$<$40 mg/dL[$<$1.04mmol/L]或女性$<$50 mg/dL[$<$1.30 mmol/L])。对代谢综合征患者应积极改善生活方式,并针对每项代谢异常给予适当的药物治疗。

(七) 左室肥厚

左室肥厚是CVD的独立危险因素。积极控制血压能逆转左室肥厚,包括减轻体重、限盐以及使用除直接血管扩张剂(如肼屈嗪和米诺地尔)以外的各类降压药物。首选ACEI或ARB。LIFE试验证实了在原发性高血压左心室肥厚患者,洛沙坦将比阿替洛尔能在更大程度上减少心脑血管病发病率和死亡率复合终点(定义为脑卒中、心肌梗死和心脑血管病死亡)。

(八) 周围动脉疾病

周围动脉疾病是缺血性心脏病的等危症。多数周围动脉疾病患者可使用各类降压药物。患者应同时严格控制其他危险因素并使用阿司匹林。

(九) 老年人高血压

65岁以上高血压患者的数量占该人群的三分之二以上,这也是高血压控制率最低的一组人群。老年高血压患者包括单纯收缩期高血压患者的治疗应根据高血压总的治疗原则,有些患者需减少初始药物剂量以避免不良反应;但多数老年患者需采用标准剂量的多药联合,才能达到血压的靶目标值。Syst-Eur、Syst-China临床试验证明降压治疗可降低这类患者心血管并发症尤其是脑卒中的发生与死亡率。首选长效钙阻滞剂尼群地平。Syst-Eur试验数据表明,钙阻滞剂治疗可降低单纯收缩期高血压患者老年性痴呆的危险性。STOP-2研究比较了β受体阻滞剂、利尿剂、ACEI和长效双氢吡啶钙阻滞剂治疗70~84岁高血压患者的疗效,经4~6年随访,没有发现它们之间在减少心血管死亡率和主要终点事件有何差异。NORDIL试验证明地尔硫䓬与β受体阻滞剂和利尿剂一样,能够减少50~74岁的高血压患者发生脑卒中、心肌梗死和其他心血管疾病的死亡。高龄老人高血压是否要治疗仍有争论,但血压极高者或有靶器官损害者应采用药物治疗。

(十) 体位性低血压

直立位SBP下降超过10 mmHg,伴有头晕或晕厥即为体位性低血压,常出现于老年人收缩期高血压、合并糖尿病,以及服用利尿剂、静脉扩张剂(如硝酸盐类,α受体阻滞剂,以及西地那非类药物)、抗精神病药物时。这些患者应监测直立位血压,并注意避免血容量不足和快速静脉输注降压药物。

(十一) 痴呆

痴呆和认知功能障碍常发生于高血压患者。有效的降压治疗能减慢认知功能障碍的发展。

(十二) 女性高血压

口服避孕药可升高血压,随着使用时间的延长,高血压危险增加。女性口服避孕药时应定期监测血压,血压升高是改用其他避孕方法的原因之一。相反,雌激素替代疗法不升高血压。

应密切随访妊娠的高血压妇女,因为高血压增加母亲与胎儿的危险性。甲基多巴、β受体阻滞剂、血管扩张剂对胎儿更安全。ACEI和ARBs有潜在的胎儿致畸作用,应禁用于孕妇和准备怀孕的妇女。先兆子痫发生于妊娠20周后,主要表现为新发生高血压或高血压恶化,蛋白尿,高尿酸血症,有时出现凝血功能障碍。先兆子痫可发展为高血压亚急症或出现紧急情况,需住院治疗,并加强监测,提前分娩,使用胃肠道外的降压药和抗惊厥药治疗。

（十三）儿童和青少年的高血压

儿童和青少年高血压诊断时应多次测量血压，在调整年龄、身高和性别因素后，血压达到或超过该人群第 95 个百分点，可诊断为高血压。DBP 根据 Korotkoff 第 5 音确定。临床医生应警惕儿童血压升高的诱因（如肾病、主动脉缩窄），提倡生活方式的干预，若反应不明显或血压水平较高可给予药物治疗。药物选择与成人相似，但剂量要小并应仔细调整。避免在孕妇和性生活活跃的女孩中使用 ACEI 和 ARBs。因长期运动可降低血压，无并发症的血压升高不应作为限制儿童体育活动的理由。禁止服用类固醇类激素，并积极干预以减少现有的可逆危险因素（如吸烟）。

（十四）高血压急症和亚急症

高血压急症指血压明显升高伴靶器官损害（如高血压脑病、心肌梗死、不稳定性心绞痛、肺水肿、子痫、脑卒中、头部外伤、致命性动脉出血或主动脉夹层瘤），需住院和进行胃肠道外药物治疗。高血压亚急症指血压显著升高但不伴靶器官损害，通常不需住院，但应立即进行口服抗高血压药联合治疗，应仔细评估、监测高血压导致的心肾损害并确定高血压的可能原因。

五、展望

面临上述挑战和许多未知领域，随着新世纪到来，高血压治疗研究将有一些观点、策略的转变，对临床实践和人群防治产生重要影响。

（一）血压指标

在血压测量方面进一步改进动态血压监测和自测血压手段，确立动态血压、自测血压、血压变异与预后的关系。除了从临床角度强调危险性分层策略，从研究角度探索比血压水平更敏感、更特异的指标，根据已经提出的亚临床血管病（subclinical vascular disease）概念，从动脉结构与功能改变预测心脑血管病发生。

（二）治疗策略

通过临床试验进一步确立脉压与心脑血管病之间的关系，降压治疗的重点从舒张压转移到收缩压和脉压。在降压治疗实施过程中，血压下降的平稳程度有可能对预后产生影响。血管保护将是新世纪的治疗目标。

（三）高危患者治疗

由于降压治疗的绝对获益率与患者的危险程度密切相关，在高危患者中采用药物治疗具有较好的效益/成本比值。因此，在高龄老年人和脑卒中、肾功能不全、糖尿病、冠心病患者进行临床试验将有较重要的临床意义。正在进行的预防老年性痴呆研究也将开拓降压治疗的新用途。

（四）心血管危险因素联合干预治疗

高血压患者常有多种危险因素"个体聚集性"，研究降压药与降脂药联合，降压药与抗血小板、抗黏附剂联合,降压药与叶酸、抗氧化剂联合有可能提高治疗效果。

(五) 新型降压药物和非降压药物研究

随着高血压基础研究的深入,一些新型抗高血压药物将不断问世。中枢受体激动剂、血管多肽酶抑制剂(VPI)、内皮素转换酶抑制剂或受体拮抗剂、短效降压药定时控制释放制剂正在开发和研究应用中。另一个值得注意的动向,就是某些特殊类型高血压可采用一些非降压的药物进行治疗。例如,长效硝酸酯类能选择性地作用于大动脉,改善大动脉顺应性,降低脉压而不降低舒张压,适宜于治疗老年收缩期高血压;在伴胰岛素抵抗的顽固性高血压患者,双胍类降糖药或胰岛素增敏剂联合原来的治疗方案能显著降低血压提高疗效;在妇女绝经后的高血压患者,雌激素替代治疗能有效地降低 24 h 血压,并恢复非杓型的血压昼夜节律。通过深入研究这些治疗方案有可能成为一种个体化的临床治疗途径。

(六) 基因预测

随着高血压相关基因及其与环境因素相互作用研究的深入,有可能采用基因检测手段在高血压患者或易患者中预测心脑血管病事件和治疗效果。

六、目前国内常用抗高血压药

(一) 利尿药

1. 氢氯噻嗪(hydrochlorothiazide,双氢克尿塞,esidrex),详见第 19 章

(1) 剂型与规格 片剂:25 mg。

(2) 用法与用量 口服,水肿患者:每次 25～50 mg,每日 25～100 mg,隔日或每周 1～2 次服用。高血压患者:与其他降压药合用,每日 25～50 mg,分早晚 2 次服,1 周后减为每日 12.5～25 mg 的维持量。

(3) 药理与用途 主要抑制髓袢升支皮质部对 Na^+ 和 Cl^- 的重吸收,使肾脏对氯化钠的排泄增加而产生利尿、降压作用;可以与其他降压药物配合使用;还有抗利尿的作用,可用于治疗尿崩症。适用于轻度至中度的充血性心力衰竭、慢性肝脏和肾源性水肿、高血压、高尿钙血症。可单独治疗轻度高血压,也常与其他降压药合用治疗中、重度高血压。

(4) 不良反应 长期服用,易发生电解质紊乱,如低钠血症、低氯血症、低钾血症性碱血症。

(5) 注意事项 不可突然停药,应逐渐减量;在治疗肝硬化而引起的腹水时,最好与螺内酯合用,以防止发生肝昏迷;肝肾功能不全者、痛风、糖尿病患者慎用。

(二) β 受体阻滞剂

1. 普萘洛尔(propranolol,心得安,inderal, angilol),详见第 6 章

(1) 剂型与规格 片剂:10 mg;注射剂:5 mg/5 mL。

(2) 用法与用量 口服,甲亢患者术前准备,尤其适用于高血压伴心律失常患者:每次

10 mg,每日 3 次。心绞痛:每日 40～80 mg,分 3～4 次服用。高血压:每次 5 mg,每日 4 次,1～2 周后增加 1/4 量。现已不用静脉制剂,而被高度选择性 β 受体阻滞剂所替代。

(3) 药理与用途　为 β 受体阻滞剂,可降低心肌收缩性、自律性、传导性和兴奋性,减慢心率,减少心排血量和心肌耗氧量。用于房性及室性早搏、窦性及室上性心动过速、心绞痛、急性心肌梗死、高血压等;对慢性心房颤动和扑动,如果用洋地黄疗效不佳,加用本品常可减慢心室率,也可治疗二尖瓣脱垂综合征有关的房性或室性心律失常;对肥大性心肌病患者,可降低室上性心律失常的发生率。

(4) 不良反应　有乏力、嗜睡、头晕、失眠、恶心、腹胀、皮疹、晕厥、低血压,心动过缓等反应。

(5) 注意事项　冠心病患者使用本药不宜突然停药,否则可出现心绞痛、心肌梗死或室性心动过速,长期用药者停药时应逐渐减量,一般于 2 周内停药;老年人用药应减量;孕妇、哺乳期妇女慎用;哮喘、过敏性鼻炎、窦性心动过缓、重度房室传导阻滞、心源性休克、低血压症患者忌用。

2. 噻吗洛尔(timolol,噻吗心安,blocardren,temserin,timoptic)

(1) 剂型与规格　片剂:5 mg、10 mg;滴眼剂:12.5 mg/5 mL、25 mg/5 mL。

(2) 用法与用量　口服,5～10 mg,每日 2～3 次。滴眼,0.25% 滴眼剂,每次 1 滴,每日 2 次。如疗效不佳可改用 0.5% 滴眼剂,每次 1 滴,每日 1～2 次。

(3) 药理与用途　非选择性 β 受体阻滞剂,作用较强,无膜稳定作用,无内在拟交感活性。尚具明显降低眼压的作用。用于治疗高血压、心绞痛、心动过速及青光眼。

(4) 不良反应　可产生心动过缓、支气管痉挛。滴眼可致眼干、眼痛,眼灼热感,视力减退、头晕等;亦可被吸收产生全身反应,如血压下降、胃肠不适及心率减慢。

(5) 注意事项　不宜与其他 β 受体阻滞剂合用;滴眼时,如原用别的药治疗,不宜突然停用原药,应自改用噻吗洛尔后第 2 天起逐渐停用,对病情较重者,更应谨慎;心力衰竭、支气管哮喘患者慎用;孕妇、儿童及心动过缓患者禁用。

3. 索他洛尔(sotalol,甲磺胺心定,心得怡,施太可,sotacor,betacordone,sotalex)

(1) 剂型与规格　片剂:20 mg、40 mg、80 mg、160 mg、240 mg。

(2) 用法与用量　口服,高血压:开始剂量每日 160 mg,分 2 次服,需要时可渐增至每日 160～320 mg/d。心绞痛和心律失常:每日 160 mg,分 2 次服。

(3) 药理与用途　非选择性 β 受体阻断剂,其作用同普萘洛尔,但强度为其 1/3。用于高血压及心绞痛。

(4) 不良反应　同普萘洛尔。

(5) 注意事项　同普萘洛尔。

4. 阿替洛尔(atenolol,氨酰心安,苯氧胺,tenormin)

(1) 剂型与规格　片剂:25 mg、50 mg、100 mg;注射剂:每支 5 mg。

(2) 用法与用量　口服,每日 100 mg,分 1～2 次服用。心绞痛:每次 100 mg,或每次 25～50 mg,每日 2 次。高血压:每次 50～100 mg,每日 1～2 次。以上用药需个体化。青光眼用 4‰滴眼液点眼。静脉注射,5 mg 稀释于 20 mL,缓慢推注。

(3) 药理与用途　为心脏选择性β受体阻滞剂,无膜稳定作用,无内源性拟交感活性。一般用于窦性心动过速及早搏等,也可用于高血压、心绞痛及青光眼。

(4) 不良反应　少数患者服药后有口干、胸闷、乏力等,个别有窦性心动过缓。偶有肢端发冷,疲劳感,心前区疼痛,恶心,腹泻等不良反应。

(5) 注意事项　肾功能明显减退时需要调整给药剂量;不能突然停药,以免产生停药综合征;服药期间必须定期检查心电图、心率、血压,必要时作血糖检查;孕妇及糖尿病、甲亢患者慎用;不宜用于未经治疗的心力衰竭患者;哮喘及窦性心动过缓者禁用。

5. 美托洛尔(metoprolol,美多心安,美多洛尔,倍他乐克,betaloc,lopresor),详见第 6 章

(1) 剂型与规格　片剂:25 mg、50 mg、100 mg;控释片:100 mg;胶囊剂:50 mg;注射剂:5 mg/5 mL。

(2) 用法与用量　口服,高血压:每次 12.5～50 mg,每日 2 次。心绞痛:每日 50～100 mg,分早晚 2 次服。静注用于治疗快速心律失常:开始时 5 mg(1～2 mg/min),隔 5 min 重复注射,直至生效,一般总量为 10～15 mg。

(3) 药理与用途　为β受体阻滞剂,有较弱的膜稳定作用,无内源性拟交感活性。对心脏的β受体有较高度的选择性作用。用于窦性心动过速,室上性心动过速,也用于各型高血压、心绞痛、心律失常等。

(4) 不良反应　少数患者服药后可有轻微上腹部不适,倦怠或睡眠异常,长期服用后可消失;偶有报告非特异性皮肤反应和肢端发冷。

(5) 注意事项　用量个体差异大,应注意剂量个体化;哮喘患者不宜应用大剂量,应用一般剂量时也应分为 3～4 次服;支气管哮喘、慢性阻塞性肺疾病或伴有糖尿病和使用麻醉药易引起低血压和心动过缓者以及孕妇均应慎用;Ⅱ、Ⅲ度房室传导阻滞,严重心动过缓和心源性休克,及对洋地黄无效的心力衰竭患者禁用;心动过缓、糖尿病、肝肾功能不全、甲亢慎用。

6. 比索洛尔(bisoprolol,康忻,concor,emcor)

(1) 剂型与规格　片剂:5 mg、10 mg。

(2) 用法与用量　口服,每次 2.5～10 mg,每日 1 次,早饭前或早饭时服用,最大剂量为 20 mg。

(3) 药理与用途　新一代选择性$β_1$受体阻滞剂,对$β_1$受体的亲和力比$β_2$受体大 11～34 倍,从而达到降低血压和保护心肌免受与缺血相关损害的目的。无内在拟交感活性和膜稳

定作用。适用于高血压、冠心病(心绞痛)及快速型心律失常。

(4) 不良反应 服药初期,可能出现轻微疲倦、头晕、头痛、出汗、睡眠异常、多梦及抑郁等,一般在开始服药后1～2周自然减退;偶见胃肠功能紊乱及在极少数情况下会有皮肤反应。

(5) 注意事项 孕妇、哺乳期妇女、儿童不宜服用;严重脉缓、Ⅱ度以上的房室阻滞、缺血性心功能不全、心源性休克的患者禁用。

7. 艾司洛尔(esmolol,爱洛、ASL-805,brevibeoc),详见第6章

(1) 剂型与规格 注射剂:100 mg/10 mL、200 mg/10 mL、2500 mg/10 mL。

(2) 用法与用量 快速型室上性心律失常:先静脉注射负荷量 0.5 mg/kg,约 1 min 注毕,静脉维持量 0.05 mg/(kg·min)开始,4 min 后视需要可递增至 0.2 mg/(kg·min),每次改变维持量前均用上述负荷量。围术期:在监测下,负荷量可用 0.25～0.5 mg/kg,然后 0.25～0.5 mg/kg·min,持续静脉输注。

(3) 药理与用途 超短效、选择性 β_1 受体阻滞剂,治疗剂量下无内在拟交感活性及膜稳定作用。大剂量时对气管和血管平滑肌 β_2 受体也有抑制作用,特点为起效快、作用时间短。适用于治疗高血压快速性室上性心律失常及围术期出现的心动过速。

(4) 不良反应 有低血压,潮红、心动过缓、心脏传导阻滞、头痛、头晕、嗜睡、精神混乱、乏力、感觉异常、(胃肠不适,水肿等。

(5) 注意事项 与儿茶酚胺耗竭剂合用,可能出现晕厥、低血压或严重心动过缓;与维拉帕米合用于心功能不全患者,可能发生心博骤停;与吗啡、地高辛、琥珀胆碱合用应慎重;支气管哮喘者慎用;严重心动过缓、Ⅰ度以上房室传导阻滞、心源性休克、重度心力衰竭患者禁用。

8. 拉贝洛尔(labetalol,柳胺苄心定,ibidomide, presdate, trandate),详见第6章

(1) 剂型与规格 片剂:50 mg、100 mg、200 mg;注射剂:25 mg/2 mL、50 mg/5 mL、100 mg/20 mL、200 mg/40 mL。

(2) 用法与用量 口服,每次 100～200 mg,每日 2～3 次,饭后服用。严重高血压时剂量可增至 400 mg,每日 3～4 次,剂量不超过 2 400 mg;静脉注射,25 mg,加于 25% 葡萄糖注射液 20 mL 中缓慢注射,15 min 后无效可重复同样剂量 1 次,麻醉和围术期从小剂量开始,可用 5～20 mg 单次静注,也可用 20～40 μg/(kg·min)持续静脉输注。

(3) 药理与用途 兼有 α 受体和 β 受体的阻滞作用。对 α 受体为竞争性拮抗剂,对 β 受体是非选择性阻滞剂,无内在拟交感活性和膜稳定作用,对心脏 β_1 受体阻滞作用比对 α 受体阻滞的作用强 16 倍。还有直接扩张血管的作用,使外周阻力降低,但心排血量和心搏量无明显变化,无反射性心动过速。适用于各型高血压,包括急进型高血压和高血压危象,妊娠高血压可作为首选药。与利尿药合用有协同作用。对伴有心绞痛、早搏等高血压有效。

(4) 不良反应　主要有直立性低血压,头昏、乏力、肌痉挛、胃肠不适、精神抑郁,头皮刺痛。大剂量时可见心动过缓或诱发早搏。

(5) 注意事项　心功能不全者应用前应先以洋地黄及利尿剂控制;肝功能不全者用本品应减量;孕妇只有遇妊娠合并高血压危象时才考虑使用,且应密切观察血压及胎儿情况;哮喘、肝功能减退者慎用;脑出血、房室传导阻滞及心动过缓者禁用。

9. 卡维地洛(carvedilol,卡维地罗,达利金,洛德,dilatrend, dilmitone, CAR, kredex),详见第6章

(1) 剂型与规格　片剂:6.25 mg、25 mg。

(2) 用法与用量　口服,首次剂量12.5 mg,每日1次,观察2 d。如疗效欠佳,且无不良反应时可25 mg,每日1次,必要时可25 mg,每日2次或50 mg,每日1次。但每日最大剂量不应超过50 mg。高龄患者推荐量12.5 mg,每日1次,必要时可逐渐增至每日最大用量。一般不用于心绞痛治疗,慢性稳定的心力衰竭患者应从小剂量开始,起始剂量3.125 mg Bid 双周剂量倍增直至最大耐受剂量。

(3) 药理与用途　血管扩张性β受体阻滞药,但无论是对$β_1$受体还是$β_2$受体的阻滞强度均明显高于$α_1$受体阻滞作用。具有中度扩血管和轻度膜稳定作用,且无内在性拟交感活性。此外,在大剂量时还具有钙拮抗作用。对急性心肌梗死实验模型有缩小心梗面积、清除氧自由基、保护心脏的作用。适用于轻度、中度原发性高血压,尤其适用于高血压伴缺血性心脏病者。

(4) 不良反应　常见有眩晕,头痛、支气管痉挛、疲乏和皮肤反应;每日用量≥50 mg时,约有低于1%的患者可发生直立性低血压。

(5) 注意事项　对肾功能受损者无需调整用药量,但对严重肝功能减退如肝硬化患者,会明显升高达峰浓度和生物利用度。因此,对这类患者不主张应用本药;虽可治疗充血性心力衰竭,降低心脏后负荷,但因具有β受体阻滞及负性肌力作用,仍需慎用或减量应用;脑溢血、心脏传导阻滞、心动过缓和哮喘患者禁用。

(三) 钙阻滞剂

1. 吲达帕胺(indapamide,寿比山,吲达胺,钠催离,natrilix, indamol, veroxil, arifon),详见第19章

(1) 剂型与规格　片剂:2.5 mg。

(2) 用法与用量　口服,每日服2.5 mg,早晨服药,维持量可隔天每次2.5 mg。糖尿病患者无需忌盐。

(3) 药理与用途　本品为一种长效的、作用较强的抗高血压药。具有利尿和钙拮抗作用,对血管平滑肌有较高选择性,阻滞钙离子内流,使外周血管阻力下降,产生降压作用,用于治疗原发性高血压。

（4）不良反应　大剂量利尿作用增强,可发生低血钾;偶见便秘、恶心、上腹部不适等轻度消化道症状及头晕、复视等。

（5）注意事项　对磺胺过敏者可引起变态反应;注意电解质平衡,对低血钾者要监测血钾;近期脑血管意外,嗜铬细胞瘤,Conn综合征,重度肝肾功能衰竭。对本品过敏者禁用,孕妇和哺乳期妇女禁用。

2. 硝苯地平(nifedipine,艾克迪平,心痛定,硝苯吡啶,硝苯啶,拜新同 adalat,baya 1040,nifelat),详见第7章

（1）剂型与规格　片剂:10 mg;缓释片:10 mg;控释片:20 mg、30 mg。

（2）用法与用量　口服或舌下含服:每次5~10 mg,每日3次。慢性充血性心力衰竭:每6 h 20 mg。缓释片:每次30~60 mg,每日1次。控释片:每次20 mg,每日2次;或每次30 mg,每日1次。

（3）药理与用途　为钙阻滞剂,可抑制心肌和血管平滑肌细胞Ca^{2+}内流,能松弛血管平滑肌,使外周血管阻力降低,血压下降,心肌耗氧量降低,同时能扩张冠状动脉,缓解冠脉痉挛,并能增加冠脉流量,增加心肌供氧量。对心脏能使心收缩力减弱,耗氧量降低。适用于防治心绞痛,特别适用于变异型心绞痛和冠状动脉痉挛所致的心绞痛。对呼吸道影响较小,故适用于患有呼吸道阻塞性疾病的心绞痛患者,其疗效优于β受体阻滞剂。此外,还适用于各种类型的高血压,对顽固性、重度高血压和伴有心力衰竭的高血压患者也有较好疗效。对血压不易控制的高血压,在手术当天可舌下含服至手术室。

（4）不良反应　有短暂头痛,面部潮红,嗜睡;其他还包括眩晕,过敏反应,低血压,心悸及有时促发心绞痛发作;剂量过大可引起心动过缓和低血压;长期服用可能引起水钠潴留,水肿,多发生于踝部,偶见于脸部及眶周。

（5）注意事项　日剂量＞120 mg时,突然停药会产生撤药综合征;长期服药宜与利尿剂合用;心功能减退者及低血压应慎用;孕妇、心源性休克者、严重主动脉狭窄及持续低血压者禁用;控释片须整片吞服,每次服药间隔12 h。

3. 尼卡地平(nicardipine,硝苯苄胺啶,佩尔地平,perdipine)

（1）剂型与规格　片剂:40 mg;缓释胶囊剂:40 mg;注射剂:每支2 mg、5 mg。

（2）用法与用量　口服,每次10~20 mg,每日3次。脑血管病:20 mg,每日3次。高血压、心绞痛:每次10~30 mg,每日3次。心力衰竭:每次20~40 mg,每日3次。静脉输注,用氯化钠注射液或5%葡萄糖注射液稀释后,盐酸尼卡地平2~10 $\mu g/(kg \cdot min)$。

（3）药理与用途　通过抑制Ca^{2+}流入血管平滑肌细胞而发挥血管扩张作用,而且能抑制磷酸二酯酶,使脑、冠状动脉及肾血流量增加,起到降压作用。临床适用于原发性高血压,脑梗死后遗症,脑出血后遗症,脑动脉硬化症。

（4）不良反应　偶见恶心、呕吐、食欲不振、便秘、腹泻、颜面潮红、头晕、发热、心悸、体

位性低血压、倦怠、皮疹、眩晕、耳鸣和肝肾功能异常。

(5) 注意事项　不应与其他钙通道拮抗药合用；与其他血管扩张药合用时注意低血压；肝肾功能不良者、低血压、青光眼患者慎用。颅内出血未停止、脑血管意外急性期、颅内压亢进的患者、孕妇及哺乳期妇女禁用。

4. 尼群地平(nitrendipine，硝苯甲乙吡啶)

(1) 剂型与规格　片剂：10 mg、20 mg。

(2) 用法与用量　口服，始初剂量于每日早餐时服 5～10 mg，以后视血压情况可逐渐增至每日 20 mg，分 1～2 次服。老年人及肝功能减退者 5 mg，每日 1～2 次。

(3) 药理与用途　本品为选择性作用于血管平滑肌的钙离子拮抗剂，它对血管的亲和力比对心肌大，对冠状动脉的选择作用更佳。能降低心肌耗氧量，对缺血性心肌有保护作用。可降低总外周阻力，使血压下降。临床适用于冠心病及高血压，也可用于充血性心力衰竭。

(4) 不良反应　有头痛，眩晕和心悸等不良反应，停药后可自行消失。

(5) 注意事项　肝功能减退者除减量服用外，应经常监测血压，调整剂量；孕妇及哺乳期妇女禁用。

5. 非洛地平(felodipine，波依定，plendil)

(1) 剂型与规格　片剂：5 mg、10 mg；缓释片：2.5 mg、5 mg、10 mg。

(2) 用法与用量　口服，每次 5～10 mg，每日 2～3 次。缓释片：每次 10 mg，每日 1 次。

(3) 药理与用途　本品为一种血管选择性钙离子拮抗剂，通过降低外周血管阻力而降低动脉血压，由于对小动脉平滑肌的高度选择性，在治疗剂量范围内对心肌收缩力和心脏传导无直接作用，又因对静脉平滑肌和肾上腺素能血管张力调节无影响，故不引起体位性低血压，本品有轻微的排钠利尿作用，所以不引起体液潴留。用于治疗各种高血压、缺血性心脏病和心力衰竭。

(4) 不良反应　少数患者可引起面部潮红、心悸、头昏和疲乏；还可出现由于毛细血管扩张引起的踝部水肿；有报道发现伴有牙龈炎或牙周炎的患者，用药后可能会引起轻微的牙龈肿大。

(5) 注意事项　老年人因药物清除速度减慢，剂量宜减少；严重肝、肾功能减退者慎用；妊娠(包括早期妊娠)及对本品过敏者禁用。

6. 氨氯地平(amlodipine，安洛地平，络活喜，norvasc)

(1) 剂型与规格　片剂：2.5 mg、5 mg、10 mg。

(2) 用法与用量　治疗高血压和心绞痛的初始剂量为 5 mg，每日 1 次。根据患者的临床反应，可将剂量增加，最大可增至 10 mg，每日 1 次。本品与噻嗪类利尿剂，β受体阻滞剂和血管紧张素转换酶抑制剂合用时不需调整剂量。

(3) 药理与用途　为钙离子拮抗剂,阻滞心肌和血管平滑肌细胞外钙离子经细胞膜的钙离子通道进入细胞。直接舒张血管平滑肌,具有抗高血压作用,缓解心绞痛是通过扩张外周小动脉,使外周阻力降低,从而降低心肌耗氧量,另外扩张正常和缺血区的冠状动脉及冠状小动脉,使冠状动脉痉挛患者的心肌供氧量增加。用于治疗高血压和缺血性心脏病。

(4) 不良反应　发生率较低,主要为水肿、疲劳、头疼、失眠、恶心、腹痛、面红、心悸和头晕;较少见瘙痒、皮疹、呼吸困难、无力、肌肉痉挛和消化不良等。

(5) 注意事项　孕妇、哺乳期妇女和严重心力衰竭者慎用;老年人及肾功能损害的患者无需调整剂量;严重低血压、肝功能不全者及对二氢吡啶类钙阻滞剂过敏的患者禁用。

7. 拉西地平(lacidipine,乐息平,lacidil)

(1) 剂型与规格　片剂:2 mg、4 mg。

(2) 用法与用量　口服,每次 4~8 mg,每日 1 次。老年人起始剂量可为 2 mg,每日 1 次,以后酌情增加到 4 mg。宜长期服用。

(3) 药理与用途　新型长效二氢吡啶类钙阻滞剂。对血管平滑肌具有高度选择性,对血管紧张素Ⅱ的缩血管作用也有对抗作用;排钠利尿作用强;抗氧化作用明显强于其他钙阻滞剂,可减轻或消除氧自由基对细胞膜的损害。能使收缩压、舒张压、平均动脉压下降,心率略有增加。适用于治疗原发性、继发性、肾性高血压;可减少心绞痛及发作次数,可减少硝酸甘油用量;与强心药和利尿药合用可使心力衰竭症状缓解,改善心功能。

(4) 不良反应　常见的有面部潮红、头痛、头晕、心悸、踝部水肿、胃肠不适。

(5) 注意事项　不宜与其他钙通道拮抗药合用;与其他血管扩张药合用时要防止血压过低;肝功能不全者需减少剂量;先天性心功能不全者慎用;对拉西地平过敏者禁用。

(四) 血管紧张素转氨酶抑制剂

1. 卡托普利(captopril,巯甲丙脯酸,甲巯丙脯酸,开搏通,capote,tensiomin)

(1) 剂型与规格　片剂:12.5 mg、25 mg。

(2) 用法与用量　口服,每次 12.5~50 mg,每日 2~3 次,如仍未能满意地控制血压,可加服噻嗪类利尿药如氢氯噻嗪 25 mg,每日 1 次。以后可每隔 1~2 周逐渐增加利尿药的剂量,以达到满意的降压效果。心力衰竭:初剂量 25 mg,每日 3 次,剂量增至 50 mg,每日 3 次后,宜连服 2 周观察疗效。一般 50~100 mg,每日 3 次。症状已得到满意改善,也可与利尿药与洋地黄合并使用。对近期大量服过利尿药,处于低钠/低血容量,而血压属正常或偏低的患者,初剂量宜用 6.25~12.5 mg,每日 3 次。以后通过测试逐步增加至常用量。

(3) 药理与用途　为人工合成的非肽类血管紧张素转化酶抑制剂,主要作用于肾素-血管紧张素-醛固酮系统(RAS 系统)。抑制 RAA 系统的血管紧张素转换酶(ACE),阻止血管紧张素Ⅰ转换成血管紧张素Ⅱ,并能抑制醛固酮分泌,减少水钠潴留。用于高血压,也用于对利尿药、洋地黄类治疗无效的心力衰竭患者。

(4) 不良反应　可见皮疹、瘙痒、疲乏、眩晕、恶心、剧烈咳嗽、味觉异常等；个别人出现蛋白尿、粒细胞、中性粒细胞减少及 SGPT、SGOT 升高，停药后可恢复；肾功能损害者可出现血肌酐升高，少尿者可引起高血钾症。偶见血管性水肿，心律不齐。

(5) 注意事项　肾功能不全者慎用；个别患者可见蛋白尿、粒细胞缺乏症、中性白细胞减少，但减量或停药后可消失或避免；对本品过敏者禁用，孕妇哺乳期妇女禁用，全身性红斑狼疮及自家免疫性胶原性疾病患者慎用。

2. 依那普利(enalapril，怡那林，悦宁定)

(1) 剂型与规格　片剂：5 mg、10 mg。

(2) 用法与用量　口服，初始剂量为每日 5～10 mg，分 1～2 次服用，肾功能严重受损患者（肌酐清除率低于 30 mL/min）为每日 2.5 mg。根据血压水平可逐渐增加剂量，一般有效剂量为每日 10～20 mg，每日最大剂量不超过 40 mg。

(3) 药理与用途　为血管紧张素转换酶抑制剂。口服后在体内水解成依那普利拉，对血管紧张素转化酶起强烈抑制作用，降低血管紧张素Ⅱ的含量，造成全身血管舒张，血压下降。用于治疗高血压，充血性心力衰竭。

(4) 不良反应　头晕、头痛、嗜睡、疲劳、上腹不适、恶心、胸闷、咳嗽和蛋白尿等；必要时减量；如出现白细胞减少，需停药。

(5) 注意事项　儿童、孕妇、哺乳妇慎用；肾功能不全者应适当减少剂量及延长用药间隔；不宜与钾盐或保钾利尿药合用；与 β 受体阻滞药合用可使作用增强，但不宜与神经节阻滞剂合用；血压正常的充血性心力衰竭者用药后出现低血压，应减量或停药；对本品过敏者或双侧肾动脉狭窄患者忌用。

3. 贝那普利(benazepril，苯那普利，洛汀新，lotensin)

(1) 剂型与规格　片剂：5 mg、10 mg。

(2) 用法与用量　口服，高血压：初始剂量 10 mg，每日 1 次，以后可适当增加到每日 20 mg，最高为每日 40 mg，分 2 次服用。肾功能衰竭：初始剂量 5 mg，每日 1 次。单服本品降压效果不满意可加服噻嗪类利尿药、钙阻滞剂、β 受体阻滞剂，初始剂量要小。充血性心力衰竭：初始剂量 2.5 mg，每日 1 次，可逐渐增至每日 20 mg。

(3) 药理与用途　不含巯基的强效、长效血管紧张素转化酶抑制剂，在体内水解为贝那普利拉而发挥作用。临床用于各期高血压、充血性心力衰竭。

(4) 不良反应　轻微且短暂、偶见头痛、头晕、疲劳、嗜睡或失眠、胃肠不适、恶心、呕吐、腹泻或便秘、皮疹、瘙痒、颜面潮红、低血压、心悸、胸痛、咳嗽、呼吸窘迫、尿频；罕见肝炎、胆汁淤积型黄疸、血管神经性水肿。

(5) 注意事项　肾动脉狭窄、心力衰竭、冠状动脉或脑动脉硬化患者慎用；肾衰患者使用低剂量；少数患者有血尿素氮和血清肌酐升高，停药后可自行恢复；出现面部水肿应立即停药,并皮下注射肾上腺素 0.3~0.5 mL,注意监测血钾;对本品过敏、有血管神经性水肿史者及孕妇禁用。

4. 培哚普利(perindopril,雅施达)

(1) 剂型与规格　片剂:2 mg、4 mg。

(2) 用法与用量　口服,高血压:每次 4 mg,每日 1 次,服药 1 个月后,若有需要,可增至每次 8 mg,每日 1 次;充血性心力衰竭:须在医疗监护下开始,初始剂量为每日早晨口服 2 mg,可增至每日 4 mg。

(3) 药理与用途　本品是一种强效和长效的血管紧张素转换酶抑制剂,可使外周血管阻力降低,而心排血量和心率不变。用于治疗各种高血压与充血性心力衰竭。

(4) 不良反应　胃肠道不适、眩晕、痉挛、局部皮疹、咳嗽等。

(5) 注意事项　与依那普利相似。对本品过敏者,儿童、孕妇、哺乳期妇女禁用。

5. 西拉普利(cilazapril,一平苏,inhibace)

(1) 剂型与规格　片剂:2.5 mg、5 mg。

(2) 用法与用量　口服,每次 2.5~5 mg,每日 1 次。

(3) 药理与用途　本品是一种特定的长效血管紧张素转换酶抑制剂。用于治疗各种程度的原发性高血压和肾性高血压。也可与洋地黄或利尿药合用治疗慢性心力衰竭。

(4) 不良反应　轻微头晕、头痛、乏力、低血压、消化不良、恶心、皮疹和咳嗽;大多数症状是短暂的,轻度或中度,无须停药。

(5) 注意事项　同依那普利相似。

6. 福辛普利(fosinopril,福森普利,磷诺普利,蒙诺,monopril, staril)

(1) 剂型与规格　片剂:10 mg、20 mg。

(2) 用法与用量　口服,初次剂量 10 mg,每日 1 次。根据血压情况调整剂量,通常维持量为 20~40 mg,每日 1 次。最大剂量每日不超过 80 mg。

(3) 药理与用途　含磷酰基的前体药,口服后在肝脏和胃肠道黏膜转变成有活性的福辛普利拉而起血管紧张素转化酶抑制剂的作用。临床用于治疗高血压。

(4) 不良反应　同依那普利。

(5) 注意事项　同依那普利。肝肾功能不全及老年患者不需减量。

(五) 血管紧张素Ⅱ受体拮抗剂

1. 洛沙坦(losartan,络沙坦,科素亚,cozaar, aastar)

(1) 剂型与规格　片剂:50 mg。

(2) 用法与用量　口服,每次 25~50 mg,每日 1 次,部分患者每日剂量增加到 100 mg,可产生进一步的降压作用。

(3) 药理与用途　非肽类血管紧张素Ⅱ(AngⅡ)受体 AT_1 的拮抗剂。是一新型抗高血压药。主要用于原发性高血压及充血性心力衰竭。

(4) 不良反应　常见的有头痛、头晕、上呼吸道感染、无力、疲劳、咳嗽；少见直立性低血压、肝丙氨酸转氨酶升高及高血钾；罕见血管性水肿。

(5) 注意事项　对血容量不足的患者（如应用大量利尿剂治疗的患者）可发生症状性低血压，起始剂量为 25 mg，每日 1 次；对老年人或肾损害的患者，包括透析的患者可不必调整起始剂量；对有肝功能损害病史的患者应减少剂量；对洛沙坦过敏者、孕妇、哺乳期妇女禁用。

2. 缬沙坦(valsartan，维沙坦，代文，diovan)

(1) 剂型与规格　胶囊剂：80 mg、160 mg。

(2) 用法与用量　口服，每次 80 mg，每日 1 次，亦可根据需要增加至每次 160 mg，或加用利尿药，也可与其他降压药合用。

(3) 药理与用途　非肽类、口服有效的血管紧张素 AT_1 受体拮抗剂。经各种类型的高血压动物模型的体内试验均表明缬沙坦具有良好的降压作用，对心收缩功能及心率无明显影响。对血压正常的动物则不产生降压作用。可与氢氯噻嗪合用，降压作用可以增强。用于治疗高血压。

(4) 不良反应　有头痛、头晕、咳嗽、腹泻、恶心、腹痛、乏力等；也可发生中性粒细胞减少症。偶有肝功能指标升高。

(5) 注意事项　钠和血容量不足、肾动脉狭窄、肾功能不全、肝功能不全的患者慎用。

3. 伊贝沙坦(irbesartan，吉加，伊泰青，厄贝沙坦，安博维)

(1) 剂型与规格　片剂：75 mg、150 mg。

(2) 用法与用量　口服，推荐起始剂量为 0.15 g，每日 1 次。根据病情可增至 0.3 g，每日 1 次。可单独使用，也可与其他抗高血压药物合用。对重度高血压及药物增量后血压下降仍不满意时，可加用小剂量的利尿药（如噻嗪类）或其他降压药物。

(3) 药理与用途　为血管紧张素Ⅱ(angiotensinⅡ，angⅡ)受体抑制剂，能抑制 AngⅠ转化为 AngⅡ，能特异性地拮抗血管紧张素转换酶$_1$受体(AT_1)，通过选择性地阻断 AngⅡ与 AT_1 受体的结合，抑制血管收缩和醛固酮的释放，产生降压作用。适用于原发性高血压。

(4) 不良反应　头痛、眩晕、心悸等；偶有咳嗽，一般程度都是轻微的，呈一过性，多数患者继续服药都能耐受；罕有荨麻疹及血管神经性水肿发生。

(5) 注意事项　开始治疗前应纠正血容量不足和（或）钠的缺失；肾功能不全的患者可能需要减少本品的剂量；并且要注意血尿素氮、血清肌酐和血钾的变化；作为肾素-血管紧张素-醛固酮抑制的结果，个别敏感的患者可能产生肾功能变化；肝功能不全，轻、中度肾功能不全及老年患者使用本品时不需调节剂量；对本品过敏者、妊娠和哺乳期妇女禁用。

(六) α受体阻滞剂

1. 哌唑嗪(prazosin,脉宁平)

(1) 剂型与规格　片剂:1 mg。

(2) 用法与用量　口服,开始每次0.5～1 mg,每日1.5～3 mg,以后逐渐增至每日6～15 mg,分次服用。对充血性心力衰竭,维持量通常为每日4～20 mg,分次服用。

(3) 药理与用途　本品为选择性突触后α受体阻滞剂,使外周血管阻力降低,产生降压作用。用于轻、中度高血压或肾性高血压;也适用于治疗顽固性心功能不全。

(4) 不良反应　有眩晕、疲倦、口干、头痛、恶心等;偶有短暂的意识消失,体位性低血压等。

(5) 注意事项　剂量应按个体化原则,以降压反应为准;首次给药,体位性降压反应可能很剧烈,常发生于服药后0.5～2 h间,故宜在临睡前服,停用利尿剂,首剂量不超过1 mg;在服药期间,不能随便服用治疗感冒、咳嗽及抗过敏药物,它们会干扰哌唑嗪的疗效;心绞痛、严重心脏病、肾功能障碍、痛风患者,有精神病史者及老年人慎用。对本品过敏者、孕妇、儿童禁用。

2. 特拉唑嗪(terazosin,高特灵,hytrin)

(1) 剂型与规格　片剂:0.5 mg、1 mg、2 mg、5 mg。

(2) 用法与用量　口服,首剂量0.5～1 mg,睡前服,以后根据疗效逐步增加剂量,最大量每日不超过10 mg,临床认为每日5 mg剂量最佳。用于重症患者,5 mg,每日1次。

(3) 药理与用途　选择性α_1受体阻滞剂,主要扩张小动脉,使血压下降,其特点为作用出现较慢,持续时间长,无耐药现象。降低外周血管阻力而维持正常的心排血量,对血脂有良好作用。适用于各型高血压,亦可用于前列腺肥大。

(4) 不良反应　可出现低血压、晕厥、头痛、头晕、乏力、鼻塞、心悸、胃肠不适、恶心、呕吐、便秘、水肿、皮肤反应、肢体疼痛,一般反应轻微,服药两周左右常会自行消失。

(5) 注意事项　治疗高血压首剂及递增剂量宜小,以免产生"首剂反应";对原发性高血压单用效果不明显;可与β受体阻滞剂合用,有协同作用,且能相互克服各自的缺点;孕妇,哺乳妇女,严重肝、肾功能不全者慎用;对特拉唑嗪过敏者、12岁以下儿童禁用。

(七) 中枢性降压药

1. 乌拉地尔(urapidil,优匹敌,压宁定,ebrantil),详见第13章

(1) 剂型与规格　缓释胶囊剂:30 mg、60 mg;注射剂:25 mg/5 mL、50 mg/10 mL。

(2) 用法与用量　口服,开始时每次60 mg,早晚各服1次,如血压逐渐下降,可减量为每次30 mg。维持量每日30～180 mg。静脉注射,将本品12.5～25 mg加入10 mL氯化钠注射液或葡萄糖注射液中,静脉推注,观察血压变化5～10 min后如必要可重复注射12.5～25 mg。为了维持疗效或缓慢降压,可将本品加于氯化钠注射液或葡萄糖注射液中,输注速度一般为 100～400 μg/min。充血性心力衰竭,血压显著增高者,先用本品 12.5～25 mg 加于 10 mL 氯化钠注射液或葡萄糖注射液中静脉推注。一般情况下可直接静脉输注,速度为 100～400 μg/min,据病情调整剂量和滴速,可每日 1 次或 24 h 连续应用,疗程一般 3～6 d,视病情也可长于 6 d。

(3) 药理与用途　具有外周和中枢双重降压作用。外周作用是阻滞 α_1 受体,扩张血管,减少外周阻力;中枢作用主要是兴奋脑干的 5-HT 受体,降低延髓心血管中枢的反馈调节作用。用于各型高血压,包括伴有肝功能、肾功能不全,冠心病,糖尿病等高血压患者及由于慢性阻塞性肺病引起的肺动脉高压。对充血性心力衰竭和前列腺肥大也有一定作用。

(4) 不良反应　少数患者出现头痛、头晕、恶心;偶见乏力、口干、睡眠欠佳、腹泻、呕吐和皮肤过敏反应,有些患者则伴有高血压的典型症状如心律不齐、心悸、胸骨后压迫感或疼痛,以及体位性低血压;罕见烦躁、尿频、尿失禁和肝功能异常。

(5) 注意事项　服药时,如出现皮肤瘙痒、潮红、皮疹等过敏症状应停药。开车或操纵机械者及乙醇类饮料合用时应谨慎。孕妇、哺乳期妇女禁用。患有主动脉狭窄或动静脉分流的患者禁用针剂。

2. 可乐定(clonidine,催压降,可乐宁,可乐亭,氯压定,atapresan,catapres,chlofazoline),详见第 13 章

(1) 剂型与规格　片剂:0.075 mg、0.1 mg、0.15 mg;滴丸:0.075 mg;贴片:2 mg;注射剂:0.15 mg/mL;滴眼剂:12.5 mg/5 mL。

(2) 用法与用量　口服,高血压:初始剂量 0.075 mg,每日 3 次,按需要隔 3～4 d 增加 0.075～0.1 mg。维持剂量 0.1～0.2 mg,每日 2～4 次。对危重高血压可以静脉注射,0.15～0.3 mg,加于 50% 葡萄糖注射液 20～40 mL 中,缓慢推注。预防偏头痛:每日 0.1 mg,分 2 次服,8 周为 1 个疗程。青光眼:用 0.25% 的滴眼剂滴眼,每日 4 次或口服 0.15 mg,每日 1 次。

(3) 药理与用途　中枢性 I_1-咪唑啉受体激动剂,通过抑制血管运动中枢降低交感神经活性,使外周血管阻力降低而降压。对外周交感神经突触前膜 α_2 受体及其相邻的咪唑啉受体也有激动作用,使末梢释放去甲肾上腺素减少,起到降压作用。主要用于中度、重度高血压,也可预防偏头痛、治疗青光眼。此外,可作为吗啡类镇痛药成瘾的戒毒药。

(4) 不良反应　多见的有口干、便秘、倦怠、眩晕、心动徐缓等;其他如头痛、恶心、阳痿、体位性低血压等少见;长期使用,可引起水钠潴留。

(5) 注意事项　用药期间,不可突然停药(尤其是日剂量超过 1.2 mg 时),以免引起反跳和停药综合征;长期使用,由于体液潴留及血容量扩充,可出现耐药性,使降压作用减弱,须同用利尿剂;脑血管病、冠状动脉供血不足、有精神抑郁史、近期心肌梗死、雷诺病、慢性肾功能障碍、窦房结功能低下、血栓性脉管炎患者,孕妇及哺乳期妇女慎用;老年人对降压

作用敏感,应慎用。

（八）其他

1. 甲基多巴(methyldopa,甲多巴,α-甲基多巴,爱道美,aldomet,aldometyl,dopamet)

（1）剂型与规格　片剂：0.125 g、0.25 g。

（2）用法与用量　口服，开始剂量0.125～0.25 g，每日2次，以后酌情调整，最大剂量每日不超过2 g。达到满意疗效后可改为维持剂量。

（3）药理与用途　降压作用与可乐定相似，属中等偏强，降压的同时也伴有心率减慢，心排血量减少，外周阻力明显降低。适用于中度高血压，尤其适用于肾性高血压或伴有肾功能不良的高血压。

（4）不良反应　开始引起短暂的镇静作用，随着剂量的增加，出现头痛、无力、嗜睡、眩晕、心动过缓、鼻塞、口干、咽喉炎恶化、胃肠道功能紊乱等现象；少数伴发溶血性贫血、粒细胞减少，多数停药后能恢复；此外，还可有肝脏损伤，直立性低血压等。

（5）注意事项　不适用于治疗嗜铬细胞瘤所致的高血压，如有发热反应而无感染迹象时应立即停药；肾衰患者排泄减慢，应减量；尿中代谢物遇空气氧化，可使尿液颜色变深；精神抑郁、活动性肝炎、肝硬化、嗜铬细胞瘤等患者及孕妇禁用。

2. 利血平(reserpine,蛇根碱,寿比安,血安平,serpasil)

（1）剂型与规格　片剂：0.1 mg、0.25 mg；注射剂：0.5 mg/mL、1 mg/mL、2.5 mg/mL。

（2）用法与用量　口服，降压：每次0.25 mg，每日1～2次或3次，当血压降至正常后可改用维持量0.125～0.25 mg；肌注，每次1 mg，6 h可重复一次，主要用于治疗高血压危象。

（3）药理与用途　能妨碍去甲肾上腺素神经递质在神经末梢内的贮存，使囊泡内交感递质耗竭，从而抑制交感神经的传导，使血管扩张，外周阻力下降，心率减慢，心肌收缩力减弱而使血压下降，降压作用缓慢持久。有镇静和安定作用，利血平能耗竭脑组织中去甲肾上腺素。适用于轻度至中度的早期高血压。降压的同时不影响排血量。

（4）不良反应　一般剂量可引起鼻塞、眩晕、嗜睡、腹泻、恶心、呕吐等；长时间用药易引起精神抑郁，大剂量易引起震颤麻痹。

（5）注意事项　对体质衰弱的高血压或冠心病伴高血压患者，因偶可发生不可逆性低血压，注射应用时必须十分注意；妊娠期应用可增加胎儿呼吸系统并发症，甚至可因缺氧致死；久服无效，不宜增加剂量，亦不宜长期单独使用。麻醉药可显著增加利血平降压效果，故术前两周须停药，或在诱导麻醉前预先使用阿托品防止心动过缓；忧郁症、活动性溃疡、帕金森综合征患者禁用。

3. 复方降压片(hypotensive compound)

（1）剂型与规格　片剂：主要成分：每片含硫酸双肼屈嗪4.2 mg、氢氯噻嗪3.1 mg、利血平0.032 mg、异丙嗪2.1 mg。

(2) 用法与用量　口服,每次1片,每日1次,血压稳定后可逐渐递减剂量,一般每周服2～3次维持。

(3) 药理与用途　双肼屈嗪和利血平是基础降压药,双肼屈嗪松弛小动脉平滑肌,使周围血管扩张,血压下降;利血平能使交感神经节后纤维末梢贮存递质去甲肾上腺素减少乃至耗竭,使发自中枢神经的兴奋传导受阻,失去收缩血管、兴奋心肌的作用,使血压下降,两者降压有协同作用。氢氯噻嗪为利尿药,减少水钠潴留,降低血容量,同时由于排钠作用,使血管对血管紧张素Ⅱ的反应性减弱,可见利尿药配合基础降压药起到协同作用,减少剂量,减轻不良反应。氯氮平有镇静、抗焦虑作用,也可使肌肉松弛,通过改善高血压患者的症状和稳定情绪起到辅助降压作用。适用于轻度、中度高血压,对重度高血压可配合其他降压药同时使用。

(4) 不良反应　可见恶心、乏力、头胀、鼻塞、嗜睡。

(5) 注意事项　胃及十二指肠溃疡患者慎用。

4. 降压灵 verticil(raupina)

(1) 剂型与规格　片剂:4 mg。

(2) 用法与用量　口服,每次4～8 mg,每日3次。血压稳定后改为4 mg,每日3次。

(3) 药理与用途　本品主要成分为利血平,降压作用与利血平相似,用于早期轻度高血压。

(4) 不良反应　鼻塞、四肢无力、疲倦、嗜睡、胃肠道障碍等,长期大量服用可出现精神忧郁。

(5) 注意事项　60岁以上妇女长期服用降压灵有致乳癌的可能。故绝经期以后妇女宜慎用。胃和十二指肠溃疡患者忌用。

4. 胍乙啶(guanethidine,伊思美林,ismelin)

(1) 剂型与规格　片剂:10 mg、25 mg;注射剂:10 mg/ml;滴眼剂:5%等渗缓冲液。

(2) 用法与用量　口服,一般先用小剂量,开始用量10～25 mg,每日1次,每5～7 d递增直至血压控制;维持量为25～50 mg,久用可产生耐药性。最大剂量一般每日不超过100 mg,一般控制在每天60 mg以下。

(3) 药理与用途　有较强而持久的降低血压作用,其降压机理是抑制交感神经末梢去甲肾上腺素释放,发挥抗交感作用。主要用于治疗中度、重度高血压。

(4) 不良反应　有副交感功能占优势的症状,如鼻塞、腹泻、口干、乏力、眩晕、窦性心动过缓等;另有下肢浮肿、体位性低血压等。

(5) 注意事项　易致体位性低血压,清晨起床时应缓慢起立,并避免引起外周血管扩张的各种因素(如热水浴、运动等);老年人用量酌减;对本品的反应,个体差异大;脑血流、肾血流、冠状动脉循环不足者,非高血压所致的心力衰竭、糖尿病、腹泻、消化性溃疡、肝肾功能不全、窦性心动过缓、有哮喘史者慎用;严重脑动脉硬化、严重肾功能不全、冠状动脉狭窄、肾上腺嗜铬细胞瘤引起的高血压、充血性心力衰竭者禁用。

5. 肼屈嗪(hydralazine,肼苯哒嗪,肼酞嗪,apresoline,aprelazine)

(1) 剂型与规格　片剂(盐酸盐):10 mg、25 mg、50 mg;注射剂:20 mg/mL。

(2) 用法与用量　口服或静脉注射、肌注。开始时用小剂量,10 mg,每日 4 次,用药 2~4 d。以后渐增至第 1 周,25 mg,每日 4 次;第 2 周以后,50 mg,每日 4 次(超过每日 200 mg 易发生不良反应)。

(3) 药理与用途　能直接松弛小动脉平滑肌,使血管扩张,外周阻力降低,血压下降,舒张压下降较明显,有时出现反射性心率加快。降压的同时,心排血量增加、肾血流量增加,并伴有肾素分泌增加和水钠潴留。适用于中度、重度高血压,尤其是肾性高血压和舒张压较高者;也可用于妊娠高血压综合征和急性肾小球肾炎引起的高血压危象。

(4) 不良反应　常见头痛、心悸、眩晕、恶心、鼻黏膜充血及出现耐药;长期大剂量使用,可引起类风湿关节炎和红斑狼疮样反应,应立即停药,并用皮质激素治疗。

(5) 注意事项　单独使用效果不良,且易出现不良反应,故多与利血平、噻嗪类利尿剂及 β 受体阻滞剂合用;冠状动脉硬化、脑血管硬化者慎用;有心动过速、心力衰竭及心肌梗死病史者,孕妇,哺乳期妇女禁用。

6. 米诺地尔(minoxidil,长压定,降压定,loniten)

(1) 剂型与规格　片剂:2.5 mg、5 mg、10 mg;乳剂或洗剂:1%。

(2) 用法与用量　高血压:口服,每次 2.5~5 mg,每日 1 次,根据病情可逐渐增至 5~10 mg,每日 2~3 次;脱发:醇溶液或软膏局部涂搽,并轻度按摩,每日 2~3 次,数月至 1 年。

(3) 药理与用途　血药扩张剂,对小动脉有强大扩张作用,降低外周阻力,使血压下降。用于治疗原发性及肾性高血压。外用尚有促进毛发生长作用,可治疗秃发。

(4) 不良反应　常见水钠潴留、心动过速、心电图 S-T 段降低、T 波平坦或倒置;偶有皮疹、血小板减少和多毛症。

(5) 注意事项　肾功能不全者需加用利尿剂(如呋塞米),心绞痛、肺源性充血性心力衰竭及严重肝功能不全者慎用。嗜铬细胞瘤患者禁用。

7. 硝普钠(sodium nitroprusside,亚硝基铁氰化钠)

(1) 剂型与规格　粉针剂:50 mg,附 5% 葡萄糖注射液 1 支(2 mL),避光锡纸 1 张。

(2) 用法与用量　静滴,0.5~3 μg/(kg·min),总量不超过 500 μg/kg,临用前用 5% 葡萄糖注射液 2 mL 溶解,再用 5% 葡萄糖注射液 500 mL 稀释,在避光的输液瓶中静滴。

(3) 药理与用途　强效、速效血管扩张剂,直接松弛小动脉和静脉血管平滑肌,使外周血管阻力下降而降压。用于高血压急症、高血压危象、心力衰竭等。

(4) 不良反应　常见有呕吐、出汗、头晕、肌肉抽搐、不安、心悸等,反应往往和滴速有关,停止给药或减量可克服;长期或大剂量使用,特别在有肾功能衰竭的情况下可能出现硫氰化物蓄积,可出现乏力、厌食、耳鸣、肌痉挛、定向障碍、精神变态、昏迷等。

(5) 注意事项　用于心力衰竭时,宜从小剂量开始(一般 25 μg/min),逐渐增量;用药期间严密监测血压、心率,以免发生严重不良反应,最好用桡动脉穿刺直接连续测压,以便随时调控;停药时应逐渐减量,并加用口服血管扩张药,以免出现病症"反跳";除用 5% 葡萄糖注射液稀释外,不可加其他药物;甲状腺功能减退者慎用;孕妇及代偿性高血压患者禁用;溶液临用前配制,12 h 内用完。由于见光易变质,滴注瓶和管路应用黑纸遮住。

8. 二氮嗪(diazoxide,速降平,降压嗪,氯甲苯噻嗪,eudemine, hyperstar, hypotizid)

(1) 剂型与规格　胶囊剂:50 mg、100 mg;粉针剂:300 mg/支,附特用溶剂 20 mL;注射剂:300 mg/20 mL。

(2) 用法与用量　快速静脉注射,一次 200～400 mg,在 15～20 s 内注完。抢救高血压危象:可在 0.5～3 h 内重复注射 1 次,每日总量不超过 1200 mg。痛经和流产:0.3 g;儿童,每次 5 mg/kg。临用时将药粉溶于专用溶剂中,患者取卧位快速静脉注射。低血糖:口服,每日 3～8 mg/kg,分 2～3 次服。

(3) 药理与用途　能直接松弛血管平滑肌,降低周围血管阻力,使血压迅速下降。降压时心率加快,不降低心排血量,脑、肾、冠状动脉的血流量不变。也能抑制胰腺分泌胰岛素,使血糖升高,还能松弛子宫平滑肌。作用迅速而持久。对多数高血压急症有效,用于高血压危象抢救。对单胺氧化酶抑制剂和嗜铬细胞瘤引起的高血压无效。可用作升血糖药,用于婴幼儿特发性低血糖、由于胰岛细胞瘤引起的严重低血糖。

(4) 不良反应　本品为强碱性药物。可致静脉炎,还能引起水钠潴留,高尿酸血症,高血糖及锥体外系症状;对婴幼儿及老年人易导致充血性心力衰竭;用药后可出现一时性脑及心肌缺血、发热、头痛、乏力、面部潮红、失眠、腹部不适、恶心、便秘、皮疹等。

(5) 注意事项　注射时防止漏出血管,以免引起疼痛和炎症;不宜与噻嗪类利尿剂合用,可加剧高血压糖症和高尿酸血症;急性主动脉夹层分裂、代偿性高血压、冠状动脉和脑动脉供血不足者慎用;对噻嗪类利尿药和磺胺药过敏者慎用;充血性心力衰竭、糖尿病、肾功能不全的重症高血压患者,哺乳期妇女禁用;不宜与其他药物及输液配伍。

9. 地巴唑(bendazol, dibazol)

(1) 剂型与规格　片剂:5 mg、10 mg、20 mg。

(2) 用法与用量　口服,轻度高血压、脑血管痉挛、胃肠痉挛等:每次 10～20 mg,每日 3 次;儿童每次 0.5～1 mg/kg,每日 3 次。神经系统疾病(如脊髓灰质炎后遗症、外周颜面神经麻痹):每次 5～10 mg,每日 3 次;儿童每次 0.1～0.2 mg/kg,每日 3 次。

(3) 药理与用途　对血管平滑肌有直接松弛的作用,使血压下降;对肠道平滑肌有解痉挛作用;对中枢神经系统有轻度兴奋作用。用于轻度高血压、脑血管痉挛、胃肠痉挛等。

（4）不良反应　多汗、头痛、发热。

（5）注意事项　血管硬化症者禁用。

（王　庆　赵国栋）

参 考 文 献

1　Chobanian AV, Bakria GL. The seventh report of the Joint National Committee on Prevention, Detection, Evaluation and Treatment of high blood pressure. JAMA, 2003, 289:2560—2572.

2　中国高血压防治指南修订委员会. 2004 年中国高血压防治指南. 高血压杂志, 2004, 12(6):483—486.

3　World Health Organization, International Society of Hypertension Writing Group. 2003 World Health Organization (WHO), International Society of Hypertension (ISH) statement on management of hypertension(Guidelines and recommendations). Journal of Hypertension, 2003, 21: 1983—1992.

4　Guidelines Committee. 2003 European Society of Hypertension European Society of Cardiology. Guidelines for the management of arterial hypertension. Journal of Hypertension, 2003, 21:1011—1053.

5　胡大一, 马长生主编. 心脏病学实践 2004 年规范化治疗. 第一版. 北京:人民卫生出版社, 2004, 183—219.

6　刘国仗, 马文君. 高血压诊断和治疗研究进展. 中华心血管病杂志, 2003, 31:884—888.

7　Nissen SE, Tuzcy EM, Libby P, et al. Effect of antihypertensive agents on cardiovascular events in patients with coronary disease and normal blood pressure. The CAMELOT study: a randomized controlled trial. JAMA, 2004, 292(18): 2217—2226.

8　Braunwald E, Domanski MJ, Fowler SE, et al. For the PEACE trial investigators. Angiotensin-converting-enzyme inhibitors in stable coronary artery disease. N Engl J Med, 2005, 351(20): 2058—2068.

第11章 围术期高血压的预防和药物治疗

围术期高血压的发生率是随着采用的高血压标准、高血压手术患者的比率、预防高血压的效果及手术种类的不同而有所差异。与接受小手术的患者相比,接受心脏、血管、神经外科、头颈手术的患者具有较高的围术期高血压发生率。将血压高于 160/90 mmHg 定义为高血压,在尿毒症患者动静脉造瘘术中发生率高达 92%,颈动脉或心脏手术患者的发生率为 40%～80%,腹主动脉手术患者的发生率为 57%,外周动脉手术的患者发生率为 29%,腹部和胸部手术术中和术后的发生率为 8%。围术期高血压是麻醉中常见的并发症,它与许多因素有关,严重高血压将会给患者带来很大危险。麻醉医生可以从病情危险性、手术影响、抗高血压治疗以及血压波动情况等方面进行评估和防治。围术期高血压防治的目的在于降低心肌氧耗和减轻心脏负担,预防心肌缺血、心力衰竭和脑血管意外等并发症。抗高血压药物的选择和临床应用较为复杂,如果使用不当,则可能造成不良后果,所以应正确了解药物作用机制,掌握适应证和方法,才能达到预期目标。

第一节 高血压的生理病理基础

一、正常血压的调节

(一) 影响动脉血压的因素

动脉血压的形成主要是心室射血和外周阻力相互作用的结果,其决定因素有以下五个方面:心排血量、外周血管总阻力、血容量、血管弹性、血液黏度。当后三者恒定时,$MAP = CO \times SVR$。因此,心排血量及外周血管总阻力是决定血压的主要因素。心排血量增减又与心率、前负荷、后负荷及心肌收缩性有关。外周血管总阻力受交感神经、血管紧张素、儿茶酚胺、前列腺素及缓激肽等影响。

(二) 血压的调节机制

人体在不同的生理状况下,各器官组织的新陈代谢情况不同,对血流量的需要也有区别。供应器官组织的血流量与动脉血压有关,只有在动脉血压相对稳定的情况下,机体可以通过调节各器官的阻力血管口径,改变其血流阻力,从而调节各器官的血流量,使心脏泵出的血液在各器官之间的分配能适应当时情况下整个机体的需要。机体存在着神经和体液的调节机制,可对心脏和各部分血管的活动进行调节,维持动脉血压的稳定,从而满足各器官组织在不同情况下对血流量的需求,协调地进行各器官之间的血量分配。主要的神经调节有颈动脉窦和主动脉弓压力感受器以及颈动脉体和主动脉体化学感受器。主要的体液调节有全身性体液调节因素包括肾上腺素、去甲肾上腺素、血管紧张素以及抗利尿激素等;局部性体液调节因素有缓激肽、组胺、前列腺素及组织代谢产物等。此外,还有血管、容量、压力及控制局部血流的自身调节。

二、心血管的危险性

高血压患者的危险性不仅根据其血压水平,还要根据下列诸方面进行综合考虑。

1. 心血管疾病的危险因素

男性>55 岁;女性>65 岁;吸烟;总胆固醇>6.5 mmol/L;糖尿病;早发心血管疾病家族史。

2. 靶器官损害

左心室肥厚;蛋白尿和(或)血肌酐浓度升高;动脉粥样硬化斑块;视网膜动脉狭窄。

3. 相关的临床情况

脑血管疾病(缺血性卒中,脑出血,短暂性脑缺血发作);心脏疾病(心肌梗死,心绞痛,冠状动脉血管重建术,心力衰竭);肾脏疾病(糖尿病肾病,肾功能衰竭,血浆肌酐>176.8μmol/L);血管疾病(夹层动脉瘤,有症状性动脉疾病);视网膜病变(出血或渗出,视神经乳头水肿)。

根据上述综合情况高血压患者可分为:

1. 低危组

1 期高血压患者,无心血管疾病的危险因素。

2. 中危组

包括 1 期高血压有 1~2 个危险因素者,2 期高血压无危险因素或伴 1~2 个危险因素者。

3. 高危组

包括危险因素 3 个,有糖尿病或靶器官损害的 1 期或 2 期高血压患者,以及不伴有其他危险因素的 3 期高血压患者。

4. 极高危组

3 期高血压患者,有一种或一种以上危险因素,以及有临床心血管疾病或肾脏疾病的所有患者。

三、高血压的病理生理

(一) 高血压血管重构

这是指与高血压伴随的血管结构和功能的改变,主要表现为血管壁增厚、血管壁腔比增高和小动脉稀少,随之产生血管功能异常。它既是高血压的重要生理变化,又是高血压维持、转归的结构基础。反映高血压血管重构的主要病理学参数有代表血管壁厚度:管壁厚(WT)、中层厚(MT)、管壁面积(WA)、中层面积(MA);代表管腔:管腔内径(LD)、管腔面积(LA);代表血管壁腔比:WT/LD、MT/LD、WA/LA。血管中层平滑肌细胞总体积增加是高血压血管重构的重要内容。

抗高血压治疗的最初目标是降低血压水平,当前的抗高血压药物不管是通过什么机制大多能达到此目的。但是在血压控制以后,有些以高血压为主要危险因素的心血管疾病,如冠心病和小动脉硬化性疾病的发生率、病死率却未见降低,可能与某些降压治疗未能有效地逆转或减缓高血压血管重构有关。因此,明确认识高血压病理学基础,研究抗高血压药物对高血压血管重构的影响有重要的临床意义。

(二) 高血压造成器官损害的结构因素

高血压造成器官损害的结构因素是微血管稀少。高血压持续过程中出现的心、脑、肾等重要脏器的功能性和结构性改变,可导致高血压的严重并发症,如心肌梗死、猝死、脑缺血、脑梗死、脑溢血及肾功能衰竭等。关于高血压靶器官损害,早期认为主要是由于高压力、高流量的血流动力学改变的直接结果,以后认识到内环境失衡所致内源性激素产生和调节异常也起到了重要作用。近年来的研究提示,微血管结构的改变是高血压患者病死率升高和生存质量下降的主要原因,也是各种抗高血压药对进展型高血压不能起保护作用的主要原因。

微血管稀少现象是多种因素综合作用的结果。在早期这种血管稀少是功能性的,是由于血管收缩而致的无灌注状态。而后期则为器质性的,即血管真正关闭,表现为解剖上的微血管数目减少。功能性血管稀少发展为器质性稀少,必然引起相应的病理生理改变,最终导致高血压靶器官损害,引起一些生理性反应,诸如氧供改变,不仅直接地,而且通过局部再灌注激活自身调节机制而提高血管阻力。同时,毛细血管减少使物质有效交换面积减少,而Ⅳ级血管分支减少又增加了血流形态的改变。两者的共同作用使毛细血管在静息状态下物质运送及交换能力均有所下降。即使在需要增加血流的情况下,微血管的扩张和再灌注能力均受到限制,从而使各组织的物质能量代谢水平及储备能力下降。由此可见,高血压中微血管稀少通过增加外周阻力和降低代谢水平,可能对组织器官的不可逆损害产生重要影响。

四、高血压对重要脏器功能的影响

(一) 对心血管功能的影响

1. 内皮功能不全

表现为血管舒张功能的损害。随着疾病发展,动脉结构改变使动脉顺应性降低。动脉高血压是诱发冠状动脉疾病的主要危险因素。高血压患者伴有明显冠脉疾病,容易发生心绞痛和静息心肌缺血。

2. 心脏对持续高血压的反应增加

左心室搏出量和左心室肥厚。早期左心室肥厚使左心室壁压力保持正常,因而尽管后负荷较高,左心室收缩功能仍属正常,一旦肥厚心肌的氧供不足则会导致心力衰竭。通过采用超声心动图检查法,记录了高血压引起的四种左心室模式。左心室的几何形状显示了预测的心血管疾病的发病率和死亡率。正常的几何形状与最轻的共向心室肥厚伴有最高的发病率和死亡率,反之,共向模型则在中间位置,常见于老年手术患者。高血压患者具有多种左心室几何形状,他们对麻醉诱导中血管扩张、容量减少和过多、肾上腺素能刺激、血管作用药物或炎症介质的反应各不相同。血压降至正常以下时,与血压正常的患者相比,高血压和左心室肥厚的患者左心室收缩功能的变化是相同的,而舒张期充盈参数是不同的,表现为前负荷突然减少。高血压患者舒张功能变化要先于收缩功能,可能也早于左心室容量显著增加之前。手术刺激和术后疼痛会兴奋肾上腺素能系统,而进一步影响左心室收缩功能。通过寒冷血压试验造成疼痛刺激过程中,患者血压和心率突然增加,高血压患者表现出等容舒张期时间延长、收缩早期快速射血相的容量增加和左心室舒张末容量减少。由此可以推测围术期肾上腺素能兴奋抑制不够与左心室充盈量有关,将进一步增加肺毛细血管压力。

左心室收缩功能不全在肺水肿发病机制中起到重要作用,患重度子痫和高血压危象的产妇在围术期发生了肺水肿,大多数患者收缩压正常而舒张功能异常表现为舒张早、晚期充盈速率显著降低,在分娩后两周内恢复正常。

3. 冠脉供血不足

动脉壁的硬化增加了左室壁和血管外壁的压力从而限制了心肌氧供。应急状态下,冠脉储备量减少的患者即使没有明显的冠脉疾病也易发展为心内膜下缺血、心绞痛和心律失常。除了左心室肥厚,静息心电图上出现 ST 段异常和 Q-T 间期延长,也有助于确定高血压患者是否存在心搏停止的危险性。高血压不经治疗将会逐步发展为高血压心肌病、左心室收缩功能不全,最后发生心力衰竭。而抗高血压药物治疗将会逆转左心室肥厚,并显著降低并发症发生率和死亡率。

(二) 对脑功能的影响

高血压时脑血流自身调节功能虽仍起作用,但调节机制上下限均有改变,调节曲线向右上偏移,在并发脑卒中的患者其偏移更为明显。即在正常情况平均血压较低时可保持一定的脑血流量,但高血压者则需要更高的血压才能够维持相同的脑血流。此上限偏移调节可防止血压急剧上升造成的脑血流异常增加,但下限向右偏移则不利于脑血流供应,一旦血压降低,更易发生缺血,长期持续高血压可增加腔隙性脑梗死发生,严重高血压尚可因急剧的脑小动脉痉挛和硬化使毛细血管壁缺血,通透性增加而致急性脑水肿。

(三) 对肾功能的影响

高血压使肾小动脉痉挛、硬化、狭窄,肾血流减少,肾小球滤过率降低,肾小球纤维化和玻璃样变性致肾单位萎缩,重则肾功能障碍。高血压与肾脏病变互为因果,长期持续高血压可致肾功能损害,而肾功能损害也可造成高血压,形成恶性循环。

第二节 围术期高血压的发生原因和机制

围术期高血压有多种发生机制。首先,血压正常的患者的心理、生理及其他应激因子变化,表现为交感神经兴奋和血压升高。其次,患者原有的高血压未得到正确治疗,围术期血压将会异常增高并表现出较强的应激反应。

一、常见的原因

(一) 原发性高血压

约占 90%～95%,其发病机制尚未清楚,目前认为是各种因素的影响,致使血压调节功能失调而产生。主要因素有:① 与钠摄入过多及遗传性排钠障碍有关;② 肾素-血管紧张素-醛固酮系统失调;③ 细胞膜对钠通透性增加或转运能力降低,使细胞内游离的钠增多;④ 大脑皮质兴奋与抑制过程失调,皮质下血管运动中枢失衡等。

(二) 继发性高血压

约占 5%～10%,血压升高是某些疾病的一种表现,如肾性高血压等,统称为继发性高血压。

1. 麻醉过浅或镇痛不全

手术刺激强烈时,可引起机体强烈的应激反应,血浆肾上腺素、去甲肾上腺素浓度显著升高,一般为诱导期两倍,因此引起血压升高,心率增快。

2. 麻醉操作

在浅麻醉下喉镜窥视以及气管插管时均可发生血压升高、心率增快、心律失常,拔管及气管内吸引等操作也可引起血压升高。

3. 缺氧和 CO_2 蓄积

轻度缺氧时可兴奋化学感受器而使血压升高,心率增快,以循环系统高动力状态代偿血氧含量的不足,但严重缺氧时则引起循环抑制。呼吸道不通畅,抑制呼吸中枢,辅助呼吸或控制呼吸操作不当以及碱石灰性能不好等均可致 CO_2 蓄积,使儿茶酚胺分泌增加,导致 $PaCO_2$ 升高,心动过速、血压升高和心律失常。

4. 其他

包括:① 颅内手术牵拉或刺激脑神经;② 颅内压升高;③ 体外循环流量过大或周围阻力增加;④ 使用升压药不当,或局麻药中加入小剂量肾上腺素;⑤ 尿潴留;⑥ 寒冷及温度过低;⑦ 术后伤口疼痛,咳嗽,恶心,呕吐等,术后呕吐时交感神经系统活性增加,心率明显增快和血压升高,增加心血管并发症;⑧ 术后因麻醉对血管舒张作用消失,血容量过多,致血压升高。⑨ 术毕应用纳洛酮拮抗阿片类药物对呼吸的抑制作用时,纳洛酮可使血压升高。⑩ 止血带充气后,患肢疼痛。

二、围术期高血压的危险性

围术期高血压对患者的安全或生命可能造成严重的威胁,因而必须立即治疗。收缩压持续高于 180 mmHg 者,围术期脑溢血的发生率比血压正常者高 3.4 倍。急性围术期高血压最危险的并发症有主动脉瘤或壁间动脉瘤破裂、已缝合的主动脉或动脉破裂、动脉瘤或血管畸形引起的大脑出血、颅内压增高、高血压脑病、心肌缺血和左心衰竭。为了避免延误治疗必须选择最佳的麻醉方法,并在危险期预防用药,如在全麻诱导气管插管、浅麻醉手术强刺激及恢复期拔除气管导管时应预防用药和及时控制高血压,防止发生围术期高血压。

围术期高血压的一个显著特点是容易演变而导致低血压,未经治疗的高血压患者处于血流动力学不稳定状态下,容易发生高血压或低血压。而且不合适的防治措施会给患者带来意料不到的严重后果。值得注意的是,蛛网膜下腔出血后防治大脑血管痉挛所致高血压并不增加心血管疾病的发生率。高血压患者经常伴有冠脉血流减少,因而他们的心肌氧供高度依赖冠脉灌注压。当血压降至自身调节低限以下时,则会出现心肌缺血,对大脑和脑血管循环同样如此。最近,一项对恢复室的术后患者进行的研究表明,高血压患者非计划性的重症监护的可能性和死亡率均有提高。由此可见,术后高血压的原因主要与患者本身及手术麻醉因素有关。

高血压患者术后心血管危险性的另一项研究中,研究组患者在选择性手术后30天内因心血管原因死亡,研究组和对照组患者入院时收缩压和舒张压无显著差异。入院时血压和围术期心血管死亡时的血压也无关系,相反,围术期高血压病史与围术期心血管死亡情况则有显著关系。

第三节 围术期高血压的预防和药物治疗

一、高血压患者的术前准备

（一）血压水平和并存症

目前大多数麻醉医师和心脏病专家主张重度高血压患者和基础血压高于 180/110 mmHg，在血压未得到良好控制前不应进行择期手术，最好控制在 160/100 mmHg 以下。相反，已经对患者进行充分的监护和治疗无需因为轻度和中度高血压而取消手术。中度高血压而无症状的患者，Goldman 观察择期手术的风险与无高血压组比较并无区别。对终末器官有病变以及在围术期易发生心血管意外风险的患者，往往术前即有先兆征象，如频发心绞痛、并存心脏病、频发心律失常、曾有充血性心力衰竭、心肌梗死或脑卒中史、并存糖尿病、高龄及高血压未控制等，麻醉及术中更应防止血压波动。

择期手术患者降压的目标：中青年患者血压控制在理想水平（SBP < 120 mmHg，DBP < 80 mmHg）或正常水平（SBP < 130 mmHg，DBP < 85 mmHg），老年患者降至 140/90 mmHg 为宜。对于伴有糖尿病的患者，降压的目标还应适当低些，以 130/85 mmHg 为宜。降压不可过度，以免因严重的低血压而导致脑缺血或心肌缺血。同时应注意保持降压过程中可能发生的水、电解质平衡以及纠正重要脏器功能紊乱，力求患者的心血管功能达到最佳状态。

对于急诊患者，可在术前准备的同时给予适当的控制血压。血压 > 180/110 mmHg 的急诊手术患者，推迟手术将会危及患者的生命，可在严密的监测下，行控制性降压，调整血压在 140/90 mmHg 左右。情况较为复杂的患者，建议请心血管内科医师共同商议解决办法。术前焦虑与紧张的患者，访视时应做好安慰与解释工作，消除顾虑。术前充分镇静，尤其是手术前夜应保证有一个良好的睡眠。苯二氮䓬类，如咪达唑仑既有抗焦虑、镇静作用，又便于术中管理，可以用于术前用药。

（二）术前使用降压药问题

关于术前是否停用抗高血压药的问题，长期以来一直有争议。术前接受抗高血压药物治疗的患者常有可能在进入手术室后和围术期发生血压异常升高，但麻醉期间也可能发生严重循环抑制，表现为血压下降、心率减慢，主要是因为高血压患者的心血管系统病理生理变化所致，心血管系统的调节和代偿功能较差，即使术前停用抗高血压药物，上述现象仍可发生。实践证明，术前停用抗高血压药物，血压可严重升高，以致可能并发心肌缺血、心肌梗死、心力衰竭及脑血管意外等。围术期应该加强麻醉监测和管理。冠心病有心肌梗死史者，6 个月内不宜行择期手术，近期内（3 个月）有脑血管意外者，应避免择期手术。

目前一般主张抗高血压药应用到手术时为止,使血压控制在适当的水平。术中和术后发生高血压应该静脉给药治疗,保持血压在基础值的80%～120%,直至重新开始口服给药。

应当重视术前常用抗高血压药物可能存在的问题:① 噻嗪类利尿剂,长期应用可能出现低血钾及血容量不足。② 应用β受体阻断剂,可能发生心动过缓、心肌收缩力减弱、支气管痉挛。此外,还发现这些患者的局麻药中加入血管收缩剂,麻醉持续时间明显延长。③ 钙阻滞剂的应用,可能会加重吸入麻醉药的心血管抑制作用,增强肌松剂的肌松效能。其中维拉帕米和地尔硫草对心肌收缩力以及传导系统的抑制作用较强。此外,有报道钙阻滞剂有抗血小板和抑制正常血管收缩反应,可能增加手术期间的出血量。④ 血管紧张素转化酶抑制剂(ACEI),可使血清钾增高,发生低血压的概率也较大。⑤ 中枢性 α_2 肾上腺受体激动剂具有较强的血管扩张作用,其中可乐定除有降压与减慢心率作用外,还有镇静与镇痛作用。但如突然停用,可能会使血浆儿茶酚胺增高一倍,而出现高血压危象。还有一些血管扩张药可能会出现体位性低血压,心动过速。⑥ 单胺氧化酶抑制剂,目前已较少应用。长期应用者术前2～3周需停用,并改用短效抗高血压药物。⑦ 血管紧张素Ⅱ受体拮抗剂,是一类新型抗高血压药物,已逐渐为人们所接受。但有研究表明,麻醉前应用该药,麻醉后低血压的发生率明显高于β受体阻滞剂、钙通道阻滞剂、血管紧张素转化酶抑制剂(ACEI),且应用麻黄素、去氧肾上腺素难以纠正,仅血管加压素可使血压恢复。

高血压患者围术期血压波动大,因此必须用有创或无创血压监测仪不断监测血压变化,尤其是高血压施行大手术的患者。同时持续监测 SpO_2,维持在95%以上,冠心病必须持续监测胸导联心电图,特别观察 V_5 导联的 ST-T 段改变,如有严重心功能损害需行较大手术时,还应监测中心静脉压、肺小动脉楔压、心排血量及尿量等,便于及时调控血压,防止心、脑、肾发生严重并发症。

二、麻醉方法和围术期高血压

(一) 部位麻醉

部位麻醉可以抑制伤害感受器受刺激引起的高血压反应。颅内手术中血压突然升高可能使颅内压升高和动脉瘤破裂的危险性增加。全麻诱导后用0.5%布比卡因进行头颅切口局封可以消除头部针刺感引发的血压和心率反应,而且无需增加全麻用药或血管扩张剂。选择椎管内麻醉者,应控制麻醉阻滞的范围,适当追加辅助药,以减少患者精神紧张、内脏牵拉不适等,以保持血压平稳。同时也应注意避免发生低血压。

(二) 全麻复合硬膜外阻滞

该方法能减少围术期高血压的发生率。在一组接受选择性手术的患者中(42%患高血压)实施全麻复合胸部硬膜外阻滞,整个手术期间平均动脉压比全麻对照组低。但另一方面,术后间断的硬膜外镇痛和拔除硬膜外导管后引起的疼痛也会使血压和心率增加并伴心肌缺血。但麻醉和术中应加强监测和管理,合理用药并避免发生低血压。上海交通大学医学院附属仁济医院的研究显示上腹部手术患者中,调控组(全麻复合连硬组)相对于非调控组(全麻组),术中血流动力学稳定,应激反应小,患者苏醒快,麻药用量和术后躁动减少,24 h动态心电图和动态血压也显示:调控组可显著降低围术期高血压、心肌缺血和心律失常的发生率,术后血压昼夜发生改变的现象(非勺型改变、倒置改变)显著减少,见图11-1。

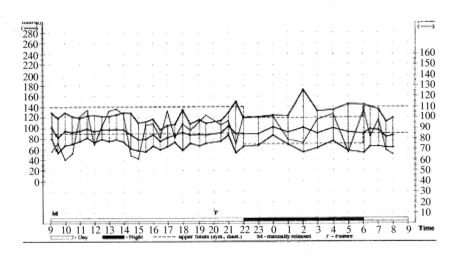

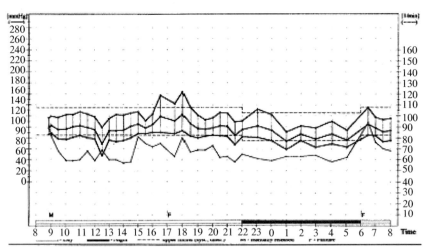

图11-1 一例高血压患者24 h动态血压波形的变化(上图为患者术前波形,呈倒置改变,夜间血压明显升高;下图为同一患者,硬膜外复合全麻术后镇痛调控血压,术后波形近勺型改变,夜间血压较术前明显下降)

(三) 全身麻醉

吸入麻醉药常用于控制术中高血压。然而它们也能产生不同程度的心肌抑制作用,伴有冠状动脉窃血现象的冠状动脉扩张、心肌细胞乳酸的增加和部分室壁运动异常而诱发心肌缺血。仅使用小剂量的吸入麻醉药或全静脉麻醉方法对高血压患者更为安全。比较丙泊酚-舒芬太尼和舒芬太尼-咪达唑仑两种不同的静脉麻醉方法,结果表明咪达唑仑组患者的围术期高血压发生率高,而丙泊酚组患者经常发生低血压。全麻期间应维持合适的麻醉深度:① 诱导前,静注咪达唑仑 0.02 mg/kg,以保证患者安静。若施行桡动脉穿刺时,患者表现疼痛,则可追加芬太尼 50~100 μg 静注。② 全麻诱导前、后出现高血压时,可静注丙泊酚 20~40 mg/5~10 s,或吸入安氟醚、异氟醚等,以加深麻醉。但注意加深麻醉时有可能出现血压下降。③ 气管插管前,可静注或喷雾利多卡因,也可静注艾司洛尔(β受体阻滞药)。降压药(尼卡地平、乌拉地尔等)等以预防插管的应激反应。④ 当手术开始、手术进行过程(如锯胸骨、探查等),或手术即将结束时,均应事先适当加深麻醉。⑤ 若出现浅麻醉时,应暂停手术,待麻醉深度适当加深后继续进行。至今,临床上对麻醉深度的监测尚无完善的客观指标,只能通过临床表现判断麻醉深度。⑥ 手术即将结束和术毕拔除气管导管时,一旦出现高血压,可继续吸入氧化亚氮,或单次或持续静注丙泊酚,以维持合适的麻醉深度,同时要避免麻醉苏醒延迟。⑦ 术毕,若因呼吸功能尚未恢复正常,或病情不稳定,不允许拔除气管导管者,为防止患者烦躁不安、乱动,可静注麻醉性镇痛药如吗啡、哌替啶、芬太尼等,同时静注咪达唑仑或丙泊酚,以保持患者安静、合作,预防和治疗高血压。

三、围术期降压药应用

(一) 药物治疗原则

降压药应以小剂量开始,如血压未能达到目标,应当根据患者的耐受情况增加该药的剂量。如第一种药无效,应采取合理的联合用药,通常是加用小剂量的第二种抗高血压药物,而不是加大第一种药物的剂量。有效的联合用药组合是:利尿剂+β受体阻滞剂;利尿剂+ACE抑制剂(或血管紧张素Ⅱ受体拮抗剂);钙阻滞剂(二氢吡啶类)+β受体阻滞剂;钙阻滞剂+ACE抑制剂;α受体阻滞剂+β受体阻滞剂。如果第一种药物疗效很差或耐受性差,可换另一类降压药,而不是加大第一种药物的剂量或加用第二个药物。最好选用一天一次具有 24 h 平稳降压的长效药物。其优点:提高患者治疗的顺从性;更平稳地控制血压;保护靶器官,减少发生心血管病事件的危险性。

围术期降压药物的选择应特别注意药物的相互作用,包括术前抗高血压药与麻醉药的相互作用以及麻醉药与术中选用的抗高血压药的相互作用。前者应注重降压治疗基础上的降压反应,而后者则应注重麻醉下的降压反应。术前接受抗高血压治疗的患者,由于用药种类及时间不同,术前的基础状态有较大差异,应全面估价。利尿药引起的低血钾术中易诱发严重的心律失常。β受体阻滞剂的作用,可抑制吸入麻醉药降压后的反射性心率增快,减弱心脏代偿功能。钙阻滞剂与氟类吸入麻醉药合用,则明显抑制心脏传导系统功能。用 ACEI 治疗的高血压患者,由于肾素-血管紧张素系统阻滞,用芬太尼和地西泮或咪达唑仑诱导后,50%发生低血压。丙泊酚对循环抑制较明显,尤其是老年高血压患者,即使用较小剂量也易发生低血压,同时用降压药的患者应格外小心。麻醉状态下尤其是全麻过程中的高血压反应与各种刺激因素有关,必须在选用降压药时,应特别注意针对患者的特殊类型,个体化选择不同机制的抗高血压药物。用药以小剂量、分次、微调为宜,避免过度降压造成的不良影响。

(二)药物分类与评价

目前用于高血压治疗有 6 种主要降压药物:利尿剂、β受体阻滞剂、钙阻滞剂、ACE 抑制剂、血管紧张素 II 受体拮抗剂和 α 肾上腺素能受体阻滞剂。药理作用和剂量用法详见第 10 章抗高血压药。选用原则见表 11-1。

表 11-1 选择抗高血压药物的原则

药物分类	强适应证	可能适应证	禁忌证	可能禁忌证
利尿剂	心力衰竭 老年患者 收缩期高血压	糖尿病	痛风	血脂异常 性功能旺盛
β受体阻滞剂	心绞痛 心肌梗死后 快速心律失常	心力衰竭 妊娠 糖尿病	哮喘 阻塞性肺病 心脏传导阻滞 A	血脂异常 体力充沛者 周围血管疾病
ACE 抑制剂	心力衰竭 左室功能异常 心肌梗死后 糖尿病肾病	高钾血症	妊娠	双肾动脉狭窄
钙阻滞剂	心绞痛 老年患者 收缩期高血压	周围血管疾病	心脏传导阻滞 B	心力衰竭 C
α受体阻滞剂	前列腺肥大	糖耐量异常 血脂异常	直立性低血压	
AngII 受体拮抗剂	ACEI 引起咳嗽	心力衰竭	妊娠 双肾动脉狭窄 高钾血症	

A:II 度或 III 度房室传导阻滞; B:维拉帕米或地尔硫草; C:维拉帕米或地尔硫草应避免或小心使用。

四、气管内插管时高血压的防治

对于喉镜和气管插管引起的高血压反应,目前尚无理想的预防方法,曾提出过以下一些措施,可根据具体情况选用:① 喉部和气管内充分的表面麻醉,但须等 5 min 才能生效。② 插管前静脉注射利多卡因 1.5 mg/kg,不仅可防止插管后的高血压反应,而且还可避免颅内压升高,一般无不良反应,但预防效果不很理想。③ 插管前静脉注射芬太尼 6~8 μg/kg,预防效果较好。④ 麻醉诱导前 1 min 用硝酸甘油 50~60 μg 滴鼻,据报道有明显的预防效果且有利于防止心肌缺血。⑤ 气管插管前尼卡地平 20~30 μg/kg 静注。⑥ 插管前乌拉地尔 25~50 mg 静注。⑦ 气管插管前静注艾司洛尔 50~100 mg。⑧ 插管前麻醉达一定深度,高血压患者收缩压需下降 20%~25%,以免插管时血压反跳过高。

五、麻醉期间高血压的处理

术中出现高血压的治疗指征尚无科学标准,通常 MAP 增加 20 mmHg 即应处理,首先应排除高碳酸血症和低氧血症及膀胱过度膨胀。另外,还应明确原发病因,如嗜铬细胞瘤操作引起儿茶酚胺过量首选酚妥拉明及艾司洛尔拮抗。对原发性高血压多因手术操作刺激过剧及麻醉过浅所致,可给吸入少量异氟醚或安氟醚,静脉追加芬太尼和/或丙泊酚。严重高血压常常需要静注或静滴非麻醉性扩张血管药,药物选择使用的原则是:① 按高血压严重程度,当麻醉期间出现高血压"危象",指血压骤然升高,收缩压≥180 mmHg,舒张压≥110 mmHg,应立即静注丙泊酚 0.5~1.0 mg/kg,20~40 mg/5~10 s(分次静注),或用硝酸甘油 1~8 μg/(kg·min)维持、乌拉地尔(10~25 mg 静注,<50 mg)等。② 高血压同时伴心动过速时,应先纠正心率增快,可静注艾司洛尔(0.3~1.0 mg/kg,100~250 μg/kg/min)。③ 使用药物降压,宜从小剂量分次给药开始,严密观察血压变化,切忌血压急剧下降。④ 高血压患者的降压幅度要控制在允许的生理范围,即 110~150/70~100 mmHg 左右,保持器官组织灌注良好。⑤ 使用抗高血压药的同时,注意维持合适的麻醉深度,进行良好的通气和供氧,维持有效循环血容量等重要措施。常用静脉降压药介绍如下:

1. 硝普钠

直接扩张动脉和静脉,可以降低心室前、后负荷,在无心力衰竭的患者心排血量下降,有心力衰竭时心排血量增加,静脉滴注从小剂量开始,先 10~25 μg/min,然后根据血压反应,可每隔 5~15 min 逐渐增减剂量。硝普钠降压效应迅速,而停止滴注后,在 3~5 min 内作用消失。该药对光敏感,要求新鲜配制,滴注瓶须用银箔或黑布包裹。大剂量或长时间应用时,警惕硫氰酸中毒。

2. 硝酸甘油

对于年老、体弱、心功能不佳的患者可用硝酸甘油降压,因其对心脏无抑制作用,静滴时作用迅速,除使冠状动脉扩张外,还可降低心室前、后负荷,降低血压,停药后无反跳性血压升高,剂量为静脉输注 $0.5\sim5\ \mu g/(kg\cdot min)$,逐渐增加剂量,必要时可用至 $10\ \mu g/(kg\cdot min)$ 停药后数分钟内作用即消失。不良反应有心动过速、头痛、呕吐等。

3. 乌拉地尔

缓慢静注 $10\sim25\ mg$,间隔 $2\ min$ 可重复注射 1 次。连续静脉输注 $8\sim18\ \mu g/(kg\cdot min)$ 或 $5\sim40\ mg/h$。

4. 尼卡地平

为钙阻滞剂,静脉注射起效迅速,半衰期 $20\sim45\ min$。降压期无心肌抑制作用,不易引起血压过度降低,停药后血压回升较慢,反跳不明显。有冠状动脉扩张作用,可改善冠脉血流以及脑血流和肾血流。但剂量较大时使心率轻度增快。常用剂量为单次静注 $20\sim30\ \mu g/kg$,静脉输注 $2\sim10\ \mu g/(kg\cdot min)$。

5. 可乐定

可乐定是作用于 α_2 肾上腺素能受体的激动剂,已更多地在全麻中应用以提高围术期血流动力学的稳定性和预防高血压及心动过速。采用双盲法、安慰剂组和随机抽样法调查可乐定在高血压患者实施重要血管手术中的疗效。插管前口服可乐定 $6\ \mu g/kg$ 或 $0.1\sim0.8\ mg/d$ 分二次口服,从主动脉开放至缝合用静脉维持量 $3\ \mu g/(kg\cdot h)$。结果表明,可乐定不仅降低了血压、心率、血浆儿茶酚胺、肾素含量,而且也减少了麻醉药的需要量,围术期高血压的病例数及病程均减少,但两组患者低血压的发生率相同。而且可乐定组血管升压药和阿托品用量并没有增加。作者认为他们采用小剂量阿片制剂和挥发性麻醉药并保证足够血容量的麻醉方法保证了血流动力学的高度稳定性。如高血压患者术前口服 $6\ \mu g/kg$,或静注 $3\ \mu g/kg$,可以减轻压力反射引起的血压升高。也有报道在气管插管前 $15\ min$,用微泵以 $5\ \mu g/kg$(稀释为 $30\ mL$)$10\ min$ 注完,也可减轻高血压患者的心血管反应。

6. 艾司洛尔

为选择性 β 受体阻滞剂,可减慢心率和降低血压。与扩张血管药合用,能明显降低术后高血压。剂量为 $0.3\sim1.0\ mg/kg$,$100\sim500\ \mu g/(kg\cdot min)$。对合并有心动过速者,较为适宜。但有报道,艾司洛尔可能延长肌松药的作用时间。

7. 依那普利

血管紧张素转化酶抑制剂(ACEI)。依那普利 $1.25\ mg$ 于诱导前 $20\ min$ 静注,用药 $5\ min$ 后发生作用,$30\ min$ 达高峰。但也有认为,ACEI 不适用于手术期,可能与该类药物引起的血压下降,不利于循环管理有关。

降压药的选择原则,首先可考虑选用起效快、作用时间短的新型降压药,如乌拉地尔 $25\ mg$ 缓慢静注,可有效地降低血压。尼卡地平作用时间短,持续 $10\ min$,无明显的负性肌力作用,很少发生低血压和传导阻滞等并发症。若高血压依然难控制可选择血管扩张药硝酸甘油或硝普钠静滴,将血压调控在适当的水平。

六、术后恢复期血压控制

在全麻恢复期,随着麻醉药物的消退、痛觉与意识的恢复,患者逐步感觉疼痛和不适,此时如处理不当,再加上拔管刺激,极易引起高血压。在原有高血压患者中表现更为明显。全麻恢复期高血压发生率为4%～65%。剧烈的血压波动,如不及时处理可危及重要脏器功能。

（一）发生原因

1. 原有高血压病史

高血压患者由于交感神经系统活性较高,在手术麻醉时血压波动范围较大。在手术时进行控制性降压的患者,突然停用降压药可发生反跳性高血压。

2. 疼痛

术中伤口疼痛可引起机体强烈的应激反应。血浆肾上腺素、去甲肾上腺素显著升高,一般为诱导期的2倍。用安氟醚麻醉的患者恢复期血浆儿茶酚胺升高幅度较大,为诱导前的3～5倍。老年人在氧化亚氮麻醉下手术时所致的应激反应也比较强烈。术后血浆肾上腺素和去甲肾上腺素的浓度比年轻的成年人高1.3～2.7倍,且血浆ACTH和皮质醇在拔管时明显增加。

3. 吸痰刺激

因为拔管前麻醉已经减浅或逐渐消失。吸痰管刺激较敏感的口咽部及气管隆突,患者往往因呛咳和躁动,引起血压、心率明显增加。

4. 低氧血症或高碳酸血症

轻度低氧血症引起的心血管系统反应,表现为心率加快和血压升高,以循环系统高动力状态代偿血氧含量的不足。血二氧化碳升高,使儿茶酚胺分泌增加,可导致心动过速和血压升高。

5. 术后恶心、呕吐

术后呕吐发生率为20%～30%。术后呕吐时交感神经系统活性增加,导致心率增快和血压升高。

6. 使用升压药不当

低血压时选用升压药不当或剂量偏大,可使血压剧烈上升。

7. 其他

寒战、焦虑不安、膀胱过度膨胀、开颅术后颅内出血以及术后躁动等,均可使心率增快、血压上升。

(二) 预防和处理

1. 全麻复合硬膜外阻滞

全麻复合硬膜外阻滞,不仅镇痛良好,且能减少全麻药的用量,有效控制手术时有害刺激的传入。另外,还有利于患者早期拔管,患者清醒后,手术区无痛,可保持患者安静合作。不但对减轻术后疼痛有效,而且抑制应激反应,有利于血流动力学稳定。

2. 充分镇静、镇痛

麻醉减浅和气管导管刺激是高血压的最重要原因,可适当用丙泊酚加深麻醉,有研究提示,围拔管期静脉持续输注丙泊酚,双频指数(BIS)在60左右拔除气管导管,患者的心血管反应较小。在吸痰和拔管前5 min 及3 min 分别注射丙泊酚20～40 mg或咪达唑仑1～2 mg 和1%利多卡因(1 mg/kg),不仅可消除气管内吸引及拔管时的心血管反应,使循环相对稳定,且可避免咳嗽反射,降低耗氧量。尽量减少吸痰刺激,一旦呼吸功能恢复正常,循环稳定,应考虑尽早拔管。吸痰操作时,动作应轻柔,滞留时间不要过长。

3. 防治术后躁动

应针对发生躁动的原因作相应的处理,若原因较为明确,应立即予以消除,力求使患者安静,解除有害刺激,使用小剂量镇静药,可使苏醒期平稳。

4. 硝酸甘油滴鼻

可预防气管拔管时的高血压反应。有研究表明,在拔管前20 min 用0.02%硝酸甘油按1～2 μg/kg经双鼻孔给药,可有效地预防拔管刺激引起的高血压。

5. 血管活性药物应用

去除可能的原因后血压仍持续升高(MAP>80 mmHg),若无呼吸循环紊乱和低氧血症,可给以血管扩张药。对年老、体弱、心功能不佳的患者可用硝酸甘油降压,因为硝酸甘油对心脏无抑制作用,可扩张冠状血管,心排血量增加,并且停药后血压恢复较缓慢,较少发生反跳性血压升高;对顽固性高血压患者,用硝酸甘油降压可能无效,可采用硝普钠。硝普钠降压作用迅速,药效强,但个体差异较大,并注意血压监测;乌拉地尔具有外周和中枢两部分的扩血管作用。它主要通过减少外周阻力降低血压,一般不影响心率和心排血量。在全麻拔管时用乌拉地尔(压宁定)0.5 mg/kg可有效地预防拔管引起的短暂高血压反应,维持循环功能稳定;艾司洛尔为选择性 β_1 受体阻滞剂,可减慢心率和降低血压,0.1～0.5 mg/(kg·min)与扩张血管药合用,能明显降低术后高血压。尼卡地平为钙通道阻滞剂,10～30 μg/kg静注,或5～16 μg/(kg·min)连续输注,也可控制血压。另有研究表明,术毕静注可乐定3 μg/kg,可使拔管后血浆皮质醇、β-内啡肽、心钠素呈下降趋势,维持全麻恢复期循环相对稳定。通常术后多用拉贝洛尔或艾司洛尔降压,并可降低心肌缺血和心肌梗死的并发率,对年老、体弱、心功能不全的患者可用硝酸甘油或乌拉地尔(压宁定)静滴缓慢降压。避免和控制血压过度升高。

(洪 涛 王 庆 杭燕南)

参 考 文 献

1 Murray MJ. Perioparative hypertension:detection,evaluation and management. In:ASA49[th] Annual Refresher Course Lectures and Clinical Update Program,Orlando,1998,511.

2 Gravlee GP. Perioparative hypertension. Seminars in Anaesthesia, Perioparative Medicine and Pain, 1998,18:87—92.

3 Karl Skarvan. Perioparative hypertension: new strategies for management. Current Opinion in Anaesthesiology,1998,29—35.

4 Guidelines Subcommittee. 1999 World Health Organization-International Socity of Hypertension Guidelines for the Management of Hypertension. Journal of Hypertension,1999,17:151—183.

5 张宏. 围术期高血压处理. 中华麻醉学杂志,1998,18(1):59—61.

6 Cutler JA. Calcium-channel blockers for hypertension-uncertainty continues. N Engl J Med,1998, 338:679—681.

7 Moser M. Hypertension treatment and the prevention of coronary heart disease in the elderly. Am-Fam-Physician,1999,59(5):1248—1256.

8 冯克燕. 临床心血管病学进展,1997,13(4):236.

9 Quintin L, Bouilloc X, Butin E, et al. Clonidine for major vascular surgery in hypertension patients: a double-blind, controlled, randomized study. Anesth Analg,1996, 83: 687—695.

10 Howell SJ, Sear YM, Yeates D, et al. Hypertension, admission blood pressure and perioperative cardiovascular risk. Anesthesia, 1996, 51: 1000—1004.

11 Chobanian AV, Bakris GL, Black HR, et al. The seventh report of the Joint National Committee on prevention detection, evaluation and treatment of high blood pressure. JAMA, 2003, 42:1206—1252.

12 李世忠,王鹏等. 高血压患者气管插管前应用可乐定的效应[J]. 中华麻醉学杂志,2001,21(8):497—498.

13 王庆,王珊娟,杭燕南. 老年高血压患者围术期动态血压和动态心电图变化的临床研究. 临床麻醉学杂志,2004,20(8):462—464.

14 杭燕南,庄心良,蒋豪主编. 当代麻醉学. 上海:上海科学技术出版社. 2002,555—564.

第 12 章 血管收缩药

围术期低血压的发生率非常高。椎管内麻醉、吸入和静脉麻醉、药物、毒素或其他原因使血管扩张,以及急性或大量失血,造成循环血量的相对或绝对不足,引起血压的下降,严重时可危及生命。为了维持循环功能的稳定,保护重要脏器功能,及时合理地使用血管收缩药是至关重要的。

第一节 常用血管收缩药

一、肾上腺素(详见第 4 章)

二、去甲肾上腺素(norepinep hrine)

(一)药物名称

正肾上腺素、正肾、正肾素、左动脉酚

reargon、noradrenaline、NE、levarterenol、arterenol

(二)化学结构式(图 12-1)

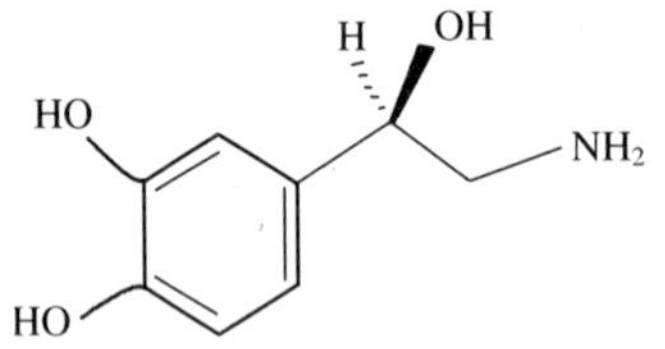

图 12-1 去甲肾上腺素的化学结构式

(三)理化性质

去甲肾上腺素为无色或几乎无色的澄明液体;遇光和空气易变质。

(四)药理作用

去甲肾上腺素可非选择性激动 α、β 受体,对心脏 $β_1$ 受体的效应较弱,对 $β_2$ 受体更弱,其通过激动肾上腺素α受体,引起血管极度收缩,使血压升高,冠状动脉血流增加;通过激动β受体,使心肌收缩力加强,心排血量增加。α受体激动所致的血管收缩的范围很广,以皮肤及黏膜血管和肾小球最明显,其次为脑、肝、肠系膜、骨骼肌等。这有利于血液分布于脑和心脏等生命重要器官。继心脏兴奋后心肌代谢产物腺苷增多,腺苷能促使冠状动脉扩张。α受体激动的心脏方面表现,主要是心肌收缩力增强、心率加快、心排血量增高。血压上升过高可引起反射性心率减慢,同时外周总阻力增加,因而心排血量反可有所下降。

在冠状血管,激动$β_2$受体也激动α受体,但因冠状血管缺乏α受体,所以对冠状血管产生舒张作用。去甲肾上腺素也可激动心脏$β_1$受体而增强心肌收缩力使心排血量增加。但用量过大时,仅外周阻力过高,加重心脏后负荷即可使心排血量降低,所以抗休克治疗时应当控制用量,最初每分钟以 0.05 μg/kg 为宜。

皮下注射后吸收差,且易发生局部组织坏死。临床上一般采用静脉滴注,静脉给药后起效迅速,停止滴注后作用时效维持 1~2 min,主要在肝内代谢成无活性的代谢产物。经肾排泄,仅微量以原形排泄。

(五)适应证

用于治疗急性心肌梗死、体外循环等引起的低血压;对血容量不足所致的休克、低血压或嗜铬细胞瘤切除术后的低血压,作为急救时补充血容量的辅助治疗,以使血压回升,暂时维持脑与冠状动脉灌注,直到补充血容量治疗发生作用;也可用于椎管内阻滞时的低血压及心博骤停复苏后血压维持。

(六)禁忌证

禁止与含卤素的麻醉剂和其他儿茶酚胺类药合并使用。禁忌用于:① 脑动脉硬化患者;② 缺血性心脏病者;③ 少尿或无尿者;④ 孕妇:易通过胎盘,使子宫血管收缩,血流减少,导致胎儿缺氧,并可兴奋妊娠子宫而引起流产;⑤ 可卡因中毒;⑥ 心动过速患者。

(七)剂量与用法

去甲肾上腺素注射液　1 mL=1 mg;用5%葡萄糖注射液或葡萄糖氯化钠注射液稀释后静滴。成人常用量:开始以 2~10 μg/min 速度滴注,调整滴速以达到血压升到理想水平;维持量为每分钟 2~4 μg。在必要时可按医嘱超越上述剂量,但需注意保持或补足血容量。小儿常用量:开始按体重以 0.02~0.2 μg/(kg·min) 速度滴注,按需要调节滴速。

1. 抗休克

危急病例可用 0.5~1 mg 稀释到 10~20 mL,缓慢静注,同时根据血压以调节其剂量,血压回升后,再用滴注法或微泵维持,按需要调节滴速,控制于 0.02~0.2 μg/(kg·min)。

2. 治疗低血压

适用于急性心肌梗死、体外循环、嗜铬细胞瘤、出血及心跳骤停复苏后等引起的低血压。

3. 治疗上消化道出血

每次口服注射液 1~3 mL(1~3 mg),每日 3 次,加入适量冷盐水服下。

(八) 不良反应

1. 药液外漏可引起局部组织坏死。

2. 本品强烈的血管收缩可以使重要脏器器官血流减少,肾血流锐减后尿量减少,组织供血不足导致缺氧和酸中毒;持久或大量使用时,可使回心血流量减少,外周血管阻力升高,心排血量减少,后果严重。

3. 应重视的反应包括静脉输注时沿静脉径路皮肤发白,注射局部皮肤破溃,皮肤发绀,发红,严重眩晕,上述反应虽属少见,但后果严重。

4. 个别患者因过敏而有皮疹、面部水肿。

5. 在缺氧、电解质平衡失调、器质性心脏病患者中或逾量时,可出现心律失常;血压升高后可出现反射性心率减慢。

6. 以下反应如持续出现应注意:焦虑不安、眩晕、头痛、皮肤苍白、心悸、失眠等。

7. 逾量时可出现严重头痛及高血压、心率缓慢、呕吐、抽搐。

8. 泌尿系统 剂量过大时,可使肾脏血管剧烈收缩,产生无尿和肾实质损伤致急性肾功能衰竭,故用药期间尿量至少保持在 25 mL/h 以上。

(九) 注意事项

去甲肾上腺素慎用于:① 缺氧:缺氧时用去甲肾上腺素易致心律失常,如室性心动过速或心室颤动;② 闭塞性血管病(如动脉硬化、糖尿病、闭塞性脉管炎等),可进一步加重血管闭塞;③ 血栓形成,无论内脏或周围组织,均可促使血供减少,缺血加重,扩展梗死范围。

用药过程中必须监测动脉压、中心静脉压、尿量、心电图。孕妇应权衡利弊慎用。小儿应选粗大静脉注射并需更换注射部位,在应用中至今未发现特殊问题。老年人长期或大量使用,可使心排血量减低。

三、多巴胺(详见第 4 章)

四、多巴酚丁胺(详见第 4 章)

五、麻黄碱(ephedrine)

(一) 药物名称

麻黄素,ephedral

(二) 化学结构式(图 12-2)

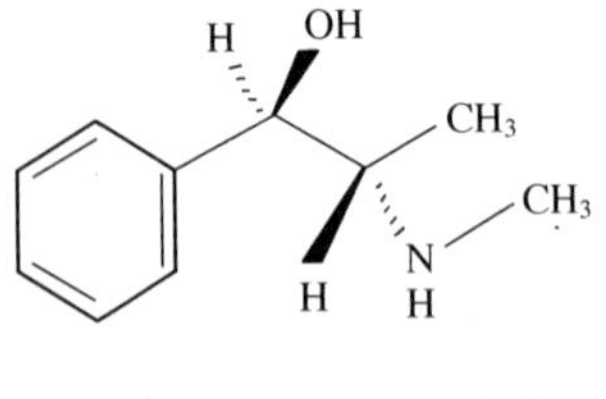

(三) 理化性质

本品为无色的澄明液体。

图 12-2 麻黄碱的化学结构式

（四）药理作用

麻黄碱可直接激动肾上腺素受体，也可通过促使肾上腺素能神经末梢释放去甲肾上腺素而间接激动肾上腺素受体，对 α 和 β 受体均有激动作用。具有以下作用：

1. 心血管系统

使皮肤、黏膜和内脏血管收缩，血流量减少；冠脉和脑血管扩张，血流量增加。用药后血压升高，使心收缩力增强，心排血量增加。由于血压升高反射性地兴奋迷走神经，故心率不变或稍慢。

2. 支气管

松弛支气管平滑肌，其 α 效应尚可使支气管黏膜血管收缩，减轻充血性水肿，有利于改善小气道阻塞。但长期应用反致黏膜血管过度收缩，毛细血管压增加，充血性水肿反加重。此外，α 效应尚加重支气管平滑肌痉挛。

3. 中枢神经系统

兴奋大脑皮质和皮质下中枢，产生精神兴奋、失眠、不安和震颤等。

肌注或皮下注射很快被吸收，可通过血脑屏障进入脑脊液。肌注 10~20 min 起效。作用时间当尿 pH 为 5 时 $t_{1/2}$ 约 3 h，尿 pH 值为 6.3 时约 6 h。吸收后仅有少量经脱胺氧化，大部分以原形自尿排出。

（五）适应证

用于蛛网膜下腔阻滞或硬膜外阻滞引起的低血压及其他原因低血压。

（六）禁忌证

① 甲状腺功能亢进；② 高血压；③ 动脉硬化；④ 干燥性鼻炎；⑤ 闭角性青光眼；⑥ 心绞痛；⑦ 对麻黄碱过敏者。

（七）剂量与用法

盐酸麻黄碱注射液　1 mL＝30 mg。预防和治疗椎管内麻醉引起的低血压，静脉注射，每次 5~15 mg。肌内注射每次 30 mg。鼻插管前用棉竿浸湿麻黄碱，涂在鼻粘膜上，使血管收缩，预防出血。

缓解荨麻疹和血管神经性水肿等过敏反应，皮下注射，每次 15~30 mg，每日 45~60 mg。极量：一次 60 mg，每日 150 mg。治疗鼻黏膜充血肿胀引起的鼻塞，0.5% 浓度滴鼻，每次 1 滴。

（八）不良反应

大剂量或长期使用可引起震颤、焦虑、失眠、头痛、心悸、心动过速等。短期内反复用药，作用可逐渐减弱（快速耐受现象），停药数小时后可以恢复。对前列腺肥大者可引起排尿困难。

（九）注意事项

1. 交叉过敏反应对其他拟交感胺类药，如肾上腺素、异丙肾上腺素等过敏者，对本品也过敏。

2. 如有头痛、焦虑不安、心动过速、眩晕、多汗等症状,应注意停药或调整剂量。

3. 短期内反复用药,作用可逐渐减弱(快速耐受现象),停药数小时后可以恢复。每日用药如不超过3次,则耐受现象不明显。

4. 剖宫产麻醉过程中用本品维持血压,可加速胎儿心跳,当母体血压超过130/80 mmHg时不宜用。

5. 本品可分泌入乳汁,哺乳期妇女禁用。

六、间羟胺(metaraminol)

(一)药物名称

阿拉明 pressonex、aramine

(二)化学结构式(图12-3)

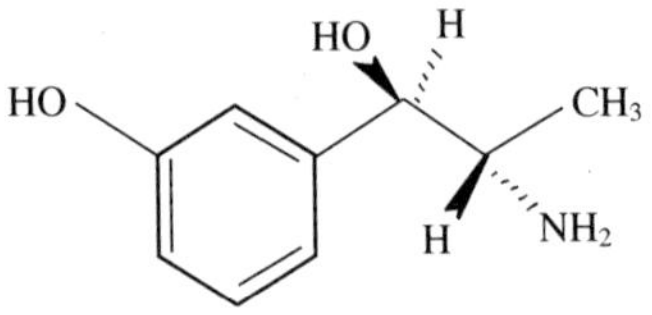

(三)理化性质

本品为无色澄明液体。

图12-3 间羟胺的化学结构式

(四)药理作用

间羟胺主要通过直接激动肾上腺素α受体而起作用,亦可间接地促使去甲肾上腺素自储存囊泡释放,对心脏的肾上腺素$β_1$受体也有激动作用,从而促进血管收缩,收缩压和舒张压均升高。本品主要作用于α受体,直接兴奋α受体,较去甲肾上腺素作用为弱但较持久,发生的作用与去甲肾上腺素相似。能收缩血管,持续地升高收缩压和舒张压,也可增强心肌收缩力,正常人心排血量变化不大,但能使患者的心排血量增加。对心率的兴奋不很显著,很少引起心律失常,无中枢神经兴奋作用。由于其升压作用可靠,维持时间较长,较少引起不良反应。用于治疗低血压时,对中枢神经无任何影响,心脏的肾上腺素β受体也无任何反应。药理作用与去甲肾上腺素相似,以激动肾上腺素 $α_1$ 和 $α_2$ 受体为主,对肾上腺素β受体的激动作用较弱,可被去甲肾上腺素能神经末梢摄取,并进入囊泡,通过置换作用,使贮存在囊泡内的去甲肾上腺素释放而表现出拟去甲肾上腺素作用。连续给药时,因本品间接在肾上腺素神经囊泡中取代递质,可使递质减少,内在效应减弱,故不能突然停药,以免发生反跳。

间羟胺的人体药代动力学参数尚缺乏研究。肌注10 min或皮下注射5~20 min后血压升高,持续约1 h;静注1~2 min起效,持续约20 min。不被单胺氧化酶破坏,作用较久。主要在肝内代谢,代谢物多经胆汁和尿排出。

(五)适应证

1. 防治椎管内阻滞麻醉时发生的急性低血压。

2. 用于出血、手术及脑外伤或脑肿瘤合并休克而发生的低血压的辅助性对症。

3. 也可用于心源性休克或所致的低血压。

（六）剂量与用法

间羟胺注射液为 1 mL：10 mg；用于各种休克，包括感染性、心源性休克、心肌梗死性休克，也用于手术、败血症、椎管内阻滞麻醉时发生的低血压。阴茎海绵体内注射治疗阴茎异常勃起。

1. 成人用量　① 肌内或皮下注射：2～10 mg/次，由于最大效应不是立即显现，在重复用药前对初始量效应至少应观察 10 min；② 静脉注射，初量 0.3～1 mg，继而静滴，用于治疗麻醉期间低血压和重症休克；③ 静脉滴注，0.8～5 μg/(kg·min)或 40～300 μg/min。调节滴速以维持合适的血压。

2. 小儿用量　① 肌内或皮下注射：按 0.1 mg/kg，用于低血压和休克；② 静脉滴注 0.2～0.4 mg/kg 或按体表面积 12 mg/m^2，用氯化钠注射液稀释至每 25 mL 中含间羟胺 1 mg 的溶液，滴速以维持合适的血压水平为度；③ 配制后应于 24 h 内用完，滴注液中不得加入其他难溶于酸性溶液配伍禁忌的药物。

（七）不良反应

1. 心血管系统　心律失常的发生率随用量及患者的敏感性而异。过量的表现为抽搐、严重高血压、严重心律失常，此时应立即停药观察，血压过高者可用 1～3 mg 酚妥拉明静脉注射，必要时可重复。长期使用骤然停药时可能发生低血压。

2. 其他不良反应　静注时药液外溢，可引起局部血管收缩，导致组织坏死或红肿硬结。

（八）注意事项

1. 甲状腺功能亢进、高血压、冠心病、充血性心力衰竭、糖尿病患者和疟疾病史者慎用。

2. 血容量不足者应先纠正后再用本品。

3. 本品有蓄积作用，如用药后血压上升不明显，须观察 10 min 以上再决定是否增加剂量，以免贸然增量致使血压上升过高。

4. 给药时应选用较粗大静脉注射，并避免药液外溢。

5. 短期内连续应用，出现快速耐受性，作用会逐渐减弱。

6. 长期服用利血平的患者，因交感神经末梢递质耗竭，其作用锐减。

七、甲氧胺（methoxamine）

（一）药物名称

甲氧胺；凡索昔；美速胺；美速克新命，甲氧明，vasoxine、vasoxyl。

（二）化学结构式（图 12-4）

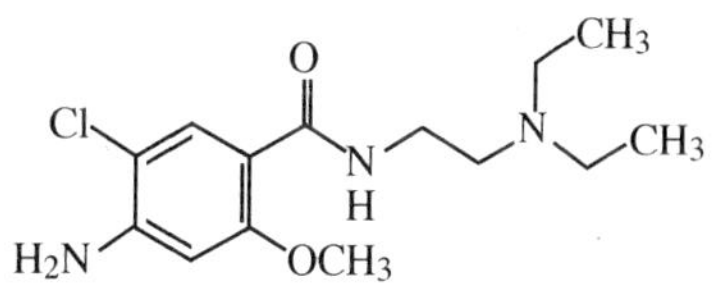

图 12-4　甲氧胺的化学结构式

(三) 药理作用

甲氧胺为 α_1 受体激动剂，对 β 受体几无作用。其作用于周围血管的肾上腺素受体，引起血管收缩，使收缩压及舒张压均升高。大剂量静注时血压升高可经迷走神经的颈动脉窦调整反射，使心率减慢。对心脏及中枢神经系统无明显兴奋作用；可使肾血流量减少，其强度与去甲肾上腺素相近。静注 2 min 内显效，持续约 1 h，肌注后 20 min 显效，时效相应延长。

(四) 适应证

常用于外科手术，以维持或恢复动脉压，尤其适用于脊椎麻醉所造成的血压降低。又用于大出血、创伤及外科手术所引起的低血压、心肌梗死所致的休克以及室上性心动过速。

(五) 剂量与用法

盐酸甲氧胺注射液 1 mL＝20 mg。

1. 一般情况　采用肌注，每次 10～20 mg，每 1/2～2 h 1 次。

2. 急症患者或收缩压降至 60～70 mmHg　甚至更低的患者，缓慢静注 5～10 mg，注意 1 次量不超过 10 mg，并严密观察血压变动。静注后，继续肌注 15 mg，以维持较长药效。

3. 室上性心动过速　用 10～20 mg，以 5％ 葡萄糖液 100 mL 稀释，作静滴。也可用 10 mg 加入 5％～10％ 葡萄糖液 20 mL 中缓慢静注。注射时应观察心率及血压变化，当心率突然减慢时，应停注。治疗阵发性室上性心动过速　10 mg 静脉缓缓注射，必要时可重复。

4. 治疗心肌梗死的休克　开始肌注 15 mg，接着静滴，静滴液为 5％～10％ 葡萄糖溶液 500 mL（内含甲氧胺 60 mg），滴速应随血压反应而调整，一般 0.5～1 mg/min。

5. 治疗低血压　用于治疗在全身麻醉时发生的低血压，并可防止心律失常的出现，也可用于椎管内阻滞所诱发的低血压，但可能降低心排血量。肌内注射，轻度低血压时给 5～10 mg，一般可用 10～15 mg，椎管内麻醉中脊神经阻滞的上界较低时用 10 mg，较高时用 15～20 mg；或用 3～5 mg 缓慢静注。

(六) 不良反应

大剂量时有头痛、高血压、心动过缓等症状。可致肾上腺素能兴奋作用，如肢体发凉、竖毛肌兴奋及排尿感。

(七) 注意事项

1. 有交叉过敏反应，对其他拟交感胺类药不能耐受者对本品也可能不耐受。

2. 可使心排血量减少，老年人应慎用。

3. 在严重动脉粥样硬化患者可减少心排血量，对冠心病患者不利。

4. 甲状腺功能亢进时，可加重循环负担。

5. 其他 ① 甲状腺功能亢进及严重高血压患者禁用;② 可引起肾血管痉挛,大剂量时偶可产生持续性血压过高,伴有头痛、心动过速、毛发竖立、恶心、呕吐等不良反应;③ 不宜与三环类抗抑郁药并用;④ 两周内曾用过单胺氧化酶抑制剂者忌用。与麦角胺、催产素并用,可使血压剧烈增高。

八、去氧肾上腺素(neosynephrine)

（一）药物名称

苯福林,苯肾上腺素,新福林,新交感酚,phenylephrine, hydrochloride, injection。

（二）化学结构式(图 12-5)

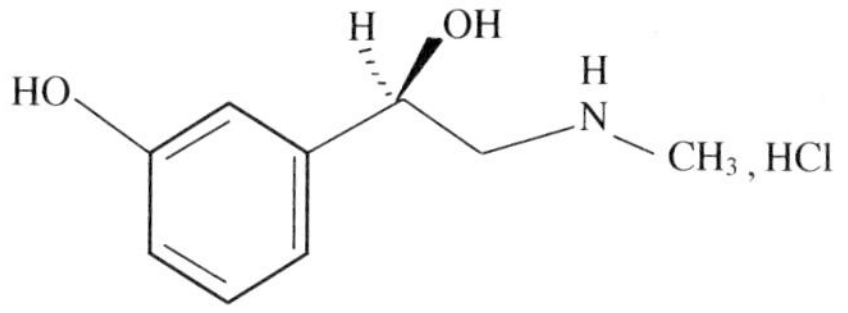

图 12-5 去氧肾上腺素的化学结构式

（三）理化性质

本品为无色的澄明液体。

（四）药理作用

去氧肾上腺素为α肾上腺素受体激动药。直接作用于受体的拟交感胺类药,但同时也间接通过促进去甲肾上腺素自贮存部位释放而生效。作用于α受体(尤其是皮肤、黏膜、内脏等处),引起血管收缩,外周阻力增加,使收缩压及舒张压均升高。随血压升高可激发迷走神经反射,使心率减慢,由此可治疗室上性心动过速。本品收缩血管的作用比肾上腺激素或麻黄碱为强,在治疗剂量,很少引起中枢神经系统兴奋作用;本品可使肾、内脏、皮肤及肢体血流减少,但冠状动脉血流增加。作为血管收缩剂加入局麻药液可减慢后者的吸收,从而限制局麻的范围并延长其时效。在胃肠道和肝脏内被单胺氧化酶降解,不宜口服,皮下注射。

升压作用 10~15 min 起效,持续 50~60 min;肌注一般 10~15 min 起效,持续 30~120 min;静注立即起效,持续 15~20 min。

（五）适应证

用于治疗休克及麻醉时低血压。也用于治疗室上性心动过速。

（六）禁忌证

高血压、冠状动脉硬化、甲亢、糖尿病、心肌梗死者禁用,近两周内用过单胺氧化酶抑制剂者禁用。

(七) 剂量与用法

去氧肾上腺素针剂 1 mL=10 mg。

1. 升高血压，轻或中度低血压，肌内注射 2～5 mg，再次给药间隔不短于 10～15 min，静脉注射一次 0.1～0.3 mg，按需每隔 10～15 min 给药一次。

2. 阵发性室上性心动过速，初量静脉注射 0.3～0.5 mg，20～30s 注入，以后用量递增，每次加药量不超过 0.1～0.2 mg，一次量以 1 mg 为限。

3. 严重低血压和休克(包括与药物有关的低血压)，可静脉给药，5％葡萄糖注射液或氯化钠注射液每 500 mL 中加 10 mg(1∶50 000 浓度)，持续静滴剂量为 0.2～2 μg/(kg·min)或 20～50μg/min，必要时浓度可加倍，根据血压调节剂量。

4. 预防蛛网膜下腔阻滞期间低血压，可在阻滞前 3～4 min 肌内注射 2～3 mg。

(八) 不良反应

1. 胸部不适或疼痛、眩晕、易激怒、震颤、呼吸困难、虚弱等，一般少见，但持续存在时需注意。

2. 持续头痛以及异常心率缓慢、呕吐、头胀或手足麻刺痛感，提示血压过高，应立即重视，调整用药量；反射性心动过缓可用阿托品纠正，其他过量表现可用 α 受体阻滞剂如酚妥拉明治疗。

3. 静注给药治疗阵发性心动过速时常出现心率加快或不规则，提示过量。

(九) 注意事项

1. 交叉过敏反应：对其他拟交感胺如苯丙胺、麻黄碱、肾上腺素、异丙肾上腺素、去甲肾上腺素、奥西那林过敏者，可能对本品也异常敏感。

2. 下列情况慎用：严重动脉粥样硬化、心动过缓、高血压、甲状腺功能亢进、糖尿病、心肌病、心脏传导阻滞、室性心动过速、周围或肠系膜动脉血栓形成等患者。

3. 治疗期间除应经常测量血压外，须根据不同情况作其他必要的检查和监测。

4. 防止药液漏出血管，出现缺血性坏死。动物试验发现有胎儿毒性，妊娠晚期或分娩期间使用，可使子宫的收缩增强，血流量减少，引起胎儿缺氧和心动过缓。故孕妇在非必要时应避免使用。老年人慎用，以免引起严重的心动过缓或(和)心排血量降低，应适当减量。

九、血管紧张素 II (angiotensin II)

(一) 药物名称

增压素，增血压素，hypertensin, angiotensinamide

(二) 理化性质

本品为无色的澄明液体。

(三) 药理作用

1. 血液系统

通过作用 CD34$^+$ 造血干细胞刺激红系的分化,这种作用可被特定的如洛沙坦完全阻断。血管紧张素Ⅱ尚有增加纤溶酶原激活物抑制物含量,抑制纤溶作用,使血管壁上血栓易于形成。

2. 肝

血管紧张素Ⅱ可引起肝星状细胞内钙离子浓度的进行性增加,从而引起位于窦后小静脉和纤维隔周围的 HSC 的强烈收缩,肝内血管阻力增加,促进了门脉高压的形成。

3. 血管

① 直接或间接改变血管壁张力,使血流重新分布。通过激活血管平滑肌受体,刺激血管收缩;可增加血管平滑肌细胞 Ca^{2+} 的内流,抑制肌浆网摄取 Ca^{2+},从而加强平滑肌收缩;刺激局部肾上腺素能神经末梢释放去甲肾上腺素,增加血管张力;刺激内皮细胞合成前列腺素(PGE_2、PGI_2)和 NO,从而降低血管张力。② 刺激血管平滑肌细胞分裂、增殖,参与血管重构。③ 参与血管对炎症和损伤的应激反应。可增加血管的收缩性能,并促进去甲肾上腺素的释放,而导致血管收缩,血压上升。可促进氧自由基的生成,引起氧分压的升高,并有促纤维化、炎症反应及细胞增殖等效应,成为动脉粥样硬化等多种心血管病变的重要原因。

4. 心脏

① 具有轻微的正性肌力作用。可能是心肌血管紧张素Ⅱ受体激活后,经磷酸肌醇系统调节细胞内 Ca^{2+} 浓度或经交感神经系统的间接作用。② 引起心肌肥厚,还可通过促进纤维母细胞生长因子的合成,增加成纤维细胞的胶原合成,引起心肌纤维化。③ 调节冠状动脉张力。局部心肌的血管紧张素Ⅱ可直接引起冠状动脉收缩,引起心肌缺血。④ 血管紧张素Ⅱ作用于醛固酮而影响心肌钾自体稳定导致室性心律失常。这种作用在心肌缺血再灌注损伤期尤为明显。可产生强大的正性肌力和促细胞生长作用,最终可导致心脏肥大及纤维化,与高血压及心肌梗死关系密切。

5. 眼

在糖尿病性视网膜病变中,血管紧张素Ⅱ合成增加,可导致血管通透性增加以及血管增生。

6. 肾

作用于肾上腺皮质细胞,促进醛固酮的生成与释放。从而刺激肾小管对钠的重吸收,增加体液总量,也会使血压上升。

(四) 适应证

用于外伤或麻醉、手术后休克。

(五) 禁忌证

高血压、冠状动脉硬化、甲亢、糖尿病、心肌梗死、肾功能障碍者禁用。

(六) 剂量与用法

注射用增血压素：每支 1 mg。静滴：每次 1～1.25 mg，溶解于 5%葡萄糖液或等渗盐水 500 mL 中，滴速一般为 3～10 μg/min。应经常测量血压，随时调整滴速。

(七) 注意事项

目前已极少使用。需注意：① 停用时，剂量需逐渐减少，不宜突然停药；② 对于由失血过多引起的低血压，应同时补充血容量；③ 不能与血液、血浆混合滴注；④ 有时可引起眩晕，偶可引起心绞痛；⑤ 心功能不全患者慎用。

十、血管加压素（vasopressin）

(一) 药物名称

抗利尿激素、精氨酸加压素，arginine，AVP。

血管加压素是一种由下丘脑合成的九肽化合物，对于渗透压的调节、心血管系统调控以及内稳态的维持起着非常重要的作用。同时也是促肾上腺皮质激素的促分泌剂，并影响人的认知、学习和记忆。AVP受体有三个亚型，V_1、V_2 和 V_3。V_1 受体分布于多种细胞包括血管平滑肌细胞，V_1 受体的激活引起血管收缩；肾集合管细胞有 V_2 受体表达，介导水的潴留；尿崩症可以使用 V_2 受体激动剂去氨基精加压素治疗。去氨基精加压素也可以增加 Ⅷ 因子及 vWF 因子的浓度，减少出血。V_3 受体主要分布于中枢神经系统，特别是垂体前叶，V_3 受体的激活调节促肾上腺皮质激素的分泌。

(二) 化学结构式（图 12-6）

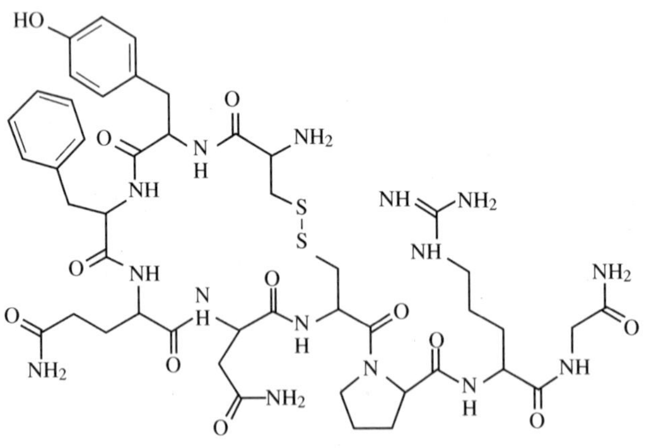

图 12-6 血管加压素的化学结构式

(三)药理作用

1. 调节渗透压　当细胞外环境渗透压升高时,大细胞神经元作为渗透压感受器的活化次数增加,并向血液中释放血管加压素。在肾脏,血管加压素通过 V_2 受体作用于集合管细胞,增加水的重吸收,降低血浆渗透压。

上述系统功能不全称为"尿崩症",肾脏细胞 V_2 受体系统基因突变可以引起肾性尿崩症(外周性尿崩症)。中枢性尿崩症血管加压素释放减少可以是特发性或继发性。血管加压素的渗透压调节功能可以用合成的选择性 V_2 受体激动剂去氨基精加压素(DDAVP)替代。DDAVP 可以口服,但是经鼻给药还是治疗尿崩症的最常用给药方式。

2. 调控心血管系统功能　首先需了解血管加压三大系统,即交感神经、肾素-血管紧张素系统和血管加压素系统。当其他神经体液血管加压系统完好,内源性血管加压素对血流动力学的稳定作用不大,但是,当其他系统功能受损时,如全麻和硬膜外联合麻醉情况下或有体位性低血压和自主神经功能不全的患者,即使是血浆中血管加压素很小量的增加(>2 pg/mL),也可以通过增加外周血管阻力维持血压。

严重低血压情况下 AVP 普遍增加,说明血管加压素在严重血流动力学不稳定状态时的重要作用。

3. 促肾上腺皮质激素分泌和 AVP 的中枢调节功能　虽然促肾上腺皮质素释放激素(CRH)是主要的促进促肾上腺皮质激素分泌的物质,但是 CRH 和 AVP 都可以和垂体前叶细胞结合,调节促肾上腺皮质激素的释放,且两种激素的联合作用远远超过单个激素作用的简单相加。血管加压素通过 V_3 受体(以前称为 V_1b 受体)作用于垂体前叶细胞。它对体温调节、认知、记忆以及行为调节均有影响。

4. 止血作用　应激状态下血液凝结的速度增快。去氨基精加压素(DDAVP)属于选择性 V_2 受体激动剂,可以增加血浆中凝血因子Ⅷ和 vWF 因子的浓度。DDAVP 不良反应小,因而被广泛用于治疗出血性疾病。对因子Ⅷ和 vWF 因子的浓度低但仍能检测到的患者,如轻度甲型血友病和Ⅰ型 Von Willebrand 病,推荐在围术期给予 DDAVP 以增加因子Ⅷ和 vWF 因子的浓度,推荐使用静脉给药。

(四)临床应用

1. 麻醉期间顽固性低血压

全麻和绝大多数麻醉药物都会影响心血管系统的调节,导致交感神经活性下降,血管平滑肌张力降低。另外,越来越多的患者使用血管紧张素转化酶抑制剂(ACEI),有时还联合使用 β 受体阻滞剂,使血压维护受到损害。有病例报道服用血管紧张素Ⅱ受体阻滞剂(ARB)的患者在麻醉过程中出现低血压,给予三次肾上腺素或去氧肾上腺素后仍无反应,而给予血管加压素 V_1 受体激动剂特利加压素(1 mg) 1 min 之内可以显著升高血压,且维持时间较长。冠心病禁忌使用特利加压素。

围术期心血管治疗药

硬膜外阻滞特别是胸段硬膜外阻滞阻断了血管系统和肾上腺的神经支配,同时也阻断了神经激素反应包括肾素释放,而血管加压素的浓度会增加。因此,接受硬膜外阻滞的患者,特别是联合全麻和正压通气时,术中发生低血压的风险很大。给予这些患者外源性 AVP 十分必要,但目前尚无较多临床资料证明。

当出现术中低血压对儿茶酚胺反应不佳时,特利加压素一次给药 1 mg 是较好的治疗方法,特别是使用肾素-血管紧张素系统抑制剂的患者。特利加压素静脉给药后转化成赖氨酸加压素,产生的血管加压作用可持续 8 h。但是,特利加压素减少内脏血流灌注及氧的输送,应用时应谨慎,特别是有动脉闭塞性疾病的患者。

2. 在感染性休克中的应用

感染性休克的特点是尽管儿茶酚胺浓度增加,肾素-血管紧张素系统激活,血管扩张和低血压仍然常见。血管平滑肌收缩障碍可能部分是由于血浆血管加压素浓度过低所致。与心源性休克患者相比,感染性休克患者血管加压素浓度降低。虽然感染性休克早期血管加压素浓度升高,但是休克发生后就会急剧下降到很低浓度。这种血管加压素相对不足可能是由于下丘脑 AVP 储备的早期耗竭,MRI 上表现为 T_1 信号消失,这是感染性休克患者垂体后叶血管加压素含量减少的特征性表现。血管扩张性休克患者容量负荷的心肺传入信号受到抑制或高的儿茶酚胺浓度也可以引起血管加压素水平下降。另外,动物试验发现内毒素血症时,细胞因子介导的下调作用使血管加压素 V_1 受体在肝、肺、肾、心脏的表达减少,进一步加重血流动力学状态的恶化。

感染性休克患者输注 AVP(0.01 U/min)可以增加其血浆浓度至 30 pg/mL,表明 AVP 分解的增加并不是造成败血症患者血浆浓度过低的原因。此外,输注 AVP(0.01～0.04 U/min)可以在给药后数分钟增加外周血管阻力和动脉血压。使用中等剂量血管加压素(0.04 U/min)目前还没有关于增加肺血管阻力或肺动脉压的报道,也没有出现心脏并发症、电解质、血、尿渗透压改变或代谢改变。事实上,如果患者治疗前没有出现无尿,使用血管加压素治疗后其尿量和肌酐清除率均有显著增加。但是应当限制剂量,以免出现不良后果。中等剂量的 AVP(0.04 U/min)不会引起严重的消化道血流灌注不足。大剂量 AVP(超过 0.1 U/min)可能引起肠系膜及肾脏缺血和心脏指数、氧输送和氧摄取的减少。单独使用 AVP 作为血管加压药时,需要给予大剂量(可高至 1.8 U/min)以维持血压。已报道的输注 AVP 的其他不良反应包括血小板严重减少,肝酶升高,胆红素升高等,但对凝血功能并没有损害。也有报道称血管加压素外渗可造成局部皮肤严重缺血坏死。综上所述,AVP 是一种治疗败血症感染性休克有效的血管加压药,可以使大部分患者包括儿童给药后动脉血压升高,儿茶酚胺需要量减少。严重的血管扩张性休克患者 AVP 可以作为辅助的血管加压药物。AVP(0.01～0.07 U/min)联合去甲肾上腺素可以用于稳定心血管系统功能。

3. 难治性失血性休克

近来有病例报道在难治性失血性休克后期,血管加压素与儿茶酚胺类药物合用,其效果优于单一药物。并在严重休克所致心跳骤停及感染性休克中合用药物的协同作用也得到证实。研究证实长时间失血性休克后的低血压使用血管加压素可以使清醒患者的血流动力学稳定和神经功能恢复。一例从四楼坠地的患者,头部受伤,伴有脊柱、骨盆和腿部多发性骨折致难治性失血性休克,对于液体治疗及去甲肾上腺素不敏感,在使用了血管加压素后维持了稳定的血流动力学,使手术有可能进行,患者最后神经功能完全恢复。对于难治性失血性休克使用血管加压素的治疗,有许多相同的结论,这些报道提供了有力的证据,支持了血管加压素的作用。在难治性失血性休克的患者使用血管加压素可以起到稳定血流动力学和防止心跳骤停的作用。严重长时间的低血容量休克可发展为心血管虚脱,对于容量治疗和儿茶酚胺类药物不敏感,而血管张力的不足可能是不可逆休克的病因。正常情况下,血管加压素使用剂量很小,不具备升压作用,由于体内激素不规则释放(例如抗利尿激素不规则释放综合征的患者),使血浆加压素水平上升,但也不会引起高血压。而在持续性的失血性休克中,血管加压素具有升压效应,这是因为抑制了 K_{ATP} 通道,也抑制了 NO 诱发的 cGMP 的聚积,补充了垂体神经部加压素的不足可能也是其逆转休克的原理。对于液体治疗无效的休克并不常见,一般在失血性休克的患者复苏中,足够的容量治疗均有效。然而,失血性休克发展到晚期,会对容量治疗及儿茶酚胺类药物均不敏感,这可能是持续的血管扩张和酸中毒引起的结果。在这类患者中血管加压素是很有效的辅助治疗药物。但目前尚无随机对照研究,需要进行严格的随机对照研究来验证已有的动物实验和有限的临床报道,关于血管加压素的最佳给药时间与最合适剂量也有待进一步研究。

4. 在血管扩张性休克中的应用

血管加压素可以用于其他血管扩张性休克的治疗以增加动脉血压,如心肺转流后休克患者或血流动力学不稳定的器官供者。

心肺转流术通常使血浆血管加压素浓度增加超过 100 pg/mL。作为全身炎症反应的一部分,有些患者会出现转流后低血压,需要使用血管加压药治疗。已发现这些患者血浆 AVP 浓度偏低(<10 pg/mL)。出现转流后低血压和血浆 AVP 浓度过低的危险因素包括射血分数偏低和使用 ACEI。接受左室辅助装置的患者,给予 AVP 由于外周阻力增加而心脏指数保持不变,可使血压快速、显著地升高。同样,AVP(0.1 U/min)对心脏移植后的血管扩张性休克也有效。部分心脏切开术后低血压的患者持续输注 AVP(0.1 U/min)可以停用儿茶酚胺。对心肺转流术的高危患者预防性使用血管加压素也取得成功。心脏手术后的儿童患者使用 AVP 0.0003~0.002 U/(kg·min) 也是安全有效的。AVP 对心力衰竭患者磷酸二酯酶抑制剂引起的低血压有效。

在严重过敏性休克情况下,血管扩张、毛细血管通透性增加及相对低血容量引起心血管性虚脱。有研究报道数例过敏性休克患者,当使用儿茶酚胺类药物无效时,应用血管加压素仍可维持血压。药物剂量范围是一次给药 20~40 U。

去氨基精加压素,属于 V_2 受体激动剂,用于治疗中枢性尿崩症如脑死亡器官供者已有多年历史。不良反应方面的研究显示由于促凝作用使移植物功能下降。但早期的报道称多尿的脑死亡器官供者应用 AVP 可以使尿量恢复正常,保护肾功能,维持血流动力学稳定。因此,对患有尿崩症的器官供者使用血管加压素被认为可以改善移植器官的质量和数量。

5. 血管加压素在心肺复苏中的应用

心跳骤停患者当使用肾上腺素进行 CPR 不成功时,血管加压素可以增加部分患者的冠脉灌注压,目前有成功的报道。详见第 20 章。

6. 治疗门静脉高压

V_1 受体介导的血管收缩减少了肠系膜的血流。选择性 V_1 受体激动剂特利加压素可引起内脏血管床的小动脉收缩。血管加压素和特利加压素都可以减少食管静脉曲张的血流和压力。血管加压素的作用弱且系统不良反应较多。特利加压素(1~2 mg/4~6 h)用于治疗门脉高压食管静脉曲张出血已有很长的历史。最近特利加压素又有了新的适应证-慢性肝病。原理是门脉高压通常与高动力循环相关,心排血量、心率、血容量增加,而血压和外周阻力下降。肝硬化和门脉高压患者应用特利加压素(2 mg,静注)增加动脉压力和外周血管阻力,降低心排血量和心率,从而降低门脉压力和肝脏血流。因此,特利加压素显著减轻慢性肝病门脉高压患者的高动力循环。不仅如此,门脉高压合并功能性肾衰,例如肝-肾综合征,死亡率很高,它的特征也是外周阻力下降与低血压。特利加压素可以改善肾功能,增加肝-肾综合征患者的生存率。特利加压素(0.5~2.0 mg/6 h 或 6 mg/24 h)同时给予胶体输注可以逆转大多数患者的肝-肾综合征。

7. 在出血患者的应用

液体复苏是抢救失血性休克的标准疗法。但是出血性休克时间较长的患者,由于持续血管扩张、酸中毒以及受体下调和/或一氧化氮(NO)释放,对液体容量及儿茶酚胺类血管加压药物治疗的反应很差。动物试验数据显示输注 AVP 对于恢复血循环、改善失血性休克患者的生存有意义。最近研究表明 AVP 作为辅助血管加压药用于治疗失血性休克导致的难治性低血压有助于恢复血循环。但是各研究的给药时间以及剂量相差很大,剂量范围从 40 U 每次给药到 0.04 U/min 持续输注。

8. 切除神经内分泌肿瘤手术的麻醉

部分嗜铬细胞瘤释放血管加压素。嗜铬细胞瘤患者体内通过反馈机制可能下调神经垂体血管加压素的合成和释放。嗜铬细胞瘤患者术前通常接受肾上腺素能受体阻断剂治疗,因此,当手术切除肿瘤后,即使液体量已补足,外源性给予儿茶酚胺维持血压的效果仍然不佳。这时给予外源性血管加压素可能会有效。已有 2 例关于切除嗜铬细胞瘤后使用外源性血管加压素(AVP 一次给药 10~20 U,随后连续输入 0.1 U/min)维持血压的报道。

第二节 围术期低血压的处理

组织生存依赖于血流和氧输送而非单纯血压高低,研究表明大手术后血压和组织灌注之间的相关性很差。正常心脏在外周血管阻力增加时,仍能维持充分的组织血流,但心肌氧耗增加;而心功能降低时则相反,充血性心力衰竭或瓣膜功能不全时,尽管血压增加但组织灌注和左室功能依然持续恶化;在某些情况下,用血管收缩药升高血压能维持脑、心和子宫的灌注,临床上如血流动力学监测提示 SVR 降低,在获得更加合适的心排血量之前,则血管收缩药应作为暂时性的治疗措施。

一、应用血管收缩药的注意事项

(一) 加强用药前后的血压监测

血压是循环系统最基本和最重要的监测指标之一,反映心脏的后负荷、心肌耗氧和做功,以及周围组织器官的血流灌流。SBP 90 mmHg 或高血压患者低于原血压 30% 为低血压,70 mmHg 脏器血流减少,50 mmHg 心肌血流锐减,易发生心搏骤停。无创血压不能实时监测,测量结果受血管强烈收缩、低温、低血压 60 mmHg 等因素影响而测不到血压。严重低血压时须用桡动脉穿刺置管,连续监测动脉血压。脉压=SPB-DBP,正常值 30~37.5 mmHg,DBP 与冠状动脉血流有关,冠状动脉灌注压(CPP)=DBP-PCWP,反映心脏每搏量和血容量,MAP 用于计算 SVR 及脑灌注压,MAP 降低和 ICP 升高,直接测压较无创血压高 5~20 mmHg,股动脉压较桡动脉压高 10~20 mmHg,血压越高,有创与无创血压相差越大,在 SBP 接近 200 mmHg 时,两者可相差 50~60 mmHg,应引起重视,必要时用无创血压对照。而舒张压低 15~20 mmHg,压力换能器应平齐于第 4 肋间腋中线水平,预先定准零点,测压径路须保持通畅,仪器需定期检修和校对,测压装置的延长管不宜长于 100 cm,直径应>0.3 cm 而质地需较硬,以免发生压力衰减。

(二) 治疗引起低血压的原因

低血压的原因包括麻醉前纠正低血容量、降低麻醉药对心血管的影响、术中减少失血、减轻机械性刺激,暂停胆囊、眼球牵拉以及对心脏和大血管的压迫。老年患者心血管代偿功能不足,也易发生低血压。

(三) 补充血容量

应常规监测中心静脉压,CVP 反映心脏对回心血量的泵出能力,并提示静脉回心血量是否充足。CVP 的正常值约为 6~12 cmH_2,测量时要注意调整零点在右心房水平(约相当于右第 4 肋间腋中线水平)。根据 CVP 测定结合血压、心功能监测,决定乳酸钠林格液或胶体液的输注容量和速度,只有在补足血容量的基础上,才能维持循环功能稳定。

(四)纠正水电解质紊乱和酸血症

低钾血症和酸中毒时,升压药的效果较差。因此,在应用血管收缩药同时必须维持水电解质和酸碱平衡。

(五)正确选择和合理使用血管收缩药

1. 注意血管收缩药的使用方法

① 按低血压的严重程度选择血管收缩药,确定用药剂量及途径。严重低血压可能发生心跳骤停时,须紧急、快速从中心静脉内注药。② 升压药的应用,应结合病情而异,不应无限盲目增加剂量,且量多不一定能提高疗效。③ 从专用的输液通路输注血管收缩药。④ 多数情况下应用输液泵进行定量恒速静脉连续输注,以每分钟每公斤体重计算用药量,并根据临床血压变化及时进行调控。⑤ 防止输注速度时快、时慢,以免发生血压波动,在更换输液皮条及搬动和转运患者时须加倍注意。

2. 血管收缩药的联合应用

联合用药的目的是增强药效,并减轻不良反应。包括:① 二种血管收缩药联合应用,如小剂量缩血管作用强的去甲肾上腺素与间羟胺合用。② 血管收缩药与增强心肌收缩药合用,如治疗感染性休克时不推荐去甲肾上腺素与小剂量多巴胺合用预防肾功能不全。推荐去甲肾上腺素与多巴酚丁胺合用增加心排血量。③ 血管收缩药与小剂量扩血管药联合应用。④ 血管收缩药与肾上腺皮质激素合用。

二、常用血管收缩药小结

(一)常用血管收缩剂的药效学属性比较

血管收缩剂主要包括纯 α_1 激动剂,如甲氧明、去氧肾上腺素和混合性 α_1 和 β 受体激动剂(表 12-1)。

表 12-1 常用血管收缩剂的药效学比较

通用名	受体活性			起效	作用时间
	血管		心脏		
	α	β_2	β_1		
甲氧胺	++++	0	0	++	+++
去氧肾上腺素	++++	0	+	++	++
去甲肾上腺素	+++	0	++	++++	+
麻黄碱	+++	+	++	++	++++

注:+的数目代表受体活性或时间增加,0 代表没有作用。

(二) 常用血管收缩药的剂量和用法

见表 12-2。供临床方便使用。

表 12-2 常用血管收缩药

药　名	剂量与用法	作　用
麻黄碱	5～10 mg 静注，30 mg 肌注	可引起精神兴奋、不安及失眠。重复使用产生快速耐受性
去氧肾上腺素（新福林）	100～500 μg 静注，1 min 内起作用，维持 5～10 min，20～50 μg/min 静滴	升高血压时，使子宫脉流量减少，不能用于剖宫产时(胎儿娩出以前)血压下降
间羟胺（阿拉明）	0.3～1 mg 静注，40～50 μg/min 静滴	心脏病、甲亢、糖尿病、高血压患者慎用
甲氧胺	20 mg 肌注，5～10 mg 静注，0.5～1 mg/min 静滴	严重高血压、心动过缓、头痛、呕吐等；静注时注意补足血容量
去甲肾上腺素	治疗顽固性低血压 4～16 μg/min；脓毒症低血压 0.02～0.5 μg/(kg·min)，或 0.5～1.5 μg/(kg·min) 与小剂量多巴胺合用	漏出血管可致组织坏死、剂量过大可致急性肾功能衰竭、长时间应用突然停药可出现血压骤降

（蔡志扬　皋　源　邓小明）

参 考 文 献

1. Culonna-Romano P, Lingaraju N, Godfrey SD, et al. Epidural test dose and intravascular injection in obstetrics: sensitivity. specificity and lowest effective dose. Anesth Analg, 1992, 75: 372—376.
2. Wortsman J, Paradis NA, Martine GB, et al. Functional responses to extremely high plasma epinephrine concentration in cardiac arrest. Crit Care Med, 2002, 28: 692.
3. Haznedaroglu IC, Ozturk MA. Towards the understanding of the local hematopoietic bone marrow renin-angiotensin system. Int J Biochem Cell Biol, 2003, 35(6): 867—880.
4. Bataller R, Gines P, Nicolas JM, et al. Angiotensin Ⅱ induces contraction and proliferation of human hepatic stellate cells. Gastroenterology, 2000, 118(6): 1149—1156.
5. Matsusaka T, Katori H, Inagami T, et al. Communication between myocytes and fibroblasts in cardiac remodeling in angiotensin chimeric mice. Clin Invest, 1999, 103(10): 1451—1458.
6. Nagisa YA, Shintani SN. The angiotensin Ⅱ receptor antagonist andesartan cilexetil (TCV2116) ameliorates retinal disorders in rats. Diabetologia, 2001, 44: 883—888.
7. 庄心良, 曾因明, 陈伯銮主编. 现代麻醉学. 第 3 版. 北京: 人民卫生出版社, 2002, 594—599.
8. 陈伯銮, 曾因明, 应诗达主编. 临床麻醉药理学. 北京: 人民卫生出版社, 2000, 552—568.
9. 杭燕南, 庄心良, 蒋豪等主编. 当代麻醉学. 上海: 上海科学技术出版社, 2002, 367—375.
10. Beale JR, Hollenberg SM, Vincent JL, et al. Vasopressor and inotropic support in septic shock: an evidence-based review. Crit Care Med, 2004, 32(11 Suppl): S455—S465.

第13章 血管扩张药

血管扩张药是一类应用广泛的血管张力调节药物,它通过神经、体液等多种途径作用于血管平滑肌,降低血管张力,达到调节灌注压力、增加微循环血流量、降低心脏前、后负荷等作用。随着血流动力学监测的完善与药物研究的深入,血管扩张药的应用范围也不断扩大,已从最初的仅用于手术期间的控制性降压、减少失血量,扩展到用于缓解高血压危象、治疗缺血性心脏病、肺动脉高压、瓣膜反流性心脏病以及多种原因导致的急、慢性心力衰竭等领域。本章主要讨论常用血管扩张药物的作用机制,药理特点与临床应用。

第一节 循环血流量与血管张力的调控

血液循环系统内必须拥有足够的血流量才能满足机体的氧合及代谢之需,血流动力学与流体力学一样,遵循 Ohm's 定律(1)与 Poiseuille's 定律(2),即单位时间内的血流量与血管两端的压力差(P_1-P_2)成正比,与血管阻力(R)成反比;血管阻力与血管的长度(l)及血液黏滞度(η)成正比,与血管半径(r)的四次方成反比。

$$Q=(P_1-P_2)/R \tag{1}$$

$$R=8\eta l/\pi r^4 \tag{2}$$

血管的长度与血液黏滞度一般不易改变,因此血管阻力很大程度上取决于血管半径的改变。通过药物调节多种神经、内分泌物质及内源性血管调节因子最终导致血管平滑肌的舒张也就成了调控血管张力与循环血流量的主要手段。

血管平滑肌细胞张力的神经调节主要是由交感及副交感节后神经元控制的。与骨骼肌细胞不同,血管平滑肌细胞无明显的神经肌肉接头,弥散的神经末梢广泛分布于血管壁上。当神经细胞去极化后,神经末梢释放多种神经递质,包括去甲肾上腺素、乙酰胆碱及少量胺类,血管舒缩的程度取决于受到影响的多种受体作用的综合结果。

血管平滑肌细胞除了受到神经的调节之外,还受到全身与局部体液调节的影响。全身性的体液调节递质主要为肾上腺髓质产生的肾上腺素以及下丘脑-垂体后叶系统产生的精氨酸加压素。局部作用的体液调节递质主要为花生四烯酸代谢产物、5-羟色胺、腺苷及组胺等等。此外,血管内皮细胞本身也通过调节一氧化氮-内皮素之间的平衡维持局部组织器官的血管张力。

通过神经与体液调节递质的共同作用,血管平滑肌细胞细胞膜上的受体对多种第二信使与离子通道产生影响,最终改变细胞内的钙离子浓度以及血管平滑肌的张力。

第二节 血管扩张药的作用部位与分类

一、血管扩张药的作用部位

血管平滑肌细胞受到神经或体液递质的刺激后,细胞膜发生去极化,钙离子大量内流,在钙调蛋白辅助下与肌球蛋白轻链激酶(MLCK)结合,使肌球蛋白磷酸化后与肌动蛋白发生相对运动,从而导致血管平滑肌细胞的收缩。血管扩张药通过影响多种第二信使与离子通道的活性减少细胞内钙离子浓度或者直接抑制肌球蛋白磷酸化达到舒张血管的效果。图 13-1 简要描述了不同血管扩张药物的作用途径与位点,根据作用机制的不同,可将血管扩张药进行分类。

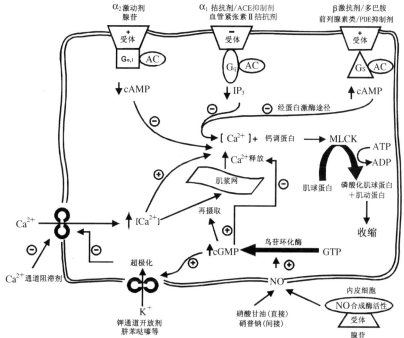

Go,Gi,Gq,Gs 均为 G 蛋白(鸟苷酸结合调节蛋白)亚型;AC 腺苷酸环化酶;IP3 磷酸肌醇;MLCK 肌球蛋白轻链激酶

图 13-1 血管扩张药的作用途径

二、血管扩张药的分类

（一）一氧化氮及其前体药物

主要包括一氧化氮、硝酸酯及亚硝酸酯类药物。一氧化氮通过刺激鸟苷酸环化酶产生第二信使环鸟苷单磷酸盐(cGMP)，cGMP通过蛋白激酶降低血管平滑肌细胞内的钙离子浓度，调节血管张力。一氧化氮除了可直接吸入使用外，还是硝酸酯类等药物扩血管作用的主要活性物质，如硝酸甘油依赖谷胱甘肽途径生物转化产生一氧化氮，而硝普钠则直接降解为一氧化氮与氰化物而发挥扩血管作用。此外，腺苷也有部分扩血管作用源自刺激一氧化氮的产生。

（二）儿茶酚胺受体激动与拮抗剂

儿茶酚胺受体是影响血管平滑肌张力的主要受体之一，根据α或β作用的不同分为多种亚型，均通过影响G族膜蛋白活性调节血管张力。$α_1$肾上腺能受体阻滞类药物与$α_1$肾上腺能受体结合，通过G_q蛋白影响磷酸肌醇活性减少细胞内钙离子释放；$α_2$肾上腺能受体激动药作用于受体上的G_i蛋白，降低cAMP浓度并通过细胞膜超级化减少钙离子内流，并且通过节前神经纤维降低中枢交感神经的活性；β肾上腺能激动药通过G_s膜蛋白影响CAMP，进而激活抑制性蛋白激酶，通过多种途径降低钙离子浓度并抑制血管平滑肌收缩。

（三）钙离子通道拮抗剂

钙离子通道拮抗剂主要通过抑制L型-电压依赖钙离子通道减少细胞外的钙离子内流使血管平滑肌细胞舒张。由于结合位点的不同可分为三类，其中二氢吡啶类（如尼卡地平）与苯并二氮类（如地尔硫䓬）主要与L型-电压依赖钙离子通道的外表面结合，而苯丙氨酸类（如维拉帕米）主要与L型-电压依赖钙离子通道的内部位点结合，因此药理作用也各不相同。

（四）钾离子通道开放剂

钾离子通道开放剂通过促进细胞内钾离子外流使细胞膜表面超极化，从而减少去极化时的钙离子内流。除米诺地尔及其同类药物外，一氧化氮、腺苷以及细胞内pH值多种因素等均可影响钾离子通道的活性。

（五）血管紧张素转化酶抑制剂（ACEI）与血管紧张素Ⅱ受体拮抗剂

血管紧张素Ⅱ能与平滑肌细胞膜上的特异性受体AT1结合，通过G_q蛋白使磷酸肌醇(IP3)与甘油二脂水平提高，促进肌浆网释放钙离子，引起血管平滑肌强烈收缩以及交感神经兴奋，水钠潴留等作用。血管紧张素转化酶抑制剂与血管紧张素Ⅱ受体拮抗剂能抑制血管紧张素Ⅰ向血管紧张素Ⅱ的转化，减少血管紧张素Ⅱ浓度从而达到舒张血管平滑肌的作用。

（六）磷酸二脂酶抑制剂

磷酸二脂酶(PDE)是一个 11 个亚类的降解酶家族,其中 PDE_5 能将 cAMP 水解失活,PDE_3 及 PDE_4 等能将 cGMP 水解。通过特异性的磷酸二脂酶抑制剂,能够抑制 cAMP、cGMP 的降解,提高其浓度,促进血管平滑肌细胞的舒张。

（七）前列腺素类

前列腺素类（如前列腺素 E_1,前列环素等）是体内一族花生四烯酸代谢产物,主要通过细胞膜受体作用于细胞膜 G_s 蛋白介导 cAMP 浓度的提高,发挥舒张血管平滑肌的作用。除舒张血管外,前列腺素类还具有提高血管通透性,抑制血小板聚集等生理作用。

第三节　外周血管扩张药

一、硝酸酯类药物

（一）硝普钠(sodium nitroprusside,SNP)

1. 化学结构式

见图 13-2。

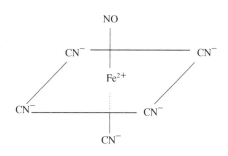

图 13-2　硝普钠的化学结构式

2. 理化性质

硝普钠是亚硝基铁氰化钠,为红棕色结晶,易溶于水。使用时应以 5% 葡萄糖溶液稀释,溶液为淡橘红色,性质不稳定,易见光分解。避光保存时在配制后 24 h 内可保持性质稳定。如果溶液变成普鲁士蓝色,提示药液已分解破坏,不能再用。

3. 药理作用

(1) 硝普钠是为 NO 的前体药物(prodrug),通过直接降解产生 NO,由 cGMP 途径通过蛋白激酶降低血管平滑肌细胞内的钙离子浓度,松弛血管平滑肌,形成扩血管作用。

(2) 硝普钠对动脉及静脉血管均可产生明显的扩张,在降低体循环血压的同时也扩张容量血管。由于压力感受器刺激导致的反射性交感神经兴奋,常伴有心率加快及心缩力增强。在左心功能不全患者,硝普钠可降低体循环与肺循环血压,而对心排血量的影响往往取决于原先的左房舒张压力。硝普钠降压时对肾血流的影响可能导致肾素-血管紧张素活性的增高,因此停药后较易出现反跳现象。硝普钠可能增加正常心肌部位血流,加重梗死周边部分心肌缺血即"窃血"现象的发生。此外,硝普钠使动脉舒张压明显下降也可能会加重心肌缺血。

(3) 硝普钠扩张脑血管的作用可使颅内压增高,但颅内压升高的程度与给药速度与降压程度有密切关系。快速降压较缓慢降压(>5 min)更易导致颅内压升高;血压降低<基础值 30% 时颅内压可能升高,但血压降低>基础值 30% 时颅内压升高的可能性不大,甚至可能降低。

(4) 硝普钠可抑制缺氧性肺血管收缩(HPV)的机制,对原先肺功能正常患者的影响尤为明显。

(5) 硝普钠在较大剂量输注 $>3\ \mu g/(kg\cdot min)$ 时,可抑制血小板凝聚功能,可能与细胞内 cGMP 的增加有关。

4. 体内过程

(1) 硝普钠分子由 1 个位于中央的铁离子与周围的 5 个氰离子(CN^-)及一个 NO 基团组成,静脉注射后迅速与氧合血红蛋白结合后发生降解。氧合血红蛋白形成高铁血红蛋白,硝普钠则释放出 NO 后分解成 5 个氰离子,其中 1 个与上述高铁血红蛋白形成氰-高铁血红蛋白,其余 4 个自由氰离子除少量经肺排出外,多数在血浆中形成氰化物,通过硫氰合成酶与硫代硫酸钠结合,形成无毒的硫氰化物由肾脏排出。但自由氰离子如果积聚过多,很容易与含有高铁离子的细胞色素氧化酶结合,使细胞色素氧化酶被抑制,导致呼吸链中断,造成细胞内缺氧。此时临床上表现为混合静脉氧含量增高,伴有代谢性酸中毒与组织内缺氧。

(2) 血浆中的自由氰离子与硫代硫酸钠结合后形成的硫氰化物主要经肾脏排出体外,但当硫氰化物产生过多或排出不畅时,硫氰化物还可能逆向重新解离成自由氰离子,对机体造成潜在的损害。

(3) 当硝普钠剂量过大(>10 mg/kg 时),可因高铁血红蛋白产生过多形成高铁血红蛋白血症。

5. 临床应用

(1) 控制性降压 硝普钠扩张血管的效果迅速可靠,使之成为应用非常广泛的控制性降压药物之一。在扩血管药物中,硝普钠相对而言对脑血流量的干扰较少,也是其优点之一。用于控制性降压时,起始剂量通常为 $0.3\sim 0.5\ \mu g/(kg\cdot min)$,然后逐渐加大剂量将血压调节至所需水平,输注速度不应超过 $2\ \mu g/(kg\cdot min)$。当短时间使用,速度为

10 μg/(kg·min)时,维持时间应<10 min。此外,当降压效果不佳时,应考虑合并使用其他药物以减少氰化物中毒的危险。

（2）高血压危象　硝普钠适用于高血压危象的早期处理及缓解,如有后续降压药物,硝普钠应尽早撤除。对于短暂手术或操作刺激引起的高血压,可以单次注射硝普钠 1～2 μg/kg,对脑血流影响不大。

（3）心功能不全　硝普钠适用于因二尖瓣或主动脉瓣反流引起的心功能不全患者心功能的改善,当左心室前负荷增加时其作用尤为明显,对心率也无显著影响。

（4）硝普钠还适用于主动脉手术以及体外循环心脏手术中的降压与扩容。

6. 不良反应及注意事项

（1）氰化物中毒的危险因素　如硝普钠的输注速度>2 μg/(kg·min),或者在短时间使用速度为 10 μg/(kg·min)、严重肝、肾功能不全时、家族遗传性视神经萎缩(leber optic atrophy)及烟草性弱视(tobacco amblyopia)患者等均易引起中毒。由于可能导致胎儿氰化物中毒,孕妇应慎用此药。

（2）氰化物中毒的征象　对硝普钠产生快速耐药性(氰中毒导致的代偿性心排血量增加);由于组织氧利用障碍,混合静脉血及动脉血氧饱和度升高,伴有代谢性酸中毒,血乳酸水平>10 mmol/L(相当于血氰离子>40 μmol/L);患者可出现疲乏、恶心,直至出现抽搐或昏迷;偶可出现甲状腺功能减退。

（3）氰化物中毒的治疗　立即停止给药,行纯氧通气。可给予碳酸氢钠纠正代谢性酸中毒。轻、中度中毒者可给予硫代硫酸钠 150 mg/kg 于 15 min 左右静脉输注完毕,将氰离子转化为硫代硫酸盐。重度中毒者可缓慢静脉注射 5 mg/kg 的亚硝酸钠。此外,还可给予羟钴维生素(维生素 B_{12a})25～100 mg/h,将氰离子转化为维生素 B_{12}。

（4）硫氰酸盐中毒　硫氰酸盐由肾脏缓慢排出体外,$t_{1/2}$ 约 3～7 d,其毒性为氰离子毒性 1/100,临床中毒少见。如果硝普钠滴速 2～5 μg/(kg·min),持续 7～14 d 可产生中毒。硫氰酸盐可与碘离子结合,影响甲状腺对碘的摄取引起甲状腺功能减退。透析可消除过多的硫氰酸盐。

（5）高铁血红蛋白血症　大剂量使用硝普钠可出现高铁血红蛋白血症,但导致的不良后果很少见,必要时可使用亚甲蓝 1～2 mg/kg 静脉缓慢注射予以逆转。

（6）其他　硝普钠可抑制缺氧性肺血管收缩(HPV),引起肺内分流增加;还可引起心肌"窃血",进一步减少缺血心肌的氧供;此外,快速耐药性与突然停药后引起的"反跳"现象等也较为明显。

（二）硝酸甘油(nitroglycerin, NTG)

1. 化学结构式　(图 13-3)
2. 理化性质

硝酸甘油为硝酸脂类有机化合物，为近无色透明油状液体，有香甜味，每毫升约重 1.6 g，稍溶于水（1∶8000），常用为易挥发的无色乙醇制剂。

3. 药理作用

（1）硝酸甘油与硝普钠都是通过生成 NO，由 cGMP 途径通过蛋白激酶降低血管平滑肌细胞内的钙离子浓度，松弛血管平滑肌。与硝普钠直接降解产生 NO 不同的是，硝酸甘油必须在有硫化物存在的条件下，由谷胱甘肽途径生物转化间接产生 NO。

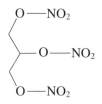

图 13-3　硝酸甘油的化学结构式

（2）硝酸甘油扩张静脉容量血管的作用强于动脉阻力血管，其舒张血管作用能有效降低左、右心室的舒张末压力，减轻心脏前负荷。在心绞痛心肌缺血时，硝酸甘油通过使左心室舒张末期压力和室壁压力下降，有利于血液对缺血部位的心内膜下区域的灌注，并且降低心肌氧耗。心肌梗死患者应用硝酸甘油有利于缩小早期心肌缺血的范围，而此效应未见于硝普钠，可能与硝普钠更容易引起反射性心率加快、心肌"窃血"以及硝普钠对舒张期血压的降低更明显等因素有关。目前尚无证据表明硝酸甘油能预防尚未发生的心肌缺血。

（3）对于急、慢性心功能不全的患者，硝酸甘油通过扩张血管、减轻心室前负荷、改善心肌氧供、扩张体循环及肺循环血管等作用，能有效提高心排血量，对心率改变不大或轻度增加。对于无心功能不全的患者，硝酸甘油由于降低了心室充盈使心排血量降低，并且血压下降引起的交感神经兴奋可使心率加快，心肌氧耗反而增加。

（4）硝酸甘油主要扩张容量血管，对体循环血压的影响很大程度上取决于血容量是否充足。相对于硝普钠，硝酸甘油对体循环阻力的影响相对较小，但是却能够有效地作用于肺血管，其降低肺循环阻力的作用优于硝普钠。

（5）硝酸甘油除了血管舒张作用外，还可舒张许多内脏平滑肌，如气道、胃肠道及胆道平滑肌等，偶尔可使肝胰壶腹括约肌痉挛对心绞痛的鉴别造成干扰。此外，与硝普钠一样，硝酸甘油也能轻度抑制血小板凝聚功能。

4. 体内过程

（1）舌下含服是治疗心绞痛或冠脉痉挛时最常用的给药途径，60%～70%可经口腔黏膜吸收，其中仅 15% 的血流流经肝脏，因此首过效应较低，有良好的生物利用度。舌下含服 T_{max} 约 2 min，持续作用约 1 h。如经口服给药则大部分药物经肝脏代谢，生物利用度很低，因而很少采用。使用经皮肤贴剂或软膏可以保持 4 h 左右较恒定的血药浓度，5～10 mg 的贴片有效时间可达 24 h，但一般推荐 14～16 h 后移除贴片以降低药物耐受性的可能。经静脉给药时药物浓度维持时间很短，因此多采用静脉持续输注。

（2）硝酸甘油的 $t_{1/2}$ 约 1.5 m，Vd 约 2 L/kg，药物血浆蛋白结合率很高，因此有效药物浓度受药物蛋白结合率影响较大。

(3) 硝酸甘油主要经肝脏代谢,产生甘油二酯、甘油单硝酸酯等代谢产物,其中的亚硝酸根离子可使血红蛋白氧化成高铁血红蛋白,严重时可造成高铁血红蛋白血症。

5. 临床应用

(1) 控制性降压　硝酸甘油可用于各种控制性降压、缓解高血压危象,以及便于体外循环手术中扩容、复温等多种临床需要。起始降压或需要紧急降压时可以静脉注射 $1\sim2\ \mu g/kg$,持续输注时剂量一般为 $0.5\sim5\ \mu g/(kg \cdot min)$,根据血流动力学反应适当调整,多可将血压降至所需的水平。如果效果不佳不宜一味加大剂量,在围术期间可考虑辅以静脉或吸入麻醉药以及其他扩血管药物。

(2) 缓解心绞痛发作　冠心病患者心绞痛发作时可给予硝酸甘油 $0.3\sim0.6\ mg$ 舌下含服,或将硝酸甘油软膏涂于胸腹部皮肤。心前区使用 $5\sim10\ mg$ 的硝酸甘油贴剂更为方便有效。静脉滴注常用起始剂量为 $25\ \mu g/min$,滴注过程中必须持续监测血流动力学参数。

(3) 急、慢性心功能不全　在多种原因导致的急、慢性心功能不全以及冠心病心肌梗死患者中,硝酸甘油能有效降低心肌氧耗,减少失代偿心脏的前、后负荷,改善心功能。初始剂量多由 $0.1\sim0.2\ \mu g/(kg \cdot min)$ 开始,逐渐增加,调节至血压不下降或轻度下降,外周血管舒张,心排血量增加为适当,过度剂量可使心室充盈不足,心肌灌注减少,心率代偿性加快,氧供需平衡失代偿。

6. 不良反应及注意事项

(1) 头痛及面部潮红是常见的不良反应,多由外周血管扩张引起。

(2) 易产生快速耐受性,多在较大剂量持续使用时发生,间断停药可降低其发生率。

(3) 可能增高颅内压,在潜在颅内压增高的患者,在硬脑膜开放之前应谨慎使用。

(4) 避免长时间超过 $7\sim10\ \mu g/(kg \cdot min)$ 输注,以免出现高铁血红蛋白血症,必要时可使用亚甲蓝 $1\sim2\ mg/kg$ 静脉缓慢注射予以逆转。

(5) 西地那非(万艾可)可增强硝酸盐的降压作用,产生严重低血压。

(6) 小剂量也可能发生严重低血压,尤其在直立位,舌下服药应取坐位,以免因头晕而摔倒。

(7) 应慎用于血容量不足或收缩压低的患者。

(8) 诱发低血压时可合并反带性心动过缓和心绞痛加重。

(9) 肥厚梗阻型心肌病引起的心绞痛恶化。

(10) 如出现视力模糊或口干应停药。

7. 禁忌证

(1) 心梗早期(有严重低血压及心动过速时)。

(2) 严重贫血。

(3) 青光眼。

(4) 颅内压增高。

(5) 对有机硝酸盐过敏者。

二、α肾上腺能受体阻滞药

(一) 酚妥拉明(phentolamine,又名苄胺唑啉、立其丁)

1. 化学结构式(图13-4)

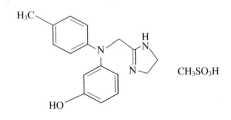

图13-4 酚妥拉明的化学结构式

2. 理化性质

白色疏松块状物或粉末。

3. 药理作用

(1) 酚妥拉明是非选择性的肾上腺能α受体阻滞药。该药既有突触前$α_2$阻滞作用,又有突触后$α_1$阻滞作用,并且还能够竞争性拮抗5-羟色胺受体,对动、静脉均有扩张作用。酚妥拉明静脉注射后对阻力血管的扩张作用>容量血管,使外周与肺血管阻力降低,肺动脉压与体循环血压下降,伴有心室充盈压的轻度降低。

(2) 由于反射性的交感兴奋加之阻断了突触前$α_2$受体导致去甲肾上腺素释放,酚妥拉明在降低血压时可使心率加快,心肌收缩力增强,心排血量增加和微循环改善。偶可出现心动过速、多源性室性心动过速等心律失常。

4. 体内过程

肌注20 min后血药浓度达峰值,持续30~45 min;静脉注射2 min血药浓度达峰值,作用持续15~30 min。静脉注射半衰期($t_{1/2}$)约19 min。给药量的13%以原形自尿排出。

5. 临床应用

(1) 适用于嗜铬细胞瘤的诊断以及嗜铬细胞瘤高血压危象的治疗,单次静注0.1~0.5 mg/kg,或3~4 mg/次,维持剂量0.25~20 μg/(kg·min),根据血压下降程度进行调整。

(2) 用于治疗心力衰竭伴左室充盈压升高的患者,可增加心肌收缩力,降低前后负荷,增加心排血量。当血压过低时应及时补充血容量,或用α肾上腺素能兴奋药物拮抗。

(3) 可用于辅助小儿心脏体外循环手术中的温度及血压调控。

(4) 可用于治疗外周血管痉挛性疾病,如雷诺病等。

(5) 可以皮下组织局部浸润用于治疗去甲肾上腺素皮下渗漏导致的血管痉挛与皮肤及皮下组织缺血。

6. 不良反应与注意事项

(1) 心动过速,可由于血压降低导致的交感兴奋或是由 α_2 阻滞作用引起,易引起心律失常及心肌缺血,可使用 β 受体阻滞剂治疗。

(2) 由于 α 受体被广泛阻滞,合用肾上腺素时可出现严重低血压。

(3) 偶可出现副交感亢进症状,如肠道蠕动增强、腹痛、腹泻、低血糖、胃酸分泌过多等,胃肠道溃疡患者应予注意。

(二) 哌唑嗪(prazosin)

1. 化学结构式(图 13-5)

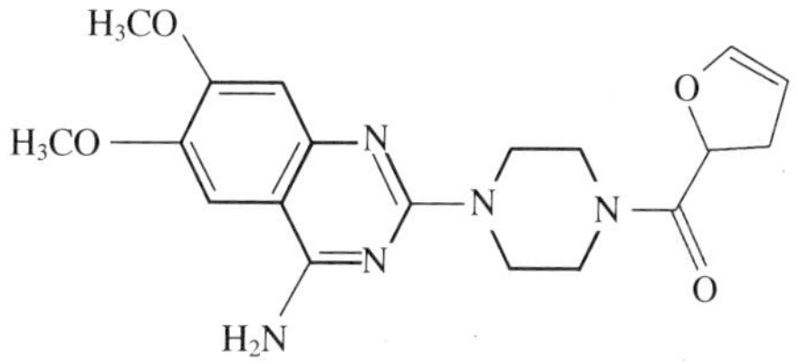

2. 理化性质

口服用白色片剂,是喹唑啉类衍生物。

3. 药理作用

哌唑嗪为选择性突触后 α_1 受体阻滞药,可松弛血管平滑肌,扩张小动脉及静脉,降低周围血管阻力。哌唑嗪不影响 α_2 受体,因此降压时很少发生反射性心动过速,对心排血量影响较小,不增加肾素分泌。此外,哌唑嗪可能还有磷酸二酯酶抑制作用,直接松弛血管平滑肌,从而达到扩血管作用。通过降低心脏前负荷与后负荷,使左心室舒张末压下降,有利于改善心功能,治疗心力衰竭。长期应用对脂质代谢无影响。

图 13-5 哌唑嗪的化学结构式

4. 体内过程

哌唑嗪口服吸收良好,30 min 起效,1～3 h 达到峰浓度,消除半衰期约 2～3 h,心力衰竭患者可延长至 6～8 h。血浆蛋白结合率为 92%～95%,药物不过血脑屏障,大部分分布于肺、心脏、血管等部位。药物经肝脏去乙酰化作用及葡萄糖醛酸化代谢,主要经胆汁与粪便排出。

5. 临床应用

(1) 适用于各种病因所致的不同程度的高血压,也可用于充血性心力衰竭的辅助治疗。对于降压效果不明显的患者,联合应用 β 受体阻滞药常有效。由于药物大部分经肝脏代谢,因此可适用于肾功能不全的患者。

(2) 开始剂量一般 0.5 mg,口服,每日 1～3 次,逐渐调整至每日 6～15 mg,分 2～3 次服用。急救时可首剂口服 1 mg,根据反应给药 3～5 mg,每次间隔 4～6 h。每日剂量超过 20 mg 后,疗效不进一步增加。

6. 不良反应与注意事项

(1) 可引起晕厥,大多数由体位性低血压引起,通常在首次给药后 30～90 min 或与其他降压药合用时出现。低钠饮食与合用 α 受体阻滞药者较易发生。将首次剂量改为 0.5 mg,临睡前服用,可防止或减轻这种不良反应。

(2) 眩晕和嗜睡可发生在首次服药后,首次服药或加量后第一日应避免驾车和危险的工作。目眩可发生于体位由卧位变为立位时,缓慢起床可避免。其他不良反应还有头痛、心悸、恶心等。

(3) 给药剂量必须按个体化原则,根据降压反应调整。与其他抗高血压药合用时,降压作用加强,较易产生低血压,而水钠潴留可能减轻应力求使用每一种药物的最低有效剂量。首次给药及以后加大剂量时,均应在卧床时给药,以免发生体位性低血压。心力衰竭及肝肾功能不全患者时应减少剂量。

(4) 非甾体类抗炎镇痛或拟交感类药物如与哌唑嗪同时使用可使后者的降压作用减弱。

(5) 发生低血压时,应将患者保持卧位促使血压和心率恢复正常,若无效则须补充血容量,必要时给予血管收缩药。

三、α_2 肾上腺素受体激动药

可乐定(clonidine)

1. 化学结构式见图 13-6。

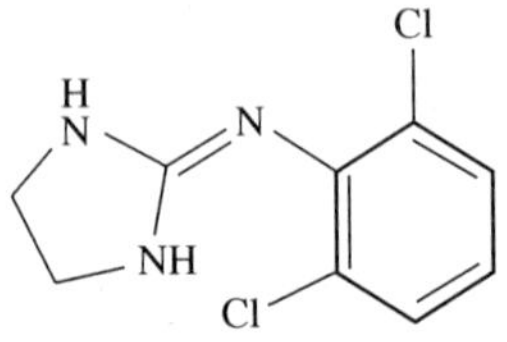

图 13-6 可乐定的化学结构式

2. 药理作用

(1) 可乐定是一种 α 肾上腺素受体激动剂,其 α_2 肾上腺能激动作用远 $>\alpha_1$ 肾上腺能作用,通过抑制大脑蓝斑核的 α_{2A} 受体节前神经元的钙离子内流,减少中枢去甲肾上腺素合成,降低中枢交感肾上腺素水平而发挥药理作用。

(2) 可乐定对血压的影响呈双相变化,先短暂升高,随后产生持久的降压作用。前者是由于激活了外周 α_2 肾上腺素受体的结果,后者为降低交感神经紧张性,调节压力感受器的

结果。其降压过程中较好地保留了自主神经系统对血压的调节与恢复能力,压力感受器对血压的调节反射能力得以保存。其中枢性降压能力与患者原先的交感活性有关,因此对高血压患者的降压效果优于血压正常患者。在降压的同时心率减慢、心排血量与外周血管阻力降低,对重要脏器的血流灌注不变。

(3) 可乐定可以抑制脊髓 P 物质的释放,全身或椎管内应用可起到明显的镇痛作用,不被纳洛酮所阻断,并可与阿片类发生协同作用。此外,还能够减轻机体对伤害刺激的反应。

(4) 可乐定对蓝斑核发出的去甲肾上腺素能背束纤维可能有调节作用,可抑制机体的觉醒反应,有镇静和抗焦虑的功能。

3. 体内过程

(1) 可乐定为高脂溶性药物,口服吸收完全,约 90 min 达到峰浓度,作用时间可持续 6～10 h,当椎管内用药时血药浓度在 2～3 d 内逐渐上升,维持 8 h 以上。

(2) 药物主要在肝脏与肾脏内代谢,经尿液与胆汁排泄,消除半衰期约 6～11 h,肾功能不全患者消除半衰期明显延长。

4. 临床应用

(1) 抗高血压治疗　可乐定通过兴奋中枢 α_1 肾上腺素受体,抑制交感张力,可用于肾素血管紧张素升高的高血压患者,同时较好地保留了自主神经功能。与其他降压药物同时使用时有良好的协同作用,能明显降低给药量。用量成人 0.2～0.4 mg/d,最大 2.4 mg/d,分次口服;小儿 3～5 μg/kg,间隔 6～8 h。

(2) 增加全麻药物的作用　可乐定能使吸入性麻醉药的 MAC 降低 30%～50% 左右不等,芬太尼等阿片类镇痛药的使用量也明显降低。

(3) 术前应用 150 mg 可乐定能产生良好的镇静效果,能使患者良好地耐受静脉穿刺等有创操作。

(4) 镇痛治疗中将可乐定单独或与阿片类药物共同注入蛛网膜下腔或硬膜外腔均可产生良好的镇痛效果,且可乐定的镇痛作用不被纳洛酮所阻断。

(5) 丁卡因、利多卡因等局麻药物与可乐定合并使用时,能够明显延长感觉及运动神经阻滞的时间。

5. 不良反应与注意事项

(1) 消化道不良反应常见,有时可导致应用受限。

(2) 心动过缓,体位性低血压以及围术期低血压。

(3) 可导致性功能障碍。

(4) 突然停药可导致严重的反跳现象,血压迅速升高、心率增快、头痛、大汗淋漓、躁动不安,甚至发生高血压危象。故术前不应停用可乐定,在停药时应以 1 周左右时间逐渐减量,如果发生高血压危象,可以可乐定 0.15～0.3 mg 解救或使用其他药物替代治疗。

(5) 除非解救高血压危象,极少使用静脉注射给药。

(6) 不宜与普萘洛尔、胍乙啶或三环类抗抑郁药共用。

(7) 禁忌用于孕妇。

四、钙通道阻滞剂

(参见第 7 章)

五、钾通道开放药

(参见第 10 章)

六、血管紧张素转化酶抑制药

(参见第 10 章)

七、嘌呤类激动药

腺苷及三磷酸腺苷(adenosine and adenosine triphosphate,ATP)

1. **化学结构式** 见图 13-7,图 13-8。

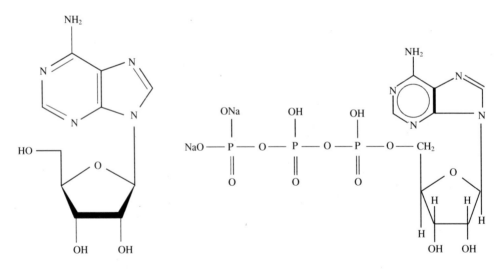

图 13-7 腺苷的化学结构式　　图 13-8 三磷酸腺苷钠的化学结构式

2. **药理作用**

(1) 腺苷是一种内源性核苷,通常作为三磷酸腺苷的代谢产物存在于细胞内,当腺苷在冠状动脉内浓度升高时,能有效降低心肌氧耗,舒张冠脉血管,抑制心肌收缩与节律传导,对于心脏氧供需平衡有重要的自我调节意义。

(2) 腺苷能激活血管平滑肌上的特异性嘌呤受体,引起钾通道的开放,导致细胞膜超极化与血管舒张。此外,腺苷也能通过刺激内皮细胞释放 NO 产生扩血管作用。

(3) 腺苷通过影响于室上性心房组织(如窦房结等)中的钾通道活性,促进窦房结自律细胞超极化,提高去极化阈值,起到抑制其自主活性的作用。在心室细胞中则没有相关腺苷敏感的钾通道存在。

(4) 腺苷生成后迅速失活降结为次黄嘌呤核苷,被红细胞摄取,因此作用短暂,消除半衰期仅 0.6~1.5 s。

3. 临床应用

(1) 控制性降压 腺苷主要扩张动脉血管,用于控制性降压时起效极快,体循环阻力显著下降,同时伴有负性肌力作用。用于控制性降压时的给药速度约 220 μg/(kg·min)对心脏传导系统尚无显著影响。即使连续输注 2 h 也无快速耐药性发生,停药后作用迅速消失,且无反跳现象,提示腺苷的使用对儿茶酚胺及肾素血管紧张素系统无刺激作用。

(2) 室上性心动过速 腺苷可用于治疗对维拉帕米无效的室上性心动过速。常用剂量成人为 6 mg 静脉推注,如果无效可以 12 mg 再次重复。由于腺苷消除半衰期很短,即使 1 min 后重复注射也不会过量。儿童剂量为 0.2 mg/kg。腺苷对房颤、房扑以及室性心动过速无效。

4. 不良反应及注意事项

(1) 腺苷具有组胺释放作用,可导致呼吸不畅、面部潮红及胸痛,可能诱发支气管痉挛,因此具有气道高敏感性的患者应慎用。

(2) 心脏移植患者由于对腺苷敏感性增高,用量应予减少。

(3) 腺苷使用时必须进行心电监护并拥有除颤设备。如果没有人工起搏设备,腺苷不应用于Ⅱ度、Ⅲ度房室传导阻滞或病窦综合征患者。

(4) 腺苷用于控制性降压时可使尿酸水平上升 10%~20%,对于伴有嘌呤代谢疾病(如痛风)的患者应谨慎使用。

(5) 双嘧达莫与腺苷具有协同作用,两者合并使用时腺苷的剂量应予减少。

八、其他

肼屈嗪(hydralazine,又名肼苯哒嗪)

1. 化学结构式(图 13-9)
2. 药理作用

(1) 肼屈嗪为 2,3-二氮杂萘衍生物,通过促进钾离子内流使血管平滑肌细胞超极化,干扰钙离子的释放,松弛毛细血管前小动脉,引起周围血管扩张,降低体循环阻力和肺血

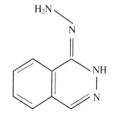

图 13-9 肼屈嗪的化学结构式

管阻力。

（2）肼屈嗪对心肌无抑制作用，可出现反射性的心率加快与心肌收缩力增强，对静脉系统无明显扩张，不影响容量负荷。

（3）肼屈嗪对于舒张压的下降较为明显，同时肾血流增加，特别适合于肾性高血压、肾功能不全以及舒张期血压较高的患者。

3. 体内过程

（1）口服约80%被吸收，经过肝脏首过效应后生物利用度显著降低。药物在肝脏内经乙酰化后失活，因患者基因型的不同可分为快乙酰化与慢乙酰化两种类型，约30%的患者为快乙酰化型而约50%的患者为慢乙酰化型。快乙酰化型患者在口服药物时的生物利用度相对较低，但在静脉注射给药时不同乙酰化类型则无明显差别。

（2）静脉注射后起效时间可长达20 min，作用持续3~8 h，因此应注意观察药效，防止在起效前重复给药。

4. 临床应用

（1）肼屈嗪主要适用于妊高症先兆子痫的降压，以及肾性高血压与舒张压较高的患者。对急性肾小球肾炎引起的高血压危象也有较好的效果，也可用于围术期高血压的处理。

（2）肼苯哒嗪能有效降低心脏后负荷，可用于急性左心功能不全、体外循环手术低心排综合征的治疗。

5. 不良反应及注意事项

（1）因用药后血压下降引起反射性心动过速，可诱发心绞痛，冠心病患者尤应注意，合用β受体阻滞药可预防此类反应的发生。

（2）较严重的不良反应主要为再生障碍性贫血与药物性狼疮，多与长期用药有关。

（3）与非甾体类抗炎药合用时可降低肼屈嗪的降压效果。

（二）乌拉地尔（urapidil）

又名压宁定（ebrantil）。

1. 化学结构式（图13-10）

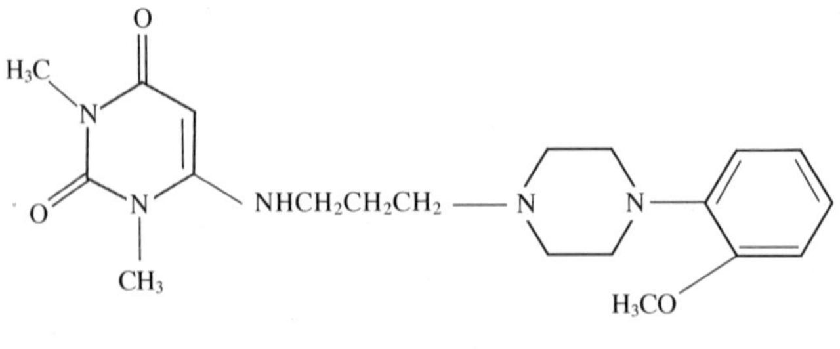

图13-10 乌拉地尔的化学结构式

2. 药理作用

乌拉地尔是苯哌啶取代的尿嘧啶衍生物,具有外周和中枢双重作用。外周作用为阻滞突触后 α_1 受体,使血管扩张,外周阻力下降,并有轻度 α_2 受体阻断作用。中枢作用主要通过激活 5-羟色胺受体降低延髓心血管中枢的交感反馈调节作用。乌拉地尔在降压时不引起反射性心动过速,心排血量保持不变,对于心功能不全的患者,能使心脏负荷减轻,增加每搏量与心脏指数。

3. 体内过程

乌拉地尔口服吸收迅速,缓释胶囊达峰时间为 4~6 h,消除半衰期口服为 4.7 h,静脉为 2.7 h。药物在肝脏内代谢为羟基化合物,芳环邻脱甲基化合物以及脲嘧啶环-N-脱甲基化合物,大部分代谢产物和 10%~20% 原药通过肾脏排泄。

4. 临床应用

(1) 口服缓释胶囊可用于各种高血压的治疗,常用 30~60 mg,2 次/d,再根据血压调整剂量。

(2) 围术期高血压及高血压危象的控制多采用静脉制剂,0.2~0.6 mg/kg,常用 12.5~25 mg,5~10 min 后可再次重复,静脉维持时初始速度可由每分钟 2 mg 开始,加大剂量血压并不会过度下降,安全范围较大。

5. 不良反应与注意事项

(1) 个别病例可能出现头痛、头晕、恶心、呕吐、出汗、烦躁、乏力、心悸、心律失常、上睑部压迫感或呼吸困难等症状,其原因为降压过快所致,多可在数分钟内消失,无需停药。血压过低时应抬高下肢并补充血容量。

(2) 过敏反应(如瘙痒,皮肤发红,皮疹等)少见。

(3) 乌拉地尔不能与碱性液体混合,因其酸性性质可能引起溶液混浊或絮状物形成。

(4) 使用中应注意与其他扩血管药物的协同作用。

九、血管扩张药小结

血管扩张药间的差异在于其作用机制和部位的不同,主要作用是产生不同程度的扩血管作用而降低体循环阻力;虽然对肺循环的影响尚无明确结论,但某些药物可能具有降低肺血管阻力的作用。血管扩张药主要用于降低血压和心脏前、后负荷以降低心肌氧耗量,常用的血管扩张剂见表 13-1。

表 13-1 常用血管扩张剂的药理学属性比较

通用名	作用模式	扩张血管	起效(min)	作用时间	成人剂量
硝普钠	直接	动静脉	0.5	2~4 min	输注 0.2~8.0 μg/(kg·min)
硝酸甘油	直接	静脉	1~2	10 min	舌下 0.4~0.8 mg 输注 0.5~5.0 μg/(kg·min)
二氮嗪	直接	动脉	1~2	4~12 h	静注 3~5 mg
肼屈嗪	直接	动脉	10~20	3~4 h	静注 5.0~7.5 mg
拉贝洛尔	α_1 和 β 阻滞	动静脉	2~3	2~4 h	静注 5~20 mg 输注 20~40 μg/(kg·min)
酚妥拉明	α_1 和 β_2 阻滞	动静脉	1~2	20 min	输注 0.25~20 μg/(kg·min)
伊那普利	血管紧张素转移酶抑制剂	动静脉	15	6~7 h	静注 1.25~5.0 mg
硝苯地平	钙阻滞剂	动脉	5~15	2~4 h	舌下 10~20 mg
尼卡地平	钙阻滞剂	动静脉	5~10	2~4 h	输注 10~30 μg/kg 输注 2~10 μg/(kg·min)
伊那地平	钙阻滞剂	动静脉	5~10	5~6 h	静注 7~15 μg/kg 输注 8.0~40.0 μg/min

第四节 血管扩张药在控制性降压中的应用

控制性降压技术广泛应用于临床,特别是神经外科、骨科以及整形外科手术等领域,主要目的为减少出血及血制品的使用,并提供良好的手术视野。自 1946 年 Gardner 首次将控制性降压应用于临床以来,人们对控制性降压的机制和产生的生理影响已逐渐掌握,并已能单独或结合使用血管扩张药、吸入性麻醉药、硬膜外及蛛网膜下腔阻滞、体位调节等多种手段达到控制性降压的目的,并尽量避免可能的药物不良反应。

一、控制性降压的机制

根据公式:平均动脉压(MAP)=心排血量(CO)×体循环阻力(SVR),使用扩血管药物,使 SVR 降低,可尽力减少对心肌收缩和心排血量的影响,以保证组织器官血流灌注。

(一)阻力血管

人体动脉系统的大、中、小动脉中,主动脉和大动脉的内径一般不会有很大的改变,因此对周围阻力或血压无明显影响,小动脉有丰富的平滑肌,受胸、腰交感神经的节后纤维和各种内分泌激素的控制,舒张或收缩显著,阻力变化很大,是周围血管阻力的主要组成部分,对维持血压的恒定起了重要的作用。控制性降压药物主要作用于小动脉,使血管扩张,阻力减少,血压降低。

(二)容量血管

正常时,人体总血容量的20%在动脉系统,10%分布于微循环,其余70%分布于静脉系统。因此,静脉系统血管张力的改变对血容量贮留有很大影响,如静脉扩张,即有更多的血液贮留于静脉系统,则回心血量减少,心排血量随之降低,动脉压也可下降。因此,调节静脉回心血量是控制性降压的主要辅助性措施。一般在控制性降压时应维持充足血容量,以策安全。

(三)组织血流灌注

组织血流灌注量 $=\dfrac{\pi \times 血压 \times (血管半径)^4}{8 \times 血液黏度 \times 血管长度}$,一般情况下,血液的黏度和血管的长度不会改变,所以可认为组织的血流灌注量随血压和血管半径的变化而增减。从公式可估计血压增加1倍,血流量也可增加1倍,而血管半径增加1倍,则血流量可增加16倍。因此,尽管血压有较显著的下降,只要血管半径增大,完全可保证组织血流灌注量不变甚至增加。这一理论为安全施行控制性降压提供了依据。

(四)脏器临界关闭压

维持毛细血管前微小动脉平均压在32 mmHg(总胶体渗透压+毛细血管静水压)以上,仍旧可保证组织的血流灌注量,但临床上不能直接测量小动脉的压力和各器官血流灌注量。由于各器官组织对血流灌注的需要量互有差别,不同部位小动脉临界关闭压也各异。因此,有必要拟定一个能表达各器官血流灌注都适用的压力值作为降压的安全指标,临床上常以肱动脉或桡动脉MAP不低于60 mmHg作为标准;老年人不宜低于70 mmHg。

二、控制性降压对机体的影响

脑组织代谢率高,血流量在安静时为750 mL/min左右,约占心排血量的13%,此外,神经细胞对缺氧的敏感性极高,因此,控制性降压最大顾虑之一是脑供血不足和脑缺氧所造成的危害。正常情况下,当血压变化时,脑血管并不像身体其他部位的血管系一样相应舒缩,而是进行自动调节,以维持脑组织血流灌注量恒定不变。只要动脉血管或二氧化碳分压、氢离子浓度和温度等恒定,即使平均动脉压波动在68～150 mmHg之间,脑血流、灌注量仍可无明显改变。当平均动脉压低于68 mmHg时,脑血管的这种自动调节能力减弱或消失。降压时脑血流灌注是否适当,临床上可根据患者的意识水平、颈内静脉血氧分压、脑电图以及术后脑功能等方面的变化来判断。在非全麻患者,当脑血流灌注量由正常的每100 g脑组织每分钟50～60 mL降至每100 g脑组织每分钟30 mL时,临床可出现脑缺血和缺氧征象。正常人平均动脉压低至35 mmHg时出现脑缺氧症状,轻度或重度高血压患者,存在脑动脉粥样硬化,血管舒缩能力差,脑组织的小动脉临界关闭压相应增高,因此,当平均动脉压降至 40 mmHg 时就会出现脑缺氧症状。控制性降压时提高吸入氧浓度,使血浆内氧溶解量增加以及脑组织对氧的摄取效能增加,由于这些代偿机制,即使平均动脉压降到 50 mmHg,麻醉患者仍能耐受。$PaCO_2$ 是脑血流自动调节最重要的因素,$PaCO_2$ 每降低 1 mmHg 将相应地降低脑血流每 100g 脑组织每分钟 1 mL。因此,在施行控制性降压时,应尽量 $PaCO_2$ 接近正常。

控制性降压对心脏的影响不及脑显著。控制性降压时,因动脉压降低,心排血量减少,可影响冠状动脉血流灌注量,但冠状动脉有自身调节能力,在灌注压下降的情况下,心肌可按代谢需要改变血管阻力,此外,周围血管扩张,血压下降,可减轻心脏负荷,减少心肌耗氧量。因此,在控制性降压过程中仍能保持心肌氧供需平衡和心肌功能良好。但若伴随低碳酸血症,则使冠状血流进一步减少,而心肌氧耗不变。因此,为维持心肌血流,应避免低碳酸血症。随着动脉压下降,会反射性引起心动过速,使心室舒张时间缩短,冠状动脉血流进一步降低,此种氧供减少和氧耗增加的结局对冠状动脉有病变的患者不利,并出现各种心电图变化,最常见的 P 波电压降低、S-T 段升高或降低以及 T 波改变等,一般与血压迅速下降有关。

正常肝血流灌注量的 20% 来自肝动脉,80% 来自门静脉。门静脉的正常血氧含量介于动脉和混合静脉血之间,肝脏为非自主调节性的器官,控制性降压时,血流变慢,但肝脏仍需照旧摄取正常的氧量,因此,门静脉血氧饱和度可下降到接近肝静脉的血氧饱和度水平。另一方面,降压时供应肝脏主要氧源的肝动脉压力降低,血流减少,肝脏有面临缺氧的危险。此外,降压时肝功能有一定的改变,但与全麻血压正常者相比,只要降压控制得当,不致引起显著的肝缺血、缺氧和肝细胞损害。

降压时,肾血流有相当程度的自动调节性,保持收缩压在 80 mmHg 以上,对肾血流可无影响,当降到 60 mmHg 以下时肾小球滤过率将不能维持,泌尿功能可能暂停,但尚无肾损害。此后,血压虽仍维持在低水平,肾小球滤过率则可逐渐改善,表明肾脏有一定的代偿能力。控制性降压过程中,只要保持供氧充分和肾血管充分扩张,一般不致引起肾小球和肾小管上皮细胞永久性损害。

三、控制性降压的适应证与禁忌证

(一) 控制性降压的适应证

以减少失血及手术用血,改善手术视野为主要目的控制性降压主要用于以下手术中:

1. 神经外科手术。
2. 大型骨科手术以及头颈部与脊柱手术。
3. 可能失血较多的巨大肿瘤手术。
4. 整形外科手术。

(二)控制性降压的禁忌证

1. 有颅脑血管疾病病史者。
2. 肾功能不全者。
3. 肝功能不全者。
4. 有外周血管疾病如间歇性跛行等。
5. 贫血或低血容量者。
6. 其他潜在有器官灌注功能不全者。

对于高血压以及缺血性心脏病患者,行控制性降压的风险无疑较高。应当在术前予以仔细评估。未经控制的高血压患者的脑血流自我调节阈值明显高于正常血压者,其脑血流自我调节曲线发生右移,因此必须将血压维持在高于正常阈值的范围,才能保持其基本脑血流灌注。此类患者术后发生精神或认知功能障碍的比例>正常血压患者,故应加强术中监护,权衡控制性降压的风险与得益。同样对于缺血性心脏病患者,应以维持心肌的足够灌注及氧供与氧耗的平衡为首要目的,随着多种监测手段的完善与医疗技术的发展,也已经有越来越多的此类患者由过去被认为控制性降压的绝对禁忌而转变为能够在安全的前提下受益于控制性降压。

四、血管扩张药与控制性降压

血管扩张药物的应用是控制性降压的主要手段之一,理想的控制性降压药物应具有以下特点:使用方便、具有明确的量效关系、起效及失效快捷、在体内消除迅速并没有毒性代谢产物、对重要器官的血流灌注影响轻微、不影响颅内压及脑血管的自我调节等。尽管尚无能够完全满足上述要求的药物,但通过对不同血管扩张药物的药理特点与应用指证的掌握,并加以合理组合,仍能够安全、有效地达到控制性降压的临床效果。

(一)硝普钠

硝普钠具有起效迅速、降压效果强、维持时间短、可控性好的特点,因此是应用最为广泛的控制性降压药物之一。尽管硝普钠对心肌收缩力并无影响,但在不同研究中发现它对心排血量的影响并不一致,现在已知这与控制性降压前患者的血容量状态及心脏充盈程度有密切的关系,在容量相对不足的情况下硝普钠可以明显降低心排血量,反之,则对心排血量无明显影响。因此,在控制性降压时保持充足的循环容量十分重要。

在年轻患者的控制性降压中,对硝普钠的快速耐药性、心率加快以及停药后的反跳发生率均明显大于老年患者。这主要与年轻患者的压力感受器反射敏感性较高、交感神经兴奋导致儿茶酚胺以及肾素-血管紧张素系统激活有关。通过术前口服β受体阻滞药或血管紧张素转化酶抑制剂(ACEI)能够有效地降低硝普钠导致的交感神经兴奋,改善降压效果,并减少硝普钠的用量。在老年患者,尽管血浆儿茶酚胺水平与年轻患者相近,但停药后血压的反跳并不明显,这可能与老年患者β受体的亲和力下降有关。此外,游离氰离子可以促进动脉血管的收缩,这可能与长时间高浓度使用硝普钠后产生耐受性,致使效果减弱,因此应严格控制给药速度与剂量,降低氰化物中毒的可能。

硝普钠对脑血流的影响并非一成不变。通过对不同程度控制性降压的连续性观察发现,当硝普钠产生轻度至中度的控制性降压时,脑血流将会增加,当平均动脉压继续降至约 65 mmHg 时脑血流恢复至基础水平,而当动脉压进一步低于 65 mmHg 时脑血流将随着动脉压的降低而降低。因此,脑血流量不仅受到药物本身对脑血管自我调节功能的影响,而且还受到血压明显改变后对脑血流量的双重影响。

(二)硝酸甘油

硝酸甘油因具有较短的半衰期以及不易产生氰化物中毒的特点也常用于控制性降压。与硝普钠不同的是,硝酸甘油虽然有部分降低外周阻力的功能,但其作用主要在于扩张容量血管,能显著减少心脏前负荷。因此,硝酸甘油对心排血量的影响更加取决于血管内的容量是否充足,在容量相对不足的情况下,可以明显降低心排血量,并通过压力感受器反射使心率加快、心肌收缩力增强。此外,作为对血容量不足的代偿,肠系膜血管等内脏血管也将由初始的舒张状态转变为代偿性收缩状态,潜在有器官灌注不良及组织内酸中毒的风险。

与硝普钠相比,硝酸甘油的起效略慢,维持时间较长,停药后的血压反跳相对较小,但降压效能较硝普钠为弱。Yaster 等报道单纯使用高达 $40\ \mu g/(kg \cdot min)$ 的硝酸甘油也未能对小儿患者产生迅速、有效、持久的控制性降压,部分患者的 MAP 无法控制在 60 mmHg 以下。因此,当单纯使用硝酸甘油降压效果不佳时应辅以吸入性全麻药物或其他血管扩张药以改善疗效。

硝酸甘油与硝普钠均有增加脑血流的可能,因此对于颅脑顺应性较差的患者,在打开硬脑膜之前应避免使用,即使在开颅状态下,也仍有可能增加脑水肿的风险,应予以注意。

(三)腺苷与三磷酸腺苷

腺苷与三磷酸腺苷都具有扩张外周血管和调节心血管功能的作用,后者在血液中迅速降解为腺苷和磷酸根离子。两者的临床特点均适合用于控制性降压,在某些情况下临床效果优于硝普钠与硝酸甘油,成为较好的替代药物。腺苷降压主要优点为:① 起效快;② 由于主要舒张阻力血管,其降压效果强而平稳;③ 降压期间心率平稳偏慢,心排血量增加,器官灌注良好;④ 停药后血压迅速恢复,并且因不增强交感活性而无反跳作用;⑤ 没有氰化物中毒的担忧等。

但腺苷与硝酸酯类药物一样,也能舒张脑血管,增加脑血流量,影响脑血管的自身调节功能,在颅脑顺应性降低的患者中应用时应谨慎。腺苷能强烈舒张冠状动脉,引起血流的再分布,对于存在有心肌缺血的患者有诱发心肌"窃血"的可能,因此不宜用于此类患者。

在剂量较大或敏感患者中,腺苷还有导致心动过缓或窦性停搏的可能,应予注意。

腺苷由于体内代谢迅速,因此在给药时最好经中心静脉导管给予较好地作用于动脉血管平滑肌,如果经外周静脉给予,可使等效剂量增加40%以上。此外,如果在给药时同时给予双嘧达莫(潘生丁),能有效降低腺苷的用药量。

(四)艾司洛尔

艾司洛尔为选择性作用于心脏的短效β受体阻滞药,起效迅速,主要依赖心肌抑制而非扩血管作用降低血压。与硝普钠等药物不同,它并不会代偿性增加肾素-血管紧张素系统的活性。在单纯使用艾司洛尔控制性降压至MAP60 mmHg时,艾司洛尔能减少39%的心排血量,并且体循环阻力上升22%,这主要与β受体受到抑制后α受体缩血管作用相对增强有关。虽然艾司洛尔能降低心脏氧耗,但由于其明显的心肌抑制作用,在用于控制性降压时应选择联合使用其他扩血管药物或仅限于轻度至中度的控制性降压以减少过度心肌抑制的可能。

(五)拉贝洛尔

拉贝洛尔通过同时阻滞 α_1 以及 β_1 受体产生降压作用,此外还具有 β_2 受体阻滞作用。拉贝洛尔能够同时降低心排血量和体循环阻力,起效时间与失效时间均较长,分别约为5 min和4 h。拉贝洛尔降压平稳,并且因β受体阻滞作用不会发生代偿性的心率加快,当与吸入或静脉全麻药并用时降压效果更好。

拉贝洛尔的另一个显著优点是不会增加脑血流和颅内压,即使在颅脑顺应性较差的患者中也能够安全应用,与其他药物相比不会增加术后精神及认知功能障碍的发生率。此外,对肾血流灌注的影响十分轻微。

在拉贝洛尔的使用中应该注意,由于交感兴奋,在大量失血引起低血容量时,心率将无法代偿性加快,这可能掩盖对病情的观察。另外,较长的作用时间也可能使残余的降压作用延迟至术后一段时间。

(六)尼卡地平与尼莫地平

尼卡地平与尼莫地平均为钙通道受体阻滞药。尼卡地平使周围血管扩张而降压,同时也扩张脑血管及冠状血管,可维持心肌收缩及心排血量而不产生心动过速。使用尼卡地平降压时滴速应小心维持在 $100\sim250\ \mu g/(kg\cdot h)$,因血压过低时使用去氧肾上腺素常效果不佳。尼莫地平由于具有高亲脂性,因此较容易通过血脑屏障,与外周降压作用相比,常常优先产生脑血管扩张作用,可逆转脑血管痉挛,增加脑血流,改善脑循环,主要用于治疗脑血管病和蛛网膜下腔出血引起的急性缺血性卒中。

(七)乌拉地尔

乌拉地尔具有拮抗α受体以及调节脑内5-羟色胺1A-受体的双重作用,因此在用于控制性降压时不会代偿性激活交感系统,对颅内压及颅脑顺应性也无影响。但乌拉地尔属于较弱效的降压药物,增加剂量并不能加强降压效果,因此多用于需要轻中度降压的患者。如果与吸入性麻醉药协同使用,有助于提高效能并降低用药量。

(八) 前列腺素 E_1（PGE_1，详见第十六章）

PGE_1通过作用于特异性受体增加 cAMP 活性,促进钾离子通道开放,抑制钙离子的释放等途径扩张小动脉及毛细血管前括约肌。PGE_1在体内代谢很快,在肺部氧化酶作用下,每通过一次肺循环,即有60%～90%被代谢为无活性物质,经肾脏排出体外,因此PGE_1有很强的舒张肺血管作用,对体循环血压的影响相对较小,因此可作为轻中度降压之用。

PGE_1能扩张外周和冠脉血管,降低外周阻力和动脉血压,并且对脑血流无显著影响。此外,PGE_1还可抑制血小板聚集释放与血栓素 A_2 生成,降低中性粒细胞与血管内皮细胞的黏附,具有防止静脉血栓形成的作用,这对于控制性降压时血流速度相对缓慢,血液容易淤滞形成血栓的患者具有特殊的意义。

五、控制性降压的并发症及注意事项

(一) 控制性降压的并发症

1. 术后眩晕、苏醒延迟、认知功能障碍、脑栓塞等。
2. 冠状动脉供血不足导致的心脏功能异常。
3. 肾功能不全、少尿或无尿。
4. 低血压、血液淤滞导致的栓塞。
5. 呼吸功能障碍。
6. 反应性高血压导致的出血。
7. 体温异常。

(二) 控制性降压的注意事项

1. 进行控制性降压时应该以患者的安全作为首要考虑,尽一切可能降低相关不良反应或并发症的风险。首先应注意术前严格掌握指征和筛选患者。并发症的发生往往与忽略了患者可能潜在的器官功能障碍有关,尤其对于老年患者。因此,对于此类患者除常规术前检查外还应进行更详尽的检查以明确患者的潜在风险。

2. 在麻醉过程中应对患者进行密切监测,及时掌握控制性降压对患者的影响并及早发现异常情况。如应该进行连续有创动脉压监测、血气分析,注意控制性降压对 $P_{ET}CO_2$ 的影响,可能有大量失血时监测中心静脉压、体温、尿量及血细胞比容等。此外,在必要时进行脑电图,胃黏膜 pH 值等更进一步的监测。

3. 应合理应用控制性降压技术,根据不同手术的需要选择最适合的降压药物,尤其应强调不同降压药物的合理配伍应用,以发挥其最大效能而减少相关不良反应。麻醉深度应适当,麻醉太浅,不易降压,而且降压药的用量较大,可选用吸入麻醉药异氟醚及静脉麻醉药丙泊酚,既有扩血管作用,又能加深麻醉,调节十分方便可取得满意的降压效果。

4. 适当控制降压幅度及时间,尽管使平均动脉压(MAP)降至 50 mmHg 可使出血量减少 50%,但千万不能单纯以血压下降的数值或手术视野不出血作为控制性降压之目的,降压程度/幅度应参考心电图、心率、脉压及中心静脉压等多项指标综合衡量。为安全起见,MAP 应在 50~65 mmHg 范围内。对一般患者而言,将原血压降低 30% 即可达到减少渗血出血,方便手术且又不会引起严重并发症之目的。个别患者尽管血压降幅已达 30%,但仍未达到降压目的,若心血管功能良好,亦可酌情进一步降低血压,但持续时间不宜过久。如 MAP 必须降到 50 mmHg 时,持续时间不宜超过 15~30 min。全身情况良好的患者可较长时间的耐受 MAP 60~70 mmHg,对血管硬化、高血压和老年患者,通常血压降低幅度不得超过原水平的 40%;并防止降压速度过快,以使机体有一调节适应过程。

(曹　晖　徐美英)

参 考 文 献

1　Robert K. Stoelting. Pharmacology & Physiology in Anesthetic Practice. Philadelphia:Lippincott Williams & Wilkins,1999,313—330.

2　Carpenter CL. Actin cytoskeleton and cell signaling. Crit Care Medicine,2000,28(4 Suppl):N94—N99.

3　Kirsten R,Nelson K,Kirsten D,et al. Clinical pharmacokinetics of vasodilators. Clincal Pharmacokinetic,1998,34:457—482.

4　Palmer RM,Ferrige AG,Moncada S,et al. Nitric oxide release accounts for the biological activity of endothelium-derived relaxing factor. Nature,1987,327:524—526.

5　Hein TW,Kuo L. cAMP-independent dilation of coronary arterioles to adenosine:role of nitric oxide,G proteins,and K(ATP) channels. Circulation Research,1999,85:634—642.

6　Maze M,Tranquilli W. Alpha-2 adrenoceptor agonists:defining the role in clinical anesthesia. 1991,74:581~605.

7　Abe K,Demizu A,Kamada K. Local cerebral blood flow with prostaglandin E1 or trimetaphan during cerebral aneurysm clip ligation. Canadian Journal of Anesthesiology,1991,38:831—836.

8　杭燕南,庄心良,蒋豪主编.当代麻醉学.上海:上海科学技术出版社.2002,555—564.

第14章 围术期心肌缺血的药物治疗

随着高龄和冠心病患者手术的不断增加,心肌缺血已成为围术期常见的病理征象。心肌缺血是指相对于心肌氧需的氧供减少。严重或长时间的心肌缺血可引发心肌可逆性损害如心肌顿抑或不可逆性损害如心肌梗死(心梗)、严重室性心律失常或心源性休克。据文献报道,围术期心肌缺血的发生率为8%~37%,最高可达78%。若术前并存有心血管疾病、冠状动脉疾病,围术期心肌缺血发生率可高达90%以上,若发生心肌梗死,其死亡率高达50%~83%。

心肌缺血对机体的不利影响不仅在于干扰心脏泵功能,收缩功能失常先于舒张功能,还在于可诱发严重心律失常,甚至心肌梗死,是围术期严重的心脏危险事件。有资料表明,术后伴有心肌缺血者比无心肌缺血者发生心脏意外的危险性增加9倍。

目前治疗心肌缺血的药物主要有β肾上腺受体阻滞剂、硝酸酯类药和钙通道阻滞剂。

第一节 治疗心肌缺血的药物

一、β肾上腺受体阻滞剂

β肾上腺受体阻滞剂是迄今为止惟一被证实能预防心肌缺血的有效药物,并可降低冠心病患者在围术期的致残率和死亡率。β-肾上腺素能受体阻滞剂通过减慢心率,降低体循环血压和减弱心肌收缩力来减少心肌耗氧量,对改善缺血区的氧供需失衡,缩小心肌梗死面积,降低急性期病死率有肯定的疗效。在无该药禁忌证的情况下应及早常规应用。常用的β肾上腺受体阻滞剂有艾司洛尔、美托洛尔、索他洛尔、普萘洛尔等。用药需严密观察,使用剂量必须个体化。

(一)艾司洛尔(详见第6章)

(二)美托洛尔(详见第6章)

(三)索他洛尔(参见第10章)

索他洛尔(sotalol)的化学名称为(R,S)4'-(1-羟基-2异丙胺乙基)甲磺酸苯胺盐酸盐,为白色或类白色疏松块状物或无定形固体。其化学结构式见图14-1。

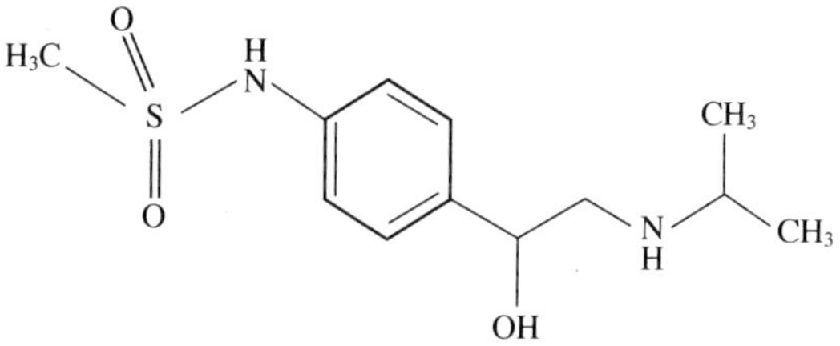

图14-1 索他洛尔化学结构式

1. 药理作用

索他洛尔为非选择性β肾上腺受体阻滞剂,作用于$β_1$和$β_2$受体,没有内在拟交感活性和膜稳定作用。可抑制肾素释放,引起心率减慢和收缩力的有限减弱,降低心肌耗氧和做功。D型和L型两种异构体具有相似的抗心律失常作用,而全部的β肾上腺受体阻断作用实际上是L型异构体所致。本品不仅延长心房、心室肌的有效不应期,还延长房室结、希氏-浦肯野系统及房室旁路束的不应期,且通过延缓、抑制外向钾电流而延长心脏动作电位过程;并通过延长缺血心肌内折返环的复极,而使慢钙通道的失活时间延长,从而增加心脏搏动时细胞内钙离子和心肌收缩力,提高室颤阈值。

索他洛尔口服吸收完全(90%以上),无首过效应,生物利用度接近100%。不与血浆蛋白结合且不易透过血脑屏障,80%~90%经肾以原形由尿排泄,故本品的清除与肾功能有直接关系。肾功能正常者总清除率平均为150 mL/min,血浆半衰期约10 h~12 h。对于肾功能不全患者应用本品时,应根据肌酐清除率相应延长给药间隔。本品的血药浓度和浓度曲线下面积与其剂量成正比,长期服药其药物动力学不会改变。因老年人肾功能下降,故服用本品后清除率也随之下降。血液透析影响其血浆浓度和消除半衰期。孕妇的清除率大于产后。本品能透过胎盘,并在乳汁中浓缩;在母乳中的浓度为母血浆浓度的5.4倍。

2. 剂量和用法

(1) 治疗快速室上性或室性心律失常 0.2~1.5 mg/kg,或20~120 mg静注,不短于10 min,并监测心率与血压。必要时6 h重复一次。

(2) 治疗心绞痛 每日120~480 mg。停用时,应当在2~3周内逐渐减停。

(3) 治疗高血压 开始剂量每日80 mg,分两次服用,按需要可渐增至每日160~600 mg。

3. 适应证

(1) 心绞痛和心肌梗死后。

(2) 室上性和室性心律失常。

(3) 高血压。

4. 禁忌证

(1) 支气管哮喘及过敏性鼻炎、严重慢性阻塞性肺部疾病。

(2) 窦性心动过缓。

(3) Ⅱ或Ⅲ度房室传导阻滞患者(除非有起搏器)。

(4) 先天性或获得性Q-T间期延长综合征。

(5) 未控制的充血性心力衰竭。

5. 注意事项

患者在手术中使用抑制心肌的麻醉药,肾功能不全者,糖尿病患者(尤其是不稳定型糖尿病)或有自发性低血糖发生史的患者慎用。β肾上腺受体阻断作用会掩盖甲亢和低血糖的某些临床症状(如心动过速),疑有进展型甲亢的患者应避免β肾上腺受体阻滞剂的突然中断给药,因为这可能引起甲亢症状的加重,甚至发生甲状腺危象。

6. 不良反应

最常见的不良反应是由β肾上腺受体阻滞作用引起,包括呼吸困难、疲劳、眩晕、头痛、发热、心动过缓和低血压。可加重已经发生的心律失常或诱发新的心律失常。

(四) 普萘洛尔(详见第6章)

二、硝酸酯类药

硝酸酯类药物的主要作用是松弛血管平滑肌,产生血管扩张,该药对静脉的扩张作用明显强于对动脉的扩张作用。周围静脉的扩张可降低心脏前负荷,动脉的扩张可减轻心脏后负荷,从而减少心脏做功和心肌耗氧量。常用的硝酸酯类药物包括硝酸甘油、硝酸异山梨酯和单硝酸异山梨酯。

(一) 硝酸甘油(详见第13章)

(二) 单硝酸异山梨酯

单硝酸异山梨酯(isosorbide mononitrate)的化学名称为1,4:3,6-二脱水-D-山梨醇-5-单硝酸酯,为无色澄明液体。其化学结构式见图14-2。

1. 药理作用

单硝酸异山梨酯(ISMN)为二硝酸异山梨酯的主要生物活性代谢物,与其他有机硝酸酯一样,主要药理

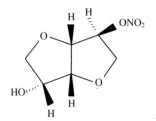

图14-2 单硝酸异山梨酯化学结构式

作用是松弛血管平滑肌。ISMN释放一氧化氮(NO),NO与内皮舒张因子相同,激活鸟苷酸环化酶,使平滑肌细胞内的环鸟苷酸(cGMP)增多,从而松弛血管平滑肌,使外周动脉和静脉扩张,对静脉的扩张作用更强。静脉扩张使血液潴留在外周,回心血量减少,左室舒张

末压和和肺毛细血管楔压(前负荷)减低。动脉扩张使外周血管阻力、收缩期动脉压和平均动脉压(后负荷)减低。冠状动脉扩张,使冠脉灌注量增加。总的效应是使心肌耗氧量减少,供氧量增多,心绞痛得以缓解。

静脉注射后约 9 min 内分布到总体液中,分布容积为 0.6～0.7 L/kg。ISMN 的蛋白结合率<5%,平均清除半衰期为 4～5 h。老年人、肝功能或肾功能损害及心功能不全患者的清除率与健康年轻人无区别。ISMN 在血清中脱硝基后形成异山梨醇(大约 37%)和右旋山梨醇(大约 7%),由尿中排出,此外 25% 以葡萄糖醛酸形式排出,2% 以原形排出,粪便中排出<1%。ISMN 的代谢产物均无扩血管作用。

2. 剂量和用法

口服:每次 20～40 mg,每日 2 次,必要时可增加剂量,饭后用大量水送服。也可临睡前服用。

3. 适应证

(1) 冠心病的长期治疗。

(2) 心绞痛的预防。

(3) 心肌梗死后持续心绞痛的治疗。

(4) 与洋地黄类药物或利尿剂联合应用,治疗慢性充血性心力衰竭。

4. 禁忌证

(1) 急性循环衰竭(休克、循环性虚脱)。

(2) 严重低血压(收缩压<90 mmHg)。

(3) 严重贫血。

(4) 青光眼。

(5) 颅内压增高。

(6) 急性心肌梗死伴低充盈压(除非在有持续血流动力学监测的条件下)。

(7) 肥厚梗阻型心肌病。

(8) 缩窄性心包炎或心包填塞。

(9) 对有机硝酸盐过敏者。

5. 注意事项

低充盈压的急性心肌梗死患者,应避免收缩压低于 90 mmHg。主动脉或二尖瓣狭窄、体位性低血压及肾功能不全者慎用。妊娠和哺乳妇女慎用。应避免大剂量连续服用。

6. 不良反应

治疗初期常有头痛。在治疗初期及加大剂量后可见血压降低、眩晕及乏力。偶见恶心,呕吐,面部潮红及皮肤过敏反应。极少数情况下可能发生血压大幅度下降,伴心绞痛症状加剧。虚脱及昏厥见于个别病例,间或见剥脱性皮炎。

(三) 硝酸异山梨酯

硝酸异山梨酯(isosorbide dinitrate)又称异舒吉,其化学名称为1,4∶3,6-二脱水-D-山梨醇-5-硝酸酯,为无色澄明液体。化学结构式见图14-3。

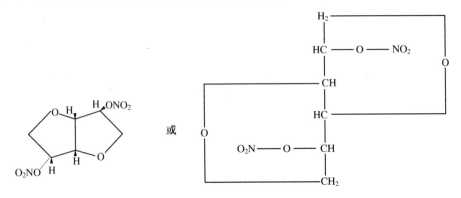

图14-3 硝酸异山梨酯化学结构式

1. 药理作用

直接松弛平滑肌,尤其是血管平滑肌,对毛细血管后静脉血管的舒张作用较小动脉更为持久。对心肌无明显直接作用。由于容量血管舒张,静脉回心血量减少,降低心脏的前负荷,同时外周阻力血管扩张,血压下降,使左心室射血阻力减少,又使心脏后负荷下降。心脏前后负荷的降低使心肌耗氧量减少。

经静脉给药,迅速分布至全身,在心脏、脑组织和胰腺中含量较高,脂肪组织、皮肤、大肠、肾上腺和肝脏含量较低,血浆蛋白结合率低。经至肝脏时,大部分药迅即被代谢成活性产物2-单硝酸异山梨酯和5-单硝酸异山梨酯,肾脏是其主要排泄途径,其次为胆汁排泄。

2. 剂量和用法

(1) 静脉滴注 最适浓度:10 mg注入200 mL即50 μg/mL。

(2) 药物剂量可根据患者的反应调整,静脉滴注开始剂量30 μg/min,或持续输注常用2～7 mg/h,需要时可增加至10 mg/h。观察0.5～1 h,如无不良反应可加倍,一日1次,10日为一疗程。

(3) 口服:1日2～3次,1次5～10 mg。含服:每次2.5～5 mg。

3. 适应证

(1) 预防及治疗心绞痛。

(2) 冠心病的长期治疗。

(3) 心肌梗死后持续心绞痛的治疗。

(4) 慢性肺心病及慢性充血性心力衰竭的辅助治疗。

4. 禁忌证

(1) 急性心力衰竭。

(2) 严重低血压。

(3) 严重贫血。

(4) 颅内压增高。

(5) 急性心肌梗死伴低充盈压。

(6) 对有机硝酸盐过敏者。

5. 注意事项

使用过程中应严密观察患者的心率和血压。对甲状腺功能减退、营养不良、严重的肝或肾脏疾病及体重过低者应谨慎应用。长期应用可发生耐受性,与其他硝酸酯类药有交叉耐药性。

6. 不良反应

开始用药时可有头痛、头胀、面红、血压下降、心率加快。偶尔发生皮疹,甚至剥脱性皮炎。乙醇常可增加其不良反应。

三、钙通道阻滞剂

钙通道阻滞剂通过阻滞血管平滑肌与心肌细胞电压依赖性钙通道,抑制 Ca^{2+} 内流,从而舒张冠状动脉,增加冠状动脉血流量,改善缺血区的供血供氧。扩张外周血管减轻心脏负荷,并能抑制心肌收缩性,减慢心率,从而降低心肌耗氧量。此外,钙通道阻滞剂还可防止缺血心肌细胞钙离子超负荷,避免心肌坏死。

(一) 地尔硫䓬(参见第 7 章)

地尔硫䓬(diltiazem)的化学名称为盐酸地尔硫䓬:顺-(+)-5-[(2-二甲氨基)乙基]-2-(4-甲氧基苯基)-3-乙酰氧基-2,3-二氢-1,5-苯并硫氮杂䓬-4(5H)-酮盐酸盐,是白色或类白色疏松块状物或粉末。其化学结构式见图 14-4。

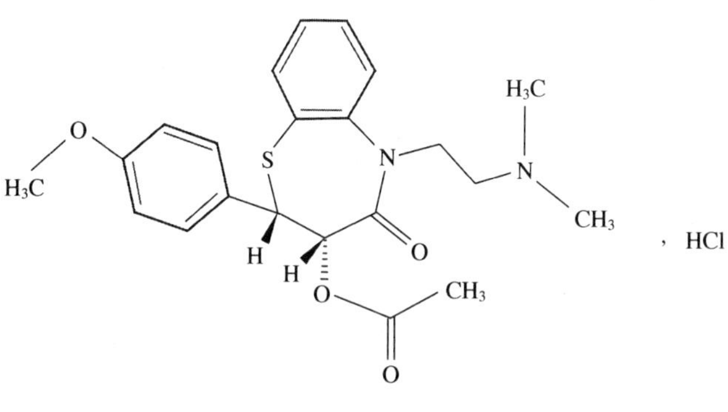

图 14-4 地尔硫䓬化学结构式

1. 药理作用

地尔硫䓬能抑制心肌或血管平滑肌膜除极时钙离子内流。在冠状动脉痉挛引起心绞痛时,可使心外膜、心内膜的冠状动脉扩张,缓解自发性或由麦角新碱诱发冠状动脉痉挛所致的心绞痛。在劳力性心绞痛,扩张周围血管,降低血压,减轻心脏工作负荷,从而减少氧的需要量,改善收缩压与心率的乘积,增加运动耐量并缓解劳力性心绞痛。使血管平滑肌松弛,周围血管阻力降低,血压下降,同时并不伴有反射性心动过速。对心肌细胞慢钙通道的抑制使窦房结和房室结的自律性和传导性降低,故用于治疗室上性快速心律失常。由于本品能改善左室舒张功能,可用于治疗肥厚性心肌病。

2. 临床应用

(1) 治疗心绞痛　普通片剂,起始剂量为 30 mg,每日 3～4 次。通常用量为每日 180～360 mg。缓释胶囊,开始剂量为 120 mg,每日 1 次。通常用量为每日 120～480 mg,每日 1 次。

(2) 治疗高血压　缓释胶囊,起始剂量为 120～240 mg,每日 1 次。通常用量为每日 240～360 mg,每日 1 次。

(3) 治疗室上性快速心律失常　静脉缓慢注射,起始剂量为 0.15～0.25 mg/kg。最大剂量为 0.30 mg/kg。

3. 适应证

(1) 心绞痛的治疗。

(2) 高血压。

(3) 治疗室上性快速心律失常。

4. 禁忌证

(1) 病窦综合征。

(2) Ⅱ 或 Ⅲ 度房室传导阻滞(安置起搏器者例外)。

(3) 严重低血压。

(4) 急性心肌梗死伴有肺充血患者。

(5) 地尔硫䓬或其他钙通道拮抗药过敏者。

5. 注意事项

(1) 用于治疗室上性心动过速,须心电图监测。

(2) 肝肾功能不全患者如需应用,剂量应特别谨慎。

(3) 本品在肝内代谢由肾和胆汁排泄,长期给药应定期实验室监测。在肝、肾功能受损患者用本品应谨慎。

(4) 皮肤反应可为暂时的,继续使用可以消失,但皮疹可发展到多形红斑和(或)剥脱性皮炎,如皮肤反应持续应停药。

6. 不良反应

(1) 心血管系统　心绞痛、心律失常、房室传导阻滞(Ⅰ、Ⅱ、Ⅲ 度)、心动过缓、束支传导阻滞、充血性心力衰竭、心电图异常、低血压、心悸、晕厥、心动过速、室性早搏。

（2）神经系统　多梦、遗忘、抑郁、步态异常、幻觉、失眠、神经质、感觉异常、性格改变、嗜睡、震颤。

（3）消化系统　厌食、便秘、腹泻、味觉障碍、消化不良、口渴、呕吐、体重增加以及碱性磷酸酶、门冬氨酸氨基转移酶、丙氨酸氨基转移酶和乳酸脱氢酶轻度升高。

（4）皮肤　淤点、光敏感性、瘙痒、荨麻疹，注射局部发红。

（5）其他　弱视、呼吸困难、鼻出血、眼激惹、高血糖、高尿酸血症、阳痿、肌痉挛、鼻充血、耳鸣、夜尿、多尿、骨关节痛。

（二）硝苯地平（参见第7章）

硝苯地平（nifedipine）的化学名称为2,6-二甲基-4(2-硝基苯基)-1,4-二氢-3,5-吡啶二甲酸二甲酯，为黄绿色澄明液体。其化学结构式见图14-5。

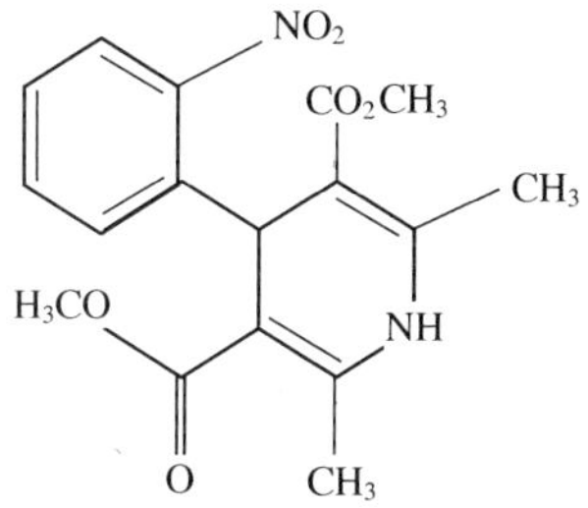

图14-5　硝苯地平的化学结构式

1. 药理作用

硝苯地平为钙通道阻滞剂，可阻滞钙离子经过心肌或血管平滑肌细胞膜上的通道进入细胞内。扩张周围动脉，降低心室后负荷，有利于减少心肌耗氧量；通过减少钙内流，减弱心肌收缩力，心率减慢，使心脏做功和耗氧量减少。对冠状动脉作用较强，使阻力血管和传输血管扩张，增加冠脉血流，能抑制自发或麦角新碱所引起的冠状动脉痉挛。使心室前后负荷和心室壁张力降低，从而使心室舒张期充盈时间延长，有利于心内膜下的冠状动脉灌注。降低心肌缺血或再灌注时心肌细胞内的钙超载所造成的心肌损害，有利于心功能的恢复。可抑制心肌缺血时儿茶酚胺诱发的血小板聚集，有利于维持冠脉畅通和避免其他病理因素的损害。

口服后吸收迅速、完全。口服后10 min即可测出其血药浓度，约30 min后达血药峰值浓度，嚼碎服或舌下含服达峰时间提前。硝苯地平在10～30 mg之间，生物利用度和半衰期无显著差别。吞服、嚼碎服或舌下含服硝苯地平片，相对生物利用度基本无差异。硝苯地平与血浆蛋白高度结合，约为90%。口服15 min起效，1～2 h作用达高峰，作用持续4～8 h。舌下给药2～3 min起效，20 min达高峰。药物在肝脏内转换为无活性的代谢产物,约80%经肾排泄,20%随粪便排出。肝肾功能不全的患者,硝苯地平代谢和排泄速率降低。

2. 临床应用

(1) 治疗心绞痛　包括冠状动脉痉挛所致心绞痛和变异型心绞痛以及由于冠状动脉阻塞所致的典型心绞痛或劳力性心绞痛。开始每次5～10 mg,每日3次,渐增至20 mg,每日3次。剂量的增加每隔1～2周进行1次。

(2) 治疗高血压　可单用或与其他降压药合用,对利尿药、β肾上腺受体阻滞剂禁忌的轻、中度高血压,本药可为首选。用法同上。术前高血压较难控制的患者,术晨血压较高可用硝苯地平10 mg舌下含服,使患者送至手术室时血压不会升至过高。

3. 适应证

(1) 预防和治疗冠心病心绞痛。

(2) 各种类型的高血压。

(3) 雷诺征。

(4) 顽固性充血性心力衰竭。

4. 禁忌证

(1) 严重主动脉狭窄患者。

(2) 肥厚性心肌病患者。

(3) 低血压患者。

(4) 急性心肌梗死伴有肺充血患者。

(5) 对硝苯地平过敏者。

5. 注意事项

首次大剂量使用应监测患者血压,以免发生血压骤降。终止治疗时应逐渐减量撤除,不可骤停。严重低血压、明显心力衰竭、严重主动脉狭窄、胃肠道严重狭窄、肝功能不全患者及孕妇慎用。

6. 不良反应

(1) 心血管系统　可引起明显的外周效应,包括外周水肿、潮红、反射性心动过速或心悸。这些反应呈剂量依赖性,一般持续时间短暂,继续治疗可自行消失。突然减量可引起高血压危象。

(2) 呼吸系统　常引起呼吸困难和咳嗽。不引起支气管痉挛,哮喘患者可以使用。

(3) 中枢神经系统　头痛是最常见的神经系统不良反应,发生率约22%。

(4) 消化系统　可引起食欲下降、恶心和便秘,老年患者更易于发生便秘。可出现丙氨酸氨基转移酶、门冬氨酸氨基转移酶、碱性磷酸酶和血胆红素短暂升高,一般没有临床意义。

(5) 泌尿生殖系统　可引起多尿、尿频和夜尿增多,但并不常见。还可引起性欲下降。

(三) 维拉帕米(参见第7章)

维拉帕米(verapamil)的化学名称为:α-[3-[[2-(3,4-二甲氧苯基)乙基]甲氨基]丙基]-3,4-二甲氧基-α-异丙基苯乙腈盐酸盐,是无色的澄明液体。其化学结构式见图14-6。

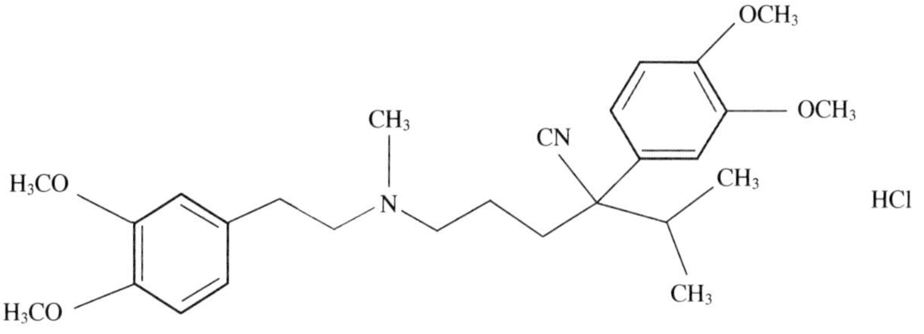

图14-6　维拉帕米的化学结构式

1. 药理作用

维拉帕米属Ⅳ类抗心律失常药,为一种钙离子内流抑制剂(慢通道阻滞剂)。在心脏,使钙离子内流受抑制,窦房结和房室结的自律性降低,前向传导减慢,心肌细胞兴奋-收缩耦联中钙离子的利用减低,影响收缩蛋白的活动,心肌收缩减弱。对血管,钙离子内流受抑制使平滑肌细胞内钙离子的利用减低,收缩蛋白活动受影响,平滑肌松弛,血管张力降低。可消除折返以及自律性继发的心律失常,也能减少窦房结的自主活动,消除由于窦房结折返引起的折返性房性心动过速。

静脉注射后2 min(1～5 min)开始发挥抗心律失常作用,2～5 min达最大作用,作用持续约2 h。血流动力学作用3～5 min开始,约持续10～20 min。维拉帕米静脉注射后代谢迅速,大部分在肝脏代谢。清除呈双指数型,分为早期快速分布相(半衰期约为4 min)和终末缓慢清除相(半衰期为2～5 h)。年龄可能影响维拉帕米的药代动力学,老年患者的清除半衰期可能延长。5日内大约70%以代谢物由尿中排泄,16%或更多由粪便排除,约3%～4%以原形由尿排出。肝功能不全时半衰期延长,血浆清除率降低。

2. 临床应用

(1) 心绞痛　包括稳定型或不稳定型心绞痛,以及冠状动脉痉挛所致的心绞痛,如变异型心绞痛。开始一次40～80 mg,口服给药,每日3～4次,按需要耐受情况可逐日或逐周增加剂量,每日总量一般在240～480 mg。

(2) 控制心房扑动和颤动的心室率,预防阵发性室上性心动过速。用法同上。

(3) 治疗肥厚型心肌病。用法同上。

(4) 治疗高血压。用法同上。

(5) 治疗快速性室上性心律失常:0.05~0.1 mg/kg,一般用2~3 mg稀释后在心电图监测下缓慢静注2~3 min,如无效,则10~30 min后再注射一次。

3. 适应证

(1) 心绞痛。

(2) 快速性室上性心律失常。

(3) 高血压。

(4) 控制心房扑动和颤动的心室率。

4. 禁忌证

(1) 心源性休克患者。

(2) 严重低血压患者。

(3) Ⅱ至Ⅲ度房室传导阻滞及病态窦房结综合征患者(除非已有起搏器)。

(4) 预激综合征或L-G-L综合征伴房颤或房扑患者。

(5) 洋地黄中毒患者。

(6) 室性心动过速。

(7) 已知对盐酸维拉帕米过敏的患者。

5. 注意事项

(1) 低血压　静脉注射维拉帕米引起的血压下降一般是一过性和无症状的,但也可能发生眩晕。静脉注射维拉帕米之前给予钙剂可预防该血流动力学反应。

(2) 极度心动过缓/心脏停搏　维拉帕米影响房室结和窦房结,罕见导致Ⅱ或Ⅲ度房室传导阻滞、心动过缓,更甚者心脏停搏,易发生在病态窦房结综合征患者,这类疾病老年人多发。需立即采取适当的治疗。

(3) 心力衰竭　轻度心力衰竭的患者如有可能必须在使用维拉帕米治疗之前已由洋地黄类或利尿剂所控制。中到重度心功能不全者可能会出现心力衰竭急性恶化。

(4) 房室旁路通道(预激综合征或L-G-L综合征)　房室旁路通道合并心房扑动或心房颤动患者静脉用维拉帕米治疗,会通过加速房室旁路的前向传导,引起心室率加快,甚至诱发心室颤动。此类患者禁止使用。

(5) 肝或肾功能损害　严重肝肾功能不全可能不增强维拉帕米的药效,但可能延长其作用时间。反复静脉给药可能会导致蓄积,产生过度药效。如果必须重复静脉给药,必须严密监测血压和PR间期或药效过度的其他表现。

(6) 肌肉萎缩　静脉给予维拉帕米可诱发呼吸肌衰竭,肌肉萎缩患者慎用。

(7) 颅内压增高　静脉给予维拉帕米可升高肿瘤患者的颅内压,颅内压增高者应用时要小心。

6. 不良反应

(1) 心血管系统　可出现心动过缓(50次/min以下),偶尔发展成Ⅱ或Ⅲ度房室传导阻滞及心脏停搏。可能使预激综合征或 L-G-L 综合征伴心房颤动或心房扑动者旁路传导加速,引起心率增快。

(2) 神经系统　头晕或眩晕,偶可致肢体冷痛、麻木及烧灼感。

(3) 内分泌系统　偶可致血催乳素浓度增高或溢乳,有报道长期应用引起男性乳房女性化发育。

(4) 消化系统　常见的不良反应是便秘。少数患者可出现恶心感、肝功能异常或肝毒性。

(5) 过敏反应　偶可发生恶心、轻度头痛及关节痛、皮肤瘙痒及荨麻疹。

第二节　围术期心肌缺血的防治

一、心肌缺血的原因分析

麻醉、手术、缺氧、酸中毒、过度通气或二氧化碳潴留等许多因素可影响心肌血流,引起或加重心肌缺血,归纳起来有以下几个方面。

(一) 血流动力学变化

众所周知,高血压和心动过速使心脏作功增加,心肌耗氧增多。麻醉诱导中,气管插管和手术刺激以及麻醉药物的影响(氯胺酮和硫喷妥钠等),可造成血压明显升降或心率增快,从而发生心肌缺血。Stone 报道 90 例轻中度高血压患者的麻醉,并指出术前未经治疗的患者,麻醉期间易发生心肌缺血。气管插管和手术刺激的应激反应,可引起心肌缺血,HR 平均为 119 次/min,SBP 高达 190 mmHg,而没有缺血的患者 HR 为 92 次/min,SBP 为 170 mmHg。Slogoff 报道 102 例冠状动脉旁路术麻醉,指出心肌缺血与心动过速密切相关,其中 HR<90 次/min,心肌缺血发生率 26%;而 HR90～109 次/min,发生率 49%,HR>110 次/min,发生率达 48%,低血压和心动过缓可致冠状动脉灌注压降低,也能发生心肌供血不足。

(二) 麻醉药的影响

麻醉药对冠状循环的影响,在动物实验中已基本阐明,但临床各类麻醉药对冠心病围术期心肌缺血的发生率究竟有多少影响?至今尚有争论。一些学者报道麻醉药可增加冠状血管储备,并增加心肌缺血耐受性;而另一些学者报道麻醉可改变冠状血流自动调节机制及引起冠状脉血和心肌缺血。在 11 位学者研究中有 10 位认为麻醉药选择不会或极少影响患者的最后结局。其中争论的焦点集中在异氟烷,动物实验已证明异氟烷可直接扩张冠状动脉,而发生冠脉窃血。在人体是否能引起心肌窃血?对患者的结局有何影响?则尚未完全阐明。Merine 等认为冠状窃血与冠状动脉的解剖异常有关:① 一支或几支冠状动脉已完全闭塞。② 缺血区由侧支循环供血。③ 血流显著减少。当吸入异氟烷后,小冠状动脉扩张,但由于血流与压力有关,主动脉血压不变,则侧支血流反可减少,窃血不是必然会发生的。Merine 的研究结论是:① 冠心患者用异氟烷可能会引起心肌缺血,但低血压和心动过速起主要作用。② 异氟烷同其他吸入全麻药相比,缺血发生率无明显差别。③ 用于高血压患者有一定优点。④ 谨慎使用,避免低血压和心动过速。Slogoff 报道 1 012 例和 Tuman 报道 1 094 例冠状动脉旁路手术,安氟烷、氟烷和异氟烷的心肌缺血发生率分别为 46%、62%及 50%,术后心肌梗死的发生率两组患者相同(4.1%),死亡率分别为 1.7%和 3.1%。这有力地说明麻醉药的选择并非主要原因,心肌缺血或梗死是由多种因素决定,包括术前病情、血流动力学异常,缺血的治疗方法和速度及麻醉与手术操作的影响。最后 Agnew 等综述 10 多年来的研究已经证明,吸入麻醉药较静脉麻醉药有更好的心肌保护作用,异氟烷是其中较好的一种,能维持冠脉灌注压,与七氟烷和地氟烷一样,不引起冠脉窃血,适用于冠心病患者麻醉。

(三) 肌松药的作用

潘库溴铵由于其交感神经的兴奋作用,可致心动过速,冠心病患者麻醉中可发生心肌缺血,潘库溴铵与芬太尼合用时缺血的发生率为 13%~26%。也曾有报道高达 25%~50%。O'connor 等用潘库溴铵施行冠状动脉旁路术 100 例,在心率>90 次/min 时,立即用普萘洛尔治疗,缺血的发生率降低,潘库溴铵组为 9%,维库溴铵组为 7%,术后仅 4 例发生心肌梗死。作者的结论是在心率增快和血压变化时必须及时治疗,控制心率<90 次/min,可减少缺血的发生,心动过速者不用潘库溴铵。

(四) 麻醉和手术操作

气管插管、开始手术、锯开胸骨、探腹及其他较强的手术刺激时,心肌缺血的发生率较高,Clements 指出围术期心肌缺血与心动过速和血压升高有关,T 波改变与应激反应有关,麻醉、手术、疼痛和内脏牵拉等还可以引起冠状动脉痉挛,产生一过性或反复发作的心肌缺血。Dodds 等研究发现,术中大部分的心肌缺血发生于全身麻醉的快速诱导期,诱导时的低血压状态及气管插管的刺激均是诱发心肌缺血的重要因素。Yeager 等发现硬膜外麻醉复合全麻组患者没有心肌梗死的发生,而在单独行全身麻醉的患者组发生了 3 例心肌梗死。Wang 等报道,行经尿道前列腺切除术(TURP)患者心肌缺血发生率为 18%,切除前列腺组织越多,出血越多,围术期心肌缺血危险性越大。

(五) 术后影响因素

引起术后心肌缺血的因素主要是心动过速、贫血、体温过低、寒战、吸痰和镇痛不佳等,这些因素都是可以控制的。对于行非心脏手术的患者,围术期的心肌梗死可能与术后心率过快、疼痛阈值降低有关,但心绞痛的发生与此无关。其他如术后高凝状态和低氧血症也可能是发病因素。心动过速使舒张期缩短,冠脉充盈时间下降,血流减少。研究表明,麻醉后监护室(PACU)中出现高血压和心动过速可增加心肌梗死的发作频率和持续时间、术后死亡率和转送 ICU 的例数。术后出现高凝状态的原因有血小板数目增加、功能增强,纤维蛋白分解减弱,自然抗凝物包括(蛋白 C 和 AT-Ⅲ)减少,凝原(包括纤维蛋白原、Ⅷ因子凝集物和 VMF)等增加有关。术后肾上腺素活性增加,可引起冠脉收缩,血小板凝集,诱发冠心病患者发生心肌缺血。这些变化均可促进术后冠脉血栓形成。心率变异性(HRV)是一种反映心脏自主神经功能平衡的方法。Dworschak 等应用此方法研究认为,冠心病患者术后无痛性心肌缺血可能与迷走神经活动减弱有关,但是否与副交感神经紊乱有关尚有待于进一步研究。

二、心肌缺血的连续监测

围术期心肌缺血监测主要用于发现心血管系统并发症,如心肌梗死和肺水肿等,尽管各种监测手段中有些可能相对较好,但在围术期的不同阶段并不主张单一的监测手段,而是同时应用多种方法监测,尽最大可能及时发现心肌缺血的出现。理想的心肌缺血监测应从术前评估直至术后出院。围术期不同阶段监测目的不同,主要在于明确诊断和判断预后。应该选择最合适的监测手段,预防各种并发症的发生。

(一)术前

要明确是否有心肌缺血史,决定围术期是否需要进一步治疗,制定围术期管理方案以减少心肌缺血引起的不良后果。同时了解心室功能及发生缺血的可能性,决定术前是否需行干预治疗如药物、血管再通术或冠脉搭桥术等,术后是否须特殊处理(如送入 ICU,镇痛治疗等)。若术前病史中有下列情况:左室肥大、高血压史、糖尿病史、明确的冠心病史和洋地黄类药物服用史等,术后心肌缺血发生率由 22% 上升至 77%。术前诊断中静息 12 导联心电图意义不大,因为冠心病患者中约 50% 表现为阴性,另有 25% 由于存在传导障碍,可掩盖心肌缺血的表现。如需进一步检测,建议用运动试验,以明确心室功能,可能发生缺血的心肌情况,以及术前是否须药物或手术治疗。

(二)术中

麻醉和手术期间应积极监测心肌缺血发生,主要目的是预防由此而引起的严重后果,如肺水肿、血流动力学不稳定、心律失常和心肌梗死。对于非心脏手术患者,与术前和术后相比,术中发生心肌缺血的可能性最小。在手术室常用的心肌缺血监测手段包括 ECG、PCWP、TEE,其中主要是 ECG,但首要条件是使用恰当。正确的使用包括几方面因素,首先应选择有诊断价值的滤波状态下的 ST 段监测;其次,不同的导联及导联数检测率不同,London 认为 Ⅱ/V5/V4 优于 Ⅱ/V5,Landesberg 认为 V3,V4,V5 检测率最高。第三个因素是要求记录监测的 ECG 变化,以供进一步分析,研究提示即使是有经验的医师也只有 15%~40% 可以诊断出监护仪上显示的心肌缺血。PCWP 升高和出现特征性波形(V 波)可作为监测手段之一。

食管超声心动图(TEE)也是一种监测心肌缺血的敏感方法。心肌缺血使局部室壁运动异常,收缩期室壁厚度和心室直径减少,TEE由此通过图像可检测三支冠脉灌注区心肌缺血的发生。冠脉搭桥术患者转流后出现室壁运动异常可提示预后不佳,而心电图改变及转流前出现室壁运动异常与围术期心脏病发病率无关。由于插管前的资料缺失以及图像平面无法反映心肌其他部分的变化等原因,TEE 在术中的应用受到一定的限制。以前认为合用 TEE 和 ECG 的价值不大(主要是在非心脏手术患者),近来有研究者报道,CABG 患者中 TEE 心肌梗死检测率约为 ECG 的 2 倍,TEE 和 ECG 均证实存在心肌缺血的患者心肌梗死发生的相对危险度是最高的。

用量化的方法,目前常用收缩压与心率的乘积(RPP)表示心肌氧耗(MVO_2)和缺血程度,但这种方法对麻醉患者的评估存在一定局限性。因为围术期发生心肌缺血而无血流动力学参数异常者最常见的变化为氧供减少,而不是氧需增加,故氧需增加的术中检测指标如 RPP 意义不大。

(三) 术后

术后早期的主要任务是预防缺血后并发症的发生和按要求进行随访。在整个围术期中,术后心肌缺血的发生率最高,临床意义和预后价值最大。有研究显示,术前缺血性 ST 段改变约占 20%,而术后升至 41%。术后心肌缺血是发生各种心血管病变的重要标志,如果术后发生心肌缺血,心血管系统并发症将增加 9 倍。Landeberg 认为,如果缺血时间超过 2 h,则将增至 32 倍。术后短暂的是频繁的缺血发作将引起继发性心肌梗死,有两组研究认为术后连续 30~120 min 的缺血也可致术后心肌梗死。传统的术后心肌缺血监测往往小于 72 h,但有数据显示该监护时间应延长至术后 7 d。

手术患者术后心肌缺血危险性增加,行心血管手术的患者发生的可能性更大,尤其在手术当天或术后第一天。术后心肌缺血的特征之一是"无痛",这就使连续的心电监测非常必要。Charlson 认为手术当日和术后两天 12 导联心电图是监测心肌缺血的最好方法。然而,行心血管手术的患者中约 1/4 伴有心电图异常(LBBB,起搏心律,地高辛作用,左室肥厚伴劳损),这些均干扰心肌缺血的监测。PCWP 和 TEE 由于费用较大又是创伤性监测,术后应用价值不大。术后对心肌缺血的持续监测是排除心肌梗死的最简便易行的方法,传统的方法还有测定同工酶(CPK),但在广泛骨骼肌损伤者会出现假阳性。肌钙蛋白 CTn I 对围术期心肌梗死诊断较 CPK 敏感,心肌梗死患者该指标明显升高,而正常人、马拉松长跑者、肌肉病变者或行非心脏手术者体内均测得 CTn I。所以,CTn I 较常用的血清酶更有特异性,且很敏感,心肌梗死早期(心肌缺血后 4 h)即可被检测。

三、防治

(一) 术前评估

鉴于心肌缺血是围术期严重的心脏危险事件,应从多方面加以重视。做好术前的充分准备是预防围术期心肌缺血的重要环节：① 详细询问病史，尤其是曾患过心血管疾病的老年患者。应作较全面的心血管检查，尽力争取行心脏与冠状动脉功能检查；同时应密切注意患者的体能情况包括患者日常身体活动、体育锻炼、劳动强度、生活自理能力及对应激反应的适应性和耐受性，即生理适应性。② 术前应该纠正严重贫血、电解质失衡，控制血压、心率及心绞痛发作，若术前曾有心肌梗死的患者，应注意把握手术时机。有资料表明，心肌梗死后1个月内手术，再次心肌梗死的发生率高达50%；3个月内手术，为37%；3～6个月内手术，为16%；6个月以后手术，为4%～5%。③ 术前用受体阻断药等改善心肌缺血的治疗者，原则上应用至手术当日早晨。

Holter动态心电图监测有助于发现无症状性心肌缺血和心律失常。陈旧性心肌梗死者出现无症状性心肌缺血，则提示有再梗死的危险。

心肌梗死患者具有下列危险因素中3个或3个以上者，围术期易发生心血管意外：① 有心绞痛；② >70岁；③ 患有糖尿病；④ 心电图上有Q波；⑤ 有需要治疗的室性早搏。

（二）术前用药

1. 安定类药

手术前晚可给予口服适量的安定类药。手术日晨可给予口服地西泮或肌肉注射咪达唑仑或异丙嗪，以发挥镇静、消除焦虑作用。

2. 镇痛药

肌肉注射吗啡或哌替啶，但是剂量不宜过大。

3. 颠茄类药物

除因术前用普萘洛尔等药而致心动过缓者外，一般不宜用阿托品，可改用东莨菪碱，以防止心动过速而增加心肌耗氧量。

4. β肾上腺受体阻滞剂

冠心病患者常用普萘洛尔等β肾上腺受体阻滞剂，以降低心肌耗氧量。

5. 硝酸酯类药

对于常有心绞痛发作者，可于手术日晨给予硝酸甘油贴剂，或于麻醉前舌下含服硝苯地平，必要时可预先静脉滴注硝酸甘油。

（三）术中麻醉处理原则

1. 加强监测

为了及时了解心血管功能变化，发现心律失常、心肌缺血等情况，手术中应做好监测。监测项目包括心率、血压、心电图、脉搏氧饱和度、中心静脉压、尿量。必要时还应监测动脉血气、肺毛细血管楔压(PCWP)等。除上述监测项目外，一项重要的监测是了解心肌供氧与需氧之间是否平衡。最简便的方法是监测心率收缩压乘积(RPP)，如果将RPP乘PCWP，则得到三联指数(TI)，该指标较RPP反映心肌耗氧量更准确。如果条件允许，重大手术时可行经食管超声心动图(TEE)监测,对心肌缺血较心电图更敏感。

2. 诱导力求平稳

心脏病在麻醉诱导期最易发生问题。应尽量避免激动、屏气、呛咳、血压剧烈波动等情况。

3. 保证满意的通气

通气不足所致的缺氧和二氧化碳蓄积对心脏病患者的危害作用是显而易见的。

4. 维护心血管功能相对稳定

维持心率、心律和每搏量相对稳定。每搏量取决于前负荷、后负荷和心肌收缩力,应尽量减少对这三个因素的干扰。

5. 维持接近正常的血容量

手术中应根据出血量、尿量、中心静脉压和PCWP随时调整输血、输液速度。在因急性大失血而需快速大量输血时,要考虑心肌耐受力。必要时,应先用多巴酚丁胺等药物增加心肌收缩力,再予以补足血容量。

(四) 麻醉药物与麻醉方法的选择

1. 麻醉药物

许多麻醉药可通过直接抑制心肌或外周血管作用,加重心肌缺血。最常用的苯二氮䓬类可因外周血管扩张作用而导致显著低血压。阿曲库铵偶可引起单位时间内剂量相关性的组胺释放,导致低血压与心动过速。所以阿曲库铵应缓慢给药,并仔细观察患者的心率与血压反应。潘库溴铵尽管较少释放组胺,但亦能引起明显心动过速,从而可能诱发冠状动脉疾病患者心肌缺血。维库溴铵、顺阿曲库铵等对心血管的影响较小,可以优先选用。

2. 麻醉方法

多年来对区域麻醉与全身麻醉用于高危患者的优点争议很大。近来术后硬膜外镇痛的临床研究与不断探讨加剧了这些争议。一般来说,对于手术范围小、精神不易紧张的患者,可以采用局部麻醉、神经丛阻滞或椎管内麻醉,而对于手术广泛、创伤性大和精神易紧张的患者,则采用全身麻醉更为安全。必须指出,麻醉实施的技术与经验比麻醉选择更为重要。许多临床比较研究表明,麻醉方法对冠心病患者手术的预后并无明显影响,关键在于麻醉管理。

(1) 全麻 一般是选用效能较弱的静脉麻醉药(如咪达唑仑)使患者意识消失,强效麻醉性镇痛药(如芬太尼)产生镇痛,肌松药产生肌肉松弛,必要时辅以强效吸入麻醉药(安氟烷或异氟烷)。全麻时麻醉深度应根据手术进程适时调整。麻醉一般不应过深,以免抑制心肌;但是刺激强烈的手术操作前,应追加芬太尼或增大吸入麻醉药浓度,以抑制疼痛反应。对于不能耐受麻醉加深的患者,应在手术区局部辅以神经阻滞。

全麻也有其自身的缺点,如气管插管和麻醉苏醒时交感神经的刺激反应剧烈,势必会导致心率、心肌收缩力和左室后负荷很大幅度地增加。

(2) 区域麻醉　只要能防止患者心动过速与低血压或高血压,即可应用区域麻醉。持续区域麻醉技术-硬膜外腔阻滞或蛛网膜下腔麻醉,可使麻醉平面逐渐上升(同时伴有交感神经阻滞诱发的血压变化),适用于四肢手术;而腹腔或胸腔大手术联合应用硬膜外麻醉与全身浅麻醉可以最大地发挥两种麻醉的优点。区域麻醉时少量药物,尤其是脊麻即可产生长时间、可预测的、效果完善的手术麻醉与肌松作用,可明显减轻或完全阻滞患者的应激反应。血管手术期间血管扩张作用可有利于手术吻合及移植物血流,并且可减少深静脉血栓形成。为避免心动过速,建议不宜使用含肾上腺素的局麻药试验剂量。

然而,效果欠佳的区域麻醉可引起患者显著不适,其所诱发的应激反应程度大大超过完善的全麻,危重患者可能因高血压与心动过速而出现或加重心肌缺血。如果鞘内或硬膜外应用过量麻醉药,或不迅速给予适当的支持方法,高位交感神经阻滞引起的低血压与心动过缓可危及患者生命。

近年更倾向于老年患者选用区域阻滞麻醉或辅以全麻,其主要优点:① 它能更大程度地削弱术中的应激反应,尤其胸部硬膜外阻滞可有效抑制交感神经兴奋性,被认为是控制不稳定性心绞痛可取的重要方法;② 改善心肌氧合,减少肌钙蛋白的释放;③ 利于术后镇痛,不仅可明显减少疼痛相关性心血管并发症,还可显著降低心肌缺血的发生率;④ 术后肺部感染、肺不张、低氧血症等并发症明显少于全麻。挥发性麻醉药单独使用时即可部分或全部消除有害应激反应,辅助小剂量阿片类药效果尤佳。吗啡和其他δ阿片受体激动药在体内也能发挥心脏保护作用。

(五) 术后处理

发生围术期心肌梗死的危险高峰并不是在麻醉期间,而是发生在术后1周内,尤其在术后3日内发生最多,约占总发生数的87%,其中以第2日为高峰。手术后心肌梗死的症状常不明显,据报道约21%～37%为无痛型。常见的临床表现为严重低血压。

对手术后心肌梗死应注重预防,一方面要防止心肌供氧不足,另一方面要防止心肌耗氧增加。为此,应特别注意以下一些问题:① 防止低血容量和其他原因所致的低血压,一旦发生,应针对原因及时予以纠正;② 防止高血压和心动过速,对单纯高血压,可给予舌下含服硝苯地平,静脉滴硝酸甘油或其他降压药;对伴高血压的心动过速,可静脉注射艾司洛尔或拉贝洛尔,使心率降至100次/min以下;③ 纠正水、电解质与酸碱紊乱,尤其是脱水和低钾血症;④ 充分给氧,预防肺部并发症;⑤ 避免高热和寒战而使耗氧量增加;⑥ 消除疼痛;⑦ 维持适当水平的血细胞比容。

对冠心病患者,特别是伴有高血压或既往有心肌梗死者,以及手术中曾发生血压急剧波动者,术后应持续监测心电图,每日做一次全导联心电图,并与术前心电图比较。术后突然出现低血压、呼吸困难、发绀、心动过速、心律失常或充血性心力衰竭征象时,均应考虑到急性心肌梗死的可能，应立即进行心电图和有关血清酶学检查，以便及早作出诊断，给予及时的处理。

（六）药物治疗

一旦发生心肌缺血，除了排除其诱发原因，纠正缺氧、心律失常、水电解质失衡及血液动力学紊乱以外，可选用一些抗心肌缺血、心肌保护药物进行治疗。

1. β肾上腺受体阻滞剂

适用于治疗心绞痛，减慢心率，降低心肌耗氧，增加冠状血管血流，但剂量大及注射快可抑制心肌收缩，并发生低血压，而且作用时间长者有一定的不良反应。Raby等证实艾司洛尔因有效地减慢心率，能显著降低术后心肌缺血的发生。心率减慢使舒张期延长，可延长冠脉灌注的时间，增加心内膜下血流；同时，因减少心肌做功还可使心肌氧耗减少，进而使正常部位的冠脉张力增加，逆转冠脉窃流。Wallace等报道，冠心病高危患者围术期注射阿替洛尔1周可明显减低术后心肌梗死的发生，并使术后2年病死率下降。

2. 硝酸酯类药

是治疗心肌缺血的主要药物。如硝酸甘油因降低左室前负荷和左室舒张末压降低心肌氧耗，同时因扩张心外膜下大的冠状动脉和并行血管，有利于冠脉血流从心外膜流向心内膜，改善心肌缺血。此外，硝酸甘油是NO的供体，而后者可能具有直接的心血管保护作用。预防性应用硝酸甘油能否降低冠心病患者术中心肌缺血的发生率仍有争论。

3. 钙通道阻滞剂

可减慢心率，扩张冠状血管和周围血管，具有防治心肌缺血的作用。由于对循环有抑制作用，使用时需谨慎，不然可产生明显不良反应。

4. α_2-肾上腺素能受体激动药

能降低中枢交感神经系统活性，可有效预防术中、术后发生的心动过速、高血压反应。在预防心肌缺血方面，α_2肾上腺受体激动药可能要好于β肾上腺受体阻滞剂。因为前者既可降低外周α_2肾上腺受体介导的、也可降低β肾上腺受体介导的交感神经兴奋所产生的不良反应。已有资料证实，米伐西醇可降低围术期心动过速和心肌缺血的发生率。然而，这些药物降低心率的程度不仅难以预测，还有降低冠脉灌注压的可能，应慎用。

5. 其他药物

常规用复方丹参，有活血化淤和扩张冠状动脉的作用。GIK溶液对心肌有较好的保护作用，经动物实验证实，GIK能增强心脏功能。

（范晓华 邓小明）

参 考 文 献

1 Slogoffs, Keats AS, David Y, et al. Incidence of perioperative myocardial ischemia detected by different

electrocardiographic systems. Anesthesiology, 1990, 73(6):1074—1081.
2. Slogoff S, Keats AS. Randomized trial of primary anesthetic agents on outcome of coronary artery bypass operations. Anethesiology, 1989, 70(2):179—188.
3. Tuman KJ, Roberet P, McCarthy J, et al. Effect of pulmonary artery catheterization on outcome in patients undergoing coronary artery surgery. Anethesiology, 1989, 70(2):199—206.
4. O'Connor JP, Ramsay JG, Wynands JE et al. The incidence of myocardial ischemia during anesthesia for coronary artery bypass surgery in patients receiving pancuronium or vecuronium. Anesthesiology, 1989, 70(2):230—236.
5. Landesberg G, Mosseri M, Wolf Y, et al. Perioperative myocardial ischemia and infarction: identification by continuous 12-lead electrocardiogram with online ST-segment monitoring. Anesthesiology, 2002, 96(2):264—270.
6. Munzer T, Stimming G, Brucker B, et al. Perioperative myocardial infarction and cardiac complications after noncardiac surgery in patients with prior myocardial infarction. I. Clinical data and diagnosis, incidence. Anaesthesist, 1996, 45(3):213—220.
7. Mangano DT, Layug EL, Wallace A, et al. Effect of atenolol on mortality and cardiovascular morbidity after noncardiac surgery. N Engl J Med, 1996, 335(23):1713—1720.
8. Warltier DC, Pagel PS, Kersten JR. Approaches to the prevention of perioperative myocardial ischemia. Anesthesiology, 2000, 92(1):253—259.
9. Kersten JR, Gross GJ, Pagel PS, et al. Activation of adenosine triphosphate-regulated potassium channels: mediation of cellular and organ protection. Anesthesiology, 1998, 88(2):495—513.
10. Raby KE, Brull SJ, Timimi F, et al. The effect of heart rate control on myocardial ischemia among high-risk patients after vascular surgery. Anesth-Analg, 1999, 88(3):477—482.
11. Wallace A, Layug B, Tateo I. Prophylactic atenolol reduces postoperative myocardial ischemia. Anesthesiology, 1998, 88(1):7—17.
12. McSPI-Europe Research Group. Perioperative sympatholysis: beneficial effects of the alpha 2-adrenoceptor agonist mivazerol on hemodynamic stability and myocardial ischemia. Anesthesiology, 1997, 86(2):346—363.
13. 田文华,邢坤,吴宪红等. 两种方法静脉注射异舒吉对冠心病心力衰竭疗效对比分析. 国外医学(心血管疾病分册),2003(2):107—108.
14. 杭燕南,庄心良,蒋豪主编. 当代麻醉学. 上海:上海科学技术出版社,2002,1048—1055.
15. Zaugg M, Lucchinetti E, Cardiac (pre) conditioning: Concept mechanism perspective. IARS Review Course Lectures 2007, 101—106.
16. Agnew NS, Pennefather SH, Russell GN, Isoflurane and coronary heat disease. Anaesthesia, 2007, 57:338—347.

第15章 围术期心力衰竭的药物治疗

心力衰竭(HF,简称心衰)是一种复杂的临床综合征。5年存活率与恶性肿瘤相仿。据我国50家医院住院病例调查,心力衰竭住院率只占同期心血管病的20%,但死亡率却占40%,提示预后较差。

近年来治疗心力衰竭的概念发生了根本性转变,治疗目标不仅是改善症状,而且重视预防无症状的心功能不全进一步恶化,早期预防及改善心脏重构、平衡神经内分泌和体液因子的活性,防治体液潴留和肾功能不全,控制病情的进展,最终降低死亡率。"强心,利尿,扩血管"一直被认为是心力衰竭的经典治疗,现今在这基础上已有新的治疗策略。包括以神经内分泌拮抗剂为主的三大类或四大类药物的联合应用,即"利尿剂、血管紧张素转换酶抑制剂(ACEI)、血管紧张素Ⅱ受体拮抗剂(ARB)及β受体阻滞剂的联合应用。必要时再加地高辛"。

心力衰竭患者新的治疗策略应为:① 首先评估左室功能,如LVEF<0%,心功能在NYHAⅡ~Ⅲ级,无液体潴留症状和体征者应用ACEI和(或)ARB,后用β-阻滞剂或再加ARB;心功能在NYHAⅢ~Ⅳ级,加用地高辛和醛固酮拮抗剂。② 对LVEF>40%的患者,无液体潴留症状给予ARB,有液体潴留症状另加处理。

心力衰竭是一种老年疾病,文献报道80岁以上老年人发病率高达10%。此类患者麻醉方法选择和麻醉药使用虽然较为困难,但围术期处理和心血管药物的应用难度更高,而且十分关键。围术期常见急性心力衰竭,因此,麻醉和SICU医师必须了解和掌握围术期心力衰竭治疗的新策略。

第一节 心力衰竭的定义和分类

心脏疾病导致心肌收缩力下降,心排血量不能满足机体代谢的需要发生心力衰竭,可分为收缩性心力衰竭;同时出现肺循环或体循环淤血的表现;而舒张性心力衰竭为心肌收缩力正常,但左心室充盈压异常增高,使肺静脉回流受阻,而导致肺循环淤血。经检查提示心脏收缩或舒张功能不正常,但尚无临床症状的称心功能不全。而伴有临床症状的心功能不全则称之为心力衰竭。

一、分类

（一）根据心力衰竭的发病部位分

1. 左心衰竭

常见于高血压、冠心病、心肌病、二尖瓣关闭不全等。主要是由于左心室受损或负荷过度导致每搏功减弱,心排血量降低,造成肺循环淤血甚至肺水肿。

2. 右心衰竭

常见于肺动脉高压、肺心病、二尖瓣狭窄、慢性阻塞性肺疾患等,并常继发于左心衰竭。主要是右心室搏出功能障碍,心排血量降低,导致体循环淤血和静脉压升高,颈静脉怒张,并常伴有下肢水肿甚至全身性水肿。

3. 全心衰竭

风湿性心脏病、重度贫血等疾病发生时,常同时累及左右心而引起全心衰竭。但全心衰竭也可继发于左或右心衰竭。如左心衰竭时,肺静脉压增高,右心后负荷因肺动脉压的继发性增高而加重,故发生右心衰竭；右心衰竭时,肺循环的血流量减少,以致左心不能充盈、冠脉血流减少、左心受损,发生左心衰竭。

（二）根据心力衰竭的发生速度分

1. 急性心力衰竭

常见于急性大面积心肌梗死、严重心肌炎等。特点为发病急,发展迅速,机体代偿来不及动员,因心排血量短时间内急剧减少,故动脉血压进行性降低（收缩压 <90 mmHg,平均压下降>30 mmHg）,尿量减少（0.5 mL/(kg·h)）及心率增快。常可导致心源性休克。

2. 慢性心力衰竭

常见于高血压病、心脏瓣膜病、肺动脉高压等。特点为发病缓慢,病程较长,临床常见。临床常表现为充血性心力衰竭。

（三）根据心排血量的高低分

1. 低心排血量心力衰竭

常见于冠心病、高血压病、心肌病、心脏瓣膜病等。也见于体外循环心内手术后。此种患者的心排血量绝对减少,在基础状态下明显低于正常水平。

2. 高心排血量心力衰竭

继发于代谢增高或心脏后负荷降低的疾病,如甲状腺功能亢进、严重贫血、维生素 B_1 缺乏和动静脉瘘等。高心排血量性心力衰竭虽然其心排血量可稍高于正常水平,但心脏长期处于高排血量状态,心脏作功增强,心肌能量供应相对不足,导致心泵功能降低,心排血量下降。组织需氧量增高,因此心排血量也相对不足。

（四）收缩性或舒张性心力衰竭

因心脏收缩功能障碍致收缩期排空能力减弱而引起的心力衰竭称为收缩性心力衰竭。临床特点是心腔扩大、收缩末期容积增大和射血分数降低。绝大多数心力衰竭有收缩功能障碍。充血性心力衰竭时舒张功能异常的重要性,近年来日益受到重视。它可与收缩功能障碍同时出现,亦可单独存在。舒张性心力衰竭是由于舒张期心室主动松弛的能力受损和心室的顺应性降低以致心室在舒张期的充盈受损,心室压力—容量曲线向左上方移位,因而每搏量降低,左室舒张末压增高而发生心力衰竭,而代表收缩功能的射血分数正常。舒张性心力衰竭的发生机制有:① 左室松弛能力受损。特别在心肌缺血时,心肌肌浆网摄取 Ca^{2+} 的能力减弱,心肌细胞内游离 Ca^{2+} 的水平降低缓慢,致主动松弛能力减弱;② 心肌肥厚和心肌僵硬度增加(伴有心肌纤维化),舒张期心肌扩张能力减弱(顺应性降低)。单纯舒张性心力衰竭常见于有显著心肌肥厚、心腔大小正常并心率增快者,如高血压心脏病的向心性肥厚期;主动脉瓣狭窄;肥厚型心肌病和缺血性心肌病等。

第二节 心力衰竭的主要病因和诱因

（一）心力衰竭的病因

1. 原发性心肌舒缩功能障碍

（1）原发性弥漫性心肌病变 病毒性心肌炎、心肌病、心肌梗死等,由于心肌结构的完整性遭到破坏,损害了心肌收缩的物质基础,故心肌的收缩性减弱。是否出现心力衰竭,关键取决于心肌病变的程度、速度和范围。若病变轻、范围小或发展缓慢时,通过机体的代偿,患者可长期处于心功能不全的代偿阶段;而病变重、范围广、发展迅速,可导致急性心力衰竭。克山病是流行于我国东北及西南地区的一种心肌病,表现为急性或慢性心力衰竭。尸解可见心肌有弥漫性病变和坏死。目前认为,克山病的发生与该地区土壤缺乏微量元素硒有关。

（2）能量代谢障碍 要保持正常的心泵功能,必须有充足的ATP供应。ATP主要依赖于底物的有氧氧化。当冠状动脉粥样硬化、重度贫血以及心肌肥大时,心肌因长期供血绝对减少或相对不足而缺氧,心肌能量生成障碍,从而导致心肌收缩性逐渐减弱,以致最后引起心力衰竭。维生素 B_1 是丙酮酸脱羧酶的辅酶,当体内含量不足时,ATP生成减少。如果同时伴有能量利用障碍,则更易发生心力衰竭。

2. 心脏负荷过度

（1）压力负荷过度 压力负荷(pressure load)又称后负荷(afterload),指收缩期心室壁产生的张力,即心脏收缩时所承受的后阻力负荷。左心压力负荷过度时,主动脉压一般增高,临床见于高血压、主动脉缩窄、主动脉瓣狭窄等;右心压力负荷过度时,肺动脉压往往升高,临床见于肺动脉高压、肺动脉狭窄等。压力负荷过度的心脏,往往要经历代偿肥大阶段,最后转向心力衰竭。

(2) 容量负荷过度　容量负荷(volume load)又称前负荷(preload),指心脏收缩前所承受的负荷,相当于心腔舒张末期容积。一般以心室舒张末压力的大小衡量心室容量负荷的高低。容量负荷的大小,决定心肌纤维收缩的初长度。容量负荷过度,临床可见于二尖瓣或主动脉瓣关闭不全时引起的左心室容量负荷过度;三尖瓣或肺动脉瓣关闭不全时引起的右心室容量负荷过度。心脏对容量负荷过度较对压力负荷过度的适应代偿能力大,故发生心力衰竭的时间较晚。围术期患者失血及输血、输液,使容量改变较大,也易发生容量不足及负荷过多而引发心力衰竭。

(二) 诱因

临床统计表明,约有90%的心力衰竭病例伴有诱因。诱因的作用环节是增加耗氧和/或减少供氧,或者降低心排血量或抑制心肌收缩力。

1. 感染

感染可通过多种途径加重心脏负荷,易诱发心力衰竭。主要机制为:① 发热时,交感神经系统兴奋,代谢增加,加重心脏负荷;② 交感神经兴奋,心率加快,既加剧心肌耗氧,又通过缩短舒张期降低冠脉血液灌流量而减少心肌供血供氧;③ 内毒素直接损伤心肌细胞;④ 若发生肺部感染,则进一步减少心肌供氧。

2. 妊娠与分娩

孕妇在妊娠期血容量可增加20%以上,加之此时心率加快、心排血量增多,致使心脏负荷加重;分娩时,精神紧张等因素兴奋交感-肾上腺髓质系统,除增加静脉回流血量、增加心脏前负荷,尚可通过收缩外周阻力血管、增加心脏的后负荷,加之心率加快导致耗氧增多及冠脉血流不足,从而引发心力衰竭。

3. 心律失常

心房纤颤、室性心动过速、室性纤颤等快速型心律失常也是心力衰竭的常见诱因。其诱发心力衰竭的机制主要为:① 房室协调性紊乱,导致心室充盈不足,射血功能障碍;② 舒张期缩短,冠脉血流不足,心肌缺血缺氧;③ 心率加快,耗氧量增加,加剧缺氧。心律失常既可以是心力衰竭的基本病因,也可使心功能不全患者从代偿期转向失代偿,发生心力衰竭。

4. 酸中毒和高钾血症

酸中毒和高钾血症诱发心力衰竭的机制见发病机制的有关内容。心力衰竭的主要病因和诱因见表15-1。

表 15-1 心力衰竭的主要病因和诱因

病　　因	原发性心肌舒缩功能障碍	心脏负荷过度
基本病因	1. 缺血性心肌病 2. 心肌炎和心肌病 3. 心肌代谢障碍性疾病(常见糖尿病心肌病)	1. 压力负荷过重(高血压、主动脉瓣狭窄、肺动脉瓣狭窄、肺动脉高压等) 2. 容量负荷过重(主动脉瓣、二尖瓣关闭不全、动脉导管未闭、房缺等)
诱　　因	感染、心律失常、血容量增加、过度体力劳累或情绪激动、治疗不当、原发性心肌病变加重或并发其他疾病	

5. 手术创伤与麻醉

围术期合并上述诱因,更易引发急性心力衰竭。

第三节　心力衰竭的发病机制和病理生理变化

一、心功能代偿期

心脏有很大的储备力,当患病的心脏负荷增加,心排血量减少时,心脏可通过以下途径进行代偿,使心排血量增加甚至接近正常,此为心功能的代偿期。起代偿作用的途径有:

(一) 交感神经兴奋

心功能不全开始时,心排血量减少,血压下降刺激了主动脉体和颈动脉窦内压力感受器,同时心室舒张末压和血容量的增加刺激心房、大静脉内压力感受器,两者均可反射性地引起交感神经兴奋,使心肌收缩力加强,心率加快,心排血量增加。

(二) 心室舒张末容量增加

由于交感神经兴奋,通过儿茶酚胺释放增多,全身各组织器官内的血管,包括阻力血管和容量血管有不同程度的收缩,使血容量重新分布,以保证心、脑等重要器官的供应。容量血管收缩使血容量减少,静脉压升高,故回心血量有所增加。此外,肾素-血管紧张素-醛固酮系统的活性增加,加强肾脏对钠及水分的重吸收,使细胞外液及血容量增加,回心血量更为增多。

(三) 心肌肥厚

持久的容量负荷或压力负荷加重时,可使心肌肥厚,心肌收缩的功能单位-肌节数目增多,因而心肌收缩力加强。

二、心功能失代偿期

当心脏病变不断加重,心功能减退超过其代偿功能时,则出现心功能失代偿,其主要的病理生理变化有：

(一) 心率加快，心排血量降低

心功能不全早期，心率代偿性加快，虽有助于增加心排血量使其达到或接近正常水平，然而，心率加快也增加心肌耗氧量，且冠状动脉供血和心室充盈时间缩短，而使每搏量下降心排血量反而降低。

(二) 水、钠潴留，心排血量降低

血液的重新分配，肾血流量减少，使肾小球滤过率降低或肾素分泌增加，进而作用于肝脏产生的血管紧张素原，形成血管紧张素Ⅰ。血管紧张素Ⅰ经过肺及肾循环，在转化酶的作用下，形成血管紧张素Ⅱ，后者除有使全身及肾细小动脉痉挛加重肾缺血外，还促使肾上腺皮质分泌更多的醛固酮，使钠潴留增多，血浆渗透压增高，刺激下丘脑视上核附近的渗透压感受器，反射性地使垂体后叶抗利尿激素分泌增多，从而引起钠、水潴留，血容量增加，静脉及毛细血管充血和压力增高。

(三) 心室舒张末压增高

心力衰竭时，心肌收缩力减弱，每搏量减少，心室腔内的残余血容量增加，心室舒张末压力升高，静脉回流受阻，引起静脉淤血和静脉压的增高，当毛细血管内静水压力增高超过血浆渗透压和组织压力时，毛细血管内液外渗，组织水肿。

(四) 急性心力衰竭无恰当治疗可发生恶性循环，尤其是长时间心肌缺血，心肌顿抑，甚至发展为慢性心衰而死亡。

心力衰竭的病理生理机制非常复杂，其主要机制如图15-1所示。

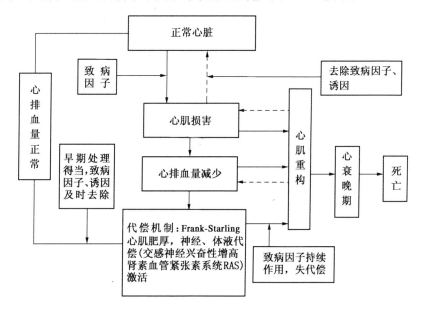

图15-1 心力衰竭发病机制

第四节 心力衰竭的临床表现

一、左心衰竭的症状和体征

失眠、急倦无力及易疲乏都可能是左心衰竭的早期表现。其实,心脏储备降低和低心排血量的特点就是休息和轻微劳动后易感疲劳。脑血流减少产生焦虑,而肾血流减少则可导致肾前性氮质血症。

（一）劳力性呼吸困难

左心衰竭患者,由于肺淤血引起肺通气/血流比率减小、肺间质水肿引起肺组织僵硬及肺顺应性降低使正常呼吸功耗增加,需要呼吸肌用力呼吸而出现呼吸困难。初期仅发生于较重的体力劳动时,休息后可消失。随着左心衰竭的加重,较轻的体力劳动即可引起呼吸困难。严重者休息时亦可出现呼吸困难。询问患者在出现呼吸困难前所能爬楼梯的级数,或常速下所能行走的距离,有助于在麻醉前了解心力衰竭的严重程度。

（二）端坐呼吸

平卧时感呼吸困难,被迫采取头高位或半卧位,严重者被迫坐起借以减轻呼吸困难,称为端坐呼吸。端坐呼吸反映衰竭的左心室不能应付平卧时静脉回流增加,坐位时,一部分血液由于重力作用移留至腹腔及下肢静脉内,回心血量减少,肺充血可减轻,因而呼吸困难减轻。另外,坐位时横膈下降,肺活量增加,使呼吸困难减轻。

（三）阵发性呼吸困难

阵发性呼吸困难是左心衰竭时呼吸困难的另一种表现形式,常在夜间睡眠时发作,并伴有咳嗽。患者于熟睡中突感窒息而醒,被迫坐起,呼吸急促。轻者坐起后不久症状即可缓解,重者发作时可伴有紫绀、冷汗,咳粉红色泡沫样痰,肺部闻及哮鸣音和湿啰音,这种情况称为心源性哮喘,应注意与支气管哮喘相鉴别。左心衰竭出现阵发性呼吸困难的可能原因是：① 平卧时回心血量增加,肺充血加重,横膈上升,肺活量减少。② 睡眠时迷走神经兴奋性增强,使冠状动脉收缩,心肌氧供减少加之小气道平滑肌痉挛、肺通气量减少等。

（四）咳嗽与咯血

主要是左心衰竭时肺淤血和支气管黏膜水肿所致。多为干咳,有时痰中带血。如合并肺部感染,则咳嗽加重、痰量增多；肺水肿时咳粉红色泡沫样痰；二尖瓣狭窄患者巨大左心房压迫支气管可引起刺激性咳嗽,有时因左肺动脉扩张压迫左侧喉返神经而出现声音嘶哑。

（五）急性肺水肿

急性肺水肿是急性左心衰竭发展的最终表现。常伴有交感神经系统活性增强的表现如心动过速和血压升高。两肺满布湿啰音伴或不伴有喘鸣。急性肺水肿时应鉴别是心源性或是非心源性所致,肺小动脉楔压常超过 30 mmHg,如肺小动脉楔压或左房压正常,表明肺水肿不是心源性的,可能为肺泡上皮和(或)肺毛细血管壁的直接损害所致。利用水肿液胶体渗透压与血浆胶体渗透压比值可资鉴别,左心衰竭时<0.6,而非心源性者接近 1.0。

(六)体格检查

左心衰竭最常见肺部体征是湿啰音,以肺底部为多。急性肺水肿时则两肺满布湿啰音及哮鸣音。心脏听诊第二心音亢进,中度以上左心衰竭或急性肺水肿时可出现异常心音:第三心音(S_3)或第四心音(S_4),产生舒张期奔马律,是左心衰竭最重要体征。心室舒张期奔马律(S_3)反映左室顺应性明显降低。房性奔马律(S_4)反映左房过度负荷,并间接反应左室舒张末压升高。另外,交感神经活性增高的表现,静息时心动过速与外周血管收缩的表现;肾血流减少的表现:氮质血症和少尿。值得注意的是,对于老年患者或已知伴有心脏病的患者,如出现术前不能解释的静息时心动过速,则高度提示存在充血性心力衰竭。

(七)胸部 X 线表现

除原有心脏病所引起的形态改变外,由于肺静脉高压,左室衰竭早期 X 线检查可显示肺上叶静脉明显扩张,血管周围水肿显示肺门增宽,边界模糊。肺间质水肿引起肺叶间隔变粗,形成叶间阴影,在两肺下野侧面可形成水平位的 Kerley B 线。急性肺水肿时,肺门充血显著,呈蝴蝶形云雾状阴影。严重充血性心力衰竭,尤其是全心力衰竭时常伴有胸腔和心包积液。明显的 X 线改变可延迟到左房压急性升高 12 h 以后才出现,而肺充血的 X 线变化可持续到心脏充盈压正常后 1~4 d。

二、右心衰竭的症状和体征

体静脉淤血是右心衰竭的主要特征,其临床表现主要包括体静脉淤血所致的脏器肿大和外周水肿。

(一)颈静脉怒张

颈静脉怒张是右心衰竭最明显的表现。当压迫充血肿大的肝脏时,颈静脉怒张可更加明显——肝-颈静脉回流征阳性。在重症患者,由于吸气时静脉回流增加,颈静脉怒张更加突现,称为 Kussmaul's 征阳性。

(二)肝脾肿大

肝脏是右心衰竭时最先受累的器官。当病情进展迅速时,可出现右上腹胀痛或触痛。中等度充血时,肝功能检查显示胆红素和氨基转移酶活性升高。严重肝肿大时出现凝血酶原时间延长。脾脏也可因充血而肿大。

(三)水肿

外周水肿是右心衰竭较早出现的体征,其特点为凹陷性和受体位影响,是静脉淤血和水、钠潴留的结果。水肿多从低垂部位开始,立位或坐位时下肢(踝部、胫前)较明显.卧位时则以骶部为显著。严重者呈全身水肿并伴有胸水和腹水。

(四)胸水和腹水

是右心衰竭较晚期的表现,多见于充血性心力衰竭合并缩窄性心包炎或三尖瓣狭窄的患者。胸水的发生除静脉压升高外也与胸膜毛细血管通透性增加有关,胸水可为双侧性,但以右侧多见。腹水是由于体循环静脉压升高或伴有淤血性肝硬变所致,也与毛细血管通透性增加有关,因腹水中蛋白质含量较高。

三、全心衰竭的表现

左、右心衰竭的临床表现同时存在,但患者以左心衰竭的表现为主,或以右心衰竭的表现为主。左心衰竭肺充血的临床表现可因右心衰竭的发生而减轻。

四、心力衰竭的分类及症状、体征小结

主要症状、体征见表15-2,但症状与心功能的严重程度以及症状和预后之间的相关性较差。

表15-2 心力衰竭的分类及其症状、体征

分类	心力衰竭名称	症状、体征	常见疾病
部位	左心力衰竭	主要为肺静脉回流受阻引起肺淤血所致。如端坐呼吸、夜间阵发性呼吸困难、急性肺水肿。除原有心脏病体征外,肺底有湿性啰音伴或不伴哮鸣音及干啰音,部分可有交替脉。	高血压主动脉瓣狭窄等
	右心力衰竭	主要为体静脉回流受阻引起脏器淤血,如尿量减少,肝郁血引起的右季肋部不适、胀痛等。颈静脉怒张,肝肿大、压痛,肝颈返流征阳性,下垂性水肿,胸水、腹水甚至心包积液。	肺心病,某些先天性心脏病
	全心力衰竭	右心力衰竭继发左心力衰竭者,肺淤血的症状减轻。左右心力衰竭同时发生时,肺淤血往往不很严重。	心肌炎
病程	急性心力衰竭	以急性左心力衰竭常见,表现为急性肺水肿或心源性休克。如突发严重呼吸困难、强迫体位、发绀、咳嗽、咳粉红色泡沫痰,听诊双肺满布湿性啰音及哮鸣音、奔马律等。	急性广泛前壁心肌梗死等
	慢性心力衰竭	详见正文	冠心病、高血压、病毒性心肌炎等
功能	收缩性心力衰竭	表现为心排血量不足引起的头昏、乏力等症状及体循环(或)肺循环淤血引起的症状。	
	舒张性心力衰竭	肺淤血引起的呼吸困难等	肥厚性心肌病、高血压、冠心病等

第五节 充血性心力衰竭的诊断

一、诊断依据

(一) 病史

包括现病史的早期劳力性呼吸困难、端坐呼吸及夜间阵发性呼吸困难。干咳,有时痰中带血。双下肢水肿、少尿、夜尿增多等。心脏病病史,如风湿性心脏病、先天性心脏病、心肌疾病、心包炎及高血压病等。

(二) 体格检查

呼吸的形式和状态,能否平卧,有无发绀、颈静脉怒张。心脏扩大、舒张期奔马律及心脏病理性杂音等。肺部干、湿啰音及其分布情况。肝肿大及肝-颈静脉回流征阳性。静脉压升高($>1.2\sim1.5$ kPa)。水肿及胸、腹水等。

(三) 实验室检查

用于慢性心力衰竭常规实验室检查包括血细胞记数(血红蛋白、白细胞、血小板)、肌酐、血糖、肝功能和尿液分析,另外所要考虑的包括C-反应蛋白、促甲状腺激素、血尿酸和尿素氮、脑钠肽(BNP),BNP主要来源于心室,在心室充盈压高时,血浆中就会增高。对收缩功能与舒张功能不全均很敏感,但不够特异,尤其对老年人、女性和慢性阻塞性肺病者。心功能不全者应增高,BNP血浆浓度100 pg/mL就有意义,并有助于鉴别心源性呼吸困难或肺性呼吸困难,若BNP阴性,则不可能是前者,但不能说阳性就有心功能不全。心功能程度越差,其血浆浓度越高,但用来指导治疗尚经验不足。

(四) 影像学检查

1. 超声心动图及多普勒超声检查

① 诊断心包、心肌或心脏瓣膜疾病;② 定量或定性房室内径、心脏几何形状、室壁厚度、室壁运动、心包、瓣膜及血管结构,瓣膜狭窄定量、关闭不全程度,测量LVEF,左室舒张末期容量(LVEDV)和收缩末期容量(LVESV);③ 区别舒张功能不全和收缩功能不全,LVEF$\leqslant 40\%$为左室收缩功能不全。LVEF还能鉴别收缩功能不全或其他原因引起的心力衰竭;④ LVEF及LVESV是判断收缩功能和预后的最有价值的指标。

2. X线胸片

提供心脏增大,肺淤血、肺水肿及原有肺部疾病信息。虽不能作为诊断依据,但有参考意义。

3. 负荷超声心动图

运动或药物负荷超声心动图可用于检测缺血是否为可逆性或持续性心功能不全的病因,以及确定是否有存活心肌。

(五) 监测

包括血流动力学、心功能以及全身氧供需平衡监测,不仅有助于疾病的诊断,还有助于了解疾病进展、评价治疗效果和制定治疗方案以及判断预后等。因此,对在医院内接受治疗的心力衰竭患者,加强监测十分必要。常用的有:① ECG,有助于发现和治疗各种心律失常。② CVP,常 >15 cmH_2O。③ 桡动脉穿刺直接测压,并可抽取动脉血作血气分析和电解质测定。④ 留置导尿,监测 24 h 尿量等。如病情危重,或有条件者,可作以下监测:① 放置肺动脉导管(PAC)测定 RAP、PAWP、PAP 等。② 应用改良 PAC 测定右心室功能,或连续测定患者 CO、CI、SvO_2 同时计算 SVR、DO_2 和 VO_2 等以指导治疗。③ 采用核素扫描术测定左心室射血分数,以估价左心室功能等。

二、心力衰竭的评估

(一) NYHA 心功能分级

心脏功能状态可根据患者的临床表现分为四级,心力衰竭分为三度,心功能Ⅱ级相当于心力衰竭一度。心力衰竭患者的 LVEF 与心功能分级、症状并非完全一致。

Ⅰ级　体力劳动不受限制,为心功能代偿期。

Ⅱ级　体力劳动轻度受限,日常活动后引起气急或疲劳。

Ⅲ级　体力劳动明显受限,稍活动即出现呼吸困难或疲劳。

Ⅳ级　不能从事任何体力劳动,即使休息时也可出现症状。

(二) 6 min 步行试验

测量在规定的时间内步行的距离。虽然心力衰竭患者在 6 min 内步行的距离可能受到医师诱导或患者的主观能动性的影响,但此方法安全、简便、易行,已逐渐在临床应用。6 min 步行距离不但能评定患者的运动能力,而且可预测患者预后。SOLVD 试验亚组分析显示,6 min 步行距离短的于距离长的患者比较,在 8 个月后的随诊期间,死亡率前者为 10.23%,后者为 2.99%;心力衰竭的住院率,前者为 22.16%,后者为 1.99%,提示 6 min 步行距离短的患者预后差。

三、预后

一旦出现心力衰竭,其五年生存率 $<50\%$,年病死率从无或有很轻症状者的 $<5\%$,到重度和难治者可 $>30\%$。从预后情况看,心力衰竭的及早发现和防治十分重要。

第六节 心力衰竭的药物治疗

一、一般治疗

包括：① 去除或缓解基本病因；② 去除诱发因素，控制感染，治疗心律失常特别是心房颤动并快速心室率，纠正贫血，电解质紊乱，注意是否并发肺梗死等；③ 改善生活方式，如戒酒，戒烟；控制高血压，高血脂，糖尿病；低盐低脂饮食；④ 观察病情演变及定期随访；⑤ 避免应用非甾体抗炎药，Ⅰ类抗心律失常药及大多数钙阻滞剂。

二、标准化药物治疗

（一）利尿剂

利尿剂通过抑制肾小管特定部位钠或氯的重吸收遏制心力衰竭时的钠潴留，减少静脉回流而减轻肺淤血，降低前负荷而改善心功能。常用的利尿剂有襻利尿剂，如呋塞米；作用于远曲肾小管的噻嗪类，如氢氯噻嗪和氯噻酮；以及保钾利尿剂如螺内酯、氨苯蝶啶、阿米洛利，后二者不受醛固酮调节。

所有利尿剂均能增加尿量和钠排泄，但其药理学特性各异。襻利尿剂增加尿钠排泄可达钠滤过负荷的20%～25%，且能加强游离水的清除。除肾功能严重受损（肌酐清除率<5 mL/min）者外，一般均能保持其利尿效果。相反，噻嗪类增加尿钠排泄的分数仅为钠滤过负荷的5%～10%，使游离水的排泄趋于减少，而且，肾功能中度损害（肌酐清除率<30 mL/min）时就失效。因此，襻利尿剂是多数心力衰竭患者的首选药物。

1. 利尿剂在心力衰竭治疗中的作用

利尿剂在心力衰竭治疗中起关键作用，这是因为：① 利尿剂能更快地缓解心力衰竭症状，使肺水肿和外周水肿在数小时或数天内消退；相反，洋地黄、ACE 抑制剂或 β 受体阻滞剂可能需要数周或数月方显效。② 利尿剂是惟一能够最充分控制心力衰竭液体潴留的药物。③ 合理使用利尿剂是其他治疗心力衰竭药物取得成功的关键因素之一。如利尿剂用量不足造成液体潴留，会降低对 ACE 抑制剂的反应。另一方面，不恰当的大剂量使用利尿剂则会导致血容量不足，增加 ACE 抑制剂和血管扩张剂发生低血压的危险及 ACE 抑制剂和 AngⅡ受体阻滞剂出现肾功能不全的危险。

2. 临床应用

（1）利尿剂治疗的适应证　心力衰竭患者，有液体潴留的证据或原先有过液体潴留者，NYHA 心功能Ⅰ级患者一般不需应用利尿剂。然而，即使应用利尿剂后心力衰竭症状得到控制,临床状态稳定,亦不能将利尿剂作为单一治疗。利尿剂一般应与 ACE 抑制剂和 β 受体阻滞剂联合应用。

(2) 利尿剂的起始和维持　通常从小剂量开始,如呋塞米每日 20 mg;氢氯噻嗪每日 25 mg,并逐渐增加剂量直至尿量增加,体重每日减轻 0.5~1.0 kg。利尿剂应用的目的是控制心力衰竭的液体潴留,一旦病情控制(肺部啰音消失,水肿消退,体重稳定),即可以最小有效量长期维持,一般需无限期使用。在长期维持期间,仍应根据液体潴留情况随时调整剂量。每日体重的变化是最可靠的监测利尿剂效果和调整利尿剂剂量的指标。在利尿剂治疗的同时,应适当限制钠盐的摄入量。

(3) 制剂的选择　仅有轻度液体潴留而肾功能正常的心力衰竭患者,可选用噻嗪类,尤其适用于伴有高血压的心力衰竭患者。氢氯噻嗪 100 mg/d 已达最大效应(剂量效应曲线已达平台期),再增量亦无效。有明显液体潴留,特别当伴有肾功能受损时宜选用襻利尿剂,如呋塞米。因呋塞米的剂量与效应呈线性关系,故剂量不受限制。

(4) 对利尿剂的反应和利尿剂抵抗　对利尿剂的治疗反应取决于药物浓度和进入尿液的时间过程。轻度心力衰竭患者即使小剂量利尿剂也反应良好,因为利尿剂从肠道吸收速度快,到达肾小管的速度也快。然而,随着心力衰竭的进展,肠管水肿或小肠低灌注,药物吸收延迟,加之,由于肾血流和肾功能减低,药物转运受到损害。因而当心力衰竭进展恶化时,常需加大利尿剂剂量。最终,再大的剂量也无反应,即出现利尿剂抵抗。此时,可用以下方法克服:① 静脉应用利尿剂:持续输注的效果较好,如呋塞米连续静滴 10~20 mg/h,严重水潴留时可用至 50~100 mg/h。② 2 种或 2 种以上利尿剂联合使用。③ 应用增加肾血流的药物:如短期应用小剂量多巴胺或多巴酚丁胺。

非甾体类吲哚美辛能抑制多数利尿剂的利钠作用,特别是襻利尿剂,并促进利尿剂的致氮质血症倾向,应避免使用。

3. 不良反应

(1) 电解质丢失　利尿剂可引起低钾、低镁血症而诱发心律失常。当肾素-血管紧张素-醛固酮系统高度激活时易于发生低钾、低镁血症。和用 ACE 抑制剂,并给予保钾利尿剂特别是醛固酮受体拮抗剂螺内酯常能预防钾、镁的丢失,较补充钾盐、镁盐更为有效,且易耐受。RALES 试验表明,小剂量螺内酯(25 mg/d)与 ACE 抑制剂以及襻利尿剂合用是安全的。出现低钠血症时应注意区别缺钠性低钠血症和稀释性低钠血症,因二者治疗原则不同。缺钠性低钠血症发生于大量利尿后,属容量减少性低钠血症。患者可有体位性低血压,尿少而比重高,治疗应予补充钠盐。稀释性低钠血症又称难治性水肿,见于心力衰竭进行性恶化患者。此时钠、水有潴留,而水潴留多于钠潴留,故属高容量性低钠血症。患者尿少而比重偏低,治疗应严格限制入水量,并按利尿剂抵抗处理。

(2) 神经内分泌激活 利尿剂的使用可激活内源性神经内分泌,特别是肾素-血管紧张素系统(RAS)。虽然 AngⅡ 水平的升高有助于支持血容量不足时的血压和肾功能,然而神经内分泌的短期激活会增加电解质丢失的发生率和严重程度;长期激活则会促进疾病的发展,除非患者同时接受神经内分泌拮抗剂治疗。因而,利尿剂应与 ACE 抑制剂以及 β 受体阻滞剂联合应用。

(3) 低血压和氮质血症 过量应用利尿剂可降低血压和损害肾功能,但低血压和氮质血症也可能是心力衰竭恶化的表现。在后一种情况下如减少利尿剂用量可使病情加剧,心力衰竭患者如无液体潴留,低血压和氮质血症可能与容量减少有关。这种患者如血压和肾功能的变化显著或产生症状,则应减少利尿剂用量。然而,如果患者有持续液体潴留,则低血压和氮质血症有可能是心力衰竭恶化和外周有效灌注量降低的反应,应继续维持所用的利尿剂,并短期使用能增加终末器官灌注的药物如多巴胺或多巴酚丁胺。

4. 心力衰竭时利尿剂的应用要点

(1) 所有心力衰竭患者,有液体潴留的证据或原先有过液体潴留者,均应给予利尿剂。NYHA 心功能Ⅰ级患者一般不需应用利尿剂。

(2) 应用利尿剂后心力衰竭症状得到控制,临床状态稳定,亦不能将利尿剂作为单一治疗。一般应与 ACE 抑制剂和 β 受体阻滞剂联合应用。

(3) 氢氯噻嗪适用于轻度液体潴留、肾功能正常的心力衰竭患者,如有显著液体潴留,特别当有肾功能损害时,主张运用襻利尿剂如呋塞米。

(4) 利尿剂通常从小剂量开始(氢氯噻嗪 25 mg/d,呋塞米 20 mg/d)逐渐加量,氢氯噻嗪 100 mg/d 已达最大效应,呋塞米剂量不受限制。

(5) 一旦病情控制(肺部啰音消失,水肿消退,体重稳定),即可以最小有效量长期维持,一般需无限期使用。在长期维持期间,仍应根据液体潴留情况随时调整剂量。

(6) 每日体重的变化是最可靠的监测利尿剂效果和调整利尿剂剂量的指标。

(7) 利尿剂用量不当有可能影响其他治疗心力衰竭药物的疗效和增加不良反应的发生。如利尿剂用量不足致液体潴留,可减弱 ACE 抑制剂的疗效和增加 β 受体阻滞剂治疗的危险。反之,剂量过大引起血容量减少,可增加 ACE 抑制剂和血管扩张剂的低血压反应及 ACE 抑制剂和 AngⅡ 受体阻滞剂出现肾功能不全的危险。

(8) 在应用利尿剂过程中,如出现低血压和氮质血症而患者已无液体潴留则可能是利尿过量、血容量减少所致,应减少利尿剂剂量。如患者有持续液体潴留,则低血压和氮质血症可能是心力衰竭恶化,终末器官灌注不足的表现,应继续利尿,并短期使用能增加肾灌注的药物如多巴胺或多巴酚丁胺。

(9) 出现利尿剂抵抗(常伴有心力衰竭病情加重),按上述方法处理。

(二) 血管紧张素转换酶抑制剂(ACEI)

ACE 抑制剂有益于慢性心力衰竭的治疗,主要通过 2 个机制:① 抑制 RAS。② 作用于激肽酶Ⅱ,抑制缓激肽的降解,提高缓激肽水平。ACE 抑制剂不仅抑制循环的 RAS,而且也抑制组织的 RAS。研究表明,组织的 RAS 在心力衰竭的病理机制中起重要作用。当心肌受到急性损伤时循环的 RAS 激活,血浆中 AngⅡ水平增高;当心脏处于相对稳定状态时,循环 RAS 活性降低,但心肌组织 RAS 仍处于持续激活状态;心力衰竭时,心肌 ACE 活性增加,血管紧张素原 mRNA 水平上升,AngⅡ受体密度增加,实验研究更表明 AngⅡ引起培养心肌细胞和成纤维细胞 DNA 和蛋白质合成,因而,组织 RAS 在心肌重塑中起关键作用。

ACE 抑制剂促进缓激肽的作用与抑制 AngⅡ产生的作用同样重要。缓激肽降解减少可引起扩血管的前列腺素生成增多和抗增生的效果。动物实验证实,ACE 抑制剂对心室重塑和生存率的有益影响,在应用 AngⅡ受体阻滞剂的实验中未能见到,且在合并使用激肽抑制剂时,ACE 抑制剂的有利作用即被抵消。在临床上长期应用 ACE 抑制剂时,尽管循环中 AngⅡ水平不能持续抑制,但 ACE 抑制剂仍能发挥长期效益。如并用阿司匹林,可阻断缓激肽介导的前列腺素合成,会减弱 ACE 抑制剂对血液动力学和预后的影响。这些资料清楚表明,ACE 抑制剂的有益作用至少部分是由缓激肽所致。

1. 临床试验结果

SOLVD 试验对象为 2 569 例缺血性或非缺血性心肌病伴轻、中度心力衰竭患者(NYHA 心功能Ⅱ级和Ⅲ级),平均随访 41 个月。结果证实依那普利可降低总病死率 16%(一级终点),降低因心力衰竭住院或死亡危险的 6%。Val-HeFTⅡ试验中 804 例缺血性或非缺血性心肌病伴轻中度心力衰竭患者(NYHA 心功能Ⅱ级和Ⅲ级)随机分为依那普利组(最大剂量 20 mg/d)或肼屈嗪(300 mg/d)加硝酸异山梨酯(160 mg/d)组,平均随访 2.5 年。结果与血管扩张剂联合组比较,依那普利组死亡的危险性降低 28%。CONSENSUS 试验观察 253 例缺血性或非缺血性心肌病伴严重心力衰竭(NYHA 心功能Ⅳ级)患者随访 6 个月。结果显示,依那普利可降低总病死率 27%。

迄今为止,已有 39 个应用 ACE 抑制剂治疗心力衰竭的临床试验(8 308 例心力衰竭,1 361 例死亡),不包括心肌梗死后患者。所有入选患者均为慢性收缩性心力衰竭,LVEF<45%,在利尿剂基础上加用 ACE 抑制剂,并用或不用地高辛。结果都能改善临床症状,对轻、中、重度心力衰竭均有效,亦包括妇女、老人和不同病因的患者,使死亡的危险性下降 24%。亚组分析进一步表明 ACE 抑制剂能延缓心室重塑,防止心室扩大的发展,包括无症状心力衰竭患者。这些临床试验奠定了 ACE 抑制剂作为心力衰竭治疗的基础和首选药物的地位。

2. 临床应用

(1) 适应证：① 所有左心室收缩功能不全(LVEF<40%)的患者，均可应用ACE抑制剂，除非有禁忌证或不能耐受；无症状的左室收缩功能不全(NYHA心功能Ⅰ级)患者亦应使用，可预防和延缓发生心力衰竭；伴有体液潴留者应与利尿剂合用。② 适用于慢性心力衰竭(轻、中、重度)患者的长期治疗，不能用于抢救急性心力衰竭或难治性心力衰竭正在静脉用药者，只有长期治疗才有可能降低病死率。为了达到长期治疗的目的，医师和患者都应了解和坚信以下事实：① 症状改善往往出现于治疗后数周至数月，即使症状改善不显著，ACE抑制剂仍可减少疾病进展的危险性。② ACE抑制剂治疗早期可能出现一些不良反应，但一般不会影响长期应用。

(2) 禁忌证或须慎用ACE抑制剂的情况：对ACE抑制剂曾有致命性不良反应的患者，如曾有血管神经性水肿、无尿性肾衰竭或妊娠妇女，绝对禁用ACE抑制剂。以下情况须慎用：① 双侧肾动脉狭窄。② 血肌酐水平显著升高[>225.2 μmol/L(3 mg/dl)]。③ 高血钾症(>5.5 mmol/L)。④ 低血压(收缩压<90 mmHg)，低血压患者需经其他处理，待血液动力学稳定后再决定是否应用ACE抑制剂。

(3) 应用方法：① 起始剂量和递增方法：治疗前应注意利尿剂已维持在最合适剂量。因液体潴留可减弱ACE抑制剂的疗效；而容量不足又可加剧ACE抑制剂的不良反应。ACE抑制剂应用的基本原则是从很小剂量开始，逐渐递增，直至达到目标剂量(表15-3)。一般每隔3~7d剂量倍增1次。剂量调整的快慢取决于每个患者的临床状况。有低血压史、低钠血症、糖尿病、氮质血症以及服用保钾利尿剂者，递增速度宜慢。ACE抑制剂的耐受性约90%。② 目标剂量和最大耐受剂量：在上述的随机对照临床试验中，ACE抑制剂的剂量不是根据患者治疗反应而定的，而是达到了规定的目标剂量(表15-3)。临床上小剂量应用现象十分普遍，以为小剂量也同样有效而且更好，这是一种误解。一些研究表明，大剂量较之小剂量对血液动力学、神经内分泌、症状和预后产生更大作用。赖诺普利治疗和生存评价研究中大剂量组(32.5~35 mg/d)减少死亡和住院的复合危险性的作用优于小剂量组(2.5~5.0 mg/d)，而耐受性两组相同。因此，应该尽量将剂量增加到目标剂量或最大耐受剂量。③ 维持应用：一旦剂量调整到目标剂量或最大耐受剂量，应终生使用。ACE抑制剂的良好治疗反应通常要到1~2个月或更长时间才显示出来，但即使症状改善并不明显，仍应长期维持治疗，以减少死亡或住院的危险性。撤除ACE抑制剂有可能导致临床状况恶化，应予避免。④ 不同类型ACE抑制剂的效果和选择：目前已有的证据表明，ACE抑制剂治疗慢性收缩性心力衰竭是一类药物的效应，各种ACE抑制剂对心力衰竭患者的症状，临床状况，死亡率或疾病进展均无差别。各种ACE抑制剂药理学的差别如组织选择性、ACE结合部位、短或长效等，对临床影响不大。因此，在临床实践中，各种ACE抑制剂均可应用。

表 15-3 常用 ACE 抑制剂剂量

药物	起始剂量	目标剂量
卡托普利	6.25 mg,3 次/d	25～50 mg,3 次/d
依那普利	2.5 mg,1 次/d	10 mg,2 次/d
培哚普利	2 mg,1 次/d	4 mg,1 次/d
雷米普利	1.25～2.5 mg,1 次/d	2.5～5 mg,2 次/d
苯那普利	2.5 mg,1 次/d	5～10 mg,2 次/d
福辛普利	10 mg,1 次/d	20～40 mg,1 次/d
西拉普利	0.5 mg,1 次/d	1～2.5 mg,1 次/d
赖诺普利	2.5 mg,1 次/d	5～20 mg,1 次/d

3. 不良反应

ACE 抑制剂有二方面的不良反应：① 与 AngⅡ 抑制有关的不良反应包括：低血压、肾功能恶化、钾潴留；② 激肽积聚有关的不良反应，如咳嗽和血管性水肿。

(1) 低血压：较为常见，在治疗开始几天或增加剂量时易发生。RAS 激活明显的患者，发生早期低血压反应的可能性最大，这些患者往往有显著的低钠血症(<130 mmol/L)或新近明显或快速利尿。防止方法：① 密切观察下坚持以极小剂量起始。② 先停用利尿剂 1～2 d，以减少患者对 RAS 的依赖性。首剂给药如果出现症状性低血压，重复给予同样剂量时不一定也会出现症状，只要没有明显的体液潴留现象，可减少利尿剂剂量或放宽盐的限制以减少对 RAS 的依赖性。多数患者经适当处理后仍适合应用 ACE 抑制剂长期治疗。

应用 ACEI 的患者，在全麻诱导或脊麻、硬膜外阻滞后，易发生低血压，可静注麻黄素或去氧肾上腺素防治。关于手术前是否必须停用 ACEI，则尚无定论。此外，需注意麻醉期间应用胺碘酮或抑酞酶患者也可增加低血压发生率。

(2) 肾功能恶化　肾脏灌注减少时肾小球滤过率明显依赖于 AngⅡ 介导的出球小动脉收缩的患者，如 NYHA 心功能Ⅳ级或低钠血症的患者易致肾功能恶化。ACE 抑制剂使用后肌酐显著升高[>442 μmol/L(0.5 mg/dl)]者严重心力衰竭较轻、中度心力衰竭者多见。伴肾动脉狭窄或合用非甾体类抗炎制剂者易发生。减少利尿剂剂量，肾功能通常会改善，不需要停用 ACE 抑制剂。如因液体潴留而不能减少利尿剂剂量，权衡利弊以"容忍"轻、中度氮质血症，维持 ACE 抑制剂治疗为宜。服药后 1 周应检查肾功能，尔后继续监测，如血清肌酐增高>225.2 μmol/L (3 mg/dl)应停用 ACE 抑制剂。

(3) 高血钾　ACE 抑制剂阻止醛固酮合成而减少钾的丢失，心力衰竭患者可能发生高钾血症，严重者可引起心脏传导阻滞。肾功能恶化、补钾、使用保钾利尿剂，尤其合并糖尿病时易发生高钾血症。ACE 抑制剂应用后 1 周应复查血钾，如血钾>5.5 mmol/L，应停用 ACE 抑制剂。

(4) 咳嗽　ACE 抑制剂引起的咳嗽特点为干咳，见于治疗开始的几个月内，要注意排除其他原因尤其是肺部淤血所致的咳嗽。停药后咳嗽消失,再用药后干咳重现,高度提示 ACE 抑制剂是引起咳嗽的原因。咳嗽不严重可以耐受者,应鼓励继续用 ACE 抑制剂。如持续咳嗽,影响正常生活,可考虑停用,并改用 AngⅡ受体阻滞剂。

(5) 血管性水肿:血管性水肿较为罕见(<1%),但可出现声带水肿,危险性较大,应予注意。多见于首次用药或治疗最初 24h 内。由于可能是致命性的,因此如临床上一旦疑为血管神经性水肿,患者应终生避免应用所有的 ACE 抑制剂。总之,ACE 抑制剂目前已确定是治疗慢性收缩性心力衰竭的基石。所谓标准治疗或常规治疗就是 ACE 抑制剂单用或加用利尿剂,NYHA 心功能Ⅱ、Ⅲ级患者加 β 受体阻滞剂,地高辛可合用亦可不用。

4. ACE 抑制剂在心力衰竭的应用要点

(1) 全部收缩性心力衰竭患者须应用 ACE 抑制剂,包括无症状性心力衰竭,LVEF<45%者,除非有禁忌证或不能耐受。

(2) 疗效在数周或数月后才出现,即使症状未见改善,仍可降低疾病进展的危险性。不良反应可能早期就发生,但不妨碍长期应用。ACE 抑制剂需无限期、终生应用。

(3) ACE 抑制剂一般与利尿剂合用,如无液体潴留时亦可单独应用,一般不需补充钾盐。ACE 抑制剂亦可与 β 受体阻止剂和(或)地高辛合用。

(4) ACE 抑制剂禁忌证或须慎用的情况:对 ACE 抑制剂曾有致命性不良反应的患者,如曾有血管神经性水肿、无尿性肾衰竭或妊娠妇女,绝对禁用 ACE 抑制剂。以下情况须慎用:① 双侧肾动脉狭窄。② 血肌酐水平显著升高[>225.2 μmmol/L(3 mg/dl)]。③ 高血钾症(>5.5 μmol/L)。④ 低血压(收缩压<90 mmHg):低血压患者需经其他处理,待血液动力学稳定后再决定是否应用 ACE 抑制剂。

(5) ACE 抑制剂的剂量:必须从极小剂量开始,如能耐受则每隔 3~7 d 剂量加倍。滴定剂量及过程需个体化,起始治疗前需注意利尿剂已维持在最合适剂量。起始治疗后 1~2 周应监测肾功能和血钾,以后定期复查。根据 ATLAS 临床试验结果,推荐应用大剂量。ACE 抑制剂的目标剂量或最大耐受量不根据患者治疗反应来决定,只要患者能耐受,可一直增加到最大耐受量,且达到最大耐受量后,即可长期维持应用。

(三) β 受体阻滞剂

肾上腺素能受体通路的过度激活对心脏有害。人体衰竭心脏去甲肾上腺素(NE)的浓度已足以产生心肌细胞的损伤。体外试验证明,NE 刺激心肌细胞肥大和胚胎基因的再表达。NE 通过 $β_1$ 受体通路使心肌细胞产生凋亡。体外试验证明,NE 作用于 β 受体刺激成纤维细胞 DNA 和蛋白质合成。过度表达人体 $β_1$ 受体、Gs 蛋白的转基因小鼠模型产生显著的心肌病表型,最终心腔扩大,收缩功能障碍。Gs 蛋白过度表达的模型还使心肌细胞凋亡增加。过度表达人体 $β_2$ 受体的转基因小鼠与其他心肌病遗传模型交配的交叉模型,心力衰竭和心肌重塑加速。慢性 β 受体阻断可防止心肌病的发展。上述资料充分说明慢性肾上腺素能系统的激活介导心肌重塑，而 $β_1$ 受体信号转导的致病性明显＞$β_2$、$α_1$ 受体。这就是应用 β 受体阻滞剂治疗慢性心力衰竭的理论基础。

目前有证据用于心力衰竭的 β 受体阻滞剂有选择性 $β_1$ 受体阻滞剂，如美托洛尔、比索洛尔，兼有 $β_1$、$β_2$ 和 $α_1$ 受体阻滞作用的制剂，如卡维地洛、布新洛尔。

1. 临床试验结果

(1) 美托洛尔　MERIT-HF 共入选 3 991 例缺血性或非缺血性心肌病、NYHA 心功能 Ⅱ～Ⅳ 级患者，平均随访 18 个月。由于美托洛尔缓释片组总死亡率显著降低 34% 而提前结束试验。此外，心血管死亡率降低 38%，心力衰竭引起的死亡率降低 49%，特别是猝死下降 41%。亚组分析显示，795 例 LVEF＜25%（平均 19%），NYHA 心功能 Ⅲ～Ⅳ 级严重心力衰竭患者，美托洛尔缓释片组（n＝399）与安慰剂组（n＝396）的年死亡率分别为 11.7% 和 19.1%，死亡危险性降低 39%，猝死降低 45%。

(2) 比索洛尔　CIBISII 入选 2 647 例缺血性或非缺血性心肌病伴中、重度心力衰竭患者（主要是 NYHA 心功能 Ⅲ 级），比索洛尔最大剂量 10 mg/d，平均随访 16 个月。总死亡率降低 34%，任何原因的住院率降低 20%，心力衰竭恶化的住院率降低 36%，猝死降低 44%。由于上述结果，本试验亦提前结束。

(3) 卡维地洛　US 卡维地洛试验由四项试验组成，共入选 1 094 例缺血性或非缺血性心肌病患者。其中 3、4 项试验均未能达到预定的主要终点，即改善运动耐量，但均降低死亡和住院的复合危险性（二级终点）。有关存活率的综合分析，安慰剂组死亡率 7.8%（n＝31），卡维地洛组死亡率 3.2%（n＝22），卡维地洛组降低死亡危险性 65%（非事先设定的终点），因而提前结束试验。COPERNICUS 试验入选 2 289 例休息或轻微活动时有心力衰竭症状，LVEF＜25%（平均 19.8%）的严重心力衰竭患者，平均随访 10.4 个月，安慰剂组年死亡率 19.7%，卡维地洛组显著降低死亡率 35% 而提前结束试验。

(4) 布新洛尔　BEST 试验共入选 2 708 例 NYHA 心功能 Ⅲ、Ⅳ 级心力衰竭患者，以 NYHA 心功能 Ⅲ 级为主（占 92%）。布新洛尔降低死亡率 10%，但未达统计学差异（$P＝0.13$）。二级终点心血管死亡率降低 14%（$P＝0.04$），心力衰竭的住院率降低 22%。由于总死亡率无显著降低而提前结束。

(5) 小结　目前为止，已有 20 个以上随机对照试验，超过 10 000 例心力衰竭患者应用 β 受体阻滞剂治疗。所有入选患者均是收缩功能障碍（LVEF＜45%），NYHA 心功能分级主要是 Ⅱ、Ⅲ 级。结果均显示，应用 β 受体阻滞剂，长期治疗慢性心力衰竭，能改善临床情况、左室功能，降低死亡率和住院率。这些试验都是在应用 ACE 抑制剂和利尿剂的基础上加用 β 受体阻滞剂。根据综合研究分析，39 个应用 ACE 抑制剂的临床试验（8 308 例心力衰竭、1 361 例死亡），死亡危险性下降 24%，而 β 受体阻滞剂并用 ACE 抑制剂的综合研究分析，死亡危险性下降 36%，提示同时抑制二种神经内分泌系统可产生相加效应。

2. 临床应用

（1）适应证　所有 NYHA 心功能Ⅱ、Ⅲ级患者病情稳定，LVEF<40%者，均必须应用 β 受体阻滞剂，除非有禁忌证或不能耐受。上述患者应尽早开始应用 β 受体阻滞剂，不要等到其他疗法无效时才用，因患者可能在延迟用药期间死亡。而 β 受体阻滞剂如能早期应用，有可能防止死亡。应在 ACE 抑制剂和利尿剂的基础上加用 β 受体阻滞剂，洋地黄亦可应用。病情不稳定的或 NYHA 心功能Ⅳ级的心力衰竭患者，一般不用 β 受体阻滞剂。但 NYHA 心功能Ⅳ级患者，如病情已稳定，无液体潴留，体重恒定，且不需要静脉用药者，可考虑在严密监护下，由专科医师指导应用。

β 受体阻滞剂是一作用强大的负性肌力药，治疗初期对心功能有抑制作用，但长期治疗≥3个月则一般能改善心功能，LVEF 增加。因此，β 受体阻滞剂只适用于慢性心力衰竭的长期治疗，绝对不能作为"抢救"治疗应用于急性失代偿性心力衰竭，难治性心力衰竭需要静脉应用正性肌力药和因大量液体潴留需强力利尿者。虽然 β 受体阻滞剂能掩盖低血糖的症状，但有资料表明糖尿病患者获益更多，所以心力衰竭伴糖尿病者仍可应用。应向患者交待：① 症状改善常在治疗 2～3 个月后才出现。② 即使症状未能改善，β 受体阻滞剂仍能减少疾病进展的危险。③ 不良反应可在治疗早期就发生，但一般并不妨碍长期治疗。

（2）禁忌证　支气管痉挛性疾病、心动过缓（心率<60次/min）、二度及以上房室传导阻滞（除非已安装起搏器）均不能应用。

（3）临床应用注意点　① 需从极低剂量开始，如美托洛尔缓释片 12.5 mg 每天 1 次，比索洛尔 1.25 mg 每天 1 次，卡维地洛 3.125 mg 每天 2 次。如患者能耐受前一剂量，可每隔 2～4 周将剂量加倍，如前一较低剂量出现不良反应，可延迟加量直至不良反应消失。如此谨慎的用药，则 β 受体阻滞剂的早期不良反应一般均不需停药。临床试验 β 受体阻滞剂的耐受性为 85%～90%。② 起始治疗前和治疗期间患者必须体重恒定，已无明显液体潴留，利尿剂已维持在最合适剂量。如患者有体液不足，易产生低血压；如有液体潴留，则有增加心力衰竭恶化的危险。③ 如何确定最大剂量：确定 β 受体阻滞剂治疗心力衰竭的剂量，原则上与 ACE 抑制剂相同，并不按患者的治疗反应来定，应增加到事先设定的靶剂量。如患者不能耐受靶剂量，亦可用较低剂量，即最大耐受量。临床试验表明高剂量优于低剂量，但低剂量仍能降低死亡率，因此如不能耐受高剂量，低剂量仍应维持应用。目标剂量如何确定，目前尚不明确，可参考临床试验所用的最大剂量。因国人缺少有关资料，而且 β 受体阻滞剂的个体差异很大，因此治疗宜个体化，以达到最大耐受量，但清醒静息心率不宜<55 次/min。一旦达到目标剂量或最大耐受量后，一般长期维持并不困难。应避免突然撤药，以防引起病情显著恶化。如在 β 受体阻滞剂用药期间，心力衰竭有轻或中度加重，首先应调整利尿剂和 ACE 抑制剂用量，以达到临床稳定。如病情恶化需静脉用药时，可将 β 受体阻滞剂暂时减量或停用，病情稳定后再加量或继续应用。如需静脉应用正性肌力药时，

磷酸二酯酶抑制剂较β受体激动剂更为合适,因后者的作用可被β受体阻滞剂所拮抗。④必须监测以下情况:A. 低血压:特别是有α受体阻滞作用的制剂易于发生。一般在首剂或加量的24~48h内发生。通常重复用药后可自动消失。为减少低血压的危险,可将ACE抑制剂或血管扩张剂减量或与β受体阻滞剂在每日不同的时间应用,以后再恢复ACE抑制剂的用量。一般情况下,不主张将利尿剂减量,恐引起液体潴留,除非上述措施无效。B. 液体潴留与心力衰竭:常在起始治疗3~5d后体重增加,如不处理,1~2周后常致心力衰竭加重,因此,应要求患者每日称体重,如有增加,应立即增加利尿剂用量,直至体重恢复到治疗前水平。C. 心动过缓和房室传导阻滞:低剂量β受体阻滞剂不易发生这类不良反应,但在增量过程中,危险性亦逐渐增加。如心率<55次/min或出现Ⅱ、Ⅲ度房室传导阻滞,应将β受体阻滞剂减量或停用。此外,应注意药物相互作用的可能性。

(4) β受体阻滞剂制剂的选择:临床试验表明,选择性β_1受体阻滞剂与非选择性β兼α_1受体阻滞剂同样可降低死亡率和罹患率。二种制剂究竟何者为优,目前虽有一些试验,但样本量偏小,力度不够,使用的是血液动力学等替代终点等,因而尚不足以定论。目前的意见是:选择性β_1受体阻滞剂美托洛尔、比索洛尔和非选择性β兼α_1受体阻滞剂卡维地洛均可用于慢性心力衰竭。

3. β受体阻滞剂在心力衰竭的应用要点

(1) 所有慢性收缩性心力衰竭,NYHA功能Ⅱ、Ⅲ级患者,LVEF<40%,病情稳定者,均必须应用β受体阻滞剂,除非有禁忌证或不能耐受。

(2) 应注意 ① 症状改善常在治疗2~3个月后才出现,即使症状不改善,亦能防止疾病的进展。② 不良反应常发生在治疗早期,一般不妨碍长期用药。

(3) β受体阻滞剂不能应用于抢救急性心力衰竭患者,包括难治性心力衰竭需静脉给药者。NYHA功能Ⅳ级心力衰竭患者,需病情稳定(4天内未静脉用药;已无液体潴留并体重恒定)后,在严密监护下由专科医师指导应用。

(4) 应在ACE抑制剂和利尿剂基础上加用β受体阻滞剂,地高辛亦可应用。

4. β受体阻滞剂的禁忌证

(1) 支气管痉挛性疾病。

(2) 心动过缓(心率<60次/min)。

(3) Ⅱ度及以上房室传导阻滞(除非已安装起搏器)。

(4) 有明显液体潴留,需大量利尿者,暂时不能应用。

5. β受体阻滞剂的起始治疗和维持治疗

起始治疗前患者已无明显液体潴留,体重恒定,利尿剂已维持在最合适剂量。β受体阻滞剂必须从极小剂量开始(美托洛尔12.5 mg/d、比索洛尔1.25 mg/d、卡维地洛3.125 mg,2次/d),每2~4周剂量加倍。达最大耐受量或目标剂量后长期维持,不按照患者的治疗反应来确定剂量。

6. β受体阻滞剂应用时的监测

(1) 低血压　特别是有α受体阻滞作用的制剂易于发生,一般在首剂或加量的24～48h内发生。可将ACE抑制剂或扩血管剂减量或与β受体阻滞剂在每日不同时间应用,一般不将利尿剂减量。

(2) 液体潴留和心力衰竭　常在起始治疗3～5天体重增加,如不处理,1～2周后常致心力衰竭恶化。应告知患者每日称体重,如有增加,立即加大利尿剂用量。

(3) 心动过缓和房室阻滞　与β受体阻滞剂剂量大小成正比,如心率<55次/min,或出现Ⅱ、Ⅲ度房室传导阻滞,应将β受体阻滞剂减量或停用。

(四) 洋地黄制剂

洋地黄通过抑制心肌细胞膜 Na^+/K^+-ATP 酶,使细胞内 Na^+ 水平升高,促进 Na^+-Ca^{2+} 交换,细胞内 Ca^+ 水平提高,从而发挥正性肌力作用。

长期以来,洋地黄对心力衰竭的治疗过分归因于正性肌力作用。然而,洋地黄的作用部分还与非心肌组织 Na^+/K^+-ATP 酶的抑制有关。副交感传入神经的 Na^+/K^+-ATP 酶受抑制,提高了位于左室、左房和右房入口处、主动脉弓和颈动脉窦的压力感受器的敏感性,抑制性传入冲动的数量增加,进而使中枢神经系统下达的交感兴奋性减弱。此外,肾脏的 Na^+/K^+-ATP 酶受抑,可减少肾小管对钠的重吸收,增加钠向远曲小管的转移,导致肾脏分泌肾素减少。这些研究结果引出了一个假说,即洋地黄对心力衰竭并非作为正性肌力药物,而主要是通过降低神经内分泌系统的活性起到治疗作用。尽管洋地黄作为传统的正性肌力药,已应用于心力衰竭的治疗200余年,地高辛是惟一经过安慰剂对照临床试验评估的洋地黄制剂,也是惟一被美国食品与药品监督委员会(FDA)确认能有效地治疗慢性心力衰竭的洋地黄制剂,目前应用最为广泛。

1. 临床试验结果

一些安慰剂对照组临床试验结果均显示,轻、中度心力衰竭患者经1～3个月的地高辛治疗,能改善症状和心功能,提高生活质量和运动耐量,不论是窦性心律或心房颤动、缺血性或非缺血性心肌病、合并或不合并使用ACE抑制剂、心力衰竭患者均能从地高辛治疗中获益。停用地高辛可导致血液动力学临床症状的恶化。如PROVED试验中,停用地高辛12周,单用利尿剂的对照组与地高辛合并利尿剂组相比,两组的恶化率分别为39%与19%。RADIANCE试验,撤除地高辛后应用ACE抑制剂合并利尿剂组与地高辛、ACE抑制剂和利尿剂三者联用组相比,两组的恶化率分别为25%与5%。然而,所有上述这些随访时间较短的临床试验不能提供地高辛能否改善心力衰竭存活率和疾病进展的证据。

1997年发表的DIG试验是惟一的一项以死亡率为主要终点的长期临床试验,次要终点是观察地高辛是否降低因心力衰竭恶化的住院率。入选窦性心律患者6 801例,平均

LVEF 28%，NYHA 心功能 Ⅱ级患者占 50%，Ⅳ级 2%。在标准治疗（ACE 抑制剂和利尿剂）的基础上随机分为安慰剂组和地高辛组，标准剂量为 0.25 mg/d（70% 患者），最大剂量 0.5 mg/d，治疗 28~58 个月（平均 37 个月）。结果显示，地高辛对总死亡率的影响为中性，在 3.5 年的随访中，两组的心血管死亡率均为 30%（$P=0.80$），因心力衰竭恶化而死亡的危险性地高辛有降低趋势（$P=0.06$）（因其他原因导致的死亡数轻度增加，因而该作用被抵消）。地高辛组显著降低因心力衰竭住院的危险性 28%，但所有原因的住院危险性仅降低 6%。地高辛还可改善运动耐量和左室功能。进一步的分析表明，高危患者（LVEF<25%，NYHA 心功能 Ⅲ 或 Ⅳ级心力衰竭和心脏明显增大，即心胸比值>0.55）的危险性降低更明显。患者对地高辛的耐受性良好，治疗组与对照组的毒性反应为 12% 和 8%，治疗组中仅 2% 因毒性反应住院。这一试验表明，虽然地高辛对死亡率的影响是中性，但它是正性肌力药中惟一的长期治疗不增加死亡率的药物。其次，肯定了地高辛的长期临床疗效，特别是对重症患者；还进一步确定了对窦性心律患者的疗效。与医师的传统观念相反，地高辛应用安全、耐受性良好。不良反应主要见于大剂量时，但大剂量对治疗心力衰竭并不需要。

2. 临床应用

（1）洋地黄在心力衰竭治疗中的作用　地高辛是一种有效、安全、使用方便、价格低廉的心力衰竭治疗的辅助药物。鉴于地高辛对心力衰竭死亡率的下降没有作用，不存在推迟使用会影响存活率的可能性，因此地高辛的早期应用并非必要。建议先使用那些能减少死亡和住院危险的药物（ACE 抑制剂和 β 受体阻滞剂），如果症状仍持续存在，则加用地高辛。

（2）患者的选择　地高辛被推荐应用于改善心力衰竭患者的临床状况，应与利尿剂、某种 ACE 抑制剂和 β 受体阻滞剂联合应用。对于已开始 ACE 抑制剂或 β 受体阻滞剂的治疗，但症状改善欠佳，应及早使用地高辛。如果可以确定患者对 ACE 抑制剂或 β 受体阻滞剂的反应良好，并足以控制症状，此时可以停用地高辛。如果某患者仅使用地高辛，则应该加用 ACE 抑制剂或 β 受体阻滞剂。尽管 β 受体阻滞剂对于控制运动时心室率的增加可能较为有效，然而地高辛更适宜于心力衰竭伴有快速心室率的心房颤动患者。

地高辛不能用于窦房阻滞、Ⅱ 度或高度房室传导阻滞无永久起搏器保护的患者。与能抑制窦房结或房室结功能的药物（如胺碘酮、β 受体阻滞剂）合用时，尽管患者常可耐受地高辛治疗，但须谨慎。

一般而言，急性心力衰竭并非地高辛的应用指征，除非伴有快速心室率的心房颤动。急性心力衰竭应使用其他合适的治疗措施（常为静脉给药），地高辛仅可作为长期治疗措施的开始阶段而发挥部分作用。

不推荐地高辛用于无症状的左室收缩功能障碍（NYHA 心功能 Ⅰ级）的治疗，然而尚无证据表明地高辛对这类患者有益。

（3）地高辛的使用方法　自开始即用固定的维持量给药方法，即维持量疗法，0.125~

0.25 mg/d；对于70岁以上或肾功能受损者，地高辛宜用小剂量(0.125 mg)每日1次或隔日1次。必要时，如为了控制心房颤动的心室率，可采用较大剂量(0.375～0.50 mg/d)，但不宜作为窦性心律心力衰竭患者的治疗剂量，而且在同时应用β受体阻滞剂的情况下一般并不需要。

虽然有学者提倡使用地高辛血清浓度测定的方法，指导地高辛剂量的选择，但是尚无证据表明所测得血清地高辛浓度可以反映地高辛的剂量是否恰当。地高辛放射免疫测定法主要用于帮助判断洋地黄中毒而非疗效的评估。血清地高辛浓度与治疗作用间没有联系，而且尚不清楚在心力衰竭的治疗中，大剂量地高辛是否比小剂量更有效。

(4) 洋地黄的不良反应　包括：① 心律失常（期前收缩、折返性心律失常和传导阻滞）。② 胃肠道症状（厌食、恶心和呕吐）。③ 神经精神症状（视觉异常、定向力障碍、昏睡及精神错乱）。这些不良反应常出现在血清地高辛浓度>2.0 ng/mL时，但也可见于地高辛水平较低时。无中毒者和中毒者血清地高辛浓度间有明显重叠现象，特别在低血钾、低血镁、甲状腺功能低下时。奎尼丁、维拉帕米、普鲁卡因胺、胺碘酮、丙吡胺、普罗帕酮等与地高辛合用时，可使血清地高辛浓度增加，从而增加洋地黄中毒的发生率，此时地高辛宜减量。

3. 洋地黄在心力衰竭治疗中的应用要点

(1) 地高辛应用的目的在于改善收缩性心力衰竭患者的临床状况，应与利尿剂、某种ACE抑制剂和β受体阻滞剂联合应用。地高辛也可用于伴有快速心室率的心房颤动患者。尽管β受体阻滞剂可能对控制运动时心室率的增加更为有效。

(2) 地高辛没有明显降低心力衰竭患者死亡率的作用，因而不主张早期应用。不推荐应用于NYHA心功能Ⅰ级患者。

(3) 地高辛常用剂量0.25 mg/d。70岁以上，肾功能减退者宜用0.125 mg，1日1次或隔日2次。

(4) 虽然有学者提倡使用地高辛浓度测定的方法，指导地高辛剂量的选择，但尚无证据支持这一观点。

(5) 与传统观念相反，地高辛安全、耐受性良好。不良反应主要见于大剂量给药，但大剂量对治疗心力衰竭并不需要。

(6) 长期应用地高辛，在一般认可的治疗剂量范围内，是否会产生不良的心血管作用，目前还不清楚。

三、其他药物治疗

(一) 醛固酮拮抗剂

进一步抑制心力衰竭患者肾素—血管紧张素系统作用的另一项措施就是阻断醛固酮(ALD)的效应，例如应用ALD受体拮抗剂螺内酯。已证实人体心肌有ALD受体。ALD

除引起低镁、低钾外,可致自主神经功能失调;交感神经激活而副交感神经活性降低。更重要的是,ALD有独立于AngⅡ和相加于AngⅡ的对心脏结构和功能的不良作用。对大鼠研究表明,小剂量的螺内酯即能防止ALD引起的双室心肌纤维化。当仅有左室肥厚时,ALD可使左、右心室Ⅰ、Ⅲ型胶原mRNA表达增加,说明ALD对心肌纤维化的作用并非继发于心室负荷的增加。人体心力衰竭时心室醛固酮生成及活化增加,且与心力衰竭严重程度成正比。因而,ALD促进心肌重塑,特别是心肌纤维化,从而促进心力衰竭的发展。

心力衰竭患者短期应用ACE抑制剂时,可降低血ALD水平,但长期应用时,血ALD水平却不能保持稳定、持续的降低,即所谓"醛固酮逃逸现象"。高血压患者,应用ACE抑制剂数月后,血ALD水平即上升。心力衰竭患者,ACE抑制剂可急性降低血ALD水平,但长期应用作用微弱,仅降20%左右,且个体差异大;血ALD水平波动范围大,即使ACE抑制剂能降低静息ALD水平,亦不能防止运动后AngⅡ和ALD水平的升高。因此,如能在ACE抑制剂基础上加用醛固酮受体拮抗剂,能进一步抑制ALD的有害作用,可望有更大的益处。

1. 临床试验结果

RALES验证了上述假说,共入选1 663例缺血性或非缺血性心肌病伴重度心力衰竭(近期或目前为NYHA心功能Ⅳ级)患者,在常规治疗基础上随机加用安慰剂或螺内酯(最大剂量25 mg/d),平均应用24个月,试验的一级终点是总死亡率。结果总死亡率降低27%,因心力衰竭住院率降低36%,任何原因引起的死亡或住院的复合终点降低22%。由于上述结果,资料和安全监测委员会建议提前结束试验。螺内酯耐受性良好,仅约8%~9%患者有男性乳房增生症。

2. 临床应用建议

对近期或目前为NYHA心功能Ⅳ级心力衰竭患者,可考虑应用小剂量的螺内酯20 mg/d。至于醛固酮拮抗剂对轻、中度心力衰竭的有效性和安全性则尚有待确定。

心衰时用醛固酮拮抗剂治疗是否会导致麻醉诱导后发生低血压尚不能确定。但该药可能引起严重的高钾血症,尤其是肾功能不全、糖尿病或贫血时,则发生高钾血症的风险增加,在输注红细胞时必须严密监测血钾水平。

(二) AngⅡ受体阻滞剂

在近20年已确立了ACE抑制剂在慢性收缩性心力衰竭治疗的重要地位,该类药物的许多益处与能抑制心室重塑的进一步发展有关,这一作用的机制尚未完全明了,但认为主要是通过抑制了AngⅠ转换成AngⅡ,减少后者与AngⅡ1受体结合,从而抑制了心力衰竭时RAS系统的长期激活。ACE抑制剂还可减少缓激肽的分解,促使血管内皮释放舒血管物质,这一作用可能对心力衰竭有益,但尚未在临床上证实。

与ACE抑制剂不同,AngⅡ受体阻滞剂(ARB)可阻断经ACE和非ACE途径产生的从 AngⅡ和 AngⅠ受体结合。因此,理论上此类药物 AngⅡ不良作用的阻断比 ACE 抑制剂更直接、更完全。应用 ARB 后血清 AngⅡ水平上升与 AngⅡ2 受体结合加强,可能发挥有利的效应。ARB 对缓激肽的代谢无影响,因此不能通过提高血清缓激肽浓度发挥可能对心力衰竭有利的作用,但也不会产生可能与之有关的咳嗽不良反应。应用 ARB 治疗心力衰竭希望疗效至少等同于 ACE 抑制剂,或不良反应更少。

1. 临床试验结果

1997 年首次发表了应用 ARB 治疗心力衰竭临床试验 ELITE 的结果,该试验在 722 例 NYHA 心功能Ⅱ～Ⅳ级,LVEF≤40%,年龄≥65 岁的缺血性或非缺血性心肌病心力衰竭患者,比较了在常规治疗基础上洛沙坦(剂量递增至 50 mg/d)和卡托普利(剂量递增至 150 mg/d)的疗效,发现洛沙坦组的死亡危险较卡托普利组低。在随后的 ELITE Ⅱ 试验采用相同的方法,在 3 052 例年龄>60 岁的缺血性或非缺血性心肌病心力衰竭患者,比较上述两种药物的疗效,却未能证实洛沙坦在降低病死率、减少住院率等方面优于卡托普利。但两试验中因咳嗽退出试验者洛沙坦组明显较少。

2000 年 AHA 会议上宣布了 Val-HeFT 试验的初步结果,该试验观察在常规心力衰竭治疗基础上(包括应用 ACE 抑制剂和 β 受体阻滞剂者)加用缬沙坦或安慰剂的疗效差别,入选患者 5 010 例,药物剂量 40 mg 每日 2 次增至 160 mg 每日 2 次,平均随访时间超过 2 年,患者中应用 ACE 抑制剂者 93%,应用 β 受体阻滞剂者 36%。结果显示与安慰剂组比较,缬沙坦组病死率、病残率联合终点的危险性降低 13%($P=0.009$),心力衰竭住院率下降 27.5%($P=0.000\,01$)。

上述临床试验的结果虽不完全一致,但也证实了 ARB 治疗慢性心力衰竭有效。

2. 临床应用建议

(1) ARB 治疗心力衰竭有效,但其效应是否相当于或是优于 ACE 抑制剂尚未定论,当前仍不宜以 ARB 取代 ACE 抑制剂广泛用于心力衰竭治疗。未应用过 ACE 抑制剂和能耐受 ACE 抑制剂的心力衰竭患者,仍以 ACE 抑制剂为首选。

(2) ARB 可用于不能耐受 ACE 抑制剂不良反应的心力衰竭患者,如有咳嗽,血管性水肿时。ARB 亦能引起低血压,高血钾及肾功能恶化,应用时仍需小心。

(3) 心力衰竭患者禁用 β 受体阻滞剂时,可合用缬沙坦与 ACE 抑制剂。

3. ARB 在心力衰竭的应用要点

(1) ARB 治疗心力衰竭有效,但未证实相当于或是优于 ACE 抑制剂。

(2) 未应用过 ACE 抑制剂和能耐受 ACE 抑制剂的患者不宜用 ARB 取代。

(3) 可用于不能耐受 ACE 抑制剂的患者。

(4) ARB 亦能引起低血压,高血钾及肾功能损害。

(5) 心力衰竭患者禁用 β 受体阻滞剂时,可合用 ARB 与 ACE 抑制剂。

(三) 钙阻滞剂

1. 临床试验结果

很多钙阻滞剂短期治疗时可导致肺水肿和心源性休克,长期应用使心力衰竭患者心功能恶化和死亡的危险性增加。虽然这些不良反应被归因于可能是这些药物抑制心肌收缩和激活内源性神经内分泌系统的作用,但这些机制的重要性仍不明确。使用缓释剂型或长效药物或使用血管选择性药物可减少这些对心力衰竭的恶化作用,但这两种途径均未能成功地预防与使用钙拮抗剂相关的心血管并发症的发生。

近来的研究集中于评价更新的钙阻滞剂(即氨氯地平和非洛地平)对心力衰竭的作用。已完成的大规模临床试验有2个:PRAISE试验中,氨氯地平对主要终点(总死亡率和主要心血管事件住院率的复合危险)影响为中性,但有降低总死亡率的趋势($P=0.07$)。在Val-HeFT Ⅲ中,非洛地平对运动耐量或总死亡率无作用。

2. 钙阻滞剂在心力衰竭治疗中的作用要点

由于缺乏钙阻滞剂治疗心力衰竭疗效的证据,该类药物不宜用于心力衰竭治疗。

考虑用药的安全性,即使用于治疗心绞痛或高血压,在大多数的心力衰竭患者应避免使用大多数的钙阻滞剂。在现有钙阻滞剂中,只有氨氯地平和非洛地平有临床试验显示长期用药的安全性,氨氯地平对生存率无不利影响。

(四) 环腺苷酸依赖性正性肌力药的静脉应用

环腺苷酸(cAMP)依赖性正性肌力药包括:(1) β受体激动剂,如多巴酚丁胺;(2) 磷酸二酯酶抑制剂,如米力农。这两种药物均通过提高细胞内cAMP水平而增加心肌收缩力,而且兼有外周血管扩张作用,短期应用均有良好的血液动力学效应。然而长期口服时,不仅不能改善症状或临床情况,反能增加死亡率。口服氨力农由于有严重不良反应(肝功能异常、发热、血小板减少、胃肠道不适),已从市场撤销。长期口服米力农因治疗组死亡率显著增加而提前中止试验。此后,临床医师试图应用长期间歇静脉滴注的方法来减少其他危害性,主要应用多巴酚丁胺和米力农。

1. 临床试验结果

几乎所有的资料均来自开放性、无对照的试验,且样本量小,观察时间短,因而不能提供可靠的信息。仅有2个安慰剂对照、间歇静脉应用、治疗时间大于1个月的试验,其结果和上述长期口服治疗的试验相同,亦因为治疗组的死亡危险性增加而提前中止试验。

由于缺乏有效的证据,以及考虑到药物的毒性,美国FDA心肾药物顾问委员会建议修改所有静脉应用正性肌力药物的标签说明,不主张长期应用。

2. 临床应用建议

① cAMP正性肌力药的静脉应用由于缺乏有效的证据,以及考虑到此类药物的毒性,不主张对慢性心力衰竭患者长期、间歇静脉滴注此类正性肌力药。

② 对心脏移植前的终末期心力衰竭、心脏手术后心肌抑制所致的急性心力衰竭以及难治性心力衰竭可考虑短期支持应用 3~5 d。推荐剂量：多巴酚丁胺 2~5 μg/(kg·min)；米力农：负荷量 50 μg/kg，继以 0.25~1 μg/(kg·min)。

（五）血管扩张剂

从理论上说，可以减轻心脏前后负荷，但并未常规应用。硝酸盐制剂：静脉给药硝酸甘油或硝普钠，主要用于急性或严重失代偿的慢性心力衰竭，尤其适用于血压高者和心肌缺血者。硝酸甘油一般开始剂量为 0.5 μg/(kg·min)，渐以 10~20 μg/min 增量，最大量可达 10 μg/(kg·min)，直到平均动脉压下降 10%，但应避免发生低血压（收缩压＜100 mmHg）。也可用硝酸异山梨酯，开始 1 mg/h，可增至 10 mg/h。硝普钠开始用 0.1~0.5 μg/(kg·min)，心力衰竭者对硝酸盐类一般都很好耐受，但可引起头痛和低血压，久用可耐药。

第七节　治疗心力衰竭的新策略

一、血管紧张素转换酶抑制剂与 β 受体阻滞剂

目前已有许多结果一致的关于 ACEI 和 β 受体阻滞剂治疗 LVEF 降低心力衰竭的临床证据。2004 年美国心力衰竭治疗指南中对心力衰竭患者应用 ACEI 提出以下三点：① 所有 LVEF 值＜40%，不论有无症状的患者，均适合应用 ACEI；② 如果血浆肌酐＞177 μmol/L（2.0 mg/dl）或血钾＞5.0 mmol/L，应用 ACEI 需要密切监测；③ 使用 ACEI 采用滴定法，合用 β 受体阻滞剂至临床可以耐受的靶剂量。

二、醛固酮拮抗剂

螺内酯为治疗心力衰竭简单而又有效的药物，通过利尿和促尿钠排泄，纠正血流动力学障碍，改善症状，可安全与正性肌力药物同时应用（如多巴酚丁胺）。

三、心脏再同步治疗

心肌再同步治疗是使左右心室同时收缩，改善症状，提高运动耐力，减少再住院率，抑制左室重塑，减少二尖瓣返流，可使死亡率降低 20%。心脏再同步治疗适应证：① 左室收缩功能严重障碍的症状性心力衰竭患者，NYHA 心功能分级 Ⅱ 或 Ⅲ，经充分药物治疗无效者；② QRS 波宽度≥130 ms 者。NYHA 心功能分级 Ⅲ 或 Ⅳ 的收缩性心力衰竭患者存在室内传导延迟，因此心脏再同步治疗可以有如下优点：安全且耐受性好，提高生活质量、心功能级别及运动能力，提高心力衰竭综合反应，改善症状，减少再住院率及降低死亡率。

四、植入型心律转复除颤器（ICD）植入

心力衰竭患者大约 50% 死于心脏猝死，对于高危严重心力衰竭患者，心内植入 ICD 是

较好的治疗措施。ICD 对缺血性心脏病致心脏病猝死的一级预防适应证：LVEF<30%，既往有心肌梗死，而对于 30 天内曾发生心肌梗死或 90 天内行冠状动脉旁路移植术或冠状动脉介入治疗者不能植入 ICD。ICD 对非缺血性心脏病致心脏猝死的一级预防适应证：LVEF<30%，心肌病诊断 9 个月以上，NYHA 心功能分级 Ⅰ～Ⅳ级。

五、舒张性心力衰竭的治疗

约有 40% 心力衰竭患者 LVEF 值正常，多数没有明确的心肌病变，多见于老年女性伴有高血压和糖尿病的患者。LVEF 正常心力衰竭的诊断指舒张功能异常。通过超声和有创检查可发现其生理学指标的异常，但在实际中其诊断仍多依据于临床。LVEF 正常的心力衰竭的治疗，目前尚缺乏临床试验证据，治疗措施为控制影响心室舒张功能的生理因素。影响心室舒张功能的因素主要有：① 血容量：可通过利尿剂减轻心脏前后负荷；② 心肌缺血：有心肌缺血症状的患者，行冠状动脉血管重建可改善心室舒张功能；③ 高血压：按照指南治疗高血压使血压控制到目标值或低于目标值，如应用 ACEI，β 受体阻滞剂等有效治疗药物；④ 心动过速：由于心动过速可缩短心室充盈并影响冠脉血流灌注，因此减慢心率的药物如 $β_2$ 受体阻滞剂可减轻因房性心律失常致心室反应的症状。需要治疗的合并症有：① 治疗糖尿病，应用 ACEI 或 ARB 保护肾功能；② 应用他汀类药物纠正脂质代谢紊乱。依照这些原则，LVEF 正常的心力衰竭治疗方法有：利尿剂，$β_2$ 受体阻滞剂，ACEI 或 ARB，冠状动脉血运重建等。

总之，心力衰竭药物治疗的理论与实践正处于变革时期，要做到合理用药，应注意下述 5 个 W，2 个 H，1 个 E 和 1 个 S. 即用药对象（who），用药理由（Why），用药及调药时机（When），用药及配伍（Which drugs），药物治疗目标（what targets），如何规范选药及调药（How to），用药费用（How much）；有效性（Effect）和安全性（Safety）。不同心功能分级心力衰竭患者的治疗建议概要如下：

1. HYNA 心功能 Ⅰ 级 控制危险因素；ACE 抑制剂。
2. HYNA 心功能 Ⅱ 级 ACE 抑制剂；利尿剂；β 受体阻滞剂；用或不用地高辛。
3. HYNA 心功能 Ⅲ 级 ACE 抑制剂；利尿剂；β 受体阻滞剂；地高辛。
4. HYNA 心功能 Ⅳ 级 ACE 抑制剂；利尿剂；地高辛；醛固酮受体拮抗剂；情绪稳定者，应用 β 受体阻滞剂。

（张晓庆　杭燕南）

参 考 文 献

1　The Digitalis Investigation Group. The effect of digoxin on mortality and morbidity in patients with heart failure. N Engl J Med，1997，(3368)：525—533.

2　Kulbertus H. L'etude clinique dumois. L'etude RALES(randomized aldactone evaluation study). Rev

Med Liege,1999,54(9):770—772.

3 Cleland JGF, McGowan J, Clark A. The evidence for-β blockers in heart failure. BMJ, 1999, 318(7187):824—825.

4 Pitt B, Segal R, Martinez FA, et al. Randomized trial of losartan versus captopril in patients over 65 with heart failure(Evaluation of Losartan in the Elderly Study, ELITE). Lancet, 1997,349(9054): 747—752.

5 Pitt B, Poole-Wilson PA, Segal R, et al. Effect of losartan compared with captopril on mortality in patients with symptomatic heart failure:randomized trial-the losartan heart failure survial study ELITE Ⅱ. Lancet, 2000, 355(9215):1582—1587.

6 Cohn JN, Tognoni G, Glazer R, et al. Baseline demographics of the Valsartan Heart Failure Trial. Val-HeFT Investigators. Eur J Heart Fail, 2000, 2(4):439—446.

7 Dilenarda A, De Maria R, Gavazzi A, et al. Long-term survival effect of motoprolol in dilated cardiomyopathy. The SPIC (Italian Multicentre Cardiomyopathy Study) Group. Heart, 1998,79(4): 337—344.

8 CIBIS-Ⅱ-Investigators and Committees. The Cardiac Insufficiency Bisoprolol Study Ⅱ-(CIBIS-Ⅱ-): a randomized trial. Lancet, 1999,353(9146):9—13.

9 Hjalmarson A, Goldstein S, Fagerberg B, et al. Effect of metoprolol CR/XL in chronic heart failure: metoprolol CR/XL Randomized Intervention Trial in Congestive Heart Failure(MERIT-HF). Lancet, 1999, 353(9169):2001—2007.

10 Parcker M, Coats AJ, Fowler MB, et al. The Effect of carvedilol on survival in severe chronic heart failure. N Engl J Med, 2001,344(22):1651—1658.

11 葛郁芝,吴志婷. 心力衰竭. 心肺血管病论坛,2005,11:28—32.

12 罗明. 心力衰竭的规范化药物治疗. China Medical Abstracts,2006,15(9):62—75.

13 Ho KK, Pinsky JL, Kannel WB, Levy D. The epidemiology of heart failure:the Framingham Study. J AM Coll Cardiol 1993,22(4 Supple A):6A~13.

14 Groban L, Butterworth J. Perioperative management of chronic heart failure. Anesth Analg 2006, 103:557~575.

15 The European Socieity of cardiology. Guidelines on the diagnosis and treatment of acute heart falure. Eur Heart J. 2005,26(11):1115—1140.

第16章 围术期肺动脉高压的药物治疗

肺动脉高压(cor pulmonary 或 pulmonary hypertension)是多种原因引起的肺循环压力高于正常的病症。多数是继发于心肺疾患或肺血管病变,引起右心室和肺动脉压力升高称为继发性肺动脉高压,而少数为原发性肺动脉高压。WHO规定肺动脉高压诊断标准为:静息状态下肺动脉平均压(mPAP)>25 mmHg,运动时>30 mmHg。肺血管阻力(PVR)>300 dynes·s·cm^{-5}为肺动脉高压。

第一节 肺动脉高压的病因和病理生理

一、肺动脉高压的病因

(一)肺动脉血流增加

1. 左向右分流的先天性心血管异常

房间隔缺损、室间隔缺损、动脉导管未闭、永存动脉干等。

2. 后天获得性心内分流

主动脉瘤破裂或主动脉Valsalva动脉瘤破入右心室或右心房,心肌梗死后室间隔缺损。

(二)肺周围血管阻力增加

1. 肺血管床减少

各种原因引起的肺动脉栓塞。

2. 肺动脉管壁的病变

(1)肺动脉炎 雷诺综合征、硬皮病、局限性皮肤内钙质沉着、CREST综合征、系统性红斑狼疮、类风湿关节炎、嗜酸粒细胞增多症。

(2)原发性肺动脉高压 丛性肺血管病、微血管形成、肺静脉堵塞病。

(3)先天性肺动脉狭窄。

3. 肺纤维化或肺间质肉芽肿 弥漫性肺间质纤维化、粟粒性肺结核、尘肺、肺癌、特发性含铁血黄素沉着症。

4. 低氧血症导致肺血管痉挛

(1) 慢性阻塞性肺疾患　慢性支气管炎、肺气肿、支气管哮喘。

(2) 呼吸运动障碍　胸膜病、胸廓畸形、肌萎缩。

(3) 高原缺氧。

5. 血黏度改变

血浆黏度增加、红细胞增多症。

(三) 肺静脉压升高

1. 肺静脉堵塞

纵隔肿瘤或肉芽、先天性肺静脉狭窄。

2. 心脏病

左心功能不全、二尖瓣狭窄或关闭不全，左房黏液瘤、三房心。

二、肺动脉高压的病理生理

(一) 肺循环的特点

肺循环包括右心室、肺动脉、毛细血管及肺静脉，其主要功能是进行气体交换。血流动力学具有高容、高流、低压和低阻的特点。① 压力低，正常静息时肺动脉压力为 20/8 mmHg，收缩压不超过 25 mmHg，约为主动脉的 1/6；② 阻力低，正常肺血管阻力 (PVR) 为 90～120 dynes·s·cm^{-5}，不及体循环血管阻力的 1/10；③ 流速快，肺脏接受心脏搏出的全部血液，但肺血管流程短，故流速快；④ 容量大，肺血管床面积大，占全身循环血量的 9%。肺动脉压=肺血管阻力×肺血流量+左心房压力，因此，肺动脉压取决于肺血管阻力，肺血流量和左房压力。肺动脉大致包括三种口径和结构的血管，即外径>1 000μm 的弹力型动脉，介于 100～1 000μm 之间的肌型动脉和外径<100μm 的细小动脉，肌型动脉和细小动脉是影响肺动脉压的重要部位。

(二) 肺动脉压的测量

直接测量法：用 Swan Ganz 漂浮导管，经颈内或股静脉穿刺插入，导管经右房、右室到肺动脉，由压力换能器记录 PAP。并由心导管获得的 CO，计算出肺血管阻力(PVR) = (mPAP - PCWP)×80/CO。PVR 是估测肺血管病变的客观指标。

1. 间接推算法

近 20 年国内相继开展了 X 线摄影、心电图、肺功能及血气分析、超声心动图(包括 M/B)等多种 PAP 的无创性检测研究。目前临床上多用的是超声心动图检查：可从：① 根据三尖瓣反流速度测定，与心导管实测值密切相关($r = 0.92$)；② 根据肺动脉瓣反流速度，来估测 mPAP,与心导管实测值也密切相关($r = 0.94$);③ 根据心室间和(或)大血管间分流压差测定室水平分流压差及 PDA 处分流压差,测量右室射血前期(RPEP)、右室射血时间(RVET)及加速时间(AT),计算出 RPEP/RVET 及 RPET/AT 比值。

2. 肺血管反应性的判断

肺动脉高压(PAH)都有两大特征,肺血管收缩和肺血管结构的改变,PAH 的早期,肺血管以收缩成分占主导地位,结构变化相对不明显,随着疾病的进展,固定成分占的比例逐渐增加,当给予氧、内皮依赖性扩血管药物(乙酰胆碱)、内皮非依赖性药物(硝普钠)后,不能引起肺动脉进一步扩张。为使肺血管病变已处于临界状态的患者不失去最后的手术机会,又不增加手术死亡率,术前需要先判断肺血管阻力的可逆性,即对肺血管反应性进行测定,以便决定手术的最佳方案,为预防、减轻术中和术后发生的 PAH 危象处理作准备。

(1) 急性血管反应性试验 目前还没有统一的标准,普遍被接受的是:使用药物后 mPAP 或 PVRI 降低≥20%;更加严格的标准是前两项指标下降≥30%,或者心指数(CI)增加≥30%的前提下,mPAP 降低≥10 mmHg。

(2) 吸氧试验 低氧引起肺血管收缩,使 PAP 及 PVR 增高,提高吸入氧浓度,可使 PAP 及 PVR 下降。通常应用面罩或鼻导管给予 100% 氧 15~20min,比较吸氧前后的 PAP、SAP、CO、体动脉血氧含量等。此方法简便,不良反应小。但吸入高浓度氧对肺血管床扩张的程度有限。

3. 急性药物试验评价

运用具有较强的、快速、短效的血管扩张药,选择性扩张肺血管床,对 SAP 和 SVR 的影响不大,而可使 PAP 和 PVR 降低。可供试验的药物和方法有:吸入 NO 10~20 ppm,10 min;吸入依洛前列素 8~10 μg,15 min;静注前列环素 2ng/(kg·min)并逐渐增加到不能耐受剂量止;静滴前列腺素 E_1 10~20 ng/(kg·min),共 15 min。在保证体循环稳定的前提下,比较用药前后 PAP、SAP、动脉血氧含量的改变。

(三) 发病机制

肺动脉高压发生的主要原因是肺动脉阻力、右心搏出量增加或肺动脉压的升高。肺动脉高压根据其病因和发病机制可分为高动力性、被动性、毛细血管前性和多因性肺动脉高压。

1. 高动力性肺动脉高压

高动力性肺动脉高压是指由心搏量增加引起的肺动脉高压。由于肺循环有低阻、低压、高容的特点,肺血管能适应肺血量的增加,而不至使肺动脉压有明显波动,但也有一定限度,当心排血量增加 2~3 倍时,平均肺动脉压只增加 20%~50%,心排血量增加 4~5 倍时,肺动脉压可增加 1 倍。如果长期持续血流量增加,使血管扩张,久之,能引起肺动脉结构的改变而成为不可逆性。临床上主要见于各类左向右分流的先天性心脏病,如室间隔缺损、房间隔缺损或动脉导管未闭等。在短时间内,由于存在左向右分流,肺血流量比正常高数倍,肺动脉高压程度较轻。长期的肺高血流量可引起肺微动脉中膜和内膜增厚,管腔变窄,肺动脉阻力增加,肺动脉压升高。休息时肺循环压大多正常,在运动时心排血量明显增加,如伴有血管痉挛或血管床减少,血管容量代偿性扩张受限制,则肺动脉压急剧上升。当超过体循环压力时,出现右向左分流,形成紫绀。

2. 毛细血管后性肺动脉高压

毛细血管后性肺动脉高压又称被动性肺动脉高压,主要见于二尖瓣狭窄,左心衰竭和肺静脉闭塞性疾病。由于左房压或肺静脉压升高,使肺小动脉反应性收缩或发生于肺基底部间质纤维化使肺血管床受挤压,肺动脉压增高。这种左房压及肺静脉压升高引起的肺动脉收缩称"心肺反射",它是一种保护性反应,通过增加肺毛细血管前阻力以控制肺毛细血管的血流量,减轻毛细血管压的增加,有利于防止和减轻肺水肿的形成。

3. 毛细血管前性肺动脉高压

毛细血管前性肺动脉高压包括阻塞性、闭塞性和主动性肺动脉高压。阻塞性肺动脉高压主要是由血栓栓子阻塞肺动脉所致。体循环的栓子经右心流入肺动脉,所以肺栓塞很常见,但由于肺血管床储备很大,肺血管横截面积的50%～60%被阻塞才会引起肺动脉压的明显升高。肺栓塞引起的肺血管阻力增加,主要是由于栓子的机械阻塞作用。闭塞性肺动脉高压是肺微血管闭塞引起的肺动脉高压,包括血管外的压迫和血管本身的原因。前者为各种弥漫性肺间质病变如肺纤维化、肺肉芽肿和肺浸润等。通过挤压,引起支气管张力改变,肺泡内压升高,瘢痕组织收缩,肺组织肿胀和肿块压迫等使肺部小血管狭窄和闭塞。后者由于严重的肺气肿和肺泡隔断裂,许多肺泡融合成大泡,该部毛细血管伸展而纤细,或有血管壁本身炎症或浸润性病变,小动脉内膜增生或中层肥厚。主动性肺动脉高压是由于肺血管收缩引起的肺动脉高压,主要见于高山病、慢性阻塞性肺疾病(COPD)、睡眠呼吸暂停综合征等。缺氧性肺血管收缩(HPV)是引起此类肺动脉高压的直接原因。低氧血症是引起肺毛细血管收缩的强烈刺激因素,从而引起血管阻力增加,导致肺动脉高压。通过COPD患者观察,肺动脉高压与肺动脉血氧饱和度密切相关,当<80%时,有2/3患者肺动脉压升高,<75%时有95.4%患者的肺动脉压升高。高原肺动脉高压也是由低氧所致,空气中含氧量与海拔高度有关,在海拔3 400 m处,空气中氧分压为100 mmHg,海拔5 000 m处,空气中的氧分压为80 mmHg,初到高原地区由于急性缺氧可发生急性肺水肿,久之,引起不可逆性肺动脉压升高。缺氧引起肺血管收缩可能与下列因素有关:① 自主神经:肺血管受肾上腺素能交感神经和胆碱能副交感神经支配,肺小动脉周围有肾上腺素能和受体,当血液中氧分压降低,二氧化碳分压上升,氢离子浓度升高时,通过刺激主动脉体、颈动脉窦将冲动传入丘脑下部交感神经中枢,反射性引起肺动脉收缩,在酸中毒情况下,血管对缺氧收缩反应明显增加。② 体液因素:缺氧时肺内肥大细胞增殖,数量增多,出现脱颗粒现象,释放

组胺及 5-羟色胺,直接影响细胞膜,使细胞内钾离子丢失,细胞内钙离子增加,导致肌肉兴奋性增高。缺氧时前列腺素在肺内浓度升高,其中前列腺素 F 和血栓素等可直接影响钙离子对平滑肌的兴奋,有很强的肺血管收缩作用,并可使血小板凝集,促使血栓形成,增加血管阻力。缺氧时肺内血管紧张素Ⅰ转换酶活性增加,使血管紧张素Ⅱ增多,引起肺血管收缩。体循环压力增加,也是肺动脉压力增高的主要的原因。③ 细胞因素:缺氧时 ATP 生成减少,细胞膜 ATP 酶活性降低,使肺动脉平滑肌丢钾潴钠,致负性膜电位下降,提高了肌肉兴奋性。同时在低氧酸中毒时血中游离钙离子增加,促使钙离子进入平滑肌细胞内,均可使血管收缩,阻力增加,导致肺动脉高压。HPV 反应机制相当复杂,既有神经作用的参与,也包括肺血管释放的一些血管活性物质如组胺、血管紧张素、前列腺素、白三烯和内皮源性舒张因子等的相互作用。

4. 肺动脉高压对机体的影响

肺动脉高压可以增强肺通气,这主要是由于肺动脉高压使血管壁张力增加,血管壁的机械感受器受到刺激,反射性的增强呼吸运动,结果使肺通气量增加,动脉血二氧化碳分压降低,患者感觉呼吸困难。肺动脉高压致使肺内生理性死腔样通气减少,由于健康人肺尖的通气血流比值为 3.0,形成死腔样通气,肺动脉高压改变肺内血流分布,增加肺尖部的血流,通气血流比值降低,减少死腔样通气。肺动脉高压增加肺的病理性分流,使处于关闭状态的肺毛细血管开放,形成肺内分流。肺动脉高压增加右心室后负荷,引起右心肥大,严重时导致右心衰竭。

5. 肺动脉高压的治疗

面对增高的动脉压力,右室的射血受到阻碍,而代偿性的右室储备是有限的。右室每搏量和心排血量下降,心室间的相互影响导致左室充盈和输出量的下降。右室功能抑制常在体外循环后出现,由于原先存在的疾病或术中缺乏对右室心肌的保护,肺血管收缩因子或体外循环导致内皮损伤内源性 NO 下降,使得 PVR 进一步升高,右室功能进一步下降。传统的围术期的肺高压治疗包括维持酸碱平衡、改善氧合和通气状况、保持体温及适当、麻醉深度,以及应用体血管收缩药。继发性的肺动脉高压的治疗主要是原发病的治疗。

第二节 肺血管扩张药

一、前列腺素类

(一) 伊洛前列素(iloprost)

伊洛前列素是目前首个采用雾化吸入途径给药的肺动脉高压治疗药物,2003 年起欧盟及美国相继批准投入临床应用,2006 年起我国也批准了该药用于临床。

1. 化学结构式 见图 16-1。

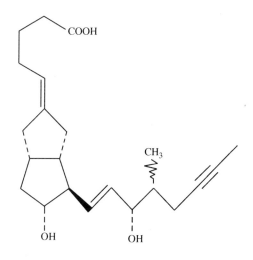

图 16-1 伊洛前列素的化学结构式

2. 理化性质

伊洛前列素是前列环素(prostacyclin, PGI_2)的结构类似物,对前列环素受体有高度亲和力,化学结构更加稳定,而药效基本相同。药物为雾化溶液,无特殊储存要求。

3. 药理作用

(1) 伊洛前列素通过作用于前列环素特异性受体增加 cAMP 活性,促进钾离子通道开放,并且能够对抗内皮素等物质,达到直接扩张肺小动脉及毛细血管前括约肌以舒张肺血管,对体循环血压基本无影响。

(2) 伊洛前列素能够抑制血小板活性与聚集,有较强的抗血栓作用。

(3) 伊洛前列素能够通过 cAMP 降低结缔组织生长因子基因的过度表达,减少纤维母细胞的胶元过度合成,抑制肺小血管的增殖作用。

(4) 通过抑制白细胞活化及黏附以及抑制炎性及纤维前体细胞因子,具有抗炎及抗纤维活性。

4. 体内过程

静脉注射时约 10 min 达到峰值浓度,消除半衰期为 30 min 左右,雾化吸入给药时生物利用度为 80%,蛋白结合率约 60%,主要经肝脏代谢,代谢产物约 70% 经肾脏排出,严重肝肾功能不全时代谢减慢。

5. 临床应用

(1) 伊洛前列素可用于治疗各种原发及继发性肺动脉高压(肺静脉闭塞所致肺高压除外)的治疗,是首个用于肺高压治疗的雾化用药,既有高度的肺选择性,同时又避免了多个 NO 使用中的缺陷。如伊洛前列素不产生有毒性的代谢产物,雾化剂量方便可调,无需进行浓度监测,停药时不会发生反跳现象等。

(2) 各种原因引起的肺高压都具有共同的肺血管病理改变,即肺血管的收缩、重塑增殖以及血栓形成。伊洛前列素通过不同途径作用于以上改变,对中晚期肺动脉高压也有较好的疗效。在一项持续 2 年的研究中,使用雾化伊洛前列素的患者 6 min 步行距离、血流动力学指标均有显著改善,未发生快速耐药性,更重要的是长期应用的患者生存率为 85%,高于对照组患者生存率的 61.3%。

(3) 成人每次吸入从 2.5 mg 开始,根据需要和耐受性逐渐增加剂量至 5 mg,每天使用 6~9 次,肝肾功能异常者应考虑减少剂量。

6. 不良反应与注意事项

(1) 常见为咳嗽、面部潮红以及下颌肌肉疼痛(牙关紧闭),严重不良反应罕见。

(2) 使用的雾化装置必须能够产生 2.5~5 μm 的雾化颗粒,过大易沉积于上呼吸道,过小易被呼出。深慢的吸气以及吸气后的屏气有利于活性颗粒的弥散。

(3) 与其他药物合用时应留意血管扩张以及对血小板抑制作用的影响。

7. 禁忌证

(1) 患者有出血倾向(活动性消化道溃疡、外伤或颅内出血)。

(2) 严重冠心病或不稳定性心绞痛。

(3) 未经控制的心力衰竭或同时存在瓣膜及心肌功能异常。

(4) 肺静脉闭塞所致肺高压。

(5) 妊娠及哺乳期妇女。

(二) 前列腺素 E_1 (prostagland E_1 PGE$_1$, alprostadil,前列地尔,凯时)

1. 化学结构式

见图 16-2。

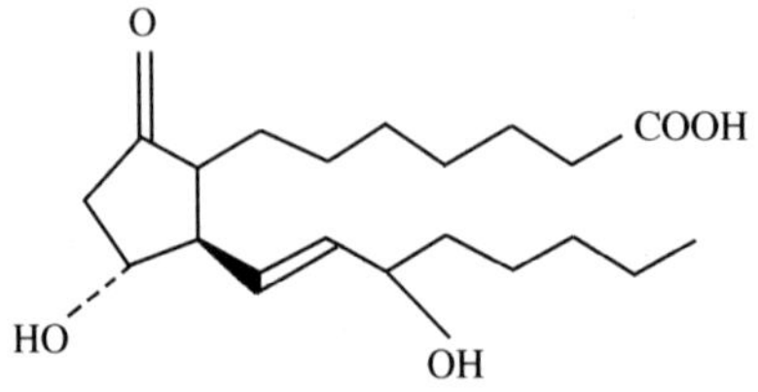

图 16-2 前列腺素 E_1 的化学结构式

2. 理化性质

为白色粉末或块状物。

3. 药理作用与体内过程

(1) PGE$_1$ 通过作用于特异性受体增加 cAMP 活性,促进钾离子通道开放,抑制钙离子的释放等途径扩张小动脉及毛细血管前括约肌。PGE_1 在体内代谢很快,在肺部氧化酶作用下,每通过一次肺循环,即有 60%~90% 被代谢为无活性物质,经肾脏排出体外,因此 PGE_1 有很强的舒张肺血管作用,对体循环血压的影响相对较小。

(2) PGE_1 可抑制血小板聚集释放与血栓素 A_2 生成,降低中性粒细胞与血管内皮细胞的黏附,并减少动脉粥样脂质斑块形成及免疫复合物的作用。Hanazaki 等通过动物实验观察到,PGE_1 有助于改善缺血再灌注肝脏的微循环,改善肝功能,其机理不仅与抑制血栓素 A_2(TXA_2)有关,而且与增加 PGI_2 有关。Johnston 等应用过滤技术研究发现,应用 PGE_1 后红细胞变形能力明显增强,微循环得到明显改善。

(3) 手术刺激引起中性粒细胞(PMN)的聚集和激活,激活的 PMN 通过与肺血管内皮细胞的黏附,释放蛋白水解酶和炎性细胞因子造成肺组织损伤。另外,血小板聚集引起的血管机械阻塞及释放多种介质也有一定的作用。多种介质可引起肺动脉高压和通气/灌流比例失调。Leff 等通过动物实验证实 PGE_1 能抑制 PMN 的功能。Lishibe 等通过动物实验证实 3 μg/kg/min 的 PGE_1 抑制肺缺氧血管收缩反应,降低平均动脉压,氧合指数(PaO_2/FiO_2)下降。Meyer 等认为 PGE_1 对肺血流有益,可能与增加肺损伤区血流,有利于损伤肺修复,并不会抑制缺氧性肺血管收缩反应,并可扩张支气管,改善通气有关。

(4) PGE_1 具有增加肝血流,保护肝细胞的作用。动物实验表明 PGE_1 对实验动物肝损害有保护作用。Suzuki 等通过动物实验证实 PGE_1 不仅可抑制肝细胞破坏,且可预防肝窦内皮细胞和溶酶体酶膜的损害,可明显抑制肝组织血流量的降低,对急性肝损伤有治疗作用。临床研究表明,PGE_1 对重型肝炎可使 ALT 降低、胆红素降低、PT 缩短从而改善肝功能。Tsukada 等发现应用 PGE_1 可增加肝功能正常的肝硬化或慢性肝炎患者的 ICG 清除率,且呈剂量相关性。

(5) 可增强细胞膜内腺苷酸的活性,使细胞内 cAMP 含量增高,对血管平滑肌的收缩有抑制作用。直接作用于肾血管,扩张小动脉,能明显改善肾实质供血,使肾有效血流量增加,肾小球滤过率增加,并削弱抗利尿激素的作用,增加水钠排泄,增加尿量。Abe 等发现应用 PGE_1 能有效防止手术后自由水清除率的下降,能防止体外循环术后的肾功能不全。Ikeya 等应用 PGE_1 于控制性降压行关节成形术的患者,发现能明显防止手术后的尿量减少。

(6) PGE_1 具有明显的保护胃黏膜细胞的作用,轻度抑制胃酸的分泌,增加黏膜血流量,稳定黏膜肥大细胞和溶酶体膜,促进黏膜修复和再生。Gullikson 等在动物实验中证明,PGE_1 能有效预防阿司匹林导致的胃黏膜损害。

(7) PGE_1 可能抑制促炎细胞因需子释放和促进抗炎细胞因子的释放。De-Perrot 等通过动物实验证实,接受 PGE_1 注射的实验动物血浆内的 IL-10 水平明显高于对照组,而 TNF-α、INF-γ 和 IL-12 要明显低于对照组。Kawamura 等发现 CPB 开始时接受 PGE_1

注射的患者术后血流 IL-6、IL-8 水平明显低于未接受 PGE$_1$ 的患者。

(8) PGE$_1$ 在临床应用中可明显减轻重症胰腺炎时胰腺自身组织及肝、肾等重要器官的损害，明显改善患者的症状及体征，对于重症急性胰腺炎 SIRS 期器官功能保护有较好的治疗作用。

(9) PGE$_1$ 能扩张外周和冠脉血管，降低外周阻力和动脉血压。此外，还能兴奋子宫及小肠等处的平滑肌。

4. 临床应用

(1) 用于需要扩张肺血管、降低肺循环与体循环阻力的情况，如某些肺血减少的发绀性心脏病及严重肺动脉高压合并右心室衰竭等。也可用于体外循环中保护血小板以及动脉造影、血管重建手术中血压的调控等。

Heerdt 等对有心源性肺动脉高压和高肺循环阻力的心脏外科病人通过中心静脉导管输入 PGE$_1$ 以及 Kermode 等使用 PGE$_1$ 对已接受心脏外科手术的婴儿合并肺动脉高压的治疗结果表明，PGE$_1$ 是有效的血管扩张剂，尤其对肺血管作用很强。小剂量 PGE$_1$ 由于在肺内快速代谢而仅呈扩张肺动脉的作用，大剂量时全身血管扩张。

PGE$_1$ 可选择性降低肺动脉压和阻力，抑制血小板聚集、改善微循环、扩张冠状动脉，抑制肾小管对 Na$^+$ 的重吸收，增加心肌收缩力。PGE$_1$ 用于治疗围术期右心衰显示一定的作用。D'Ambra 等对 5 例瓣膜置换术后发生严重肺动脉高压致顽固性右心衰的病人静脉输入大剂量 PGE$_1$，同时左房输入去甲肾上腺素，使病人成功生还。

使用前列腺素 E1 后 48 h，肺动脉压力明显下降，右心室后负荷及右室做功也得以改善，7 d 后肺动脉压力虽没有继续得以进一步的改善，然而右心室后负荷及右室做功的改进十分明显。传统降低肺动脉高压药物对通气良好和不良的肺泡毛细管均有扩张作用，不改善通气/血流比例失调状况解。作为脂微球载体制剂，前列腺素 E1 是一种花生四烯酸类的衍生物，可选择性扩张可通气区域的肺血管床，减少体循环和肺循环的阻力，增加每搏射血量、心排血量和心率，改善氧的供需平衡。因而可改善 ARDS 因肺血管气体交换不良造成的缺氧性肺动脉收缩而形成的肺动脉高压，能改进因慢性阻塞性肺病造成的肺动脉高压，以往一直作为降低肺动脉高压的药物。ARDS 患者使用前列腺素 E1 后可迅速降低肺动脉高压，明显改进 ARDS 患者的右心室功能不全和组织氧的供需平衡，改善患者的预后，降低死亡率，可作为治疗 ARDS 的一种重要手段。

对缺心肌的保护作用在动物实验中得到直接验证，Hide 等在兔心梗模型 PGE$_1$ 预处理组心梗面积明显缩小，推测机制是通过激活 ATP 敏感性钾通道而实现。国内汤莉莉等已有类似的实验结果，认为 PGE$_1$ 能扩张血管，降低血液黏滞度，减轻心脏负荷，缩小心梗面积。

(2) 治疗由慢性动脉闭塞症（血栓闭塞性脉管炎、闭塞性动脉硬化症）引起的四肢溃疡、微循环障碍引起的四肢静息疼痛以及视网膜中央静脉血栓等。

(3) 静脉滴注初始剂量 0.05 μg/(kg·min),最大剂量可达 0.4 μg/(kg·min),每日用量<400 μg。

5. 不良反应与注意事项

(1) 注入肢体可有疼痛、肿胀、发热、发红、瘙痒感,应减慢输入速度或暂停给药。

(2) 可增强降压药和血小板聚集抑制剂的作用,应监测血压及凝血功能。

(3) 青光眼、眼压亢进患者慎用。

二、磷酸二脂酶抑制剂类

(一) 西地那非(sildenafil, viagra, 万艾可)

1. 化学结构式　见图16-3。

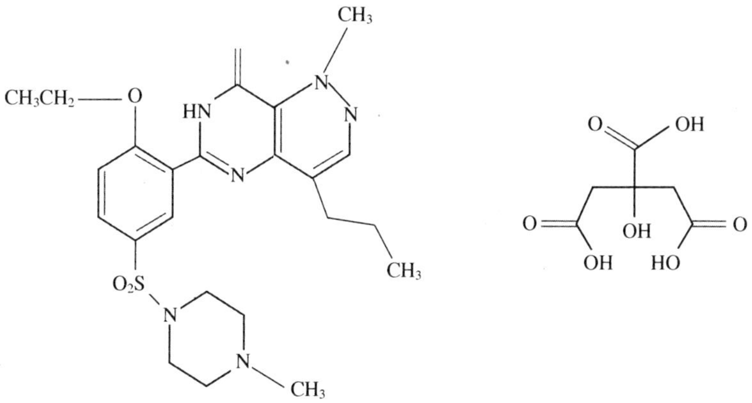

图 16-3　西地那非

2. 理化性质

蓝色菱形薄膜衣片剂,是西地那非的枸橼酸盐。

3. 药理作用

(1) NO 是血管内皮细胞释放的重要扩血管物质,通过介导 cGMP 影响平滑肌钙离子释放发挥作用。cGMP 在体内由磷酸二酯酶(PDE)灭活,因此,cGMP 产生速率与 PDE 介导的降解速率之间的平衡决定了 cGMP 浓度和平滑肌张力。已知 PDEs 至少包括 11 个亚型,它们在氨基酸序列、作用底物特异性、抑制剂敏感性、调节方式及组织分布上存在区别。西地那非是高度选择性的 PDE_5 抑制剂,在阴茎海绵体内分布浓度很高,通过扩张海绵体血管改善搏起功能早先以男性性功能障碍治疗药物上市。

(2) PDE_5 在血管(尤其是肺血管)、气管和内脏平滑肌和血小板内含量十分丰富,因此西地那非特异性的肺血管舒张功能也使其成为一个重要的肺动脉高压治疗药物,目前已被 FDA 批准应用。西地那非除了通过抑制 PDE_5 产生直接扩张肺血管作用外,还能预防或逆转血管重构。预防性的给药能使大鼠慢性缺氧性肺动脉压力升高减少 60%~90%,血管肌化减少28.4%，缺氧14 d后给药也能降低PAP 30%，并减少肺动脉肌化39.9%。此外，西地那非能降低慢性缺氧大鼠肺血管平滑肌内静息钙离子浓度，并且剂量依赖性地抑制G偶联膜受体激动剂（如血管紧张素Ⅱ和去甲肾上腺素）诱导产生的钙离子反应。

4. 体内过程

西地那非口服后吸收迅速，生物利用度约40%。消除以肝脏代谢为主。肝脏细胞色素P450同工酶3A4的抑制剂（如红霉素、酮康唑、西咪替丁等）如与西地那非合用时，可能会导致西地那非血浆水平升高。西地那非及其代谢产物的消除半衰期约4 h。西地那非或它的主要代谢产物N-去甲基代谢产物（N-desmethyl）对PDE_5选择性强度约为50%，蛋白结合率为96%。口服或静脉给药后，西地那非主要以代谢产物的形式从粪便中排泄（约为口服剂量的80%），一小部分从尿中排泄（约为口服剂量的13%）。重度肾功能不全者年龄65岁以上老年人、肝功能损害、重度肾功能损害西地那非代谢减慢，会导致血浆水平升高。这类患者的起始剂量以25 mg为宜。

5. 临床应用

（1）原发性肺动脉高压 西地那非治疗能显著改善原发性肺动脉高压患者的心功能分级、6分钟步行距离、肺血管阻力指数与平均肺动脉压，使右心室肥厚程度降低并且保持体循环动脉压不变。在传统治疗基础上联合西地那非能进一步改善患者的运动耐量和心脏指数与生活质量。西地那非与伊洛前列素联合应用可延长并增强吸入伊洛前列素扩血管作用，并且对儿童也同样有效。

（2）继发性肺动脉高压急性 缺氧性肺动脉高压情况下西地那非治疗能显著增加运动时动脉氧饱和度，降低静息时和运动时肺动脉收缩压，显著增加最大工作负荷和最大心排血量。在先心室间隔缺损患者中肺动脉高压导致右向左分流和严重缺氧，联合应用NO和西地那非可以选择性降低肺血管阻力（PVR）并逆转心室的右向左分流。慢性血栓栓塞性肺动脉高压患者经抗凝治疗、支持治疗并联合应用西地那非后，肺血液动力学和运动耐量显著提高。西地那非还可用于治疗肺纤维化导致的肺动脉高压以及通过舒张肺血管减少严重左心衰竭患者的左室前负荷。此外，西地那非可用于减轻吸入性NO和米力农停药后肺动脉高压的反跳。

（3）用于治疗男性勃起功能障碍（ED）。

（4）用于治疗肺动脉高压时常用25～50 mg口服，每日3次/d。

6. 不良反应与注意事项

（1）西地那非口服可使缺血性心脏病患者动脉血压右心房、肺动脉压、肺动脉楔压和心排血量轻度降低，并可能导致体位性低血压，对血压的最大作用发生在给药后1小时左右。

（2）头痛、潮红、消化不良、鼻塞及视觉异常等。视觉异常为轻度和一过性的，主要表现为视物色淡、光感增强或视物模糊。

(3) 与阿司匹林合用对出血时间没有影响,但可能会增强硝普钠的抗血小板凝聚作用。

(4) 年龄 65 岁以上,肝脏受损,重度肾损害(肌酐清除率＜30 mL/min)、同时服用细胞色素 P450 3A4 抑制剂(酮康唑、伊曲康唑及红霉素等)可使血浆水平升高,同时增加药效和不良事件发生率,故起始剂量应以 25 mg 为宜。

7. 禁忌证

低血压(血压低于 90/50 mmHg)和应用硝酸酯类或提供硝酸根的药物是使用西地那非的严格禁忌证。

(二) 氨力农(详见第 4 章)

三、一氧化氮(nitric oxide,NO)

1. 生理及药理作用

(1) NO 是内皮细胞产生的一种带有不成对电子的小分子物质,由 L-精氨酸在 NO 合成酶作用下产生。NO 是多种药物(如硝酸甘油、硝普钠等)发挥血管扩张作用的活性成分,它通过 CGMP 途径激活蛋白激酶,降低血管平滑肌细胞内的钙离子浓度,使肌球蛋白轻链脱磷酸化引起血管扩张,被认为是内源性的血管内皮舒张因子(EDRF),具有广泛的生理作用。NO 是外固和肺血管张力的重要调节因子。外源性 iNO 可抑制肺毛细血管内源性 NO 的合成,同时也增加对外源性 NO 的反应。

(2) 心血管系统 血管内皮细胞可根据搏动性血流及其剪应力、缺氧等影响因素对 NO 的产生进行动态调整,以维持血管张力的自我调节。内皮细胞损伤及炎症因子等多种因素可干扰 NO 产生,使血管张力维持失衡,造成多种病理情况。NO 主要由分布于小动脉的血管内皮细胞产生,对于心脏具有负性变力及变时作用。

(3) 呼吸系统 NO 有一定的支气管舒张作用,当外源性吸入 NO 时,通气部位的肺血管得到选择性的舒张,因此能够改善通气血流比,降低肺血管阻力,减少肺内分流并改善氧合。

(4) 凝血系统 NO 通过作用于血小板受体、血细胞过氧化物及黏附受体等影响凝血功能,降低血小板的黏附与聚集。

(5) 神经系统 NO 在外周神经系统被认为是一种非肾上腺非胆碱能的神经递质,有助于内脏平滑肌的松弛与血管的舒张。NO 在中枢神经系统可影响 NMDA 受体活性,被认为与记忆及觉醒功能的维持有密切关系,并可能对麻醉药效产生影响。

2. 体内过程

NO 是非常活跃的自由基,在气态中能与氧气反应形成 NO_2,半衰期随氧气浓度及 NO 浓度平方而变化。在水溶液中 NO 与过氧化阴离子(O_2^-)化合成为过氧亚硝酸盐阴离子(NO_2^-)。在血管内 NO 与血红蛋白亚铁基团结合迅速失活,形成高铁血红蛋白。NO 在血液中的半衰期极短,仅有 0.1~5 s,灭活迅速,因此在吸入应用时仅对通气区域具有血管扩张作用。

3. 临床应用

(1) 多种原因引起的肺动脉高压及右心衰竭　肺动脉高压发生时常伴有内源性 NO 的缺乏,常用血管扩张药物往往在降低肺动脉压力的同时也导致了体循环血压明显降低。NO 吸入可以在不改变体循环血压的前提下诱导肺血管选择性扩张,在改善氧合的同时降低肺动脉压,减轻右心室后负荷,改善右心功能。

(2) 呼吸窘迫综合征(ARDS)　ARDS 以持续存在的低氧合状态为特征,并且常伴有肺动脉高压的存在。NO 吸入可以使通气良好部位的肺血管选择性扩张,改善通气血流比例。5~40 ppm 的吸入浓度都可起到改善氧合、降低肺动脉压力的效果,氧合改善的程度往往与治疗前的肺血管阻力有关。另外,NO 改善动脉氧合及肺循环阻力还可能与其抗血小板聚集的功能有密切关系。

近年来的研究显示一氧化氮吸入(iNO)可选择性扩血管,增加通气良好的肺泡的血流,改善 ALI 和 ARDS 患者的氧合,减少 ARDS 患者肺泡的促炎症因子(TNF-α、IL-8、IL-6)和多形核白细胞(PMN)聚集,从而减轻肺损伤。评价 iNO 对 ARDS 疗效的 II 期临床试验在美国完成,这是使用安慰剂的前瞻性随机对照试验。177 例早期 ARDS 患者随机分配到安慰剂组和 NO 吸入各组(2.5、5、20、40、80 ppm),结果显示:NO 吸入组 60% 取得氧合改善,而安慰剂组仅有 24%。不同浓度 NO 吸入改善氧合效果相似。只有 4 例患者高铁血红蛋白>5%,其吸入 NO 的浓度为 1.5ppm。因此,认为 iNO 在 ARDS 群体治疗中可显现很好的容受性。各组间不良反应的数目、类型及死亡率无显著差异。Dellinger 也认为 iNO 治疗 ARDS,不能降低死亡率。Iotti 等认为≤5 ppm NO 优化剂量可有效治疗 ARDS 的缺氧和肺动脉高压,但 NO 诱导的高铁血红蛋白增加,不能改善动脉血氧含量。因此,在 NO 治疗中不仅要看 PaO_2,也要考虑血氧含量。Luhr 等的一项非随机对照试验,观察严重 ARDS 肺损伤患者在 iNO 治疗后 8 个月内的肺功能变化,发现 69% 患者的一氧化碳弥散量(DLCO)、31% 的用力呼气容积(FVC)、13% 的第一秒末用力呼气容积(FEV_1)、6% 的残气量(RV)和总肺容量(TLC)异常降低,而血气分析未发现异常,说明 iNO 治疗严重 ARDS 后的肺功能损害是普遍存在的。有人考察 iNO 治疗 ARDS 后的支气管肺灌洗液,在其中的 3 硝基酪氨酸($ONOO^-$ 形成的标志,表示细胞毒性)和 3-氯酪氨酸(中性粒细胞激活的标志,系 iNO 对肺炎症反应的标志物)均见升高($P<0.05$),说明吸入 NO 可能参与了细胞的毒性反应和激活肺炎症反应,但与 iNO 的效应比较,其利弊和长期结果有待于进一步研究和评价。

为了解低浓度 iNO 治疗 ARDS 是否有效,Puybasset 报道 1~2 ppm NO 治疗 6 例 ARDS 患者,发现可以使肺动脉压和血管阻力减少 25%。其中 2 例在吸入 0.1 ppm 时,已分别使肺血管扩张达91%和95%。临床研究报道小儿iNO浓度在5~120 ppm。Finer等研究发现,新生儿持续肺动脉高压征(PPHN)患儿在用药5 ppm即可取得最大氧合,剂量的增加并未进一步改善氧合。以上提示iNO具有不同的浓度效应,可能与不同类型的肺动脉高压和疾病的不同发展阶段有关。故iNO应个体化,以最低的浓度取得最好的疗效。同时iNO治疗的最低有效浓度会随着时间的延长而下降,这提示iNO不宜单纯使用单一剂量。而应根据情况随时调整。鉴于NO的这一气体的性质,目前临床吸入NO主要通过呼吸机的供气回路给予,通过调节NO/N_2和压缩空气/氧气的流量使患儿获得所需的NO浓度。

(3) 新生儿顽固性肺高压　新生儿顽固性肺高压多伴有右向左分流的解剖畸形,NO吸入治疗能将需要使用体外膜氧合技术(ECMO)的新生儿由62%降至42%,病死率由20%降至11%。

(4) 使用时必须进行吸入浓度监测,常用浓度范围为0.05~80 ppm,应使用最低有效浓度。

4. 不良反应与注意事项

(1) NO代谢产物　NO_2是强氧化性物质,可造成细胞损伤及肺泡通透性增加,必须对其吸入浓度进行监测,确保二氧化氮(NO_2)<2~3 ppm。

(2) 长期高浓度吸入NO可使血红蛋白转化为高铁血红蛋白,影响血液携氧能力,必要时需监测其水平。

(3) 停用NO时常可发生肺动脉高压的反跳,可能与外源性NO抑制了患者自身的NO合成酶有关。

(4) 偶可出现肺水肿与肺泡通透性增加,既可能与NO及其代谢物的氧化损伤有关,也可能与肺血管扩张后增加的前负荷使左心室无法代偿有关。

(5) 吸入NO可能使出血时间延长,抗凝治疗及凝血障碍患者应注意监测凝血功能。

四、血管紧张素转换酶抑制剂

这类药品种较多,应用于降低肺动脉高压最常见的是卡托普利。

卡托普利(catopril,开博通)

化学结构(图16-4)

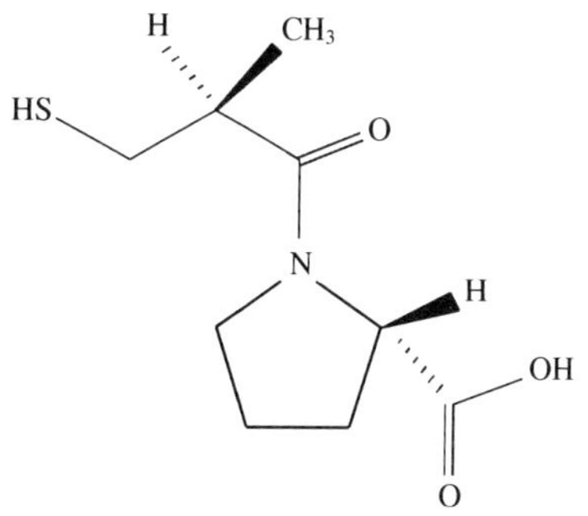

2. 药理作用

(1) 竞争性血管紧张素转换酶抑制剂,使血管紧张素Ⅰ不能转化为血管紧张素Ⅱ,从而降低外周血管阻力,并通过抑制醛固酮分泌,减少水钠潴留。

图16-4　卡托普利

(2) 通过干扰缓激肽的降解,增加缓激肽和前列腺素的水平,扩张外周血管。使体循环和肺循环的血管阻力降低,肺动脉压力下降对心力衰竭患者,也可降低肺毛细血管楔压及肺血管阻力,增加心排血量及运动耐受时间。

3. 体内过程

起效迅速,血循环中本品的25%～30%与蛋白结合。半衰期短于3小时,肾功能损害时会产生药物潴留。降压作用为进行性,约数周达最大治疗作用。在肝内代谢为二硫化物等。本品经肾脏排泄,约40%～50%以原形排出,其余为代谢物,可在血液透析时被清除。本品不能通过血脑屏障。本品可通过乳汁分泌,可以通过胎盘。

4. 临床应用

视病情或个体差异而定。本品宜在医师指导或监护下应用,给药剂量须遵循个体化原则,按疗效而予以调整。成人常用量一次25 mg溶于10%葡萄糖液20mL,缓慢静脉注射(10 min),随后用50 mg溶于10%葡萄糖液500 mL,静脉滴注1 h。

5. 不良反应与注意事项

(1) 较常见的有:① 皮疹,可能伴有瘙痒和发热,常发生于治疗4周内,呈斑丘疹或荨麻疹,减量、停药或给抗组胺药后消失,7%～10%伴嗜酸性黏细胞增多或抗核抗体阳性;② 心悸,心动过速,胸痛;③ 咳嗽;④ 味觉迟钝。

(2) 较少见的有:① 蛋白尿,常发生于治疗开始8个月内,其中1/4出现肾病综合征,但蛋白尿在6个月内渐减少,疗程不受影响;② 眩晕、头痛、昏厥。由低血压引起,尤其在缺钠或血容量不足时;③ 血管性水肿,见于面部及手脚;④ 心率快而不齐;⑤ 面部潮红或苍白。

(3) 少见的有:白细胞与粒细胞减少,有发热、寒战,白细胞减少与剂量相关,治疗开始后3～12周出现,以10～30 d最显著,停药后持续2周。

6. 注意事项

(1) 本品可使血尿素氮、肌酐浓度增高,常为暂时性,在有肾病或长期严重高血压而血压迅速下降后易出现,偶有血清肝脏酶增高;可能增高血钾,与保钾利尿剂合用时尤应注意检查血钾。

(2) 下列情况慎用本品:① 自身免疫性疾病如严重系统性红斑狼疮,此时白细胞或粒细胞减少的机会增多;② 骨髓抑制;③ 脑动脉或冠状动脉供血不足,可因血压降低而缺血加剧;④ 血钾过高;⑤ 肾功能障碍而致血钾增高,白细胞及粒细胞减少,并使本品潴留;⑥ 主动脉瓣狭窄,此时可能使冠状动脉灌注减少;⑦ 严格饮食限制钠盐或进行透析者,此时首剂本品可能发生突然而严重的低血压。

7. 禁忌证 对卡托普利或其他血管紧张素转换酶抑制剂过敏者禁用。

五、钙离子拮抗剂的应用

钙离子拮抗剂的应用于肺动脉高压的治疗中,最常用的是硝苯地平(详见第7章)。

六、内皮素受体阻滞剂

内皮素是一种强力内源性血管收缩剂和有丝分裂素,在肺动脉高压的发病机制中发挥重要的作用,内皮素有两个受体 ET_A 和 ET_B。ET_B 主要分布在肺血管内皮表面,其激活可导致产生一氧化氮和血管扩张。ET_A 主要分布于肺血管平滑肌,对内皮素亲和力高,激活 ET_A 导致血管收缩和平滑肌增生。内皮素与 ET_A 结合后,通过 G 蛋白和磷酸肌醇系统激活蛋白激酶 C,增加胞内的 Ca^{2+},使平滑肌收缩。代表药物为波生坦(bosentan),商品名为全可利。

(一)波生坦的化学结构(图 16-5)

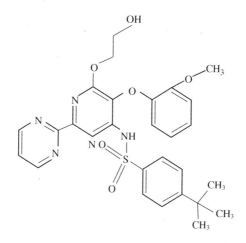

图 16-5 波生坦的化学结构式

(二)药理作用

为非肽类非选择性内皮素受体阻断剂,高取代嘧啶衍生物或内皮素-1(ET-1)受体的竞争性阻断剂,与血管中的内皮素受体 A(ETA)及脑、上皮和平滑肌细胞中的内皮素受体 B(ETB)结合。ET-1 是一种强效的内源性血管收缩剂并有增生、致纤维化和致炎作用,在肺动脉高血压(PAH)患者的血浆和肺组织中浓度较高。ET-1 在肺循环中的阻断作用可使肺血管抗性降低以及减弱慢性高血压对血管的重塑作用。

(三)体内过程

正常受试者口服本品后 3~4 h 后血浆浓度达峰值,血浆蛋白(主要是白蛋白)结合率高达 98% 以上。生物利用度约为 50%,分布容积达 18 L,不受食物影响,不渗入红细胞。在肝中由 CYP2C9 和 3A4 代谢,经胆汁排泄,消除相 $t_{1/2}$ 为 5 h,3~5d 达稳态。

(四)不良反应与注意事项

主要为肝脏损害和致畸作用,常可引起与剂量有关的血清氨基转移酶活性升高,并可引起血红蛋白显著减少。发生率高于3%的不良反应有头痛、潮红、肝功能异常、腿部水肿和贫血。CYP3A4抑制剂如酮康唑、利托纳韦等,CYP2C9和3A4而降低华法林以及由这些酶代谢的其他药物的血清浓度,包括口服避孕药。环孢素A可显著增加本品的血清浓度;格列苯脲可增加本品的肝损害。

(五) 禁忌证

中重度肝损害、肝氨基转移酶值高于正常值上限3倍者以及孕妇禁用。12岁以下儿童的有效性和安全性尚未建立。

(六) 临床应用

初始剂量每次62.5 mg,每天2次,4周后增加至维持剂量125 mg,每天2次,肾功能受损患者影响小,不需要调整剂量。

七、中药

中药在治疗PAP中具有独到优势,一些单味药、注射剂如川芎嗪、丹参、黄芪等具有降低肺动脉压力、增加心排血量等多途径作用机制的揭示,中药治疗PAP的优势愈加显现,值得深入挖掘研究。

所有现有的血管扩张剂都有它的限制性。总的来说,主要的限制是肺血管的选择性较差。肺血管的扩张剂有许多不良反应,主要包括4个方面。

1. 体循环低血压

肺高压患者的心排血量随着右室功能的变化而变化。肺循环和体循环的血管扩张剂的药效都是剂量相关性的。对大多数药物而言,体循环产生作用时,肺血管没有扩张作用。这样体循环血管阻力下降,而肺血管阻力没有变化,心排血量不能增加,而体循环压力必然下降。(血压=心排血量×体循环阻力)

2. 肺高压

一个药物能降低体循环血压,但可能会通过增加心排血量和兴奋交感神经而导致肺血管阻力的增高。

3. 降低心肌收缩力

药物引起的低血压可能导致右室冠脉灌注降低,或药物的直接负性肌力作用如维拉帕米均引起心肌收缩力的下降。

4. 低氧

肺血管扩张剂可能会抑制HPV,从而导致通气/血流比值失调,低氧的程度和通气/血流比值失调的程度相关。

第三节 围术期肺动脉高压的治疗

一、药物选择与应用

(一) 先天性心脏病伴肺动脉高压

患儿围术期肺动脉高压的治疗一直是这类患儿临床的一大棘手问题。尤其一些重度肺高压患儿，在体外循环停机过程中往往由于肺动脉压力进一步增高而造成停机困难。目前临床上首选磷酸二酯酶抑制剂如米力农，通常先在 15~20 min 内应用 37.5~75 μg/kg 的负荷量，然后 0.5μg/(kg·min) 微泵静脉输注。随着对一氧化氮 (NO) 的认识不断提高，在一些有监测条件的医疗机构 NO 的应用也日趋成熟，NO 对肺血管的高选择性使得一部分患儿得以安全度过手术后的危险期。NO 的吸入浓度通常为 5~20 ppm，也有患儿应用到 40 ppm，值得注意的是盲目增加吸入浓度，并不能提高对肺血管扩张的效应，相反其产生的毒性不良反应会大大增加。临床应用需严密监测高铁血红蛋白，NO_2 浓度以及注意 NO 停用后的反跳现象。西地那非也属于磷酸二酯酶抑制剂，目前临床上以口服 (注入胃管 0.5 mg/kg) 为主，辅助其他药物，最新的研究也有将西地那非吸入应用，以提高它的作用效能。依洛前列腺素雾化吸入治疗目前在小儿先天性心脏病律师高压患儿的围术期应用较多。与 NO 相比，更为安全和方便。

(二) 双肺移植后肺动脉高压

为探索一氧化氮吸入疗法在双肺移植围术期的临床应用。近来上海采用 5 例序贯式双肺移植病例围术期给予一氧化氮吸入治疗 (iNO)，其中男性 4 例，女性 1 例，年龄 37~56 岁；一氧化氮 (NO) 吸入与监测装置采用 Siemens Servo 300A (Siemins-Elema A B, Sweden) 呼吸机，或 Aeronox (Pulmonox, Canada) NO 吸入与监测仪。在麻醉开始后开始 iNO，开始剂量 20ppm，待供体肺吻合完成并开始开放血液循环时将剂量增至 40~60 ppm。实验结果证明 5 例均顺利度过围术期。术后机械通气时间为 36~79 h，平均 48.8±6.3 h。iNO 治疗时间为 86~160 h，平均 102.6±12.2 h。术后 48 h 患者肺动脉压达到高峰，氧合 (PaO_2/FiO_2) 降低，并随着综合治疗逐步好转，iNO 治疗过程中与治疗结束后患者与工作人员未发现可疑的不良反应。本组患者在 iNO 中未发生意外事件，iNO 治疗有效，在术后早期未发生明显低氧血症或肺动脉高压。

(三) 成人 ARDS

大多数成人 ARDS 患者对 NO 治疗可产生显著的临床疗效，动脉血氧分压/吸入氧分压 (PaO_2/PiO_2) 增加达 20% 以上；吸入 NO 1~30 ppm 时，OI 和 mPAP 显著降低，可保持 48h 的疗效。对 iNO 有反应的患者，其成活率可达 70%；iNO 无反应者，成活率只有

30%。iNO<10ppm，结合增加 FiO_2 和 PEEP，对 ARDS 治疗有益。Kollef 报道严重 ARDS 年轻患者对 iNO 治疗具有依赖性，一旦中断 iNO，可引起气体交换和血流动力学不稳定，将威胁生命，因此制定一个合理撤退 iNO 吸入治疗的方案是十分必要的。总之，低浓度 iNO 治疗 ARDS，短期效应是良好并且安全的，能有效降低肺水肿、肺气压伤和氧中毒的发生率，NO 对氧合和肺动脉压的改善，可能会给肺的恢复赢得更多的时间。虽然更高 NO 浓度（甚至达 100ppm）可进一步增加氧分压（PaO_2），但不容忽视其不良反应对患者造成严重危害。应严格掌握适应证，采用联合用药和综合治疗措施，用最低吸入浓度达到较好治疗效果。

一、给药方式

（一）中心静脉途径

传统的方法是经中心静脉给予肺血管扩张药可降低 PAP 和 PVR。但经中心静脉用药不仅会加重通气/血流匹配失调，引起肺内分流的增加，加重低氧血症；在扩张肺血管的同时，必然降低体循环血压，严重影响心肌和体循环的灌注，使患者难以脱离体外循环。因而除采用相对选择性扩张肺动脉的药外，尽量减少静脉用药的不良反应。

（二）经气道吸入

经气道吸入具有扩张作用的气体和雾化液体开创了肺动脉高压治疗的新纪元，药物直接作用于靶器官—肺血管床发挥作用，避免血管扩张药物对体循环的不良反应和低血压所导致的冠脉灌注减少，避免损害右心泵功能；优先扩张有通气的肺泡血管，避免肺通气/血流匹配失调导致的缺氧加重；也避免长期安置静脉导管的并发症。吸入用代表药物有一氧化氮（nitric oxide）、前列环素制剂伊洛前列腺素（iloprost）和盐酸西地那非（sildenafil）。

一氧化氮必须以精确浓度经呼吸机吸入，呼吸机类型可影响输送 NO 的浓度和 NO_2 的产生。临床上使用的呼吸机主要有两种：① 用于新生儿和婴儿的持续气流呼吸机。② 用于儿童和成人的间歇气流呼吸机。当高浓度的 NO 持续注入呼吸机的吸气相时，间歇气流呼吸机由于 NO 与 O_2 的接触时间长及通气时产生的高压力，会导致更高浓度的 NO_2 的产生，其输出的 NO 的浓度亦不稳定。目前认为，使用呼吸机供气及 NO 输送的同步装置可解决以上问题。研究表明，HFO 与 NO 联用时可在距气管插管最近的部位吸入。这可能由于 HFO 时气体由侧枝气流提供加之 HFO 使 NO 充分氧合所致。与此同时，一些能与 iNO 产生协同作用，并能减少 iNO 量的方法也引起了重视。如与肺表面活性物质（PS）、膜肺、部分液体通气（PLV）等联合应用。

（三）经肺动脉注药

国内姜桢报道的对 CPB 后无法脱机的 PAH 患者，将扩血管药物移到肺循环的起始部给药和将缩血管药物移至体循环起始部给药,并且创造性地应用漂浮导管股动脉逆行置管作为体循环给药途径,肺体循环分别给药的设想为克服这种治疗矛盾开辟了新的思路。该方法中,经体循环给予的强心缩血管药物通过毛细血管床时被组织摄取,并被单胺氧化酶,儿茶酚胺氧位甲基转移酶代谢,最后只有稀释的活性低的药物到达肺组织,产生微弱的药理效应,减轻对肺循环的影响,既可以避免传统中心静脉途径给予强效缩血管药物后造成的肺血管床强烈收缩,又拮抗由肺动脉给予的扩血管药物流经肺循环到达体循环产生的血管扩张作用。

(孙 瑛 陈 煜)

参 考 文 献

1. Bailey CL, Channick RN, Rubin LJ. A new era in the treatment of primary pulmonary hypertension. Heart,2001,85:251.

2. Kings ES, Farber HW. Current management of primary pulmonary hypertension. Drugs,2001,61:1945.

3. Della, Coccia C, Costa MG, et al. Inhaled areosolized prostacyclin and pulmonary hypertension during anesthesia for lung transplantation. Transplant Proc,2001,33:1634.

4. Deb B, Bradford K, Peaarl RG. Additive effects of inhaled nitric oxide and intravenous milrinone in experimental pulmonary hypertension. Crit Care Med,2000,28:795—799.

5. Kadosaki M, Kawamura T, Oyama K, et al. Usefulness of nitric oxide treatment for pulmonary hypertensive infants during cardiac anesthesia. Anesthesiology, 2002,96:835—840.

6. 钟慈声,孙安阳,主编. 一氧化氮的生物医学. 第1版. 上海:上海医科大学出版社,1997. 218—222.

7. Dellinger RP, Zimmerman JL. Taylor RW, et. al. Placebo and inhaled nitric oxide mortality the same in ARDS clinical trial. Crit Care Med, 1998,26(3):619—625.

8. Iotti GA, Olivei MC, Palo A, et al. Acute effects of inhaled nitric oxide in adult respiratory distress syndrome. Eur Respir J, 1998,12(5):1164—1171.

9. Luhr O, Aardal S, Nathorst-Westfelt U, et al. Pulmonary function in adult survivors of severe acute lung injury treated with inhaled nitric oxide. Acta Anaesthesiol Scand,1998,42(4):391—398.

10. Puybasset L, Stewart T, Rouby JJ, et al. Inhaled nitric oxide reverses the increase in pulmonary vascular resistance induced by permissive hypercapnia in patients with acute respiratory distress syndrome. Anesthesiology, 1994,80(6):1254—1267.

11. Fioretto JR, de Moraes MA, Bonatto RC, et al. Acute and sustained effects of early administration of inhaled nitric oxide to children with acute respiratory istress syndrome. Pediatr Crit Care Med, 2004, 5(5):469—474.

12. Kawakami H,Ichinose F. Ihaled nitric oxide in pediatric cardiac surgery. Int Anesthesiol Clin, 2004,42(4):93—100.

13 Kollef MH. Inhaled nitric oxide for severe acute respiratory distress syndrome: a blessing or a curse Heart Lung,1997,26(5):358—362.

14 Haraldsson A,Kieler-Jensen N,Wadenvik H,et al. Inhaled prostacyclin and platelet function after cardiac surgery and cardiopulmonary bypass. Anesth Analg,2000,26:188—194.

15 姜桢.双心给药治疗体外循环后肺高压危象低心排.国外医学麻醉学与复苏分册,2003,24(6):365—369.

第17章 麻醉与体外循环用药

体外循环的发展使得其在非心血管手术领域（如肝、肺等移植手术、一氧化碳及农药中毒、低温、高热患者的急救等）的应用也日趋增加，但是临床应用最多的仍是在心血管手术中，而后者许多患者术前又常常处于心血管药物治疗中，麻醉药物对患者心血管系统的作用及体外循环所致的全身炎性反应综合征，均可对机体造成明显的影响，临床采用各种药物和方法进行调控的目标是维持机体的内环境接近于生理状态，从而促进患者术后的恢复。因此，本章结合临床实践主要讨论两个问题：① 常用麻醉相关药物对心血管功能的影响；② 体外循环对心血管药物作用的影响。

第一节 维持正常心血管功能的三要素

心脏、血管、血容量三者关系的相适宜是维持心血管系统功能正常的三要素。心脏有次序、规则的舒缩，血管系统的完整性和正常的舒缩功能及与血管容积相适宜的血容量是保证心血管功能即循环系统功能正常的必要前提。无论是心脏疾病还是血管疾病患者，在疾病早期，机体发挥其自身调节机制使三者关系处于代偿状态而维持正常的循环功能，而在疾病晚期则因机体自身或在药物治疗下无法使循环功能维持正常而呈现失代偿状态，此时表现为灌注不足所致的脏器功能的减退。如高血压病患者早期，因原发性高血压的小动脉收缩，血管容积相对减少，代偿性血容量减少使其与血管容积相适应，心脏则代偿性收缩力增强以克服增加的心脏后负荷来维持正常的循环功能。又如血管的完整性在心血管疾病患者术前或体外循环后即便没有因血管破裂的出血，也可因疾病、手术创伤、体外循环炎性反应等而使毛细血管的通透性增加致使漏出、渗出增加，结果导致有效循环血量的下降而造成循环功能不稳定，此时可能需要补充更多的血容量来治疗。

正确判断心脏、血管和血容量三者的关系，首先应了解不同心血管疾病的病理生理变化，然后根据心电图、动脉血压（尤其是有创动脉血压的波形或脉搏血氧饱和度波形）、中心静脉压（必要时监测肺动脉压和肺小动脉锲压）、超声心动图监测信息、在心脏手术中直接肉眼观察心脏的充盈程度、收缩力的强弱及应用血管活性药物以后心脏的反应等来综合判断。

虽然体外循环技术的进步已经大大减轻了体外循环的非生理状态对机体的损害，但对于维持正常循环功能所必需的心脏、血管和血容量干扰仍不可避免，因此常常需要灵活应用正性肌力药物和血管活性药物来调节，在用药时除了考虑这些药物本身的药理特性（详见相关章节）外，还要考虑到体外循环对其影响所造成的改变。

第二节 体外循环对药物代谢及药理作用的影响

体外循环中许多因素如体外循环环路（氧合器、动脉微栓过滤器）、预充液的量（血液稀释程度）和性质（晶体与胶体）、体温及血流灌注的搏动方式及体外循环所致的机体受体密度和功能的改变、全身炎性反应综合征等均可影响药物在体内的分布和消除，干扰药物的作用，影响药物的疗效，其主要的影响包括以下几个方面。

一、血液稀释

血液稀释可以使血浆蛋白水平立刻下降，影响药物和血浆蛋白的结合；血液稀释后红细胞浓度也立刻下降，存在于红细胞内的化合物受到影响。循环中游离型药物的量骤降，造成一过性药物浓度下降，以后组织摄取的药物从组织储存池转移到血浆，然后重新达到平衡。提示我们在体外循环开始前应适当添加麻醉药物，以防止因一过性药物浓度下降而造成患者术中知晓。

二、温度改变

（一）低温

低温可通过各种途径改变药代和药效学，使药物代谢、排泄减慢、作用时间延长。如低温抑制酶的活性、降低药物代谢；低温可使组织灌注减少、血液黏滞度增加、自主神经和内分泌反射增强，结果中枢神经对药物的通透性改变，外周组织到中央室的再摄取率降低，肝、肾清除率降低。低温还可使血管收缩致使分布容积（Vd）小的药物Vd进一步减小，如肌肉松弛药血浆浓度在低温时升高。再如低温可改变药物的亲和力（如低温时阿片类受体的亲和力降低，N型胆碱能受体的敏感性下降）。

（二）复温

复温、组织再灌注可促进低温期间储存在组织内的药物重新进入血浆中，造成血浆内药物浓度增高，但随着温度的升高，药物代谢也增强。因此，其药效增减多寡因人、因药而异。既要防止药物代谢增强后麻醉过浅造成术中知晓，又要防止用药过多对心脏复苏不利。

三、炎性反应

全身炎性反应可诱发各种自主性反射、内分泌性反射以及局部细胞因子反射,对药物的组织分布和清除产生复杂的影响。

体外循环引起的多种炎性介质释放如肿瘤坏死因子-α、白介素(IL)-6、IL-8、IL-10以及一氧化氮(NO)等。这些炎性介质可影响药物分布容积及与受体的结合从而影响药物代谢;此外,炎性介质所介导的反应如生成急性反应蛋白产物可降低游离型药物水平;肝脏血流量减少和网状内皮细胞系统功能受抑可降低药物的代谢;IL-6和NO可引起心肌抑制;白细胞的激活产生氧自由基,可造成组织损伤,尤其是内皮细胞的损伤,导致毛细血管渗漏综合征。

四、酸碱状态

体外循环中血气管理常用α稳态或pH稳态,其管理模式不同所致的pH改变可影响器官灌注(如pH稳态时脑血流量增加,药物分布增加)。pH稳态可能会影响某些药物的解离及药物与血浆蛋白的结合程度,导致游离型(具有药理活性)药物浓度的升高或降低。pH的改变还可影响电解质的平衡,体外循环中容易发生钙、镁、钾浓度的下降。

五、肺隔离

(一)药物在肺内储存

体外循环中,肺被隔离于循环之外,肺摄取的药物(如阿片类)不参与全身循环,肺成为某些药物的储存池,全身循环再灌注建立后,肺释放储存的药物,但是这种作用非常短暂。

(二)药物被体外环路吸收

体外研究显示体外循环环路的各种组成部分可能摄取某些药物,如氧合器能结合亲脂性药物如吸入麻醉药、丙泊酚、阿片类、巴比妥类以及硝酸甘油。但是研究未能证明这种现象在临床的意义,可能与体外循环血液稀释时组织储存池释放的药物远远大于体外循环环路所摄取的药物有关。

六、药物与血浆蛋白结合能力改变

药物在血液中游离型与结合型呈动态平衡状态,而药物往往又是通过游离型与受体结合而发挥药效。药物进入循环后很快与蛋白结合,一般酸性药物与白蛋白结合,碱性药物(如利多卡因、芬太尼)多与 α_1-酸性糖蛋白结合。机体应激反应可使 α_1-酸性糖蛋白浓度升高,致使游离型碱性药物浓度降低,药效减弱。

七、年龄

老年人器官功能减退,肝、肾血流减少,药物的清除能力下降,白蛋白水平下降,因此,用药时应考虑这些特性。

八、中枢神经系统的穿透性

一般认为麻醉药的效应部位在中枢神经系统。对于脂溶性如麻醉药芬太尼和阿芬太尼,具有药物效应滞后于血药浓度的特点,称为药代-药效分离。同样的原理可以解释咪达唑仑和地西泮不同的起效时间。

九、受体密度改变

有研究发现心脏手术中受体密度和功能有所改变,但其机制及临床意义尚未完全明了。

第三节 体外循环对麻醉药药理作用的影响

一、体外循环对麻醉性镇痛药的影响

体外循环前应用的麻醉性镇痛药,在体外循环后,由于血液稀释及体外循环用氧合器等回路装置对药物的吸附作用使血药浓度很快下降,此时应加用麻醉药物以防止术中知晓,但随着体外循环的进行,组织中的药物向血液中转移,游离型药物浓度很快恢复;体外循环低温时,药物浓度相对稳定,主动脉开放再灌注后,肺循环重新开放,肺内隔离的药物释放入血使血药浓度升高,其后的清除率与血流动力学状态相关。

二、体外循环对吸入麻醉药的影响

体外循环对吸入麻醉药的影响与氧合器类型、不同的吸入麻醉药及不同的预充液方式有关,变化较为复杂。如晶体液预充可使挥发性吸入麻醉药的血液溶解度下降,胶体液预充又可使吸入麻醉药的血液溶解度增加;体温下降,吸入麻醉药溶解度增加。低温体外循环期间异氟醚的摄入速度经氧合器较经肺慢,而恩氟烷和氟烷则明显加快。一般而言,如将麻醉药挥发罐连接在体外循环回路中,在体外循环期间吸入麻醉药的吸入和清除都较快,低温时略有减慢。体外循环开始时,增加新鲜流量或吸入麻醉药浓度均可使吸入麻醉药的分压很快上升,达到快速加深麻醉的效果,而在体外循环结束时则需要一定的时间才能使吸入麻醉药的浓度降低,因此,此时应防止吸入麻醉药引起的过度心肌抑制,对于严重

心功能受损的患者在心脏复跳前宜提前停止使用吸入麻醉药。

三、体外循环对静脉麻醉药的影响

静脉麻醉药在体外开始时血药总浓度下降,游离型药物水平很快调整、恢复至体外循环前水平,体外循环结束后静脉麻醉药的清除率降低、分布容积增加,使半衰期延长,药效随之延长。体外循环中的非生理性灌注可使丙泊酚的清除率下降,反复应用同样的药物可以使术后苏醒延迟。

四、体外循环对肌肉松弛药的影响

低温情况下,有些肌肉松弛药的药效增强,可能与低温的协同及低温对药物的清除率降低及分布容积减小有关。但也有发现在体外循环中同种肌肉松弛药有时需要增加、有时减少的矛盾现象,不仅与肌肉松弛药药效学和药代动力学的改变有关,而且低温使神经肌肉接头功能更为复杂可能是原因之一。血浆胆碱酯酶水平的高低直接影响阿曲库铵和美维库铵的代谢。鉴于在体外循环中肌肉松弛药作用时效的不定变化,建议应用肌松监测仪来指导用药更为合理。

第四节 体外循环对心血管活性药物的影响

体外循环时地高辛从蛋白结合位点被置换出来,游离型地高辛浓度增加。体外循环开始后,地高辛浓度开始降低,至手术后 16h 恢复至术前水平。研究发现心脏手术后早期机体对地高辛的敏感度增加,可能与体内钾离子浓度有关,因此,对于术前使用地高辛、利尿药的患者术前必须进行水、电解质监测与血气分析,调整内环境接近于正常生理状态下。同样在降温过程中应用扩血管药物可避免微循环障碍,复温过程中应用扩血管药物可使复温更加均匀。如果体外循环中发生微循环功能障碍、酸中毒则可降低机体对儿茶酚胺类药物的敏感性。对于长期应用β受体阻断药的患者,为了防止突然停药的不利影响,常常持续用药直至手术日晨。对于大多数β受体阻断药治疗中的患者在体外循环开始后即血液稀释可使血药浓度迅速下降,深低温体外循环期间,药物浓度轻度升高,不仅与药物代谢下降有关,而且与药物降解、代谢及肺和外周组织再分布的药量减少有关。

第五节 体外循环正常运转所必需的药物

一、肝素(heparin)

在体外循环手术中,肝素抗凝成为必不可少的条件之一。肝素的化学结构式见图

17-1。

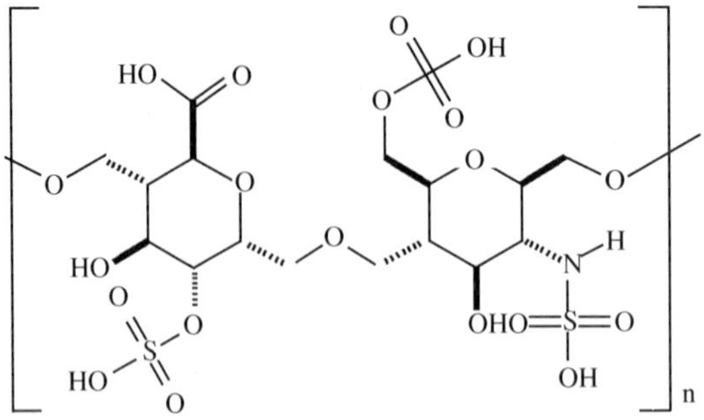

图 17-1 肝素的化学结构式

(一) 肝素的药理

1916 年 Mclean 发现了肝素。肝素是由氨基葡萄糖、葡萄糖醛酸和硫酸聚合而成的酸性黏多糖(多阴离子),是机体内最强的有机酸,因而在生理 pH 下带有较强的负电荷。当肝素在血中达到一定浓度与 β-球蛋白抗凝血酶Ⅲ(AT-Ⅲ)结合后,形成 AT-Ⅲ肝素复合物,强化了 ATⅢ 对活化凝血酶(Ⅱa)和活化因子Ⅹ(Ⅹa)的抑制作用。AT-Ⅲ肝素复合物不仅是Ⅱa 和Ⅹa(共同通路)最强的抑制剂,它还抑制Ⅸa、Ⅺa 和Ⅻa。标准肝素可加快抗凝血酶反应 1 000 倍,但抑制Ⅹa 弱,而且能激活血小板和中性粒细胞,但不能抑制体外循环中凝血酶的形成及活性。经中心静脉导管注入肝素 300 IU/kg 可立即起抗凝作用,多数患者在常温下注射肝素 300～400 IU/kg,体外循环能维持充分抗凝 60～90 min,低温使有效抗凝时间延长。

(二) 肝素抗凝效果的监测

因为肝素的全部作用都发生在内源性和共同通路上,故其抗凝效果最好用 APTT、ACT 及 TT 来监测。体外循环最常用的监测方法是 ACT。肝素化一般指体外循环前硅藻土 ACT 需达到 480s 以上。如使用抑肽酶则 ACT 需>750s。抑肽酶不延长白陶土 ACT,白陶土 ACT>480s 即可。

(三) 肝素的用量

肝素的个体差异很大,通常在体外循环前经静脉或右心房给 3 mg/kg 的首次剂量。全身肝素化后,根据 ACT 酌情追加。

(四) 肝素的耐药

AT-Ⅲ生成不足或耗竭均无法发挥肝素的抗凝作用。败血症、DIC、左房黏液瘤和细菌性心内膜炎等引起的肝素耐药可能与 AT-Ⅲ耗竭和不足有关。其他造成 AT-Ⅲ过量清除的一些疾病如蛋白损伤性肠炎、肾病综合征和胱氨酸尿等,也使 AT-Ⅲ水平低下。遇肝素耐药时,一般追加肝素用量可以解决,如肝素已超过 7 mg/kg 而 ACT 仍<450s 时,应输给

新鲜冷冻血浆或 AT-Ⅲ浓缩物,以补充 AT-Ⅲ。

(五)肝素的拮抗

体外循环结束后,需用鱼精蛋白拮抗肝素。每 1 mg 的肝素需鱼精蛋白 1 mg(1∶1)才能较好地中和肝素,但拮抗后血浆内仍有相当含量的肝素,若鱼精蛋白达 1.5 mg/肝素 1 mg,肝素含量则明显减少。在回输机器余血或体外循环前放出的肝素化自体血时,每 100 mL 肝素血还应再追加鱼精蛋白 5 mg,并监测 ACT。

(六)肝素反跳

鱼精蛋白完全中和肝素之后 1~8 h,可能有高达 50% 的患者血中肝素测定阳性,ACT 或 APTT 延长,如果追加鱼精蛋白能改善这种情况,即可诊断为肝素反跳。"肝素反跳"的原因有:① 鱼精蛋白使用量不足,拮抗不完全;② 血细胞和组织破坏,释放大量肝素;③ 体外循环中的低温促使肝素代谢减慢或鱼精蛋白的代谢速度比肝素快;④ 鱼精蛋白与其他非肝素物质结合;⑤ 肝素渗出血管外间隙,经淋巴管和胸导管再逐渐进入血循环;⑥ 血浆酶促使肝素从鱼精蛋白-肝素复合体释出。

二、鱼精蛋白(protamine)

(一)鱼精蛋白的药理

鱼精蛋白呈强碱性,是鱼精子衍生物(分子量 4 500 道尔顿),它能与酸性的肝素紧密结合,使肝素与 ATⅢ分离。单独使用时具有弱抗凝作用,并可促进血小板黏附、聚集,肺小动脉收缩。在体内大量肝素存在的情况下,强碱性的鱼精蛋白可与强酸性的肝素以离子键按 1∶1 的比例结合,即每 1 mg 鱼精蛋白可中和 1 mg 肝素。

(二)鱼精蛋白的用量

每 1 mg 肝素需鱼精蛋白 1.0 mg(1∶1)才能比较好地中和肝素,若鱼精蛋白达1.5 mg/肝素 1 mg(1∶1.5),肝素含量可明显减少。在回输机器余血或体外循环前放出的肝素化自体血时,每 100 mL 肝素血还应再追加鱼精蛋白 5 mg。如追加鱼精蛋白后 ACT 反而延长,则不应盲目追加。

(三)鱼精蛋白的不良反应

鱼精蛋白具有抗原性,部分患者会发生不良反应。鱼精蛋白引起的不良反应有四种类型:① 低血压:注射鱼精蛋白使血管扩张或心肌收缩力减弱,导致轻度或中度血压下降;② 过敏反应/类过敏反应:某些患者首次应用鱼精蛋白后产生 IgE 抗体,当第二次接受鱼精蛋白时使 IgE 与抗原结合,产生鱼精蛋白Ⅰ型过敏反应(快速型),发生严重低血压甚至心搏骤停;③ 灾难性肺动脉高压:除血压下降外,可导致肺血管剧烈收缩、肺血管阻力上升,右心室射血受阻,肺动脉明显膨出和呼吸道阻力上升,甚至支气管痉挛等;④ 延迟性非心源性肺水肿:可见大量血性泡沫痰从气管导管内涌出,也可以出现暴发性出血性肺水肿。处理应针对上述不同情况迅速作出判断与治疗。

(四) 应用鱼精蛋白的注意事项

术前应常规询问患者是否有鱼类过敏史和既往鱼精蛋白使用史,糖尿病患者长期使用鱼精蛋白锌胰岛素史,男性患者有无绝育史,对这类患者做好预防和抗过敏准备。应用鱼精蛋白拮抗时,在严密监视心电图、血压、肺动脉压和呼吸道阻力的情况下,首先小剂量预注,观察是否有异常反应,然后再经静脉缓慢推注或滴注给药,必要时可静脉注射钙剂,如遇异常反应立即停止用药,并对症处理,待血流动力学情况稳定后再缓慢给药;如发生严重肺动脉收缩可静脉推注小剂量丙泊酚或硝酸甘油扩张肺血管以缓解严重右心负荷剧增,一旦解除了肺血管收缩再及时补充血容量、强心,以使左心室能够接纳更多的血容量、增强心肌收缩力、提升血压。也有在应用鱼精蛋白前用抗组胺药物,以及氯化钙及激素(如地塞米松等)以减少鱼精蛋白所致的组胺释放和肺血管收缩反应。

第六节 体外循环中重要脏器保护药

(一) 抑肽酶(aprotinin)

抑肽酶是一种广谱丝氨酸蛋白酶抑制剂,通过抑制多种游离和结合的酶,起到抗纤溶、抑制接触激活系统、抗凝、减轻体外循环引起的血小板功能异常和炎性反应的作用,能有效减少心血管手术后的出血量和输血量。

1. 药理作用

抑肽酶是广谱丝氨酸蛋白酶抑制剂,通过与蛋白酶形成可逆的酶抑制剂,能抑制:胰蛋白酶、纤溶酶、血浆和组织激肽释放酶、凝血酶、弹性蛋白酶等。

2. 抗纤维蛋白溶解系统的作用

抑肽酶的抗纤溶作用主要是直接抑制纤溶酶;其次是通过抑制接触凝血系统抑制纤溶作用。

3. 保护血小板功能的作用

许多研究认为抑肽酶对血小板功能有保护作用,其机制包括:减少凝血酶的生成;保护血小板表面黏附受体的功能;减少血小板释放血栓素 A_2;防止肝素介导的血小板功能异常;抑制纤溶酶对血小板的损害。

4. 抗炎作用

体外循环引起的炎性反应绝大多数由酶介导,而丝氨酸蛋白酶在其中扮演了重要的角色。因此,丝氨酸蛋白酶抑制剂通过调节细胞因子和白细胞的激活,可减轻体外循环引起的炎性反应。

5. 对凝血系统的影响

研究证实,抑肽酶有抗凝作用,能显著延长部分凝血活酶的时间,明显降低体外循环中纤维蛋白肽(凝血酶激活标志物)。200 KIU/mL 血浆浓度的抑肽酶可以产生与肝素浓度 0.69 IU/mL 相同的抗凝效果。

6. 临床应用

应用抑肽酶可以减少心血管手术后出血量和输血量；减少体外循环手术后卒中的发生率。标准的使用剂量为：连续给药法：麻醉诱导，劈开胸骨前缓慢静脉注射负荷量抑肽酶 200 万 KIU(280 mg)，体外循环中心肺机内加入 200 万 KIU，以后 50 万 KIU/h(70 mg/h) 直到患者回 ICU。一次性给药法：将抑肽酶一次性注入氧合器中，不再追加和维持。

最近报道的回顾性研究中，应用 $>6\times10^6$ KIU 剂量抑肽酶对于减少出血的作用优于 $5\sim 6\times10^6$ KIU 的剂量。8 281 例成年心脏外科手术患者根据体重千克数与手术时间分钟数标准化抑肽酶用量。线性分析与 Logistic 回归模型被采用，以检验剂量与术后出血、输血及其他因素的相关性。术后 6 h 胸导管引流量的低四分位数与高四分位数分别为 447 ± 319 mL 和 360 ± 290 mL ($P<0.01$)。小剂量与大剂量组所需异体血输注的比例分别为 55% 和 47%($P<0.01$)。抑肽酶剂量可以作为外科出血时需再次手术止血的一个独立性因素(高四分位数为 1.9%，低四分位数为 2.4%，$P<0.01$)。肾衰需透析的风险大剂量组为 2.3%，小剂量组为 3.3%，($P<0.01$)；但抑肽酶剂量和肾功能并无明显相关。上述结果说明在心脏手术中应用大剂量抑肽酶对减少术后出血的效果更好。

7. 不良反应

(1) 过敏反应　抑肽酶是一种多肽酶，可引起过敏反应，是药物直接作用于反应组织或血管。首次使用过敏反应发生率小于 0.1%，再次使用发生率为 2.7%，其中 6 个月内再次使用发生率为 5%。

(2) 影响肾功能　抑肽酶选择性地被肾脏吸收，大剂量对肾功能可能会有影响，但新近 Henry 和 Sedrakyan 等所做的两项荟萃分析并未发现抑肽酶对肾脏或其他器官功能会产生不利影响。

(3) 引起血管栓塞　文献报道心脏搭桥手术中使用抑肽酶，肾衰竭或卒中发作的风险比使用其他药物要增加一倍，日后出现心肌梗死或心力衰竭的可能性会增加 55%。但抑肽酶也有抑制凝血的过程，它的非特异性丝氨酸蛋白酶活性能够抑制纤维蛋白溶酶、凝血酶、胰蛋白酶、组织和血浆激肽释放酶。同时可通过直接或间接方式束缚配体样的血小板凝血酶受体和血小板糖蛋白受体的活化。另外可通过抑制内源性凝血通路发挥作用。一项荟萃分析结果显示与安慰剂相比，抑肽酶并不增加移植物血栓形成或酶学诊断的心肌梗死。

(4) 对肝素的影响可以延长激活全血凝时间(ACT)，造成肝素剂量过多或过少的假象，因此在使用抑肽酶时如用硅藻土法测定 ACT 则要保证 ACT$>$750 s 才能开始体外循环；而白陶土法则不受抑肽酶的影响。

（二）乌司他丁（参见第五章）

乌司他丁是从健康成年男性新鲜尿液中分离纯化得到的一种糖蛋白，是一种广谱的水解酶抑制剂，以往多用于治疗急性胰腺炎、休克，在肿瘤化疗中预防肾中毒及肝、肾移植手术中保护重要器官功能等，目前在体外循环手术中亦得到应用。

1. 药理作用

乌司他丁是一种广谱的蛋白酶抑制剂，具有多种特殊的药理作用，对胰蛋白酶、α-糜蛋白酶等丝氨酸蛋白酶及粒细胞弹性蛋白酶、透明质酸酶、巯基酶、纤溶酶等多种酶有抑制作用。另外，它还具有稳定溶酶体膜，抑制溶酶体酶释放抑制心肌抑制因子产生，清除氧自由基并抑制炎症介质的释放。可改善手术刺激引起的免疫功能下降、蛋白代谢异常和肾功能降低，防止手术刺激引起的内脏器官与细胞的损伤，还可改善休克时的循环状态等。

2. 对肾脏的保护作用

体外循环心内直视手术后的急性肾衰，主要是由于长时间的灌注流量不足和低灌注压引起的肾脏缺血性损害；肾缺血时，氧自由基增加，流入肾小管内皮的钙离子增加，进一步增加对肾脏的损害。乌司他丁对溶酶体膜有稳定作用，且可加强自由基的清除，因此，对术后急性肾衰有一定的防治作用。这一作用不仅可保护正常的肾功能而且对肾功能不全患者可减轻体外循环对其的进一步损伤。

3. 对肺脏的保护作用

体外循环后严重的肺部并发症为灌注肺综合征，其病理生理变化及临床表现类似于成人呼吸窘迫综合征（ARDS）。这与体外循环中中性粒细胞的激活、肺脏滤过产生的超氧化物阴离子对肺血管内皮的损伤有关。在肺缺血期间肺内中性粒细胞的聚集和释放的弹性蛋白酶增多，而蛋白酶在 ARDS 发病机制中的作用正逐渐引起重视。研究表明乌司他丁对于体外循环所致的各种蛋白酶及其他炎性介质对机体的损伤有明显的抑制作用。乌司他丁不仅能明显抑制粒细胞弹性蛋白酶而且能间接的抑制其他炎性介质的产生，从而对肺产生保护作用。

4. 对心肌的保护作用

体外循环过程中，心肌处于缺血状态，主动脉开放后又有明显的缺血再灌注过程，可导致大量白细胞激活、炎性介质释放和氧自由基产生。乌司他丁稳定细胞溶酶体膜、降低各类炎性介质包括白细胞介素-6、促进氧自由基的清除，因此，对于防止体外循环中心肌的缺血再灌注损伤有明显的保护作用。

5. 对炎症反应的影响

乌司他丁能调整机体促炎系统及抗炎系统的动态平衡，改善机体的细胞免疫功能。

6. 应用剂量

体外循环手术中，肝素化前静脉输注乌司他丁 40 万 U，体外机器预充 40 万 U，然后继续输注 20 万 U 至体外循环结束,总量 100 万 U。

7. 注意事项

乌司他丁的不良反应为偶见白细胞减少、嗜酸粒细胞减少或嗜酸粒细胞增多,AST、ALT 上升,恶心、呕吐、腹泻,注射部位血管疼痛、发红、瘙痒感、皮疹等,偶见过敏等。出现过敏反应立即停药,并适当处理,对有药物过敏史或过敏体质患者慎用。

(三)肾上腺皮质激素

肾上腺皮质激素是肾上腺皮质所分泌的激素的总称,属甾体类化合物。可分为三类:盐皮质激素:由球状带分泌,有醛固酮和去氧皮质酮等;糖皮质激素:由束状带合成和分泌,有氢化可的松和可的松等,其分泌和生成受促皮质激素的调节;性激素:由网状带所分泌。临床常用的皮质激素是指糖皮质激素。

1. 药理作用

糖皮质激素为维持生命所必需,对蛋白质、糖、脂肪、水、电解质代谢及多种组织器官的功能有重要影响。超生理量的糖皮质激素具有抗炎、抗过敏和抑制免疫等多种药理作用,临床应用非常广泛。

(1)抗炎作用 糖皮质激素有强大的抗炎作用,能对抗各种原因如物理、化学、生理、免疫等所引起的炎症反应。

(2)抗免疫作用 对细胞和体液免疫均有抑制作用,但对细胞免疫的抑制作用更强,后者在大剂量时才明显。

(3)抗毒作用 增强机体对内毒素的耐受力,表现为解热,改善中毒症状,但不能中和内毒素,对外毒素损害亦无保护作用。

(4)抗休克作用 超大剂量的皮质激素类药物已广泛用于各种严重休克,特别是中毒性休克的治疗。

2. 临床应用

(1)保护中枢神经系统 大剂量糖皮质激素可改善损伤后脑、脊髓的血流和微血管灌注,从而促进脑、脊髓功能的恢复。

(2)替代疗法 用于急、慢性肾上腺皮质功能减退症(包括肾上腺危象)、脑垂体前叶功能减退及肾上腺次全切除术后作替代疗法。

(3)过敏性疾病如荨麻疹、枯草热、血清热、血管神经性水肿、过敏性鼻炎、支气管哮喘和过敏性休克等,当用肾上腺受体激动药和抗组胺药对上述情况进行治疗无效或病情严重时,可应用糖皮质激素辅助治疗,可抑制抗原-抗体反应所致的组织损害和炎症过程。

(5)抗休克治疗 感染中毒性休克时,在有效的抗生素治疗下,可及早、短时间突击使用大剂量皮质激素,见效后停药;对过敏性休克,糖皮质激素为次选药,可与首选药肾上腺素联合应用;对于心源性休克,须结合病因治疗;对低血容量性休克,在补充容量后如果效果不佳,可合用超大剂量的糖皮质激素。

(6)器官移植抗排异反应　常静脉给予大剂量糖皮质激素来预防和治疗器官移植的排异反应。

3. 不良反应

诱发或加重溃疡病;长期大量使用者可引起类肾上腺皮质功能亢进症(率欣综合征);诱发或加重感染;伤口愈合迟缓;心血管并发症:动脉粥样硬化、高血压;精神失常。有精神病或癫痫病史者禁用或慎用。

4. 用法

(1)大剂量突击疗法　脑、脊髓的保护,严重感染或休克;器官移植的抗排异。

(2)一般剂量长期使用　自身免疫疾病、炎症后遗症等。

(3)小剂量替代疗法　肾上腺皮质功能减退等。

(4)常用肾上腺皮质激素有氢化考的松、地塞米松及甲泼尼松龙,其中以甲泼尼松龙的效果最好,小剂量为一次静注 40 mg,而大剂量可用至 500 mg 以上。

第七节　体外循环中的重要脏器的保护

体外循环的基本目的是通过有效的循环和呼吸支持,一段时间内代替心肺功能,从而为心脏外科医生创造良好的手术条件。然而,体外循环毕竟为非生理状态,可对各重要脏器功能产生不同程度的影响,甚至引起严重并发症。因此,在实施过程中,应采取必要的防治措施,对重要脏器进行有效保护,确保患者的安全。

体外循环中的心肌保护。

(一)心肌保护的原理

1. 心肌保护的原则

体外循环心内直视手术中心肌保护应建立一个整体的观念,即心肌保护应贯穿于整个围术期。简单概括为"慎于术前,严于术中,善于术后"。术前心肌保护主要为改善术前心功能,增加心肌能量贮备;术中主要是降低心肌氧耗,减轻或预防心肌缺血再灌注损伤;术后保证冠状动脉血供,控制心脏前、后负荷,促进心肌顺应性的恢复。其中关键是升主动脉阻断后的心肌保护。目前绝大多数医院都采用化学停搏液方法进行体外循环中的心肌保护。它通过高钾,使心脏迅速停跳,减少心脏在停跳前因电机械活动所造成的能量损耗。化学停搏液中的能量物质以及其他药物在心脏停搏期间,不仅为心肌提供代谢底物,而且对维持心肌细胞的结构完整及细胞膜离子泵功能正常具有重要作用。从而保证了心肌细胞正常的钠、钾、钙等跨细胞膜的离子梯度。化学停跳液使心内直视手术中心肌耐受缺血的安全时限延长,并可预防或减轻心肌缺血再灌注损伤。

2. 停跳液中各种成分及其意义

(1) 钾离子　它是化学停跳液中的重要成分。当细胞外 K^+ 浓度升高后,跨膜 K^+ 梯度下降使膜电位的负值下降,Na^+ 流入细胞内的速度减慢,结果使动作电位的上升速度、幅度及传导速度均减少。当膜电位降至 50 mV 时则 Na^+ 通道停止工作,Na^+ 被阻止在细胞外,不能产生及传播动作电位。维持电位在此水平可使心脏处于舒张期停搏。晶体停跳液中 K^+ 最佳浓度为 15~20 mmol/L,血液停跳液中 K^+ 为 20~30 mmol/L。

(2) 镁离子　镁离子是细胞内许多酶的激活剂,是许多酶的辅助因子。细胞外高镁时,镁离子可通过竞争心肌细胞膜上的钙离子通道上的受体,阻止钙离子进入细胞内而产生停搏作用。研究表明,晶体停跳液中理想的镁离子浓度为 15 mmol/L。

(3) 钙离子　细胞膜的完整及细胞内许多生理作用也需要钙离子参与。要适当控制钙离子在停搏液中的浓度,婴幼儿在此方面显得尤为重要。晶体停搏液中适宜的钙离子浓度为 0.5~0.6 mmol/L 左右,成人含血停跳液钙离子浓度为零。

(4) 钠离子　停跳液中钠离子适宜浓度为 100~120 mmol/L。细胞外 Na^+ 浓度过高会引起心肌细胞水肿,而细胞外 Na^+ 过低会影响心肌细胞 Na^+ Ca^{2+} 交换机制,导致细胞内 Ca^{2+} 的大量积聚。

(5) 膜稳定剂　普鲁卡因、糖皮质激素等有一定的细胞膜保护作用,可以增加心肌保护的效果。

(6) 能量代谢底物　许多研究表明,心肌缺血期间如果提供一定的能量代谢底物,例如葡萄糖、高能磷酸化合物、氨基酸(谷氨酸)等,有助于对细胞形态及功能的保护,减轻缺血再灌注损伤,在温血灌注时尤为重要。

(7) 钙通道阻滞剂和氧自由基清除药　心肌缺血再灌注损伤的主要机制是钙超载和氧自由基的作用,在停跳液中加入钙通道阻滞剂(维拉帕米、硝苯地平等)或氧自由基清除剂(甘露醇、别嘌呤醇、中药丹参等)有良好的心肌保护效果。

3. 心肌保护液的进展

(1) β受体阻滞药的应用　β受体阻滞药能减轻缺血再灌注损伤的程度,减少氧耗,稳定细胞膜。大剂量的β受体阻滞药可改善心肌收缩力,而超短效的选择性β受体阻滞药艾司洛尔(esmolol)分布半衰期只有 2 min,它的负性肌力作用在灌注停止后不久便消失。临床研究显示艾司洛尔在持续性常温灌注冠脉时具有心肌保护的效果,几乎无负性肌力的不良反应。艾司洛尔作为心肌保护液的添加剂有望成为心肌保护的标准化技术,但还需要进一步的实验证实。

(2) 葡萄糖-胰岛素(G-I)心肌保护液　葡萄糖-胰岛素-钾(GIK)液可以防治心肌缺血,改善缺血心肌的代谢状态,已经应用于临床,认为具有良好的心肌保护效果,可促进代谢及左心室功能的恢复。但尚需更多的临床验证。

(3) 含 L-精氨酸的心肌保护液——一氧化氮(NO)能够舒张血管,抑制细胞凋亡,减轻缺血再灌注损伤,其心肌保护作用早已被证实,因此 NO 的供体 L-精氨酸受到了人们的关注。有研究表明,采用富含 L-精氨酸的含血心肌保护液诱导心脏停搏的 CABG 患者术后肌钙蛋白 T(TnT)释放明显降低,认为心肌保护液中加入 L-精氨酸可以增加 NO 的释放,提高心肌保护的效果,更好地促进心脏功能的恢复。

(二) 心肌保护主要方法

心肌保护的方法很多,如晶体和含血停跳液,冠状动脉的顺行灌注和逆行灌注,温血连续性灌注和冷血间断性灌注等,现介绍两种最常见的方法。

1. 冷晶体停跳液

冷晶体停跳液机制在于:以高钾浓度灌注心肌,使跨膜电位降低,动作电位不能形成和传播,心脏处于舒张期停搏,心肌电机械活动静止。晶体停跳液的低温使心肌基本代谢进一步降低,能耗进一步减少。上述两方面的作用可增加心肌对缺血的耐受能力。冷晶体停跳液优点表现为:心肌保护效果确实,操作简单、实用。其缺点为:不能为心肌提供氧和其他丰富营养物质;缺乏酸碱平衡和胶体的缓冲;大量灌注时如回收可造成血液过度稀释;如果丢弃可导致血液丧失,不能满足严重心肌损伤的心肌保护的需要。

2. 含血停跳液

含血停跳液使心脏停搏于有氧环境,避免心脏停跳前短时间内电机械活动对 ATP 的消耗。心脏停跳期间有氧氧化过程得以进行,无氧酵解降到较低程度,有利于 ATP 的保存。较容易偿还停跳液灌注期间的氧债。含血停跳液含有丰富的葡萄糖、乳酸、游离脂肪酸等,为满足心肌有氧氧化和无氧酵解提供物质基础。血液中的胶体缓冲系统、水平的电解质,有利于维持离子的正常分布以及酸碱平衡的稳定。血液中的红细胞可改善心肌微循环,对消除氧自由基等有害物质有一定作用。

二、体外循环中的肺保护

(一) 体外循环中肺保护的原则

体外循环中的肺损伤一般认为与下列因素有关:体外循环时血液暴露于人工材料表面所导致的全身性炎症反应;体外循环时肺无血流或低血流灌注造成的肺缺血,以及缺血后的再灌注损伤;体外循环时肺处于相对"高温"的高代谢、高氧耗状态。体外循环中肺保护的目的是减轻体外循环后的全身性炎症反应,减轻或避免肺缺血-再灌注损伤。

1. 减轻体外循环后的全身性炎症反应

(1) 抗炎药物

1) 激素 激素可抑制体外循环后的炎症反应,减轻补体激活,减少肿瘤 TNFα、IL-6、IL-8 生成,同时刺激 IL-10 生成,从而减轻组织损伤。甲泼尼松龙的上述作用可有效改善体外循环后的肺水肿状态,减轻肺损伤,并促进肺功能的恢复。

2) 抑肽酶 是一种非特异性血清蛋白酶抑制剂,有保护血小板、减少体外循环术中、术后出血及抑制炎性细胞因子的作用,其保护作用与抑制炎症反应有关:① 保护血小板作用。血小板降解产物可激活中性粒细胞,促进中性粒细胞的血管内皮黏附,加重血管内皮损伤;② 降低血管内皮细胞活化,增加中性粒细胞变形性,保护肺泡表面活性物质,减轻肺泡上皮细胞的损伤;③ 抑制血管舒缓肽、激肽、补体系统,避免肺组织再灌注损伤;④ 抑制肿瘤坏死因子的释放,减轻全身炎症反应。

3) 一氧化氮(NO) 体外循环时产生大量的 NO,主要调节血管舒缩及血流,还可抑制血小板聚集、阻止白细胞与血管内皮的黏附、防止血栓形成。体外循环氧合器中吸入 NO 可抑制血小板、抑制中性细胞激活和黏附。

4) 乌司他丁 乌司他丁对于由于体外循环介入而导致的各种蛋白酶及炎性介质对机体的损伤有明显的抑制作用。乌司他丁不仅能明显抑制粒细胞弹性蛋白酶而且能间接抑制其他炎性介质的产生,从而对肺产生保护作用。

5) 其他 1,6二磷酸果糖对肺有保护作用;克拉霉素能抑制体外循环带来的各种炎症反应,减轻体外循环所造成的肺脏损伤;阿司匹林能抑制体外循环期间血栓素的产生,减轻体外循环造成的肺损伤;其他抗炎药如 PGI/PGE 及其类似物、GMP 类似物、磷脂酶 A_2 抑制物、钙离子拮抗药等,均可不同程度地抑制炎症反应和(或)减轻体外循环中的肺损伤,有较好的应用前景,但目前未作临床常规应用。

(2) 肝素涂层体外循环管道

其抗炎机制有:① 肝素涂层改变了体外循环管道的表面,使补体片段 C_{3b} 不易与管道表面结合,导致 H 因子和 I 因子对 C_{3b} 的裂解增加,从而抑制补体激活的替代途径,是其主要的作用机制;② 补体激活的经典途径中一些组分被吸附在肝素涂层表面,降低了补体的激活。生物医学工程学的观点认为,体外循环管道中应用肝素涂层是较为可行的方法。其机制是:① 减少补体激活;② 抑制白细胞活化;③ 提高血小板功能,减少血小板黏附;④ 抑制细胞因子的释放,提高组织相容性。

(3) 白细胞滤过器

白细胞滤过器是通过吸附作用去除白细胞,可减轻自由基介导的肺损伤和嗜酸粒细胞介导的心室功能障碍,并从根本上减轻或消除其不良反应。用去白细胞的血液灌注,与用含有白细胞的全血灌注相比有更少的毛细血管阻塞。通过滤除这些激活的血细胞,可从根本上减轻或消除其不良反应,减轻肺损伤。特别适用于体外循环时间较长、术前有低氧血症或预计术后有强烈炎症反应的患者。

(4) 超滤

超滤是通过半透膜的渗透压力梯度去除血液中多余水分和低相对分子质量溶液的方

法,被成功地用于心脏手术以减少体内水分和减轻组织水肿,去除炎性介质,可显著减轻肺的炎症反应。

2. 减轻或避免肺缺血-再灌注损伤

(1) 肺动脉灌注　肺由肺动脉和支气管动脉双重供血,体外循环时肺动脉血供减少或中断,肺仅由支气管动脉供血而处于缺血状态中。低温保护液肺动脉灌注可有效降低肺微循环系统温度,增强组织抗缺氧能力。体外循环手术开始时用低温(15 ℃)氧合血肺动脉灌注 10 min,发现这种短暂灌注对肺功能有保护作用。体外循环时肺动脉灌注可为肺组织提供充分能量与氧供,符合生理状态。动物实验和临床研究均提示对肺有保护作用,但在理想灌注流量及适宜低温程度方面,仍值得进一步研究。

(2) 液体通气　是以液体作携氧介质进入肺内,在肺泡膜表面形成液-液界面进行气体交换。最初用的是全氟溴辛烷,其密度是水的 2 倍、有强携氧和携二氧化碳能力,并具有无色、无味、无毒、易挥发、不透 X 线等特点,灌入肺内可于 12～24 h 内随呼吸排出。全氟碳化合物(PFC)具有表面活性物质样作用,不被蛋白质灭活,可降低肺泡表面张力,稳定肺泡结构。而且,它对借助氧的改善、对蛋白质的稀释和清除,均有利于内源性肺泡表面活性物质(PS)的产生和功能恢复。同时,它的高比重使液体主要进入肺下部,并将大量氧带入此区,从而改善通气/血流比值。LV 时 PFC 还可将肺泡和细支气管内分泌物、渗出物带入主支气管排出,也起着稀释肺泡渗出物和炎性介质的作用。

(3) 亚缺血预适应　有实验证实在体外循环转机前对肺组织进行亚缺血预适应,可减轻体外循环后肺组织含水量的增加,减轻肺顺应性下降及气道平台压力的升高,提高动脉血氧分压,减轻白细胞及中性粒细胞对肺间质的浸润,对肺泡上皮细胞尤其是Ⅱ型上皮细胞的超微结构具有较好的保护作用。因此,亚缺血预适应对体外循环中全身在炎症性反应及低灌注状态所致的缺血-再灌注损伤引起的肺组织损伤有确切的保护作用。

(二) 体外循环管理技术与肺保护

体外循环无血预充有益于肺保护。无血预充较有血预充能显著降低肺内分流。其原因可能与血液稀释有利于肺表面活性物质的保护,减少微栓形成和白细胞破坏等有关。体外循环胶体预充对减少体外循环后肺水含量亦有一定的关系,尤其对于婴幼儿发绀患者。尽量缩短体外循环时间,心肺转流时间的长短与肺超微结构的改变成正相关。做好左心房减压,防止左心房的过度充盈和肺血管床的膨胀,可通过左心室、左心房、肺静脉或肺动脉减压。采取静态膨肺,减少肺内毛细血管血液淤滞和微小肺不张,可增加表面活性物质的生成。应用搏动性体外循环可减轻肺内白细胞聚集及脂质过氧化作用,改善体外循环的肺保护。常温体外循环与低温体外循环相比,低温体外循环更有利于肺保护。

另外,心肺功能是相互影响的。术中有利于心肌保护的措施对术后肺功能的恢复有直接或间接的影响。

三、体外循环中的脑保护

(一)体外循环中下列药物的介入具有一定的脑保护作用,可根据情况选用

1. 类固醇类药物

激素可以降低毛细血管通透性,稳定膜结构,减少炎性渗出,如甲尼松龙,它药效强、起效快、持效时间中等,也可用地塞米松,其药效较好于泼尼松。

2. 巴比妥类药物

具有抑制代谢、改善局部脑血流及膜稳定作用,如硫喷妥钠,可降低脑氧耗,显著地抑制低温脑组织残存的电活动;使非缺血部位的血管收缩,增加受损部位血流;减少钙离子的内流,抑制自由基的形成,减轻脑水肿。

3. 钙通道阻滞剂

脑缺血后,细胞内钙增高是导致细胞损伤的重要生化因素。理论上,凡是能阻止细胞内钙升高的药物都具有一定的保护作用。钙通道阻滞剂可阻断钙离子内流入细胞,防止钙在线粒体内聚积,抑制缺血神经元中花生四烯酸的生成,改变脂肪酸代谢,舒张血管。防止或解除脑血管痉挛,清除自由基,防止血小板聚集,防止血黏度升高,有利于脑皮质供血。尼莫地平似乎最有前途,主要是它可通过血脑屏障,对神经元和脑血管扩张具有直接作用。

4. 钠通道阻滞剂

利多卡因能抑制缺血脑游离脂肪酸尤其是花生四烯酸的释放,对脑兴奋性氨基酸的释放也有缓解作用。体外培养脑细胞的研究表明,利多卡因可减轻乳酸对神经元的损害,能抑制电位依赖性钙内流。利多卡因对脑缺血复灌后的病理变化也有缓解作用。

5. 兴奋性神经介质拮抗药

脑缺血时,脑能量缺乏,ATP耗竭,钾外流引起突触前膜去极化,促使囊泡中兴奋性氨基酸释放;同时细胞外钾的增加和突触前膜去极化又抑制突触前膜对兴奋性氨基酸(EAA)的摄取,结果使细胞外EAA浓度大大升高,兴奋性氨基酸受体持续而剧烈地兴奋,最终导致细胞死亡。使用特异性兴奋性氨基酸受体拮抗剂2-氨基-7-磷酰庚酸(APH),可对抗缺血后预期的神经元退变,几乎产生完全的局部保护作用。另外,苯环利定、右吗喃、MK801、美托咪啶等也有非特异性拮抗兴奋性氨基酸受体作用。

(二)体外循环技术和脑保护

1. 使用动脉微栓滤器,可防止各种栓子进入机体,对脑、肺、肾等均有显著的保护意义。

2. 以膜肺替代鼓泡肺,不仅可改善体外循环的生物相容性,而且可减少气栓的产生。

3. 正确使用肝素确保抗凝,不仅对各脏器防止微栓形成具有重要意义,而且可防止血小板的激活,对保护血小板功能产生重要影响。

4. 保持一定的灌注流量、灌注压力,尽量用深低温低流量灌注代替深低温停循环;保持

腔静脉引流通畅,避免脑水肿及其他脏器的水肿均具有重要意义。

5. 尽量缩短体外循环时间,控制停循环的时限,为最重要的保护措施之一。

6. 低温　低温可降低脑代谢,提高脑对缺血的耐受性。低温状态下,脑代谢、脑氧耗下降,可改善或维持脑组织的氧供需平衡,减缓自由基的产生与脂类过氧化反应。脑缺血、缺氧,皮质、海马、基底节小脑的浦肯野细胞最易受损,可能与这些部位的兴奋性氨基酸受体密集有关。脑缺血、缺氧,脑兴奋性神经递质(EAA),尤其是谷氨酸大量释放,而脑低温可完全或部分抑制这一反应。低温在降低脑细胞代谢的同时,能降低所有酶的反应速度,抑制花生四烯酸代谢物——白三烯及其他内源性损害因子的产生和释放。由于抑制环氧化酶与脂氧化酶的活性,减少了有害物质的产生,保护了血脑屏障,故对脑缺血性损伤和脑水肿的形成有保护作用。另外,低温对脂氧化酶的抑制更为敏感,可允许清除系统(歧化作用)有效地保护对细胞的损害。低温抑制缺血诱导的钾外流,与镁离子有协同作用,低温可增加细胞内镁离子浓度,对细胞膜有稳定作用。

7. 控制血糖也是脑保护的重要方法之一,已有效地用于可能发生缺血时。其机制是血糖(脑糖)升高在缺血时产生无氧代谢,使缺血本身乳酸中毒进一步加重,其氢离子浓度增加又加重神经损伤。体外循环中血糖的阈值水平上限不应 $>7.5mmol/L$,下限不应 $<3.0mmol/L$。值得注意的是,脑内糖的水平并非总是与血糖水平保持一致,在快速改变血糖环境时,脑内糖的水平有明显的滞后现象。因此,体外循环中的血糖应保持在适宜的稳定状态。

(三) 深低温停循环(deep hypothermic circulatory arrest,DHCA)与脑保护

深低温时脑代谢率降低,脑血流量减少,但在深低温时脑血管麻痹或低灌注压超出了脑的自主调节范围,其脑的压力流量自主调节机制丧失(复温后可逐渐恢复)。停循环可造成脑的再灌注损伤。但大多数患者可以耐受深低温停循环,少数患者术后出现一过性或永久性的神经精神损害,如舞蹈病、震颤、阵发性痉挛、认知不良等。

深低温停循环中降温,要使鼻咽温降低至 $\pm 15\ ℃$(鼻咽温只能近似反映大脑基底环的血温,鼓膜温可以更准确地反映脑组织的温度)、肛温 $\pm 20\ ℃$;应尽量缩短停循环时间,应控制停循环时间不超过 60 min;麻醉后静脉注射甲泼尼松龙 15 mg/kg,停循环前应用硫贲妥钠或丙泊酚降低脑代谢,复温后机器内加入甲泼尼松龙 15 mg/kg;采用脱水治疗,恢复循环时机器内加 20% 甘露醇 0.5 g/kg;恢复循环后,不要急于复温,待静脉氧饱和度高于 80%,偿还氧债后再复温,可减轻脑缺血性损伤。

(四) 顺行性选择性脑灌注(antegrade selective cerebral perfusion,ASCP)

顺行性选择性脑灌注就是指按照生理状态,将氧合动脉血经所选择的动脉系统,如无名动脉、右腋动脉或左颈总动脉,持续的灌注大脑。选择性脑灌注符合生理,不中断脑部供血,并可以满足脑组织对氧的需求。此方法的优点是:① 在全身停循环的过程中,双侧大脑

半球均得到生理性灌注,减少神经系统并发症发生;② 切开主动脉弓部直视下插动脉管,可以避免在动脉粥样斑块累及的部位操作,减少斑块脱落致脑栓塞发生的可能;③ 应用分叉人工血管完成主动脉弓部手术可以缩短停循环时间,切除受夹层或动脉粥样斑块累及的头臂血管根部,不仅避免病变复发及斑块脱落,同时便于各个吻合口的止血;④ 阻断左锁骨下动脉可防止"窃血现象"发生,并有利于经椎动脉对脊髓的供血;⑤ 避免动脉栓塞、深低温停循环和股动脉插管相关的并发症发生。有时也可用逆行性选择性脑灌注(即从上腔静脉或颈静脉灌注)的方法来进行脑保护,但其效果及可耐受时间不如顺行灌注。

四、体外循环中的血液保护

(一) 血液麻醉

由于体外循环至少要激活5种血浆蛋白系统和5种不同的血细胞。因此,不能防止血液中酶原(无活性酶)与生物学材料接触产生的激活。为了减少体外循环介导的出血、血栓形成和血管活性物质的产生,减少体外循环并发症,可选用一种以上的血浆蛋白酶抑制剂和血小板抑制剂,暂时阻断血液成分的早期反应,抑制体外循环中的凝血过程及"全身的炎症反应"。因为这些抑制是暂时的,类似全麻下意识的短暂消失,故又称为"血液麻醉"。血液麻醉是血液保护的重要组成部分。主要药物有:血小板抑制剂:如磷酸二酯酶抑制剂双嘧达莫、Camp催化剂前列腺烷酸和血小板受体GPⅡb/Ⅲa抑制剂噻氯匹定、三禾胺衍生物等;凝血酶抑制剂:如标准肝素、重组水蛭素、重组蜱抗凝肽和Antistasin(从水蛭衍生的重组蛋白酶抑制剂)、硼精氨酸、苯沙明复合物和氯甲烷酮;纤溶酶抑制剂:氨基己酸、凝血酶、氨甲苯酸、抑肽酶。

现在最常用的药物是抑肽酶和氨基己酸,能抑制纤溶酶,阻断产生激肽使不能参与溶解纤维蛋白的程序,保护血小板的功能。

(二) 非药物的血液保护方法

1. 改善体外循环技术

在保证良好气体交换的前提下,选用生物相容性好(如肝素化涂抹系统)、预充量小的体外循环管路。对不同的手术选择合适的灌注方法,注意每一环节。例如左、右心内吸引对血液的破坏比较严重,渗出血液、气泡、微栓混合吸入回收装置内;吸引的机械破坏性很大,应尽量避免负压吸引。防止肝素化不完全导致血液部分凝固、纤维沉着形成微血栓,造成血液的大量破坏,引起体外循环并发症发生。

2. 富血小板血浆提取

血小板在体外循环中处于激活状态,释放大量的生物活性物质,如血小板血栓蛋白、血栓素、肝素第Ⅳ因子等。这可造成组织微血管栓塞和术后血小板凝血功能下降。体外循环前提取富含血小板血浆可缓解上述不良后果。具体方法:是在体外循环前将患者血液抽出,机械分离出血小板,保留储存,待体外循环肝素拮抗后输入。美国输血委员会建议手术前富血小板成人采集可达 2.4×10^{11}。适应证为:患者血源奇缺、术前低血红蛋白、深低温停循环;禁忌证为:血流动力学不稳定、血小板数量 $<50\times10^9$/L、低血容量、低蛋白血症(<6g/L)、凝血功能紊乱、感染、有栓塞疾病、急诊手术。

3. 洗血球机(cell saver)的应用

洗血球机是应用比较早的一种方法,至今仍在临床应用。现在的洗血球机可以具备血液成分(如血小板)分离功能。目前从切皮开始直到缝皮,甚至术后拔除纵隔引流管前都可用其回收失血,经洗涤处理后将红细胞回输给患者。

4. 控制性降压

控制性降压是指采用多种方法和药物使血管扩张,主动降低手术区域的血管内压,以使手术出血减少的方法。掌握到位的麻醉深度是基础,如控制吸入麻醉达到适当的最低肺泡浓度(MAC)值,输入丙泊酚或降压药如硝酸甘油或硝普钠等是最常用方法,结合体位调节就能达到控制性降压的目的。降压低限因人而异,以保证脑的氧供为度,一般控制平均动脉压(MAP)>60mmHg。同时注意监测中心静脉压、血气、pH 及 Hct 等改变,防止氧供不足和重要器官缺氧。

(沈耀峰 徐美英)

参 考 文 献

1　Kuitunen AN, Salmenpera MT, Heinonen J. Heparin rebound: a comparative study of protamine chloride and protamine sulfate in patients undergoing coronary artery bypass surgery. J Cardiothorac Vasc Anesth,1991,5:221—226.

2　Kuhn-Regnier F,Natour E,Dhein S,et al. Beta-blockade versus Buckberg blood cardioplegia in coronary bypass operation. Eur J Cardiothorac Surg,1999,15(1):67—74.

3　Rao V,Borger MA,Weisel RD,et al. Insulin cardioplegia for elective coronary bypass surgery. J Thorac Cardiovasc Surg,2000,119(6):1176—1184.

4　Carrier M,Pellerin M,Perrault LP,et al. Cardioplegic arrest with L-arginine improves myocardial protection:results of a prospective randomized clinical trial. Ann Thorac Surg,2002,73(3):837—842.

5　Dennis T, Iulia C. The Risk Associated with Aprotinin in Cardiac Surgery. *NEJM*, 2006, 354:353—365.

6　Sugita T, Watarida S, Katsuyama K, et al. Effect of a human urinary protease inhibitor (ulinastatin) on respiratory function in pediatric patients undergoing cardiopulmonary bypass. J Cardiovasc Surg, 2002,43:437—440.

7　Landis RC,Asimakopoulos G,Poullin M,et al. The antithrombotic and anti-inflammatory mechanisms of action of aprotintin. Ann Tho-rac Surg,2001,72(6):2169—2175.

8　Okita Y, Minatoya K, Tagusari O, et al. Prospective comparative study of brain protection in total aortic arch replacement: deep hypothermic circulatory arrest with retrograde cerebral perfusion or selective antegrade cerebral perfusion. Ann Thorac Surg,2001,72:72—79.

9 Tasdemir O, Sarytas A. Aortic arch repair with right brachial artery perfusion. Ann Thorac Surg, 2002,73:1837—1842.

10 Dietrich W, Busley R, Kriner M. High‐Dose Aprotinin in Cardiac Surgery: Is High‐Dose High Enough An Analysis of 8281 Cardiac Surgical Patients Treated with Aprotinin. Anesth Analg, 2006, 103:1074—1081.

11 Body SC, Mazer CD. Pro:Aprotinin has a good efficacy and safety profile relatine to other alternatiues for prevention of bleeding in cardiac surgery. Anesth Analg, 2006, 103:1354—1359.

第18章 抗休克药

休克是因急、重病症出现的机体真毛细血管网内广泛而严重的灌注衰竭状况,组织细胞中氧和营养物的供应已降到细胞可以耐受的临界水平以下,发生代谢产物积聚、细胞代谢废物不能排除的一种病理综合征,是机体为避免细胞直接死亡而产生的暂时性低灌注、低代谢状态,如果不能及时而恰当地采取有效治疗,必将导致细胞功能紊乱和代谢异常,最终导致细胞死亡。对休克的有效治疗应根据对其发病机制的正确认识,但到目前为止,休克的发病机制尚无定论,因此,给休克的有效治疗增加了困难。随着微循环理论及分子生物学的不断进步,对休克本质的认识也在不断加深,反映在休克药物治疗上已由单纯以血管活性物质改善微循环的方法,发展到联合应用血管内皮保护药、自由基清除剂、抗血小板药、花生四烯酸代谢物拮抗药以及重要脏器的保护和支持等多种药物和措施的综合治疗,从而提高了休克的治疗效果,降低了休克的病死率。

第一节 休克的病理生理与分类

一、休克分期

(一)休克初期(休克代偿期)

不论何种原因,休克代偿期都可由循环血量不足而出现低血压。这将激活交感神经系统和肾素血管紧张素系统,以及局部其他生物活性物质,产生代偿机制而维持动脉血压接近于正常水平,以保证心、脑、肾等重要器官的灌注。所以在此阶段尽管血压可能低于正常,但机体通过代偿能维持重要器官的有效灌注,如果得到有效治疗,则可避免病情恶化,阻断休克的进一步进展。

(二)休克进展期(休克淤血性缺血期)

当休克的代偿机制达到最大限度,仍不足以维持重要器官的有效灌注时,导致组织缺血缺氧,并有酸性代谢产物堆积,从而使毛细血管被动扩张,血液淤滞,出现重要器官功能障碍,循环血量减少、血液浓缩等严重症状。此外,也与中性粒细胞黏附、血液流变学改变有关。若能改善微循环,仍可恢复组织有效灌注,纠正休克状态。

(三) 休克晚期(微循环衰竭期)

长时间血管的强烈收缩,不仅对代偿性增加组织灌注无益,反而会损害细胞膜的功能,并使血细胞聚集在毛细血管中而加重组织灌注不足。随着血压的继续下降还危及重要器官的血供,导致多器官功能损伤,甚至衰竭。此期可因组织细胞严重缺氧和酸中毒出现细胞坏死并使溶酶体大量释放,致使病情恶化,进入不可逆的阶段。

二、休克分类

有些休克的发生、发展非常迅速,如大量失血、某些重症感染引起的休克及过敏性休克等,不一定能分出上述三期;另外,由于休克是一种多原因的病理过程,不同原因引起的休克,其发生、发展和机制也不完全相同。临床上常见的休克按其病因可分为:

(一) 心源性休克

是指严重的心泵功能衰竭,心排血量急剧下降而引起周围循环衰竭,组织灌注减少,进而造成广泛组织缺氧和重要生命器官功能受损的一种临床综合征。多见于大面积心肌梗死、严重瓣膜及心肌疾病和心脏手术术后。血流动力学的特点是心肌收缩力减弱,心排血量降低:患者心脏指数每分钟低于 $2 L/m^2$,心脏指数下降的程度与休克及其预后的严重程度成正比。当心脏指数每分钟低于 $1.3 L/m^2$ 时预后甚差。其次,多数患者由于外周血管阻力增加,心排血量减少,血压下降、交感神经兴奋、血中儿茶酚胺浓度增高,进而引起外周血管收缩,最后由于持续的组织灌注量不足及脏器循环功能的衰竭,发生组织缺血,导致骨骼肌血管床及肝内无氧代谢释放细胞内溶酶体。缺血的胰腺释放心肌抑制因子(myocardial depressant factor,MDF),MDF 是一种低分子多肽,是在胰腺缺血时其所含的溶酶体酶逸出细胞外、分解组织蛋白而产生的。当 MDF 大量释放入血时可引起心肌收缩力减弱、腹腔小血管收缩、加重腹腔脏器的缺血,抑制网状内皮系统的功能。各种休克状态时血浆中均有 MDF 的出现,参与休克的恶性循环,是加重休克的一种化学物质,最终造成多脏器功能衰竭,使休克进入不可逆阶段。因此,改善机体缺氧状态,保护溶酶体免遭破坏,可减少 MDF 的产生,有利于休克的恢复。抑肽酶(aprotinin)对休克的治疗可能与其抑制溶酶体酶,减少 MDF 的产生有关。

(二) 感染性休克(又称内毒素性休克)

是由细菌内毒素所引起的,其血流动力学变化复杂。革兰阴性菌引起的休克主要表现为低血压、心排血量降低与外周阻力升高,即所谓低排高阻型;而另外有些患者,特别是在休克初期或由革兰阳性菌所致者,则主要表现为低血压、心排血量增高、外周阻力降低、心动过速,即所谓高排低阻型。随着休克的进展,微循环障碍加深,内毒素对心脏的损害加重,有效循环血量锐减,出现弥漫性血管内凝血、溶酶体膜破裂、代谢紊乱、缺血小肠黏膜屏障功能被破坏,可使未解毒的内毒素进入血液循环加重休克,最终导致微循环衰竭。

(三) 低血容量性休克

包括出血性、创伤性、烧伤性等休克。其血流动力学变化特点是血容量减少、静脉回心血量不足,导致心排血量明显下降。交感神经功能亢进、内脏血管强烈收缩、生命器官血流灌注不足。当血容量进一步减少时,全身的组织细胞缺氧、无氧代谢增加、各种有害毒物释放,使病情恶化,进入到休克的不可逆阶段。

另有所谓的神经源性休克,机制与低血容量性休克相似,不再单独讨论。

三、休克与组织灌注

引起休克的原因虽各有不同,但其基本过程则有某些共同点,主要器官灌注不足是休克的焦点,是休克发生发展的前提。因此,治疗休克,必须从改善和增加组织灌注着手。首要的条件是要有足量的循环血量,循环血量是组织灌注的物质基础;在有了足够的循环血量的条件下,还必须确保管道系统畅通,使微循环的血管内没有血小板或颗粒细胞等的聚集,确保循环血量输送到组织器官,才能维持一定的灌注压;灌注压主要决定于心脏泵血功能和适当的外周阻力。因此,为有效地治疗休克,治疗中维持正常的心泵功能、提供充足的血容量和保持血管的完整性及其与血容量相适宜的舒缩状态三者不可缺一。以下是影响组织灌注的因素:

(一) 微循环与血管的调节

微循环功能是决定组织灌注的主要环节,血液从动脉末端经毛细血管进入静脉起始部分的整个过程,包括微动脉、后微动脉、毛细血管前括约肌、毛细血管、毛细血管后微静脉以及动静脉短路。构成微循环阻力部分的微动脉舒缩能力决定整个微循环血液灌注量。微动脉管壁平滑肌的受体,依器官而不同,一般为 α 受体,而心、肺、肌肉中则属 β_2 受体。这些受体由交感神经和血管活性物质的调节,正常时能维持一定的紧张度,在休克时大多数情况下都可直接或间接兴奋交感神经和肾上腺髓质系统释放儿茶酚胺、血管紧张素Ⅱ等血管活性物质,使微循环的阻力血管发生强烈收缩,导致组织灌注减少,发生缺血性改变,这是休克发生发展的重要因素。此外,休克时血管内皮细胞可因缺氧受到损害,使血小板释放大量血栓素 A_2(TXA$_2$)从而引起血管收缩和血小板聚集,导致微循环障碍,这是招致休克恶化的另一重要因素。因此,缓解休克的扩血管药物,如 α 受体阻滞剂、血管紧张素转化酶抑制药或血栓素 A_2 合成酶抑制药均可不同程度地增加组织灌注,从而改善休克症状。毛细血管后微静脉,收集微静脉或肌性微静脉虽也受交感神经的影响,但比微动脉的敏感性和反应性低,这部分血管对缺氧和酸中毒的耐受性较高。在休克时当微动脉因长期处于缺氧条件下,对组织的酸中毒以及扩血管物质,如组胺、前列腺素、内啡肽等发生扩血管反应时,微静脉对交感神经兴奋和儿茶酚胺等物质仍保留一定的反应性而呈收缩状态,结果导致微循环内的毛细血管内压升高、血液回流受阻,淤滞于毛细血管床内,细胞质液体外渗增加。这不仅影响毛细血管的物质交换,还可使微循环血量进一步减少,血液浓缩、阻力增高,从而加重休克的恶性循环。

(二) 心脏泵血功能对组织灌注的调节

心脏泵血功能减弱不仅是心源性休克的主要原因,也是其他休克发展过程中的一个环节。临床观察证明,心脏指数每分钟低于 $2L/m^2$ 时,就出现组织灌注不足。而且休克的严重程度和预后往往与心排血量下降程度有关。心脏泵血功能降低程度与心肌梗死发生部位和范围以及心室肌协同收缩的破坏程度有直接关系,当梗死范围超过 40% 以上,多数可发生心源性休克。所以减少梗死范围,改善心肌的协同收缩,是治疗心源性休克的重要措施之一。

1. 氧自由基

最近的研究证明,细菌内毒素能激活 C_{5a},后者可因激活多形核白细胞而使其产生氧自由基($O_2^-\cdot$、$\cdot OH$),此外,内皮细胞中黄嘌呤氧化酶激活及线粒体的电子传递障碍,亦是氧自由基产生的重要来源。这些物质能损伤许多组织和内皮细胞,并使心肌和血管平滑肌丧失收缩能力。此外,氧自由基也溶解磷脂膜,损坏线粒体和溶酶体,以及增加血管壁通透性等加重休克。因此,氧自由基清除剂对休克的治疗有一定意义。

2. 酸性代谢产物

休克时组织内血液灌注量急剧减少,缺氧严重,糖酵解加强而产生大量乳酸,造成高乳酸血症,消耗大量碱储。除乳酸外,血液内游离脂肪酸增加。开始酸中毒是在细胞内,以后血 H^+ 与偶联心肌的关键物质 Ca^{2+} 有竞争作用,故 H^+ 增多时心肌收缩力减弱。因此,针对这一病理情况,在休克抢救中适当地应用碱性药物纠正酸中毒也是重要的措施之一。

(三) 血管内皮细胞对组织灌注的调节

血管内皮细胞不仅对离子和有机分子透过起屏障作用,也能产生许多具有高度生物活性的物质,对血管张力、代谢,以及组织灌注等都有重要的影响。

1. 血管内皮细胞产生的细胞保护因子

血管内皮细胞能产生前列环素(PGI_2)。PGI_2 对大多数血管有舒张作用,抑制血小板聚集,并能防止多形核白细胞(PMN)黏附作用,也能稳定细胞膜。PGI_2 的这些作用,主要是通过激活腺苷酸环化酶使 cAMP 增加所致。

一氧化氮(NO),系由 NO 合成酶(NOS)在钙和钙调蛋白参与下合成的。NO 的生物活性与 PGI_2 近似,即有舒张血管,抑制血小板聚集和减轻中性白细胞的黏附等。这些作用系通过激活鸟苷酸环化酶使 cGMP 产生增加所致。此外,NO 还能直接灭活超氧自由基。

但在严重的病理情况下,如中毒性休克晚期,细胞内毒素可因诱导巨噬细胞内 NO 合成酶（NOS）而产生过多的 NO，致使血管过度扩张反而加重休克的病理过程。目前认为这是休克晚期持续低血压的重要原因之一。因此，在休克应用诱导型 NOS 特异性抑制药，如氨基胍、刀豆氨酸曾获得良好的治疗效果。最近报道，亚甲蓝也因能抑制 NOS，而纠正内毒素所引起的低血压。

血管内皮细胞生成的第三个细胞保护因子是腺苷（adenosine）。这是重要的细胞代谢调节物。腺苷与 PGI_2 和 NO 相似，能扩张大多数血管床。并缓解 PMN 向内皮细胞黏附，和抑制血小板聚集。腺苷受体有两种亚型，即 A_1 和 A_2 两种。A_1 受体通过 GTP 依赖机制与腺苷酸环化酶相偶联，而减慢心率。A_2 受体激动则出现血管扩张。

2. 血管内皮细胞产生的细胞损伤因子

由血管内皮细胞产生的重要的血管收缩物质之一是内皮素（endothelin），是迄今发现的最强的缩血管物质，有 3 种成分的活性肽，即内皮素-1（ET-1）、内皮素-2（ET-2）和内皮素-3（ET-3）。其中正常人血浆 ET-1 平均为 $1.41±0.5$ pg/mL。内毒素性休克时可高达 $20\ \mu g/mL$。ET-1 能提高交感神经张力，具有较强的冠脉收缩作用和正性肌力作用，并能收缩肠道平滑肌。ET-1 的缩血管作用一方面是直接作用，另一方面可能是间接的通过二氢吡啶敏感的钙通道开放，Ca^{2+} 大量内流实现的。

其次，血管内皮细胞还能产生血小板激活因子（PAF）。PAF 对机体有广泛的生物活性。其中与组织灌注关系密切的作用是促进白三烯，如 LTC_4、LTB_4 以及 TXA_2 的合成与释放，从而促进血管收缩、血小板聚集，并能激活 PMN 的黏附。此外，还能促进其他炎症介质的释放。

血管内皮细胞所产生的第三个细胞损害因子是超氧自由基。在缺血以及缺氧条件下，都能促进血管内皮细胞产生超氧自由基。所产生的超氧自由基能迅速使已产生的 NO 失活，以及对抗 NO 的扩血管作用，并使血管收缩。

3. 单核-巨噬细胞的细胞因子白介素-1（IL-1）在休克中的作用

IL-1 是由结构相关的两种多肽组成的，即 IL-1α 及 IL-1β。每一种都有比较广泛的生物学活性。实验证明，IL-1α 可因能诱导 PAF、PGs 和 NO 的产生，在中毒性休克的发病中，起着重要的作用。正常时几乎任何一种细胞，在受到细菌代谢产物或炎症刺激时，都能产生 IL-1，但主要还是由单核-巨噬细胞产生。在实验动物，IL-1 能引起外周血管阻力降低，平均血压下降以及白细胞和血小板减少等。在人体静脉注射 IL-1 也可使血压迅速下降。用量如达到 300 ng/kg 时，则引起严重的低血压状态。如注射特异性的 IL-1 拮抗剂 IL-IRa 能明显对抗 IL-1 所引起的低血压，并且能降低患者的死亡率。可见 IL-IRa 对感染中毒性休克有明显的治疗效果。

4. 黏附分子的内皮配体

血管内皮细胞除产生血管活性物质外，还能与复杂的黏附分子系统相互作用。因为黏附是白细胞、血小板以及内皮细胞被激活的重要步骤。所以内皮细胞可通过黏附过程而产生细胞损害。已知的黏附分子有选择蛋白(selectins)和整联蛋白(integrin),这些黏附分子与相应配体结合是白细胞等被激活的重要步骤。白细胞等一旦被激活则可释放各种介质,并以此来损害与其相接触的细胞,如内皮细胞、心肌细胞、实质器官细胞等。白细胞尤其PMN所释放的介质有氧自由基、细胞因子,如肿瘤坏死因子($TNF\alpha$)、白细胞介素($IL-_{1\beta}$),以及蛋白酶(如弹性蛋白酶)等。

综上所述,血管内皮细胞对维持机体内环境稳定和保证组织有效灌注有重要作用。一旦血管内皮细胞遭到破坏,也能使细胞受到损伤,并影响组织的有效灌注。所以血管内皮细胞产生的细胞损害因子在休克的发生发展中起重要作用。因此,也是休克药物治疗中应当考虑的因素。

5. 血管内皮细胞产生的抗凝血及促凝血物质

(1) 血管内皮细胞产生的抗凝血物质 ① 血管内皮细胞表面蛋白聚糖:这是由葡萄糖氨基聚糖与蛋白骨架结合成的大分子物质,覆盖于血管内侧。具有与肝素结构相似的硫酸乙酰肝素(heparin sulfate),形成硫酸乙酰肝素蛋白聚糖,这种物质因能与凝血酶和抗凝血酶Ⅲ(AT-Ⅲ)结合,从而增强AT-Ⅲ的作用,发挥抗凝血作用。② 生成血栓调节蛋白(thrombomodulin,TM):TM是由血管内皮细胞合成的一种糖蛋白。因能与凝血酶以1:1的比例可逆性结合,发挥抗凝血作用。其次,TM也能加速凝血酶激活蛋白C的速率,而促进凝血因子Va与Ⅷ的灭活而发挥抗凝血作用。③ 生成组织纤溶酶原激活物(tissue plasminogen activator,tPA):tPA主要是通过水解纤维蛋白凝块中的肽链而起纤溶作用。

(2) 血管内皮细胞产生的促凝物质 内皮细胞一旦受到缺氧、内毒素等作用后,能合成及释放多种促凝物质,如凝血因子Ⅴ、Ⅷ的激活物,而促进凝血过程,从而使微循环发生障碍。

(四) 血液流变学的改变对组织灌注的影响

血液流变学(hemorheology)是近20年发展较快的一个血流动力学分支。并又衍生了细胞流变学(cytorheology),即研究血细胞变形和流动性规律的科学。从组织灌注角度而言,主要是微循环,即微血管中的流变学或微流变学。影响微循环血流变学的主要因素有:① 血细胞比容;② 红细胞的变形能力;③ 微血管阻力,如微血管半径、弯曲度;④ 血管中的压力梯度及切变速度等。为了改善组织的有效灌注解除休克状态,必须考虑上述因素,尽可能地降低血液黏度,防止红细胞聚集并促进其变形能力。

第二节 休克的治疗

一、休克的治疗原则

治疗休克的主要目的是恢复或增加心排血量以改善器官的组织灌注,在不能有效地增加心排血量时,也应尽量维持动脉血压以保护心、脑、肾等重要器官的血液分布,以争取时间,采取措施,度过危险期。治疗上应以一般措施,如补液、纠正酸中毒、给氧等为基础,再根据休克的原因和患者的具体情况进行综合治疗,如维持心脏功能、应用血管活性药物以及前述的其他药物治疗等。关于输液、涉及成分与数量,可参阅有关章节。

二、休克的药物治疗

（一）心源性休克

急性心肌梗死患者约有15%左右并发休克。所以对心源性休克除一般抗休克措施外还应侧重于恢复心脏功能,为此常采用下列措施。

1. 使用镇痛药以解除心肌梗死患者的心前区疼痛

常使用吗啡、哌替啶和镇痛新等。

2. 纠正心律失常

胺碘酮是目前治疗心律失常中最重要的药物,但在用药时要在严密监测下谨慎使用,避免对心泵功能的进一步抑制。

3. 改善心脏功能

应用正性肌力药物增强心肌收缩力、扩张血管减轻心脏负荷以保护受损的心肌以及应用极化液等提供心脏能量和营养等;在增强心脏功能的同时,要处理好氧供-需平衡及受损心肌休息、修复与加大工作,维持循环需求之间的问题。必要时应用心脏辅助装置。

4. 正确使用升压药以提高组织灌注压

对动脉收缩血压低于90 mmHg、尿量少并伴有休克症状者应使用升压药治疗,以提高组织灌注。

（二）感染性休克

感染性休克首先必须进行病因治疗,如清除病灶、控制感染;综合治疗应侧重于扩充血容量、纠正酸中毒,使用糖皮质激素和应用阿托品、山莨菪碱以及其他血管活性物质改善微循环。感染中毒早期的休克患者或有脑水肿等并发症者可用药物冬眠疗法以降低代谢,保护脏器功能。

（三）低血容量性休克

补液是治疗低血容量休克的基本措施,除了补液外,应注意液体的电解质、pH、胶体渗透压,并根据患者的反应调整用药速度和用药量。

第三节 常用抗休克药

因为休克的原因不同,患者的情况各异,加之休克不同阶段的病理过程又十分复杂,所以休克的药物治疗,应当针对主要问题并采取综合措施。重点是维持血流动力学稳定和改善组织灌流,保护重要脏器的功能。

一、肾上腺素受体激动药

应用这类药物的主要目的是通过其正性肌力作用,以增加心排血量,以及其血管的选择性收缩作用,增加生命重要器官的血流量。但是尚无单一药物对各种休克都能产生满意的效果。用药时主要应当考虑以下两个问题:其一,不能使血压升得太高,否则可因增加心脏后负荷和心肌耗氧量而产生有害的结果,一般成人纠治休克时其目标使收缩压达到110~130 mmHg,而舒张压维持在60~80 mmHg。其次是缩血管效应,应当是对生命非重要器官的血管有适当的收缩作用,而避免对生命重要器官血管的剧烈、长时间收缩。

(一)去甲肾上腺素(详见第12章)

去甲肾上腺素主要用于休克经补足血容量后血压仍不能回升或外周阻力明显降低及心排血量降低者,如心源性休克用去甲肾上腺素使收缩压维持在90 mmHg时,心排血量及冠脉血量增加,但对休克患者血流动力学改善及存活率报告不一致。在动脉血压低于70 mmHg患者,去甲肾上腺素使心排血量增加16%,而在动脉血压低于50 mmHg,去甲肾上腺素则可使心排血量增加34%,同时乳酸产生减少,摄取增加,并可缩小心肌梗死范围,对部分患者有效。但当用去甲肾上腺素增加动脉血压过高时,心排血量增加反而不明显甚或下降,可扩大心肌梗死的范围。此药仅适用于短期内小剂量静脉滴注。用药应根据患者状态与反应调整剂量。如症状改善不满意,应采取其他措施,而不能单一增加去甲肾上腺素的剂量。在用药过程要注意监测血压与尿量。

(二)间羟胺(详见第12章)

间羟胺药效学与去甲肾上腺素相似。不同之处为较去甲肾上腺素作用弱而持久,不易引起急性肾功能衰竭,可肌内注射。输液外漏不易引起局部组织坏死,但静脉滴注不易准确控制血压。短期内反复应用易产生快速耐受性,应用原则同去甲肾上腺素。

(三)多巴胺(详见第4章)

是目前最常用于休克治疗的药物之一。对感染性休克,多巴胺能增加存活率。临床使用证明:用异丙肾上腺素和去甲肾上腺素无效病例,改换本品常可获良效,使血压回升,脉压变大及尿量增加。根据用药目的选用适宜剂量的多巴胺2~15 μg/(kg·min),然后依据血压与临床情况调整给药剂量和速率,并及时补足血容量并纠正酸中毒。多巴胺对心源性休克多有良好的治疗作用,对扩容无反应或用其他拟交感胺类无效的病例更为适宜。对心肌梗死引起的心源性休克,用多巴胺症状得到暂时改善,但存活时间无显著延长。有人提出,心源性休克患者用利尿药无利尿效果时选多巴胺与异丙肾上腺素合用或多巴胺与硝普钠合用可以增加心排血量和尿量,其效果超出任何单一药。对出血性休克,多巴胺也能增加肾和内脏血流量,但存活率提高不多。多巴胺对休克伴有充血性心力衰竭患者,有良好的治疗作用。用药过程中宜监测血压、心电图、心排血量以及尿量等。

(四)肾上腺素(详见第4章)

小剂量时 $0.005\sim0.02\ \mu g/(kg \cdot min)$ 肾上腺素主要激动 β 受体,使外周血管舒张,心肌收缩力增强。随着用量加大,效应逐渐明显,而出现缩血管作用。此外,也可因激动 $β_2$ 受体,松弛支气管平滑肌和抑制肥大细胞脱颗粒,减少过敏介质的释放。所以肾上腺素是用于治疗过敏性休克的首选用药。

(五)异丙肾上腺素(详见第8章)

异丙肾上腺素主要激动 β 受体,兴奋心脏和降低末梢血管阻力,可增加组织血流和减少出血性休克低灌注所致的损害。有人报道,给出血性休克狗输注异丙肾上腺素约2h,发现肠损害减少,存活率稍有改善。它对中毒性休克作用与疗效同出血性休克。异丙肾上腺素能否提高中毒性休克患者的存活率尚无定论。心源性休克用后可扩大心肌梗死范围。

感染性休克,在补液充足的条件下,中心静脉压高和心排血量低者可以选用肾上腺素或异丙肾上腺素,一般从小剂量开始 $0.05\sim0.1\ \mu g/(kg \cdot min)$,以使收缩压维持在 90 mmHg,脉压在 20 mmHg 以上,心率在 120 次/min 以下,尿量增加,症状改善为妥。对心源性休克,除血压正常或轻度降低而外周血管阻力增高者外,一般不用。因为伴有中度到严重低血压患者,用异丙肾上腺素后,会使全身血管阻力降得更低或心排血量减少。此外,异丙肾上腺素的正性肌力及心率加快作用可明显提高心肌耗氧量,从而扩大心肌缺血的坏死区。异丙肾上腺素能增加心肌氧耗,可致心律失常和心绞痛加剧。

(六)多培沙明

多培沙明是一种静脉内使用的短效儿茶酚胺类制剂($t_{1/2}=7\ min$)。它主要激动 $β_2$ 肾上腺素能和Ⅰ型多巴胺受体(DA_1)。$β_2$ 肾上腺素能效应扩张小动脉,降低全身血管阻力。多巴胺能效应增加肾血流和尿量,两者都增加内脏血流。多培沙明不兴奋 $β_1$ 受体,对心率无影响也无致心律失常的作用。因其激动心脏 $β_2$ 受体,抑制去甲肾上腺素的释放,所以有正性肌力作用,尤其在心力衰竭时。多培沙明对急性心力衰竭、败血症、接受原位肝移植和心脏手术的患者有重要治疗作用。(详见第20章)

二、解除微血管痉挛,增加组织灌注的药物

(一)α受体阻滞剂

α受体阻滞药能阻滞血管平滑肌上的α受体,对抗循环中儿茶酚胺的α受体激动作用,使血管扩张,增加组织血液灌注,近年来用酚妥拉明与酚苄明治疗休克收到一定疗效。

1. 酚妥拉明(phentolamine,详见第13章)

酚妥拉明对血管平滑肌上的α受体有特异性的阻滞作用,对静脉和小静脉的α受体阻

滞作用比对小动脉作用强。因此，酚妥拉明可降低毛细血管静脉压，使前毛细血管括约肌开放，增加营养性毛细血管的血液灌注，改善微循环。值得注意的是在循环血量不足时，大静脉的扩张，可迅速导致心室充盈压下降，所以应用酚妥拉明之前，必须补足液体。酚妥拉明对心脏有兴奋作用，使心肌收缩力增强、心率加快、心排血量增加。对心脏的兴奋作用是由于血管扩张，血压下降，交感神经反射引起的；部分由于阻滞肾上腺素能神经末梢突触前膜 $α_2$ 受体，促进去甲肾上腺素释放，有时可致心律失常。酚妥拉明显效快，维持时间短，停止静滴后约 30 min 作用消失。其抗休克疗效与患者状态有关。酚妥拉明对左心室功能正常的休克患者或动物，其对心排血量、心率及左心室舒张末期压力无影响或影响极小。如给左心室功能不全的休克病例，则可使其心排血量增加、血压、心率和左室 dp/dt_{max} 升高，而使肺动脉压、全身外周血管阻力、左心室舒张末期压力明显的下降。

酚妥拉明对感染性、心源性和神经性休克的血液动力学都有良好影响。尤其对休克症状改善不明显而左心室充盈压高于 15 mmHg 以上者治疗效果较好。酚妥拉明对出血性休克血液动力学及存活率影响的报道不一致，这与实验设计和给药时间不同有关。冠心病患者慎用。

2. 酚苄明(phenoxybenzamine)

为长效 α 受体阻滞剂，其药理作用与酚妥拉明基本相似，但作用慢而持久。在交感神经活性高的情况下扩血管作用更为明显。用药过程中常有心率快、收缩力增强及心排血量增加，这与酚苄明阻断突触前膜 $α_2$ 受体使去甲肾上腺素增加有关。此外，酚苄明也能抑制去甲肾上腺素的摄取，这些作用对纠正休克有利。

酚苄明主要用于补充血容量后，血压仍不见回升的各种休克患者。也有人主张将酚苄明与小剂量去甲肾上腺素合用，以增加心排血量，或与糖皮质激素合用，以增强疗效。有人报道，酚苄明(1 mg/kg)可使 2 h 内出血量达 45% 以上的出血性休克狗存活率增加 86%，另有报道指出，酚苄明与输液联合也可改善出血性休克及感染性中毒性休克存活率。心源性休克用药后心排血量增加，后负荷降低，心功能改善，冠脉血流与心脏血流增加。静脉注射宜缓慢，补足血容量。

(二) $β_2$ 受体激动剂

1. 特布他林(terbutaline)

应用 $β_2$ 受体激动剂治疗心源性休克，一方面可改善心、肺、肝以及骨骼肌的微循环，因为 $β_2$ 受体激动能解除这些部位的微循环血管的痉挛；另一方面对心脏也有直接兴奋作用；此外，它还可解除支气管痉挛而减轻呼吸困难。

临床报道，以特布他林治疗急性心肌梗死所致的心源性休克，结果所有患者的血液动力学都出现了有利的影响，即心脏指数提高、肺动脉楔压下降、血压升高、尿量增加。主要的不良反应有低血钾，用药过程中应注意监测，必要时补钾。开始以 3 $μg/(kg·min)$，以后根据心率和血压调整给药速度。

2. 吡布特罗(pirbuterol)

吡布特罗也是 β_2 受体激动药,可松弛平滑肌,是有效的血管扩张药,也有正性肌力作用,能增加心排血量和降低心室充盈压。适用于心源性休克的治疗。

(三)甲基黄嘌呤衍生物

1. 己酮可可碱(pentoxifylline)

己酮可可碱是二甲基黄嘌呤类衍生物,与茶碱是同类化合物,也能抑制磷酸二酯酶而扩张血管。过去一直作为血管扩张药使用以治疗脑血管痉挛、脑血栓,以及血管性头痛等症。近年的许多研究证明,己酮可可碱对各种休克都有一定的治疗作用。这里仅就其抗休克作用简要介绍如下:

(1)抑制细胞因子的释放　健康志愿者服用 400 mg/次,5 次/d,连服 2 d 后,可见到所培养的外周血单核细胞释放的肿瘤坏死因子(TNFα)明显减少。连服 5 d 时除 TNFα 外,IL-1_β、IL-6 和 IL-8 的释放都能受到抑制。

(2)扩血管作用　己酮可可碱的扩血管作用与抑制磷酸二酯酶关系密切,也与血管内皮细胞释放内皮依赖性松弛因子(EDRF)即 NO 有关。此外,还可通过抑制 PGI_2 的失活而发挥作用。

(3)改善微循环,增加组织供血　己酮可可碱可通过以下几个环节起疏通微循环作用,如通过 PGI_2 的增加,抑制血小板聚集;防止磷脂酶 A_2 的激活,减少血小板中 TXA_2 的生物合成;抑制多形核白细胞的黏附和减少白细胞并产生自由基。此外,尚有实验证明,己酮柯柯碱能增加红细胞变形的能力,并降低血液黏滞性,改善微流变学,从而疏通微循环增加组织供血。

(四)直接松弛血管平滑肌的药物

1. 硝普钠(详见第 8 章)

主要用于治疗心源性休克,开始以 0.5 μg/(kg·min)静脉给药,如血流动力学和组织灌注没有改善,剂量可逐渐加大。如左心室舒张末期压下降明显可再行输液。最近在烧伤休克模型的研究报告中提出,它也可用于治疗烧伤引起的休克。常用粉针剂,用葡萄糖液稀释,在避光容器中缓慢静脉滴注。开始为每分钟 0.3～0.6 μg/kg,一般总量不超过 500 μg/min。

2. 硝酸甘油(详见第 8 章)

硝酸甘油主要舒张容量血管而降低心脏的前负荷,对阻力血管也有舒张作用,从而能有效改善心功能。在心肌梗死中尚能增加缺血区供血,所以对心源性休克有治疗作用。

(五)莨菪类药物

天然植物中的莨菪碱是不稳定的左旋体,如东莨菪碱、阿托品是消旋莨菪碱。山莨菪碱是从唐古特莨菪中提取的,20 世纪 50 年代末,我国临床医师采用莨菪类药物(阿托品、山莨菪碱、东莨菪碱)治疗感染中毒性休克获得成功,使休克的病死率明显下降。以后对这类药物进行了深入理论研究及临床应用。其中研究得最多的是山莨菪碱。莨菪碱类药物在感染性休克患者能明显的改善微循环,其主要表现在以下几个方面。

1. 解除微血管痉挛
2. 改善血流动力学,使微循环畅通

莨菪类药物能降低血液的黏度、血细胞压积以及增加红细胞的变形能力。此外还能使聚集的红细胞解聚、抑制血小板聚集、减轻白细胞的黏附,从而减少微血栓形成,使血流加快,疏通微循环。

3. 减少微血管的渗漏
4. 细胞保护作用

莨菪碱类可通过不同环节发挥对细胞的保护作用。如稳定细胞膜,提高细胞对缺氧、缺血以及毒素的耐受能力,减轻钙超负荷,抑制脂质过氧化,减少细胞的破坏。此外,对免疫功能有调节作用,能增强网状内皮系统的吞噬功能,有利于机体通过清除毒素和各种有害因子,以保护细胞的完整性不受破坏。

5. 改善心脏功能

山莨菪碱主要用于感染中毒性休克。如暴发性流行性脑脊髓膜炎、中毒性肺炎和中毒性痢疾等。患者用药后,可见到眼底痉挛的小动脉和甲皱毛细血管管袢得到明显的缓解。它可使脑膜炎球菌性败血症的死亡率显著下降。它也可用于出血性休克的治疗。

山莨菪碱对休克早期疗效较好。成人每次剂量 10～20 mg,在晚期必要时可增至 30 mg/次,小儿每次 0.5～2 mg/kg。用葡萄糖 20 mL 稀释后缓慢静脉注射,必要时隔 15～30 min 重复给药。本品作用时间短,半衰期约 40 min。

(六) 血管紧张素转化酶抑制药

休克时机体可通过各种途径,代偿性的增加血浆肾素和血管紧张素Ⅱ的水平以提高血压,保持重要器官的血液灌注。但血管紧张素Ⅱ浓度长期过高,可减少微循环灌注,使肾血流和肾小球滤过率降低,最后导致生命器官的低灌注或前毛细血管括约肌衰竭和循环失代偿。另外,长时间的冠脉血管收缩可致心肌局部缺血性损害,从而加重休克的发展。因此,应用血管紧张素转化酶抑制药,减少血管紧张素Ⅱ的生成是改善休克的措施之一。

(七) 钙通道阻滞剂

钙通道阻滞剂能抑制钙离子流入血管平滑肌和心肌细胞内,使外周血管和冠状动脉扩张,对心脏则引起负性肌力作用。在实验性冠状动脉闭塞时,可因再灌注时钙离子过多流入而损害心肌细胞,此时如应用钙通道阻滞剂则对缺血心肌起保护作用。维拉帕米对肾脏有保护作用,并能缩小犬心肌梗死范围,减少再灌注时心律失常的发生,并能提高存活率。对心肌梗死和缺血性心肌病的休克患者,静脉注射硝苯地平,能降低总外周血管阻力,增加心脏指数。硝苯地平还可增加侧支循环而减轻心肌缺血性变化。临床代表性药物为硝苯地平、维拉帕米、硫氮䓬酮3类。

硝苯地平用于心源性休克以减轻心脏前后负荷,减少心肌缺血程度。用维拉帕米要注意对心脏的抑制。在出血和感染中毒性休克,适用于对各种治疗措施无反应的不可逆性休克,交感神经功能亢进的,外周血管阻力高而休克状态持续者。维拉帕米静脉注射过量或过快可引起心动过缓、低血压、房室传导阻滞、心力衰竭,甚至心脏停搏。给药前应补足血容量。

三、强心药

加强心脏泵血功能,不仅是治疗心源性休克的重要措施,对其他原因所致的休克也颇为重要。治疗休克的理想的正性肌力药物应当是作用温和,不增加或少增加心肌耗氧量;能维持动脉血压而不加快心率,有利于消除心律失常或至少不引起心律失常的药物。但到目前为止,具备上述条件的正性肌力药物极少。

(一) 多巴酚丁胺(详见第四章)

多巴酚丁胺能选择性激动心脏 β_1 受体,增强心肌收缩力,而较少增加心肌耗氧量。对低心排血量的患者可产生剂量依赖性的心排血量增加,同时明显地降低左心室舒张末期压。对急性心肌梗死而尚未发生休克的患者,多巴酚丁胺能提高心脏指数,降低肺动脉楔压和全身血管阻力。除非用量大心率增加不明显,故不易引起心律失常。

多巴酚丁胺因能保持主动脉舒张期灌注压,而有利于冠脉灌注。它对血管的 α 与 β_2 受体作用弱,大剂量也较少引起血管收缩。主要用以治疗急性心肌梗死、肺梗死所致的心源性休克及术后低血容量综合征。一般给药剂量每分钟为 $5\sim20~\mu g/kg$,可根据具体情况调整剂量,以不超过 $40~\mu g/kg$ 为宜。偶可发生心律失常、房室传导增快,约 $5\%\sim10\%$ 病例可出现心率加快和收缩压升高,减量后上述不良反应即可消失或减轻。单独应用多巴酚丁胺维持血压可能增加死亡率。

(二) 胰高血糖素(glucagon)

胰高血糖素是多肽类物质。除升高血糖外,在心脏还可因激活腺苷酸环化酶系统,而促进三磷酸腺苷转变为环-磷酸腺苷,结果增加心肌细胞内的游离钙浓度,而增强心肌收缩力、加快心率和增加心排血量。在升高血压的同时还有降低外周阻力的作用。可用于治疗心源性休克。关于胰高血糖素对出血性休克和感染中毒性休克的治疗作用,文献报道不尽一致,疗效有待进一步验证。

用法:通常以 $5\sim10~mg$ 加入5%葡萄糖溶液1 000毫升做静脉滴入。用药过程中要注意低血钾以及胃肠道的不良反应。

(三) 强心苷(详见第4章)

强心苷对急性心肌梗死引起的心源性休克疗效尚有许多争论。它有正性肌力作用,能增加衰竭心脏的心排血量、减慢心率，使心脏有效地利用能源等。但如用于急性心肌梗死或心源性休克必须考虑以下问题来权衡利弊。首先，它可直接或通过中枢神经系统收缩外周血管，增加外周阻力，这种作用常常出现于正性肌力作用之前，因为外周阻力增加，后负荷加大，心肌耗氧量增加，从而扩大心肌缺血区，所以非但不能改善心功能，有时还适得其反。其次，缺血和缺氧的心肌对强心苷作用的敏感性增强，易招致心律失常。因此，在急性心肌梗死和心源性休克时强心苷应慎用，更不可用于没有心力衰竭的急性心肌梗死患者。对有心力衰竭的患者，至少在心肌梗死的急性期，强心苷不能作为首选药物。它可用于心源性休克伴有心室率快的房颤患者。同时宜选用快速短效制剂，如毛花苷丙或毒毛花苷K，而且用量宜小。

强心苷有时也用于出血性休克和内毒素休克治疗，目的是减少休克状态下心肌受抑制现象，但其疗效未定。有资料表明，内毒素休克用强心苷有增加发生心律失常的危险。

(四) 氨力农(详见第4章)

氨力农的作用特点是具有正性肌力作用，但心率加快作用弱，并具有较强的扩张外周血管的作用。治疗休克伴有心力衰竭患者可能优于强心苷，因能增加心排血量，降低左心室充盈压和外周阻力，改善心功能，而不增加心率。静脉滴入速度每分钟为 $5\sim10~\mu g/kg$，一般以每天不超过 $10~mg/kg$ 为宜。主要缺点是血小板减少。

(五) 米力农(详见第4章)

米力农是Ⅲ型磷酸二酯酶抑制剂，它增加心脏和血管系统细胞内环腺苷酸水平，增加心肌收缩力并扩张外周血管。它比氨力农的正性肌力作用强，不引起血小板减少，故在心源性休克治疗中已取代氨力农。与多巴酚丁胺相比，米力农增加心排血量的效果与之相同，而降低肺动脉楔压更有效。米力农负荷剂量为 $25\sim75~\mu g/kg$，但 $20~\mu g/kg$ 也可能有效，且不需同时使用大剂量去甲肾上腺素维持血压。米力农与常规儿茶酚胺合用可增强正性肌力效应，或用于因接受大剂量 β受体阻滞药或β受体下调而对儿茶酚胺类药物反应降低的患者。维持用量为 $0.25\sim1.0~\mu g/(kg\cdot min)$。

四、血管内皮细胞保护药

到目前为止，尚未发现有直接作用于血管内皮细胞的有效保护药。多数都是针对血管内皮所释放的因子起作用的药物。从作用环节上，这类药物可分为三类。

(一) 替代内皮细胞产生的细胞保护因子的药物

内皮细胞主要可产生三种细胞保护因子，即 PGI_2、NO 以及腺苷。因此，应用这类物质及其同类物具有保护细胞免遭破坏的作用，其作用方式或直接替代、或增加产生，抑或减少破坏。

1. 他前列烯(taprostene)

是 PGI_2 稳定的同类物，是研究得比较多的一个药。其扩血管作用比 PGI_2 稍弱，但其抗血小板聚集的作用和细胞保护作用比 PGI_2 强,通常以微泵给药,每分钟 100 ng/kg。

2. 去纤苷(defibrotide)

是由哺乳动物肺中提取的多聚脱氧核苷酸,是一个有效的增加 PGI_2 的药物。据报道对内脏动脉阻塞和再灌注损伤有明显的保护作用。

3. 吗多明(molsidomine)

原来系用于治疗心绞痛的扩血管药物,NO 的供体,通过产生 NO 而发挥作用。实验表明,对缺血及再灌注损伤有保护作用和抗休克作用。NO 供体现在正在广泛的研究,如含有半胱氨酸的 NO 的供体,及 SPM-5185 等,可能是有希望的药物。

(二) 抑制内皮细胞促炎症介质产生的药物

属于此类药物的主要有两类:其一是血小板激活因子拮抗药,而另一类则是氧自由基清除剂。

1. 血小板激活因子(PAF)拮抗药

这类药物目前可分为五大类:其一是结构非限定性的 PAF 拮抗药,如 CV3988、CV6209;其二为结构限定性的 PAF 拮抗药,如 SRI63-072 等;第三类是合成的,结构与 PAF 骨架无关的一类,已知的安定药阿普唑仑(alprazolam)、三唑仑(triazolam)、溴替唑仑(brotizolam)以及 apafant 等;最后一类为天然来源的 PAF 拮抗药,如银杏苦内酯类(ginkgolides)和南五味子酮(kadsurenone)等等;第五类其实是 PAF 降解酶,主要是 PAF 乙酰水解酶(Platelet-activating factor acetylhydrolase,PAF-AH),目前在进行Ⅲ期临床试验,是很有前途的药物。

以上这几类药物都有不同程度的对抗由 PAF 所引起的血小板聚集、低血压,心脏抑制、微血管渗透性增加,以及白细胞黏附于血管内皮等作用。种类繁多,而且作用也是多方面的,对休克有一定的治疗作用,但效果有待进一步验证。

2. 氧自由基清除剂

近年来认为氧自由基与许多心血管疾病、机体衰老、休克的发病有密切关系。实验证明,氧自由基在内毒素性休克的发病机制中起重要作用。血流中的内毒素能激活补体,其中最重要的是 C_{5a}。C_{5a} 活化多形核白细胞,这种被补体所激活的细胞黏着在血管内皮表面或其他白细胞上,结果释放出大量氧自由基,加重组织和内皮细胞的损伤,从而使血管平滑肌和心肌受损,抑制收缩能力。所以认为氧自由基与内毒素休克心功能受损害有关。在其他组织,氧自由基也能产生相似的损害,如上皮细胞的损害、磷脂膜的溶解、线粒体的损伤、溶酶体的破裂,特别是在微血管的通透性上增加尤为明显。基于以上认识,应用氧自由基清除剂对内毒素性休克、创伤性休克和心源性休克都有一定的治疗作用。

氧自由基清除剂有:① 天然抗氧化剂如辅酶 Q 在实验性感染性休克时能防止自由基产生的脂质过氧化作用,从而保证了心血管系统的功能。此外,有自由基清除作用的天然抗氧化剂还有维生素 A、C、E、半胱氨酸、谷胱甘肽、酪氨酸、雌二醇以及超氧化物歧化酶等。②"清除"氧自由基的药物如极化液（GIK 溶液）、某些抗炎药，如布洛芬、保泰松（phenylbutazone）等也有一定的抗氧化作用。另外，氧自由基清除剂二甲硫脲（dimethylthiourea）也能防止氧自由基在中毒性休克时引起的肺损害，但只能是休克治疗的辅助手段，其疗效还有待进一步研究。

由于分子生物学的进展，近几年研制了重组人体超氧化物歧化酶，对血管内皮有明显的保护作用。可以单独应用，也可与 PGI_2 同类物他前列烯或 NO 供体联合使用。

（三）抑制中性白细胞及其介质的药物

中性粒细胞除能产生氧自由基外，还能产生许多细胞因子，如 TNFα、IL-1、白三烯 B_4（LTB_4），以及弹性酶等。这些物质在休克的发生与发展中都起着重要的作用。因此，对抗这些因子的药物可望对休克的防治有一定的作用。

1. 白三烯 B_4（LTB_4）特异性拮抗剂 LY-255283 是 LTB_4 受体拮抗剂，能防止再灌注损伤后的循环休克，并能保护内脏动脉血管内皮的功能。也有报道食用富含橄榄油的食物可减少 LTB_4 的生成，降低内毒素引起的休克损伤。

2. TNFα 拮抗药转化生长因子 β（TGF-β）是自然产生的蛋白质，减少 TNFα 的产生并能对抗 TNFα 所引起的许多生物效应，如保护缺血的心脏、保护血管内皮释放 EDRF 和 PGI_2 的功能等，对休克有一定的治疗作用。此外，也能抑制过氧化物的产生。

3. 对黏附蛋白的单克隆抗体 MAbR15.7 是直接对抗中性粒细胞表面的黏附性糖蛋白的复合物 β 链的单克隆抗体。MAbrrl/l 是抗 CD18 和抗 ICAM-1 的单克隆抗体，两者都能对抗心肌坏死、保证内皮细胞完整功能，以及减少 PMN 的游走等。

（四）促进内皮细胞生长药物

血管内皮生长因子（VEGF）促进内皮生长，改善内皮功能，有利于恢复感染性休克时内皮的功能，提高感染性休克患者的存活率。

五、改善血液流变学，疏通微循环的药物

（一）右旋糖酐 40（dextan40，低分子右旋糖酐）

这是一类由蔗糖经细菌发酵后所生成的高分子葡萄糖聚合物精制而成的，其分子量约为 40 000。

其主要作用是改善血液流变学疏通微循环，从而发挥抗休克作用。其作用原理是：

1. 扩充血容量

能提高血浆胶体渗透压，吸取血管外水分，因此有一定的扩充血容量的作用。

2. 降低血液黏滞性

能覆盖于红细胞和血小板表面，因其带有阴电荷，所以能防止红细胞和血小板聚集。

并防止负荷阴电的血细胞、血小板黏附于血管壁。此外,也因增加血中的水分,而使溶质浓度降低。

3. 防止血栓形成

能减少血小板释放第Ⅱ因子,抑制凝血因子Ⅱ的激活,并降低凝血因子Ⅰ和Ⅷ的活性。

4. 具有渗透利尿作用,防止肾功能衰竭有一定的疗效。

总之,低分子右旋糖酐是补充血容量,减少 DIC 和改善微循环不可缺少的药物。低分子右旋糖酐静脉滴注后,能较快的从血流中消除,其半衰期约为 3 h。适用于各类休克。一般以静脉点滴给药,每天不超过 20 mL/kg 为宜。用药过程中如发现过敏或输液反应时,应及时停药。因此,用药时密切观察患者的反应,以便及时采取措施。对心源性休克患者,应注意不可过量,以免加重患者的心脏负担。禁用于出血性疾病或血小板减少症。

近年来,国外常用分子量较大的右旋糖酐配的高渗液(7.5% NaCl 的 6% 右旋糖酐 70)治疗休克,尤其是出血性休克。认为该溶液有以下优点:① 因其分子量较大,所以扩容作用维持时间较长;② 无产生急性肾功能衰竭之虑,因为右旋糖酐 40 的分子量低能迅速滤入尿液,与此同时因肾微循环的改善使原尿中的盐、水大量吸收,结果肾小管管腔内可被右旋糖酐 40 沉淀物阻塞,而发生急性肾衰;③ 所需补液量也可明显减少。

(二) 抗血小板药

因为血小板对微循环的调节起着重要的作用,抑制血小板黏附、释放反应以及聚集,对保证微循环的畅通,解除休克状态极为重要。

研究得比较多的是小剂量的阿司匹林,它对血小板的聚集有明显的抑制作用,因为血小板 TXA_2 合成酶对阿司匹林很敏感,小剂量时就能减少 TXA_2 合成。大剂量时抑制血管内皮细胞的 PGI_2 合成酶,而减少 PGI_2 合成,反而能抵消对血小板聚集的抑制作用。因此,小剂量的阿司匹林可用于防治微循环障碍的辅助药物。

近年来,有许多人都在研究这个课题,任世光等报道了 10 种药物对血小板聚集和黏附的影响,结果认为山莨菪碱、酚妥拉明、维生素 C、藻酸双酯钠、异丙肾上腺素和间羟胺对血小板聚集有一定的抑制作用。多巴胺对血小板聚集和黏附则无影响。

(三) 抗血栓素 A_2 合成的药物

由血小板产生的血栓素 A_2(TXA_2)具有强烈的缩血管作用和促进血小板聚集作用,是加剧心肌缺血和休克的因子。实验性内毒素休克时,血浆 TXA_2 代谢物 TXB_2 水平的比对照动物高,所以,应用 TXA_2 合成酶抑制剂在休克治疗中具有一定意义,这些药物目前尚在研究阶段。其中达唑氧苯(dazoxiben)是 TXA_2 特异性抑制剂,抑制 TXA_2 同时也能维持或提高 PGI_2 的水平。具有明显的扩血管及抗血小板聚集作用,改善微循环有利于休克的治疗,对血压和心率无明显影响。改善休克动物的症状及提高休克动物存活率。其临床疗效尚未肯定。

(四) 防止弥漫性血管内凝血(DIC)的药物

DIC与休克的发病和转归有密切关系。各型休克,尤其是感染中毒性休克进展到一定程度时都有发生DIC的可能性,而且一旦发生DIC,必将加重各器官的损害,而使休克恶化。所以早期及时正确处理DIC是治疗休克的重要一环。解决DIC应从扩充血容量、疏通微循环、抑制凝血因子、抑制红细胞,尤其应从血小板聚集等环节考虑。

肝素钠(详见第17章)抗DIC的作用主要是因为其强大的抗凝血作用。此外,还有弱的抗组胺作用和抗补体作用。通过后者能抑制由C_{5a}所引起的粒细胞聚集,故有助于休克的好转。

肝素钠主要用于不可逆性休克有DIC临床表现者:高凝状态,感染中毒性休克伴有器官(如胰、肝、脑等)栓塞症状时;DIC的低凝期出血不止时,在输新鲜血液同时可给小剂量肝素(50～100u/kg)以防DIC继续发展。本品对已形成的血栓无影响,所以应尽早使用;酸中毒能使肝素失活,在pH<0时失效,如在pH为6.8时,即使肝素化的血液,也能迅速发生凝固,因此,如有酸中毒时,宜先行纠正;防止过量,可监测血凝时间使其维持在20～30 min之内。

六、其他抗休克药

(一) 内阿片肽拮抗药

1. 纳洛酮(naloxone)

Holoday和Faden于1978年首次报道纳洛酮对内毒素性休克的有利作用。休克时血中内啡肽水平明显升高,作用于阿片μ、κ受体,抑制心血管,使血压下降,心脏抑制。阿片拮抗药纳洛酮对各种原因休克的血流动力学都有较好的影响。纳洛酮不仅对创伤性休克有效,对内毒素性休克也有效,Gullo等报道,纳洛酮对输液、拟交感性药物和糖皮质激素无效的过敏性休克病例也有治疗作用。

纳洛酮的抗休克作用原理为改善休克时的血流动力学,如增强心肌收缩力、改善左心室dp/dt_{max},增加心排血量。这种作用可能与阿片受体无关。此外,还能提高动脉血压及增加组织灌注等;它能明显地改善休克时的细胞代谢,预防代谢性酸中毒,对休克时的电解质紊乱,如高血钾有调节作用,改善细胞缺氧状态;它在出血性休克中,能稳定溶酶体膜,降低循环中心肌抑制因子的浓度;在内毒素性休克中,它能改善白细胞和血小板计数,减轻低血糖症状,同时增加存活率。纳洛酮的上述作用主要是通过阻滞阿片受体对抗内啡肽实现的。内毒素休克时心血管失代偿的早期,应用纳洛酮比晚期更有效;血液pH对它的作用也有影响,酸血症时它的作用减弱;环境温度能改变它的治疗作用,冷的环境能减弱内毒素性休克对它的升压反应。肾上腺皮质切除能取消心血管对它的反应。

纳洛酮对各种原因的休克都有效,但主要用于感染中毒性休克。也可试用于对其他治疗措施无效的心源性、创伤性、出血性、过敏性休克等。静脉滴注 0.01～0.1 mg/kg，必要时也可静脉注射。

对于需要麻醉性镇痛药控制疼痛、缓和呼吸困难的病例，不宜使用纳洛酮，因为止痛效果可为纳洛酮对抗。

2. 促甲状腺素释放激素（TRH）

促甲状腺素释放激素（TRH）是下丘脑释放的，具有三肽结构的化合物，分子量为 362，现已能人工合成。于 20 世纪 80 年代初发现了 TRH 对实验性失血性休克动物，具有明显抗休克作用。其抗休克作用的原理为：

（1）拮抗内源性阿片肽的作用　实验证明，在失血性、内毒素性以及创伤性休克中体内释放大量内源性阿片肽，而抑制心血管系统功能，从而降低血压，抑制心脏，减少心排血量和冠脉血流，降低 dp/dt_{max}，减慢心率并降低交感神经张力。应用 TRH 之后不仅能提高实验性休克动物的存活率、延长存活时间、改善心脏功能，还能明显减少内啡肽的释放。因此，认为 TRH 为一种新型的生理性内阿片肽拮抗剂。其抗休克作用与纳洛酮不完全一样，TRH 抗内阿片肽的作用不在受体水平上而是在功能上。TRH 能升高由 LTD_4 引起的低血压及心率减慢，但是纳洛酮却无此作用。

（2）TRH 对肾上腺素能系统的影响　实验证明，给清醒或麻醉动物侧脑室、第三脑室、下丘脑核团以及静注都能升高血压和加快心率，并能增加内脏、肾和颈交感神经的放电频率。神经节阻断药或切断颈段脊髓都能对抗上述作用。

用受体阻断剂的研究证明，TRH 的心率加快可能与激动 β_1 受体有关。而升高血压可能与激动 α_1 受体有关。

以上主要是一些实验研究的资料。TRH 的抗休克作用似比纳洛酮更强。主要用于出血性休克，但对感染中毒性休克及心源性休克也可试用。

（二）药物冬眠在休克中的应用

药物性冬眠也称亚冬眠，即只用冬眠药物而不加物理降温。也就是联合使用多种药物，使神经系统以及器官的活动减少，血压轻度下降，心率及呼吸减慢，使机体处于低代谢的状态，组织耗氧量降低，因此减弱机体对各种致病因子（如外伤、出血、疼痛、细菌毒素等）的强烈反应，减轻机体功能的紊乱和能量的过度消耗，以保持内环境的相对稳定。

冬眠合剂主要适用于脑外伤、脑出血、严重烧伤、创伤性休克以及感染中毒性休克，如中毒性痢疾等。常用处方：氯丙嗪 2mL：50 mg，异丙嗪 2ml：50 mg，哌替啶 2 mL：100 mg，溶于 250 mL 5%葡萄糖液中缓慢静滴，用药过程中注意观察患者体温、脉搏、血压、呼吸（不少于 12 次/min），保持呼吸道畅通。每个患者所用剂量差别很大，应根据病情和患者的反应调整用量。注意补液、纠酸及抗菌治疗。

（三）糖皮质激素类药物

虽然糖皮质激素对休克的疗效仍有争论，但是目前临床上至少在感染中毒性休克的早期,仍在大量、短时间内应用。糖皮质激素的作用原理复杂。可能与下列因素有关。

1. 稳定膜作用

大剂量糖皮质激素有稳定细胞膜及细胞器膜,尤其是溶酶体膜的作用,能减少溶酶体酶的释放及降低体内血管活性物质,如组胺、缓激肽、儿茶酚胺的浓度。也因抑制组织溶酶减少而减轻心肌收缩力抑制、心排血量降低和内脏血管收缩等循环衰竭致使多脏器功能衰竭(MDF)。

2. 抗毒素作用

大量糖皮质激素有强大的保护机体免遭细菌内毒素的作用,提高机体对细菌内毒素的耐受力,减轻内毒素对机体的损害,这对治疗感染性休克有重要意义。

3. 对心血管系统的作用

大量糖皮质激素能直接增加心肌收缩力,增加冠脉血流量,增强儿茶酚胺反应性,对痉挛性收缩的血管有解痉作用,机制未明。有人认为是直接扩血管,也可能是阻滞 α 受体的结果。大剂量的甲泼尼松龙能明显地抑制由白细胞产生氧自由基,从而保护了心血管功能。

4. 抑制血小板聚集,促进微循环的畅通

感染后细菌激活补体,促进肽类物质释放,导致了血小板与内皮细胞和白细胞聚集,从而阻塞微循环,糖皮质激素抑制血小板聚集,保证了微循环畅通。

5. 抗炎作用

糖皮质激素能诱导靶细胞产生抗磷脂酶 A_2 蛋白质大分子调脂素(lipomodulin),这蛋白质能抑制磷脂酶 A_2 活性,抑制花生四烯酸代谢,从而减少致炎物质(如前列腺素及白三烯等)的合成和释放,进而发挥其抗炎、抗免疫作用有利于抗休克治疗。

6. 影响细胞因子

糖皮质激素对某些细胞因子,如 TNF 的基因转录和翻译都有抑制作用,从而有助于休克的治疗。根据这一作用理论,应用糖皮质激素治疗休克时,越早使用,效果越好。

糖皮质激素对各种原因所引起的休克都有治疗作用,如出血性、感染中毒性、外伤性以及过敏性休克等。有人认为心源性休克不宜应用,因为有导致严重心律失常的危险,而且也可因干扰心肌的炎症和愈合过程而增加室壁瘤的意外。接受高剂量糖皮质激素治疗的中毒性休克的患者,可降低死亡率。但要注意如下原则:第一,早期应用。一般以休克发生后 $4\sim 6h$ 之内应用效果好,有人认为休克发生 9h 之后使用不能降低死亡率。第二,大量、短程为原则。对经补液扩容而休克未见好转,可给氢化可的松(hydrocortisone)$2\sim 6$ g/24 h,用药 $2\sim 3$ d。也可首次静脉推注氢化可的松 1 g 或相当量的其他制剂(如甲泼尼松龙 30 mg/kg 或地塞米松 3 mg/kg),其后 $24\sim 48$ h 内,每 $4\sim 6$ h 重复注射。注意氢化可的松有两种制剂,大量静脉给药切勿用其乙醇注射液,而应用氢化可的松琥珀酸钠酯,因为静脉给大量乙醇制剂会出现严重的醉酒样反应。第三,对严重感染中毒性休克必须与有效而足量的抗生素并用。

（四）极化液（GIK 溶液）

由一定比例的葡萄糖、胰岛素和氯化钾所组成。极化液对缺血心肌的保护作用，不仅在于对心肌代谢提供足够的底物，还在于对氧自由基有清除作用，能防止氧自由基对心肌细胞兴奋收缩过程的脱偶联作用，从而有利于休克的好转。休克时由于 GIK 的输注可使细胞内能量代谢得到显著改善，保护细胞基本生理功能。对出血性休克、心源性休克及感染性休克均呈现保护作用。

（五）广谱丝氨酸蛋白酶抑制剂

抑肽酶（aprotinin）是由 58 个氨基酸构成的多肽，分子量为 6 200，是广谱丝氨酸蛋白酶抑制剂，能抑制纤维蛋白溶解酶、胰蛋白酶、糜蛋白酶、激肽酶。抑肽酶是心肌抑制因子形成的强力抑制剂，从而保护心肌功能，有利于休克的治疗。其次，在内毒素性、过敏性和创伤性休克，都使血浆和组织中蛋白分解活性升高，释放出许多血管活性物质，从而导致不可逆组织损伤。抑肽酶因抑制各种蛋白水解酶的活性，减少血管活性物质的产生，可用于治疗各型休克。其抗休克作用与所用剂量及早期给药有关。应用适当能提高或延长出血性、内毒素性、心源性、烧伤性休克的存活率。偶尔引起过敏反应。（详见第 17 章）

乌司他丁（ulinastatin）是从人尿液中提取的蛋白质，也是广谱丝氨酸蛋白酶抑制剂，作用与抑肽酶相仿，但可能过敏反应发生率更低。（详见第 17 章）

（六）增加组织供氧的药物

克罗西丁（crocetin）：是从 crocuss salivus L 中提取的 carolinoid 化合物。其主要作用是在出血性休克时能降低氧耗。根据现有的资料证明，这个作用主要是能提高组织摄取氧的能力。磁共振光谱研究证明，该药除能提高组织对氧摄取率外，还能增加红细胞变形的能力并改善线粒体的呼吸功能，有利于改善微循环，并可能减少细胞凋亡。可用于低血容量休克的治疗，值得深入研究。

（七）白介素抗体

针对特定白介素的单克隆抗体可阻断白介素的生物效应，能部分控制全身炎性反应（SIRS）的发展方向，调节 SIRS 的程度，避免过度损伤。特定药物已在移植手术中成熟应用，在感染性休克治疗中也小范围应用，效果良好。

（吴东进　徐美英）

参 考 文 献

1　陈修，主编. 心血管药理学. 北京：人民卫生出版社，1996，473—496.

2　Pickkers P. Vascular endothelial growth factor is increased during the first 48 hours of human septic shock and correlates with vascular permeability. Shock，2005，24(6)：508—512.

3　Bertolini A. Adrenocorticotropic hormone (ACTH) and centrally-acting cholinomimetic drugs improve survival of rats with severe hemorrhagic shock through distinct central cholinergic mechanisms. Resuscitation,1989,18(2-3):289—297.

4　马遂.有关休克诊断和治疗的国内外新进展.中国实用外科学杂志,1996,16(12):755—757.

5　Gomes RN. Exogenous platelet-activating factor acetylhydrolase reduces mortality in mice with systemic inflammatory response syndrome and sepsis. Shock,2006,26(1):41—49.

6　Claus RA. Plasma platelet-activating factor acetylhydrolase activity in critically ill patients. Crit Care Med,2005,33(6):1416—1419.

7　Leite MS. Mechanisms of increased survival after lipopolysaccharide-induced endotoxic shock in mice consuming olive oil-enriched diet. Shock,2005,23(2):173—178.

8　Paran H. The effect of aprotinin in a model of uncontrolled hemorrhagic shock. Am J Surg,2005,190(3):463—466.

9　Masuda T. Protective effect of urinary trypsin inhibitor on myocardial mitochondria during hemorrhagic shock and reperfusion. Crit Care Med,2003,31(7):1987—1992.

10　VanWay CW. Hemorrahagic shock:a new look at an old problem. Mo Med,2003,100(5):518—523.

第19章 利尿药和脱水药

第一节 利 尿 药

利尿药是作用于肾脏,增加电解质及水排泄,使尿量增多的药物。早期的利尿药都是天然物质,这些天然的利尿药的利尿作用弱,且常有多种不良反应。

1919 年发现汞利尿药标志着进入了现代利尿药治疗的时代。当时一位年轻的维也纳医学生给一位先天性梅毒女患者服用一种称作"拿佛色罗"的汞制剂,发现患者尿量增加,从此人们开始应用汞制剂治疗水肿。其后的 30 年中,人们合成了上百种效果更好的利尿药,医生们也不再满足应用效果不佳的天然药物。20 世纪下半叶又相继合成了碳酸酐酶抑制剂、保钾利尿药和离子转运调节药物。利尿药在高血压和心功能不全治疗中占重要地位。

一、利尿药的药理作用概述

(一) 利尿药的分类和作用机制

临床常用的利尿药有多种分类方法,如按作用部位(袢利尿药)、作用强度(高效、中效、低效利尿药)、化学结构(噻嗪类利尿药)以及按对钾离子的作用(排钾与潴钾利尿药)分类等。比较常用的分类方法是把利尿药分为袢利尿药、噻嗪类利尿药、保钾利尿药和碳酸酐酶抑制药,该分类方法主要按照其在肾脏作用的不同部位分类,这也决定了其不同的作用强度和作用特点。

1. 袢利尿药

包括呋塞米(frusemide)、布美他尼(bumetanide)和托拉塞米(torseamide),能可逆的抑制髓袢升支粗段的 Na^+-K^+-$2Cl^-$ 同向转运体系。袢利尿药抑制髓袢升支粗段重吸收 Cl^-、Na^+、K^+、和 H^+,此处是正常情况下大部分钠重吸收的地方,所以当袢利尿药剂量加大时,排钠量和排液量都明显增加。即使对于肾功能严重受损的患者,袢利尿药依然有效。与噻嗪类利尿药相比,袢利尿药排液能力更强,而排 Na^+ 和 K^+ 相对较少。

2. 噻嗪类利尿药

并不都是苯噻嗪衍生物,包括噻嗪利尿药和噻嗪类利尿药(thiazide-like diuretics)。它们能够抑制远曲小管近端 Na^+ 和 Cl^- 的重吸收,该 $Na^+ - Cl^-$ 共同转运系统对袢利尿药不敏感。正常情况下只有一小部分钠离子在此重吸收,因此噻嗪类利尿药排钠作用较弱,它的剂量效应曲线也比较平缓。美托拉宗(metolazone)是噻嗪类利尿药,除远曲小管外它还可作用于近曲小管,该特性使得其在肾功能衰竭时还可能有效,而其他噻嗪类利尿药因为仅作用于远曲小管,在肾衰时效果有限。吲达帕胺(indapamide)在小剂量时主要起血管扩张作用,在大剂量时有较弱的利尿作用。当肾小球滤过率(glomerular-filtration rate, GFR)低于40 mL/min时,噻嗪化物和吲达帕胺的利钠作用消失,而美托拉宗依然有效。远曲小管中大量的 Na^+ 能够促进 $Na^+ - K^+$ 交换,尤其是当肾素-血管紧张素-醛固酮系统激活时。此外,噻嗪类利尿药还能够促进肾小管远端主动排钾。该类药物胃肠道吸收快,在1~2 h内可产生利尿作用,通常持续6~12 h,其作用强度介于袢利尿药和保钾利尿药之间。

3. 保钾利尿药

在远曲小管和集合管,钠通过小管内皮细胞顶端的钠通道重吸收,通过激活 $Na^+ - K^+$ ATP酶在基底膜进行钾钠交换,醛固酮可提高该酶活性。螺内酯(spironolactone)及其活性代谢产物能竞争性抑制远曲小管和集合管上皮细胞内醛固酮和盐皮质激素受体结合,从而抑制 $Na^+ - K^+$ 泵活性。其利尿作用较其他保钾利尿药更强,用量一天一次足够。近来有资料显示螺内酯可以明显降低晚期心力衰竭患者的死亡率。

保钾利尿药一般也保镁。阿米洛利(amiloride)和氨苯蝶啶(triamterene)抑制钠离子通道,抑制远曲小管和集合管钠重吸收,从而间接减少钾丢失。此类药物利尿作用较弱,常与噻嗪类利尿药或袢利尿药合用,可以在排钠同时减少钾和镁的丢失。阿米洛利和氨苯蝶啶还可抑制延迟性钾外流(IK)而影响心肌复极,当其与IA类抗心律失常药物合用时可能进一步抑制心脏复极,延长Q-T间期。

4. 碳酸酐酶抑制药

包括乙酰唑胺、双氯非那胺和醋甲唑胺等,主要作用于近曲小管,抑制碳酸酐酶而起利尿作用。

除利尿外,利尿药还有许多肾外作用。袢利尿药和噻嗪类利尿药急性作用期都有扩张血管作用。其作用机制可能是血管壁丢失水分和钠,释放前列环素和内皮源性血管扩张因子。外周血管阻力降低还与钾离子通道激活有关。四类不同机制的利尿药见表19-1,其化学结构式见图19-1。

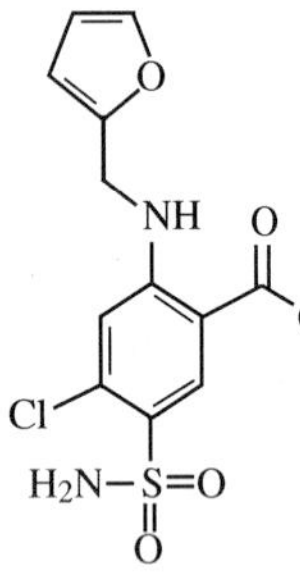

围术期心血管治疗药

图 19-1 四类不同机制利尿药的化学结构式

呋塞米　　氢氯噻嗪　　氨苯蝶啶　　螺内酯　　乙酰唑胺

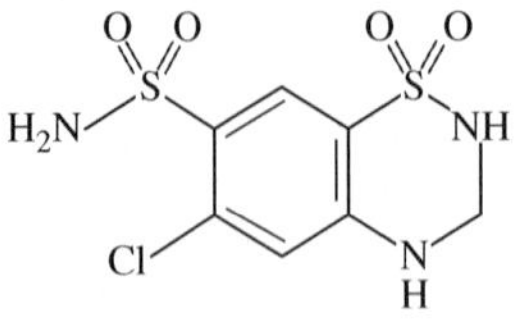

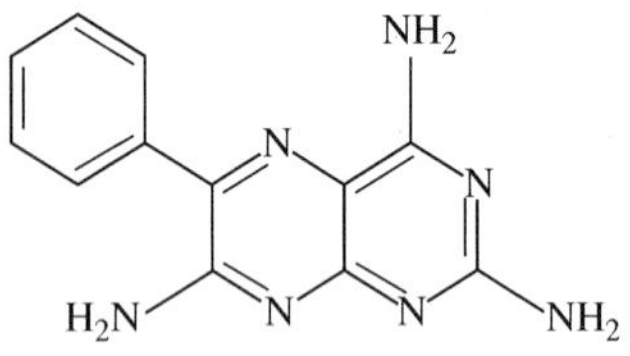

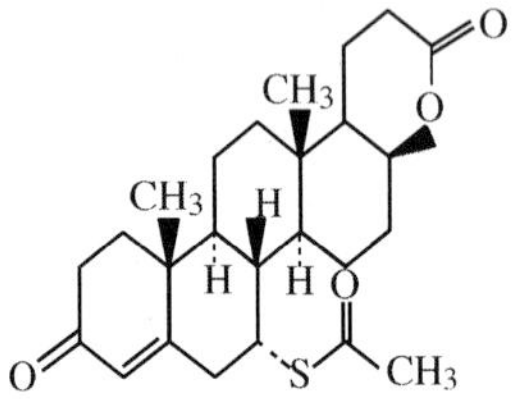

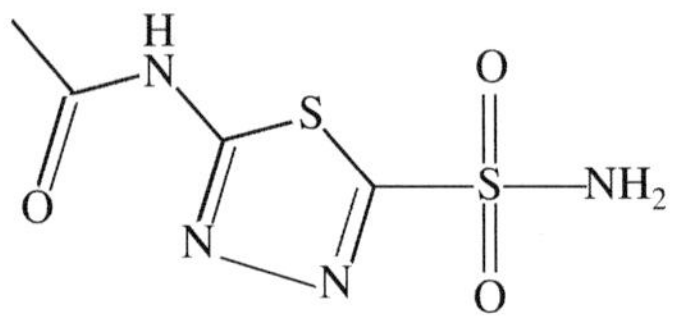

表 19-1 利尿药分类及作用机制

利尿药	作用机制和部位	对尿液电解质影响	肾外作用	不良反应
袢利尿药 呋塞米 布美他尼 托拉塞米	髓袢升支粗段,抑制 $Na^+-K^+-2Cl^+$ 共同转运	$Na^+(+++)$, $Cl^-(++++)$, $K^+(+)$	急性作用:扩张血管,降低体循环血管阻力 慢性作用:减少心脏前负荷	低钾血症,低钠血症,低镁血症,低钙血症,高尿酸血症,高血糖,脱水,血质不调,皮疹,血脂异常,耳毒性
噻嗪类利尿药 苄氟噻嗪 氢氯噻嗪 氯噻嗪 美托拉宗	远曲小管,抑制 Na^+-Cl^- 共同转运 还可作用于近曲小管	$Na^+(++)$, $Cl^-(++)$, $K^+(++)$, $HCO_3^-(+)$	扩张血管,升高血糖、血中低密度脂蛋白和甘油三酯水平	低钾血症,低钠血症,低镁血症,低钙血症,高尿酸血症,胰腺炎,皮疹,升高血中低密度脂蛋白和甘油三酯水平,阳痿
吲达帕胺	扩血管			
保钾利尿药 螺内酯 氨苯蝶啶	远曲小管及集合管,醛固酮拮抗药 远曲小管及集合管,阻滞钠通道	$Na^+(+)$, $Cl^-(+)$, $K^+(-)$ $HCO_3^-(+)$	性激素样不良反应	高钾血症
碳酸酐酶抑制药 乙酰唑胺	近曲小管,抑制碳酸酐酶	$Na^+(+)$, $K^+(+)$, $HCO_3^-(+++)$	降低眼内压,降低胃酸分泌	骨髓抑制、皮肤毒性和磺胺样肾损害,尿液碱化,代谢性酸中毒

（二）利尿药对内环境和代谢的影响

袢利尿药和噻嗪类利尿药可能造成电解质缺失，尤其是钾和钠离子。而低钾血症和低钠血症又可进一步产生其他代谢影响。钾离子丢失量直接与利尿药用量有关，低钾血症可进一步加重心肌功能异常，增加心搏骤停危险。服用利尿药后，轻度的低钾血症也可能产生下肢痉挛、多尿、肌无力等症状。用利尿药还可能造成镁缺乏，从而影响补钾效果。镁缺乏还与低钾血症时某些心律失常有关。因此，对于心力衰竭患者，应用利尿药时应常规检查血镁浓度，必要时应给予纠正。

用噻嗪类利尿药常会出现血钙轻度升高（通常少于 0.125 mmol/l），此机制部分与细胞外液减少，近曲小管钠重吸收增加并伴随钙重吸收增加有关。轻度血钙升高通常无临床意义，但是对于未被诊断的甲状旁腺功能亢进患者，血钙可能明显升高。利尿药导致的血钙升高可减少老年患者骨质疏松和骨折的发生率。小剂量利尿药所致的尿钙吸收增加还减轻了肾结石的危险性。

表 19-2 不同利尿药对尿排泄液和电解质（mmol/l）的比较

	尿量 (mL/min)	Na^+	K^+	Cl^-	HCO_3^-	Ca^{2+}
对照	1	50	15	60	1	
噻嗪类利尿药	3	150	25	150	25	0
呋塞米	8	140	10	155	1	+
氨苯蝶啶	3	130	5	120	15	0
阿米洛利	2	130	5	110	150	

绝大部分利尿药，包括袢利尿药、大部分噻嗪类利尿药和保钾性利尿药，都会增加近曲小管重吸收尿酸，使血中尿酸水平升高，该作用呈剂量依赖性。事实上，用利尿药后，血中尿酸水平比血钾更容易变化。利尿药所致高尿酸血症有可能引起痛风发作，尤其是对那些肥胖、酗酒和有家族史的患者。在未经治疗的高血压患者中，三分之一有血尿酸升高，当长期服用大剂量利尿药后，另外三分之一患者也可能出现高尿酸血症。

利尿药治疗后常会出现血胆固醇水平升高，但是用小剂量利尿药治疗一年后，血胆固醇水平升高并无明显不良反应。大剂量利尿药还可升高血糖，加重糖尿病，这可能与其增加胰岛素抵抗有关。利尿药增加胰岛素抵抗的机制还不清楚，可能与低血钾有关。噻嗪类利尿药较之袢利尿药作用时间长，故此种作用更为明显。

服用噻嗪类利尿药会增加男性阳痿发生率。有研究发现利尿药可增加肾细胞肿瘤的发生率，但其绝对发病率仅 0.065%，故利尿药的利远大于弊。

（三）利尿药抵抗及其处理

服用利尿药的患者经常会出现一种明显的对药物耐受或抵抗的情形，有人把它称作

"刹车现象",无论是短期或长期应用都可能出现。短期用药出现的抵抗作用可能与细胞外液量减少,肾脏交感和肾素血管紧张素系统激活,引起代偿性钠潴留有关。但确切的机制还不清楚,血管紧张素转化酶抑制剂(ACEI)或肾上腺素能受体阻滞剂并不能完全防止此现象。采取的对策可以更频繁地给药,减少钠摄入量等。

而长期用药后出现的耐受作用主要因为肾小管 $Na^+-K^+-2Cl^-$ 共同转运体系抑制位点远端的肾小管上皮细胞代偿性增生,重吸收能力增强所致。该现象可出现在正常机体,即使给数倍剂量的短效利尿药,也不见尿量明显升高。临时或长期应用袢利尿药后,可迅速(约 60 min)引起远曲小管 Na^+-Cl^- 转运功能增强。远曲小管增生引起的耐受现象可加用噻嗪类利尿药来抵消。长期用药后出现利尿药抵抗的另一个重要原因是肝肾功能不全。肾功能衰竭时,大量有机酸在近曲小管与利尿药竞争分泌,使得能够到达管腔膜活性作用位点的利尿药减少。肝功能衰竭时,血容量减少激活肾交感和肾素血管紧张素系统,使得近曲小管钠的重吸收增加。

多种药物,尤其是非甾体类抗炎药,可通过多种机制抑制肾功能。肾脏需要分泌前列腺素以代偿心力衰竭患者体内多种血管收缩因子,而所有的非甾体类抗炎药,包括阿司匹林,可以抑制肾脏合成此类血管舒张因子,从而降低利尿药效能。合并应用扩血管药物是引起利尿药抵抗的常见原因。用于心力衰竭患者的多种减少后负荷的扩血管药物,常常扩张中心和外周血管,心排血量虽然增加,但肾血流减少,使得利尿药效能下降。在动脉粥样硬化伴肾动脉狭窄患者,扩血管药物还可使血压降至较低水平,使肾脏自动调节功能丧失,肾小球滤过率(GFR)下降。

正确理解利尿药抵抗的机制有利于我们合理处理问题。改善循环,纠正低血压或低血容量有利于改善抵抗现象;加大剂量或持续静脉注射呋塞米使得其在近曲小管处分泌增加,持续静脉注射还有利于降低其峰浓度,减轻毒性作用;合并应用作用于不同部位的利尿药也有利于恢复利尿作用。对于肾衰患者,噻嗪类利尿药通常是无效的,袢利尿药剂量要加倍。美托拉宗小剂量效果较好,应尽量避免应用大剂量,并可用于肾衰患者。

二、袢利尿药

袢利尿药是一类作用于髓袢升支粗段,阻断 Na^+ 和 Cl^- 重吸收的利尿药。髓袢升支粗段存在着一种同时转运 1 个 Na^+、1 个 K^+ 和 2 个 Cl^- 的同向转运体系,可双向进行,吸收超滤液中 25% 的 NaCl,虽然近曲小管重吸收大约 65% 的超滤液,但只作用于近曲小管的利尿药效能有限。因为升支粗段的重吸收能力很大,来自近曲小管的多数排泄物在此被重吸收。作用于比髓袢升支粗段更远端的利尿药,效能也不高,因滤过液中只有一小部分能到达这些较远的部位。因此,袢利尿药属高效能利尿药。

袢利尿药是一组具有多样化学结构的药物。包括呋塞米、布美他尼、阿佐塞米、吡咯他尼,都含有磺胺基团;托拉塞米是碘尿酸;而利尿酸则是苯氧乙酸的衍生物。

(一)作用机制和部位

袢利尿药主要作用于髓袢升支粗段。个别药物,如呋塞米对近曲小管可能也起作用。髓袢升支粗段 $Na^+-K^+-2Cl^-$ 同向转运体系介导此处 Na^+、K^+、$2Cl^-$ 由管腔向小管上皮细胞流动,其所需能量来自 Na^+ 的电化学梯度。而 Na^+ 的电化学梯度是通过基底膜的 Na^+-K^+-ATP 酶泵产生,并以此为 K^+、Cl^- 逆浓度梯度进入细胞提供能量。髓袢升支粗段管腔上皮细胞膜只有 K^+ 通道,所以管腔上皮细胞膜电压取决于 K^+ 平衡电位(Ek);基底膜上有 K^+ 和 Cl^- 两种通道,而对 Cl^- 的传导使基底膜去极化,因此基底膜电压比 Ek 小。基底膜去极化的结果使跨上皮电位相差约 10 mV,相对于间质腔隙来说,管腔侧为正电位。管腔侧的正电位对阳离子(Na^+、Ca^{2+}、Mg^{2+})有排斥作用,是这些阳离子经胞旁途径流入肾间质的重要驱动力。袢利尿药与髓袢升支粗段 $Na^+-K^+-2Cl^-$ 体系相结合,抑制了该体系的功能,使这一段肾单位对盐的转运完全停止。袢利尿药通过消除胯上皮的电位差,对髓袢升支粗段 Ca^{2+} 和 Mg^{2+} 的重吸收也起到抑制作用。

袢利尿药只作用于肾小管细胞管腔膜一侧,对基底膜一侧无作用。其抑制髓袢升支粗段溶质重吸收,抑制髓质渗透压梯度形成,从而抑制集合管重吸收水的能力。袢利尿药还可抑制近曲小管碳酸酐酶活性,但这可能不是其对近曲小管影响的全部机制。当近曲小管液中不含重碳酸盐时,呋塞米仍可抑制其重吸收功能;布美他尼抑制碳酸酐酶作用非常弱。此外,呋塞米还对远曲小管对噻嗪利尿药敏感的 Na^+-Cl^- 共转运体系有轻微的抑制作用。袢利尿药抑制髓袢升支粗段约 30% 钠重吸收量,其对 Na^+-Cl^- 共转运体系的作用又抑制远曲小管钠重吸收。袢利尿药降低髓袢升支粗段细胞内钠浓度,减少了基底膜 Na^+-K^+-ATP 酶泵对能量需求,而此处正是肾对缺氧最敏感区域。

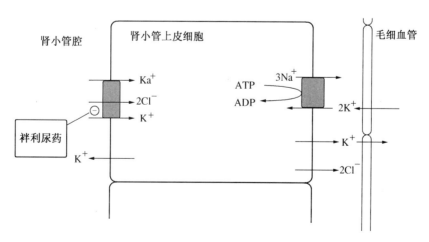

图 19-2 袢利尿药作用机制

呋塞米促进肾脏产生前列腺素，使肾血管扩张，抑制球管反馈。其对肾血管血流再分布的影响使得血液更多地由髓质向皮质分布，该机制亦与其利尿作用有关。非甾体类抗炎药可阻断呋塞米扩血管和利尿作用。

（二）对尿液排泄的影响

袢利尿药阻断 $Na^+-K^+-2Cl^-$ 同向转运体系，使尿液中 Na^+、Cl^- 的排泄显著增加。通过消除跨上皮电位差，也使 Ca^{2+}、Mg^{2+} 排泄增加。所有袢利尿药均使尿 K^+ 排泄增加。当快速给药时，尿液中尿酸排泄增加；缓慢给药时，尿酸排泄减少。由于髓袢升支粗段是尿液的稀释段，因而使用袢利尿药可影响肾稀释尿液的能力。

（三）对肾血流动力学的影响

袢利尿药可阻断球管反馈机制，可能是因为抑制了盐向致密斑的转运，使致密斑对小管液中 NaCl 浓度不再敏感所致。另外，因对致密斑 NaCl 转运的干扰，袢利尿药还可引起肾素大量释放。当体液容量减少时，袢利尿药则通过反射性激活交感神经系统，以及刺激肾内压力感受器而使肾素释放增加。

（四）其他作用

袢利尿药，特别是呋塞米可急剧降低静脉系统的容量，降低左室充盈压，可用于肺水肿患者的治疗。呋塞米和依他尼酸可抑制 Na^+-K^+-ATP 酶、糖酵解、线粒体呼吸、微粒体 Ca^{2+} 泵、腺苷酶、磷酸二酯酶和前列腺氢化酶等，但无临床意义。体外研究显示，大剂量袢利尿药可使许多组织的电解质转运受到抑制。在内耳，内淋巴电解质成分的改变可能是药源性耳毒作用的关键，具有重要的临床意义。

（五）药代动力学

袢利尿药为有机阴离子基团，在近曲小管分泌入肾小管腔。呋塞米在胃内吸收，口服生物利用度约 50%，50% 口服药物以原形经肾排出，少部分经肝脏和肠道排出。其代谢在近曲小管。呋塞米与白蛋白结合度很高，这有利于其分泌入近曲小管。呋塞米作用的部位是管腔膜，因此服用呋塞米后利尿作用与其在尿液中的浓度相关，而不是与血浓度相关。

呋塞米口服后 20～30 min 开始排尿，1～2 h 达高峰，维持 6～8 h；静注后 2～5 min 起效，0.5～1.5 h 达高峰，持续 4～6 h。利尿酸口服后 30 min 起效，2 h 达高峰，持续 6～8 h；静注后 5～10 min 显效，1～2 h 达高峰，持续约 2 h。布美他尼相对效能为呋塞米的 40 倍，口服后 30 min 起效，1～2 h 达高峰，持续 3～6 h；静注后 5 min 开始利尿，0.5～2 h 达高峰，持续 2～3 h。

（六）不良反应、禁忌证及药物相互作用

最常见的不良反应是水、电解质平衡失调。大量应用袢利尿药可引起 Na^+ 丢失，出现低钠血症或细胞外液容量衰竭，表现为低血压、循环衰竭、血栓栓塞；在有肝病的患者，可导致肝性脑病；Na^+ 向远曲小管转运增多，加上肾素-血管紧张素系统激活，使 K^+、H^+ 在尿液中排泄增加,引起低氯性碱中毒;如果 K^+ 摄入不足,发生低血钾症,可引起心律失常;Mg^{2+}、Ca^{2+} 排泄增加导致低镁血症(也是心律失常的危险因素)和低钙血症等。

袢利尿药所致的耳毒性作用表现为耳鸣、听力损害、耳聋、眩晕和耳胀的感觉,以耳聋最为常见,但呈可逆性,多见于快速静脉给药。依他尼酸的耳毒性比其他袢利尿药强。袢利尿药可引起高尿酸血症(极少致痛风)、高血糖,升高血中低密度脂蛋白胆固醇水平,降低血浆高密度脂蛋白胆固醇水平。其他少见的不良反应包括皮肤丘疹、日光过敏、感觉异常、骨髓抑制和胃肠道紊乱。

袢利尿药禁忌证包括严重的低钠血症和容量不足;对磺胺过敏(禁忌含磺胺基的袢利尿药);无尿以及对袢利尿药试验剂量无反应。

与袢利尿药相互作用的药物有:① 氨基糖苷类(耳毒性有协同作用)。② 抗凝药(增加抗凝活性)。③ 强心苷类(致心律失常发生率升高)。④ 锂(使血浆锂升高)。⑤ 普萘洛尔(使血浆普萘洛尔水平升高)。⑥ 磺胺脲类(高血糖)。⑦ 顺铂(增加利尿药所致的耳毒性)。⑧ 非甾体抗炎药和丙磺舒(降低了利尿药的效果)。⑨ 噻嗪类利尿药(协同利尿作用,引起多尿症)。

(七)临床应用

袢利尿药常用于治疗充血性心力衰竭、肝硬化水肿以及肌酐清除率过低的患者。还可用于治疗高钙血症,抑制尿钙重吸收。在急性左心衰竭时,呋塞米可在利尿作用之前通过扩张静脉,改善肺水肿,减轻前负荷。

虽然呋塞米可以降低髓袢升支粗段氧耗,但在临床上却并未发现其对肾缺血有保护作用。在一项临床实验中,126 例行心脏手术患者,麻醉诱导后随机接受呋塞米、多巴胺、安慰剂治疗,术后接受呋塞米组患者血中肌酐水平最高,肌酐升幅最大,肌酐清除率下降最明显。

许多患者长期口服呋塞米治疗,因此术前有必要检查血肌酐、尿素、电解质水平。长期或过量服用呋塞米可能产生低钠、低钾、低镁性碱中毒。大量利尿可能造成脱水、低血压,甚至肾前性肾功能衰竭。虽然大部分患者静脉注射袢利尿药后可出现尿量增多,但其程度和持续时间是不确定的。在体外循环时,当用中等剂量的呋塞米降低血钾时,其后 1~2h 往往需要补充钾和液体。长期应用袢利尿药可见血尿酸升高。对于肾功能不全患者,大剂量,尤其是快速给药时,可能出现耳毒性。偶尔袢利尿药可能引起间质性肾炎。

长期应用袢利尿药可能出现耐受现象,与远曲小管、集合管上皮细胞代偿性增生有关。产生耐受的患者需加大袢利尿药剂量,或加用噻嗪类利尿药。与呋塞米相比,布美他尼肾外代谢更多,因此当长期应用时,对于肾功能不全患者更适合。

呋塞米可口服或静脉、肌内注射,常用剂量 20~80 mg 肌内或静脉注射,剂量可从 10~

20 mg开始递增并 2 h 重复一次。一般每日 1~2 次，口服 40 mg，每日 2 次。呋塞米静脉注射时间应＞2min，连续静脉输注 10~20 mg/h，每日静脉注射总量不宜超过 1 g。布美他尼适应证同呋塞米，口服 0.5~2 mg，5 h 可重复一次，每日最大剂量 10 mg；静脉或肌内注射 0.5~1 mg，3 h 可重复一次，每日最大剂量 10 mg。布美他尼仅在患者胃肠道吸收功能障碍时才考虑静脉或肌内用药，可用于对呋塞米过敏的患者，剂量为呋塞米的 1/40。利尿酸临床应用较少，主要用于对磺胺类制剂过敏的患者。其适应证同上，口服每日 50~200 mg，或 50 mg 或 0.5~1 mg/kg 静脉注射，一般一天一次即可。肌内注射会导致局部疼痛等不良反应，当需要重复注射时，宜更换静脉以避免血栓性静脉炎。

三、噻嗪类利尿药

噻嗪类利尿药均含有磺胺基，是由杂环苯并噻二嗪与一个磺酰胺基（SO_2NH_2）组成。其一系列的衍生物是在 2、3、6 位代入不同基团而得。最初合成的此类利尿药是苯噻嗪衍生物，因而这类药常统称为噻嗪类利尿药。

按等效剂量比，本类药物中各个利尿药的效价强度可相差达千倍，从弱到强的顺序依次为：氯噻嗪（chlorothiazide）＜氢氯噻嗪（hydrochlorothiazide）＜苄氟噻嗪（bendroflumethiazide）＜环戊噻嗪（cyclopenthiazide）。但噻嗪类药物的效能相同，所以有效剂量的大小在各药的实际应用中并无重要意义。氯噻酮（chlortalidon）无噻嗪环结构，但其药理作用相似。

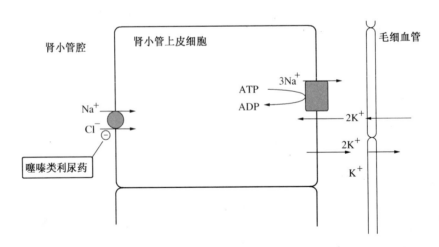

图 19-3 噻嗪类利尿药作用机制

（一）作用机制和部位

噻嗪类利尿药主要作用于远曲小管的近端，抑制该部位对 Na^+、Cl^- 的重吸收。肾皮质有高度亲和噻嗪类利尿药的受体，使噻嗪类利尿药局限于远曲小管。同其他部位的肾单位相同,远曲小管基底膜上的 Na^+ 泵是电解质转移的动力源泉,管腔上皮细胞膜上的 Na^+-Cl^- 转运体系增强了 Na^+ 的电化学梯度所含的能量,将 Cl^- 逆电化学梯度转移入上皮细胞,然后 Cl^- 经 Cl^- 通道逸出基底膜。噻嗪类利尿药对 Na^+-Cl^- 转运体系的抑制可能是通过竞争 Cl^- 的结合位点而发挥作用。

噻嗪类利尿药抑制远曲小管 NaCl 重吸收,降低肾小管上皮细胞内 Na^+ 浓度,从而促进基底膜外侧 Na^+/Ca^{2+} 交换,升高血钙浓度。有资料显示噻嗪类利尿药可以直接增加细胞膜对 Ca^{2+} 通透性。通过激活钙依赖的钾通道,噻嗪类利尿药可直接扩张血管。

(二) 对尿液排泄的影响

噻嗪类利尿药是通过促进 Na^+ 和 Cl^- 的排泄而产生利尿作用的,属中效利尿药。由于它使到达集合管的尿液钠浓度升高,可以促进 Na^+/K^+ 交换,导致钾排出增多。噻嗪类利尿药也有轻微的抑制碳酸酐酶作用,可促进 HCO_3^- 和磷的排泄。它还可以抑制髓质集合管盐和水分重吸收,但对髓袢升支粗段无作用。快速给药可增加尿酸排泄;缓慢给药则尿酸排泄减少。

(三) 对肾血流动力学的影响

噻嗪类利尿药不影响肾血流,但由于升高了小管内压力,因而相应地降低肾小球滤过率,对管球反馈机制无影响。

(四) 其他作用

噻嗪类利尿药可抑制磷酸二酯酶、线粒体氧消耗以及肾对脂肪酸的摄取,但这些作用无临床意义。

(五) 药代动力学

噻嗪类利尿药也是有机阴离子基团,在近曲小管分泌。噻嗪类利尿药口服吸收好,蛋白结合率高,主要经肾排泄。氢氯噻嗪是噻嗪类利尿药的代表药物,口服吸收率 65%~75%,口服后 1 h 出现作用,2 h 达高峰,持续作用 12~18 h,消除半衰期为 2.5 h,在体内以原形药物经肾排泄。

(六) 不良反应、禁忌证及药物相互作用

噻嗪类利尿药的不良反应包括:① 中枢神经系统症状(眩晕、头痛、感觉异常、黄视症、虚弱)。② 胃肠道症状(厌食、恶心、呕吐、痉挛、腹泻、便秘,少数病例曾发生急性胆囊炎和胰腺炎等);③ 血液恶病质;④ 皮肤丘疹或日光过敏;⑤ 水、电解质与酸碱平衡失调,如低血钾、低血钠、低血氯、低血镁、高血钙、代谢性碱中毒以及高尿酸血症等;⑥ 糖耐量下降,隐性糖尿病在利尿治疗期间可转化为显性,但其机制还不十分清楚。高血糖可能与低血钾有关,因给利尿药的同时补充钾,高血糖症状可缓解;⑦ 血浆中低密度脂蛋白胆固醇、总胆固醇和总三酰甘油的水平增高。对磺胺过敏的患者禁用噻嗪类利尿药。

噻嗪类利尿药可降低抗凝药、排尿酸药、磺酰尿类和胰岛素的治疗效果;增强麻醉药、二氮嗪、强心苷、袢利尿药和维生素 D 的作用。非甾体类抗炎药、利胆药（减少噻嗪类利尿药的吸收）和乌洛托品（使尿液碱化）可降低噻嗪类利尿药的疗效。两性霉素 B 和肾上腺皮质激素增加噻嗪类利尿药引起的低血钾的危险性。值得注意的是，本类药物与奎尼丁合用，可出现致命性的心律紊乱。

（七）临床应用

噻嗪类利尿药主要用于高血压的维持治疗，它具有利尿、排钠、扩张血管作用，以上作用具有协同性。此外，噻嗪类利尿药还可用于高尿钙症和肾结石。

噻嗪类利尿药在围术期应用不多。但其常作为高血压患者一线用药，因此在术前要仔细了解患者病史。同其他利尿药一样，过度使用噻嗪类利尿药可能导致氮质血症。它的一个严重并发症是低钾血症，因此常与保钾利尿药共用。长期应用噻嗪类利尿药可干扰脂肪和糖代谢，对此类患者应注意有无出现糖尿病和高脂血症。

氯噻嗪用于高血压或水肿伴充血性心力衰竭、肝硬化、肾疾患，0.5～1 g/次，1～2 次/d，只有在紧急情况下患者不能口服时才考虑静脉注射。氢氯噻嗪口服 12.5～50 mg/d，或 25～100 mg/d 直到水肿消除。

四、保钾利尿药

保钾利尿药作用于远曲小管和集合管，分为两类：盐皮质激素受体拮抗药（螺内酯）和肾上皮细胞 Na^+ 通道抑制药（阿米洛利，氨苯蝶啶）。此类药物无静脉制剂，因此不常用于围术期和危重患者。

盐皮质激素结合于特异的盐皮质激素受体，引起水、钠潴留，增加 K^+、H^+ 排泄。1957 年 Kagawa 等观察到某些螺内酯类药物能阻断盐皮质激素的作用，这一发现导致了盐皮质激素受体拮抗药的合成。肾上皮细胞 Na^+ 通道抑制药中只有氨苯蝶啶和阿米洛利为临床所用，具有轻度 NaCl 排泄以及保钾作用。阿米洛利是吡嗪呱类衍生物，氨苯蝶啶是蝶啶类。

（一）作用机制和部位

保钾利尿药利尿作用弱，因为到达其作用部位的钠仅为总负荷的 5%。

1. 盐皮质激素受体拮抗药

远曲小管远端和集合管的上皮细胞的胞质中含有盐皮质激素受体，对醛固酮有高度的亲和性。醛固酮从基底细胞膜进入上皮细胞，与其特异受体结合，产生受体-醛固酮复合物，该复合物转移至细胞核内，并结合到特异的 DNA 序列上，调节醛固酮诱导蛋白（AIPs）的表达。其结果是管腔膜上钠、钾通道，Na^+-H^+ 共转运体，以及基底膜上 Na^+-K^+-ATP 酶合成减少。同时醛固酮还能够抑制 ATP 更新及其对 Na^+-K^+-ATP 酶合的供给。而盐皮质激素受体拮抗药，如螺内酯，可竞争性抑制醛固酮与受体结合，产生受体-螺内酯复合物,此复合物不能诱导 AIPs 生成,从而干扰醛固酮对上述部位 Na^+、Cl^- 的重吸收及 Na^+/K^+ 交换,促进 Na^+ 和 Cl^- 的排出而产生利尿作用。

2. 肾上皮细胞 Na^+ 通道抑制药

本类药物的作用部位在远曲小管远端和集合管皮质段,阻滞了这些部位管腔侧主细胞膜上的 Na^+ 通道,增加 Na^+、Cl^- 的排泄而发挥利尿作用。同时细胞内 Na^+ 浓度降低抑制基底膜 Na^+ 泵的活性,使得细胞内外电化学梯度减少,K^+、H^+ 分泌减少。研究证实,氨苯蝶啶和阿米洛利与 Na^+ 通道的相互作用包括竞争性和非竞争性两种机制。

(二) 对尿液排泄的影响

远曲小管远端和集合管重吸收溶质的能力有限,因而阻滞这一部分肾单位上的 Na^+ 通道仅使 Na^+、Cl^- 的排泄率轻度升高(约为滤过量的 2%),故此类药物属低效利尿药。Na^+ 通道阻滞使管腔膜超极化,降低了跨上皮的管腔负电位,进而使 K^+、H^+、Ca^{2+}、Mg^{2+} 等阳离子的排泄减少。螺内酯对尿液的排泄作用与肾上皮细胞 Na^+ 通道抑制剂的效果相似。不同的是,螺内酯的临床效应基于内源性醛固酮的功能基础上。内源性醛固酮水平越高,螺内酯的利尿作用越大。

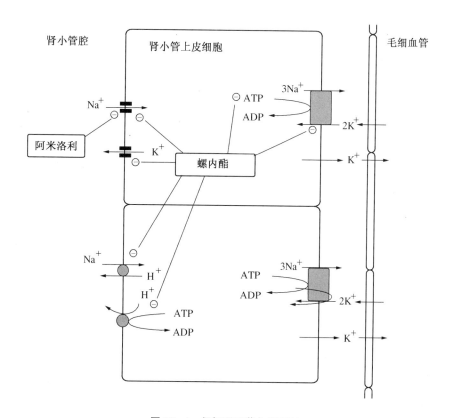

图 19-4 保钾利尿药作用机制

(三) 对肾血液动力学的影响

保钾利尿药对肾脏的血流动力学无影响,也不改变管球反馈机制。

(四) 其他作用

阿米洛利浓度较高时可阻断 Na^+/K^+ 和 Na^+/Ca^{2+} 交换,抑制 Na^+ 泵。有报道,高浓度螺内酯通过抑制 $11\beta-$、$18-$、$21-$ 和 $17\alpha-$ 羟化酶干扰甾体的生物合成,但这些作用的临床意义不大。

(五) 药代动力学

氨苯蝶啶和阿米洛利都是有机阳离子化合物,在近曲小管分泌。氨苯蝶啶口服吸收不完全,约 30%~70%,口服后 1 h 起效,4~6 h 达高峰,可持续 12~16 h,$t_{1/2}\beta 4.2$ h,药物经肝脏代谢成活性代谢产物,也可分泌入小管液。阿米洛利的效价为氨苯蝶啶的 10 倍,口服吸收率为 15%~25%,口服后 2 h 产生利尿作用,4~8 h 作用达高峰,药效可持续 24~48 h,$t_{1/2}\beta 21$ h,主要以原形药物经肾清除。在肾功能衰竭或老年患者,两药都可能出现蓄积。肝功能不全时氨苯蝶啶也可能蓄积。

临床使用的盐皮质激素受体拮抗药有螺内酯、坎利酮、坎利酸钾。螺内酯口服吸收 60%~70%,它在体内代谢广泛,具有首过效应,与蛋白质结合率高。由于通过抑制基因表达起作用,所以螺内酯起效慢,口服后 1 d 左右生效,3~4 d 作用达高峰,停药后仍可持续 2~3 d,半衰期短(约为 1.4 h),但其活性代谢产物坎利酮的半衰期约为 5 h,从而延长了螺内酯的生理效应。坎利酸钾本身无药理活性,但可在体内转化为坎利酮发挥效应。

(六) 不良反应、禁忌证及药物相互作用

Na^+ 通道抑制剂最严重的不良反应是高血钾,可危及生命,对已经存在高血钾或高血钾高危患者(如肾功能衰竭、服用非甾体抗炎药、ACEI、β 受体阻滞剂的患者及补钾的患者)禁用阿米洛利和氨苯蝶啶。肝硬化患者,由于叶酸缺乏,有发生巨幼细胞贫血的倾向,而氨苯蝶啶是弱的叶酸拮抗药,增加了这一并发症发生的可能性。氨苯蝶啶也能导致糖耐量降低,引起对日光过敏,并与间质性肾炎和肾结石的发生有关。两药均可引起中枢神经系统、胃肠道、骨骼肌、皮肤和血液系统不良反应,常见的有恶心、呕吐、腹泻、头痛、头晕和下肢痉挛等。

同其他保钾利尿药一样,螺内酯也可引起威胁生命的高 K^+ 血症,尤其是对于肾功能不全的患者,加用噻嗪类利尿药可抵消此作用。螺内酯还可诱导肝硬化患者发生代谢性酸中毒影响强心苷药物消除;螺内酯有甾体结构,大量服用后,男子可出现女性型乳房、性欲减退;女子可出现多毛症、声音嘶哑、月经失调等。该药也可引起腹泻、胃炎、胃出血和消化性溃疡(消化性溃疡的患者禁用本药)。其他不良反应包括困倦、嗜睡、共济失调、意识模糊、头痛等。

(七) 临床应用

因 Na^+ 通道抑制剂只引起尿 Na^+ 轻度增加,所以很少单独用于治疗水肿和高血压,它们主要是与其他利尿药合用。Na^+ 通道抑制剂与噻嗪类或袢利尿药同时应用,具有协同利尿作用,同时使 K^+ 的排泄降低,可对抗噻嗪类和袢利尿药的排 K^+ 作用。

螺内酯的利尿作用不强,起效慢而维持时间长,其利尿作用与体内醛固酮的浓度有关。仅当体内有醛固酮存在时,它才发挥作用。对切除肾上腺的动物则无利尿作用。由于其利尿作用较弱,抑制 Na^+ 再吸收量还不到 3%,因此较少单用,常与噻嗪类利尿药或高效利尿药合用以增强利尿效果并减少 K^+ 的丧失。螺内酯可治疗因原发性醛固酮增高(如肾上腺腺瘤或双侧肾上腺增生)和继发性醛固酮增高(见于心力衰竭、肝硬化、肾病综合征、严重腹水等情况)而引起的顽固性水肿。

当螺内酯与袢利尿药或噻嗪类利尿药合用时,由于可增强利钠作用,应注意监测低钠血症发生。其与补钾药物、ACEI、血管紧张素Ⅱ受体阻滞剂合用时有可能发生高钾血症。螺内酯促进 H^+ 吸收,因此对于代谢性酸中毒患者禁用,对于有可能发生代谢性酸中毒的患者(如胰岛素依赖性糖尿病患者)慎用。

螺内酯治疗水肿伴充血性心力衰竭、肝硬化、肾疾患,口服 20~200 mg/d,分 1~2 次口服,如果 3 d 内不出现利尿作用,应考虑加用其他类利尿药。氨苯蝶啶(片剂,50 mg/片)适应证同上,口服每次 50~100 mg,每日 3 次,7 d 为一疗程,可单独或合并用药。阿米洛利(片剂,5 mg/片)用于与噻嗪或袢利尿药复合,口服 5~10 mg/d,对于低钾用利尿药的患者效果好。

五、碳酸酐酶抑制药

碳酸酐酶抑制药的利尿作用有限,但其在肾脏生理和药理基本概念的形成中具有重要意义。虽然在围术期我们很少应用此类药物,但手术中我们可能会遇到需要经常服用此类药物的患者(多为青光眼)。这类药物的化学结构特点是含有氨苯磺胺基团。

(一) 作用机制和部位

碳酸酐酶存在于近曲小管细胞管腔膜和细胞质中,它可以可逆性的将 H^+ 和 HCO_3^- 合成的 H_2CO_3 分解为 H_2O 和 CO_2。进入肾小管液中的 H^+ 与肾小球滤过的 HCO_3^- 结合,防止了小管液酸化。细胞质中的酶又重新产生 H^+ 与 Na^+ 交换。这其中有一个净重吸收 Na^+ 和 HCO_3^- 的过程。碳酸酐酶抑制药可有效抑制细胞膜和胞质中的碳酸酐酶,使 H^+ 生成减少,Na^+-H^+ 交换减慢;几乎使近曲小管中 $NaHCO_3$ 重吸收完全停止;Na^+、H_2O 与重碳酸盐排出增加。

(二) 对尿液排泄的影响

碳酸酐酶抑制药使尿中 HCO_3^- 排泄快速增加,大约排出滤过量的 35%,并伴有集合管

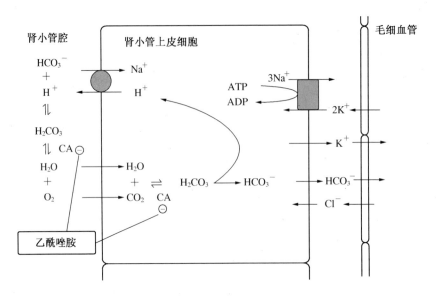

图 19-5　碳酸酐酶抑制药（乙酰唑胺）作用机制　CA：碳酸酐酶

分泌 H^+ 和 NH_3 的能力降低，结果使尿液 pH 值升高，发生代谢性酸中毒。碳酸酐酶抑制的结果，增加了 Na^+、Cl^- 向髓袢的传运。髓袢重吸收 Cl^- 和 Na^+，因此 Cl^- 的排泄只略有升高，HCO_3^- 则是伴随 Na^+、K^+ 等阳离子排泄的主要阴离子。碳酸酐酶抑制药也增加磷的排泄，但对 Ca^{2+} 和 Mg^{2+} 的排泄无影响。

（三）对肾血液动力学的影响

碳酸酐酶抑制药阻断了近曲小管的重吸收，使溶质向致密斑转运增加，从而激活了管球反馈机制，增加了入球小动脉血管阻力，使肾血流减少，肾小球滤过率下降。

（四）其他作用

除肾脏外，碳酸酐酶还存在于眼、胃黏膜、胰腺、中枢神经系统及红细胞等处。睫状体细胞中的碳酸酐酶介导房水的形成，因此，碳酸酐酶抑制药可降低房水生成速率，使眼内压降低。乙酰唑胺对中枢神经系统有影响，常引起感觉异常、失眠等症状，并对癫痫有效。由于红细胞内碳酸酐酶的活性受抑制，外周组织中 CO_2 水平升高，呼出气中所含 CO_2 下降。大剂量碳酸酐酶抑制药也降低胃酸分泌。

（五）药代动力学

碳酸酐酶抑制药包括乙酰唑胺、双氯非那胺和醋甲唑胺等，以乙酰唑胺的利尿作用最弱。乙酰唑胺口服吸收完全，30 min 起效，2 h 达高峰，作用可持续 12 h，消除半衰期（$t_{1/2}\beta$）为 6～9 h，药物在体内几乎完全以原形经肾消除。双氯非那胺口服后 1 h 起效，2～4 h 作用达高峰，持续 6 h。醋甲唑胺口服几乎完全吸收，$t_{1/2}\beta$ 14 h，25% 原形经肾清除，75% 经代谢后消除。

(六) 不良反应、禁忌证及药物相互作用

严重的不良反应不常见,但由于这类药物是氨苯磺胺衍生物,同其他磺胺类一样,可引起骨髓抑制、皮肤毒性和磺胺样肾损害,对磺胺超敏的患者可引起过敏反应。大剂量时,许多患者可表现出嗜睡和感觉异常。大多数不良反应是继发于尿液的碱化和代谢性酸中毒。包括:① 尿液中的氨向体循环转移,故肝硬化患者禁忌;② 碱性尿中磷酸钙沉淀,导致输尿管结石形成;③ 使代谢性或呼吸性酸中毒加重,因而禁用于高氯性酸中毒及严重慢性阻塞性肺部疾病的患者;④ 影响乌洛托品治疗尿路感染效果;⑤ 降低尿液中弱有机碱的排泄率。严重低 Na^+、低 K^+ 的患者禁用本类药物。使用本类药物期间,避免应用钙、碘及广谱抗生素等增强碳酸酐酶活性的药物。

(七) 临床应用

碳酸酐酶抑制剂不常用于利尿,主要用于治疗青光眼和高空病,此外还可用于治疗代谢性碱中毒和碱化尿液。长期应用碳酸酐酶抑制剂可能导致低钾血症、代谢性酸中毒。应用碳酸酐酶抑制剂的患者,尤其是围术期静脉注射者,须监测体内酸碱平衡。

乙酰唑胺用于青光眼或充血性心力衰竭的利尿,0.25～1 g/d 口服,肌内注射有疼痛。

表 19-3 常用利尿药利尿作用的比较

利尿药	利尿作用		
	开始时间	峰值时间	维持时间(h)
袢利尿药			
呋塞米	口服 60 min 静注 5～10 min	1～2h 15～20 min	6～8 1～3
依他尼酸	口服 30 min 静注 5～10 min	1～2 15～20 min	6～8 1～3
布美他尼	口服 30 min 静注 5～10 min	1～2 15～20 min	6～8 1～3
噻嗪类利尿药			
氯噻嗪	2 h	4 h	6～12
氢氯噻嗪	2 h	4 h	6～12
氢氟噻嗪	1～2 h	3～4 h	18～24
氟噻嗪	1～2 h	6～12 h	18～24
环戊噻嗪	6 h	7～12 h	18～24
氯噻酮	2 h	6 h	48～72
保钾利尿药			
螺内酯	24 h	48～72 h	72～96
氨苯蝶啶	2～4 h	6 h	7～9
阿米洛利	2 h	6 h	12～24

第二节 脱 水 药

脱水药又称为渗透性利尿药,它可自由滤出肾小球,肾小管对它们的重吸收有限,其药理活性相对不活泼。甘露醇(mannitol)是脱水药的代表药物,其他还有尿素、甘油、山梨醇、高渗葡萄糖等。

甘露醇的化学结构式见图 19-6。

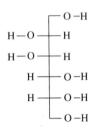

图 19-6 甘露醇的化学结构式

一、作用机制和部位

脱水药的作用机制主要包括:① 增加有效循环血容量,使得肾血流增加,肾入球小动脉扩张,球内毛细血管静水压升高,肾小球滤过率增加;② 抑制近曲小管、髓袢和集合管钠、水的重吸收;③ 增加髓质血流,降低髓质部的高渗性;④ 促使肾髓质渗透压梯度缺失(乳头冲刷)、增加肾小管中液体流速等。主要用于降低颅内压、眼内压等。

长期以来,一直认为脱水药是不能被重吸收的,近曲小管是其主要作用部位。由此推论,脱水药可限制水向肾间质渗入,以至使小管腔中 Na^+ 浓度降低,Na^+ 净吸收停止。然而,近来更多研究认为,上述机制已不再起主要作用。1969 年 Seely 和 Dirks 报道,甘露醇可明显提高髓袢处 Na^+ 和水的转运,提示此类药物的主要作用部位在髓袢。

脱水药抽提细胞内水分,扩大细胞外液容量,降低血液黏稠度,并抑制肾素释放,结果使肾血液量增多。随肾髓质血流量增多,NaCl 和尿素流量也增加,从而降低了肾髓质张力。髓质张力下降,减弱了其对髓袢中水的抽提;反过来又使进入升支细段小管液中 NaCl 的浓度受到限制,后者在髓袢升支细段的重吸收减少。另外,渗透性利尿药可明显抑制 Mg^{2+} 重吸收,而 Mg^{2+} 主要在髓袢升支粗段重吸收,这提示渗透性利尿药影响了升支粗段的转运过程。总之,渗透性利尿药对近曲小管和髓袢都起作用,以后者为主。

甘露醇对机体影响是多方面的,并不仅限于肾脏。在动物实验中甘露醇可促进前列腺素 E_2 分泌。对于低灌注的大鼠肾脏,注射甘露醇可引起血管扩张,预先应用环氧化酶抑制剂可抵消该作用。血管扩张所致肾血流增加可增加肾小球滤过率。肾血流增加还与心房利钠肽分泌增加和肾素分泌减少有关。

甘露醇可减少肾小管阻塞,这与其增加远曲小管尿量,冲洗细胞碎片有关,但也可能是其直接细胞保护作用的结果。研究发现肾缺血可导致细胞肿胀,线粒体中 ATP 减少,钙蓄积。而用甘露醇预处理后,细胞呼吸功能完好,ATP 水平接近正常,线粒体中无钙蓄积,细胞大小和结构都维持正常水平。甘露醇还是氧自由基清除剂,这也是肾缺血损伤的机制之一。上述保护作用都有助于防止细胞水肿,减轻肾小管阻塞。此外,甘露醇减少近曲小管、髓袢升支粗段、集合管吸收水和电解质,减少能量消耗,从而在肾缺血时更好地维持氧供需平衡。

人们从 1960 年开始研究甘露醇,在一系列肾缺血、肾动脉栓塞和应用大剂量血管收缩药的实验中甘露醇都显现出良好的肾保护作用。在缺血前注射甘露醇效果特别好,亦有实验显示损伤后应用甘露醇也有肾保护作用,随着缺血和用药间期延长,其保护作用递减。

二、对尿液排泄的影响

脱水药几乎可增加所有电解质从尿液中排出,如 Na^+、K^+、Ca^{2+}、Mg^{2+}、Cl^-、HCO_3^- 和磷等。

三、对肾血流动力学的影响

脱水药可舒张入球小动脉,使肾小球毛细血管静水压升高,因而血浆得以稀释,降低了肾小球毛细血管的平均胶体渗透压。在渗透利尿的同时,也增加了近曲小管腔内的压力。

四、药代动力学

甘油和山梨醇可口服,甘露醇和尿素不被胃肠道吸收,只能静脉给药。除甘油外,此类药物在体内几乎不被代谢,以原形经肾消除。甘露醇用后 10 min 出现利尿作用,20 min 后颅内压明显降低,2~3 h 达高峰,持续约 6 h,其 $t_{1/2}\beta$ 为 0.25~1.7 h,肾功能衰竭时显著延长,为 6~36 h。山梨醇静脉输注后 2 h 达高峰,其 $t_{1/2}\beta$ 为 5~9.5 h。尿素静注后 30 min 达高峰,维持 3~4 h。甘油消除半衰期 0.5~0.75 h,主要经代谢消除。

五、不良反应、禁忌证及药物相互作用

脱水药分布于细胞外液,升高细胞外液的渗透压,使细胞内水转移至细胞外,增加了细胞外液容量,这不利于心力衰竭和脑出血的患者,可导致急性肺水肿。水从细胞内吸出也会引起低钠血症,如常见的不良反应为头痛、恶心和呕吐。相反,如果水丢失比电解质多,则引起高钠血症和脱水。

下列情况慎用甘露醇:① 明显心肺功能损害者,因药物所致的血容量突然增多可引起

充血性心力衰竭;② 高钾血症和低钠血症;③ 低血容量,应用后可因利尿而加重病情;④ 严重肾功能不全,使药物排泄减少体内积聚,血容量明显增加,加重心脏负荷,诱发或加重心力衰竭;⑤ 对甘露醇不能耐受者。

下列情况禁用甘露醇:① 严重的肾脏疾病引起无尿或对该类药试验用量无反应者,因甘露醇积聚可引起血容量增多,加重心脏负担;② 严重水肿者;③ 颅内活动性出血者,因扩容加重出血,但颅内手术时除外;④ 急性肺水肿,或严重肺淤血。

肝功能损害的患者禁忌尿素,因为尿素可引起血氨升高。还应注意甘油经代谢可引起高血糖。

六、临床应用

虽然甘露醇在临床上已经应用了数十年,但其临床效果缺乏严格的实验资料支持。在血管和心脏手术、移植手术以及一些肾功能损害的情况下,甘露醇被广泛用作肾保护药物。虽然基础实验显示甘露醇有良好的肾保护作用,但在临床实验中却缺乏令人信服的证据。

(一)适应范围

1. 大动脉手术

早期研究显示甘露醇用于大动脉手术可增加尿量,稳定循环,但该研究无对照资料。虽然尿量增加被认为是肾保护的一个征象,但已有资料证实术中尿量并不能准确预测术后肾功能情况。近来有随机、对照的研究显示大动脉手术中应用甘露醇既不能降低血肌酐水平,也不能提高肌酐清除率。

2. 心脏手术

甘露醇还常用于心脏手术中,可静脉滴注、注射或置于体外循环预充液中。Fisher 等在一项前瞻性、随机对照的研究中将 10 g、20 g、30 g 甘露醇置于体外循环预充液中,结果显示大剂量甘露醇利尿作用更明显,持续时间更长,甚至当体外循环停止,体内甘露醇被清除后利尿作用仍存在。甘露醇在心脏手术中的利尿作用是确定的,但还缺乏足够的资料证实其具有肾保护作用。

3. 肾移植手术

甘露醇也作为利尿剂和肾保护药物用于肾移植手术中,资料显示血管再通前滴注甘露醇可减少急性肾衰发生率。直到最近,对于肾功能不全或伴有相关危险因素的患者,在血管造影术中还常规使用甘露醇。Solomon 在一项前瞻性、随机、空白对照的研究中证实,对于防止造影剂所致肾功能下降,甘露醇效果弱于生理盐水。

动物实验显示,甘露醇预防用药可有效抑制因急性肾小管坏死引起的肾小球滤过率下降。临床研究表明,甘露醇可使某些肾坏死患者的尿量增加,由少尿转为尿量正常,但甘露醇无效时,不主张反复应用。

4. 治疗透析失衡综合征

血透或腹透时，细胞外液溶质降低过快会导致细胞外液渗透压下降，水从细胞外进入细胞内，引起低血压和神经症状，如头痛、恶心、肌肉痉挛、中枢神经系统抑制和抽搐等。脱水药升高细胞外液渗透压，细胞内水移出至细胞外，从而使上述症状得以改善。

5. 治疗脑水肿，降低颅内压

脱水药还可用于控制急性青光眼时的眼内压升高、脑水肿及大面积烧烫伤引起的水肿。尤其用于心肺脑复苏时，脱水药甘露醇可减轻脑水肿，降低颅内压。

(二) 注意事项

注射甘露醇后常产生快速而持久的利尿作用，因此要注意容量的补充。应用甘露醇的患者可能伴有低钾血症。体外循环中患者应用超过 1 g/kg 甘露醇，术后会出现脱水和低钾。因为甘露醇体内再分布迅速，因此它也有可能引起肺和脑水肿。对于左室功能差、充血性心力衰竭病史、颅脑损伤和脑肿瘤的患者应用甘露醇要特别慎重。

(三) 剂量和用法

甘露醇(注射液，50 g/250 mL)用于利尿，降低颅内压、眼内压，1 次 20％溶液 125～250 mL，输注速度 10 mL/min，每隔 8～12 h 可重复给药。山梨醇(注射液，62.5 g/250 mL)作用较甘露醇弱，静滴每次 25％溶液 250～500 mL，20～30 min 输入，必要时每隔 8 h 重复给药。尿素(注射液，30 g/100 mL 和 60 g/250 mL)作用快而强，主要用于降低颅内压、眼内压，静滴或静注每次 0.5～1.0 g/kg，20～30 min 内用完，12 h 后可重复给药，因本品性质不稳定，易分解而释出氨，产生毒性，故注射液须在临用前以 10％葡萄糖液溶解，并在 24 h 内用完，目前，临床上已很少应用尿素。

第三节 利尿药的临床应用

一、水肿性疾病

水肿治疗的首要措施是治疗原发病。对于轻度水肿患者主要是限制钠摄入量，但对于更严重、或经饮食控制仍未改善的水肿，可考虑利尿药治疗。

只有当容量超负荷影响到心脏和呼吸功能时，才需要紧急处理，其他情况下，利尿治疗可以采取比较和缓的方式。虽然外周组织水肿看起来比较严重，但如果没有肺淤血，并不会立刻威胁到患者的安全。

由于原发性的肾脏滞钠增加导致的水肿，细胞外液量(ECF)和有效动脉血量(EABV)都是增加的，利尿在降低 ECF 时不会影响到 EABV；而对于 EABV 不足导致肾脏滞钠的水肿，纠正 ECF 同时会影响到循环灌注水平。尽管会进一步降低有效循环血量，但合理应用利尿药仍然对大多数患者有益。例如充血性心力衰竭患者,虽然利尿治疗后心排血量降低20%,患者对运动的耐受性和呼吸困难等症状仍得到改善。但当影响到组织灌注时,此时的利尿治疗是有害的。

利尿时首先减少的是血容量,而组织间隙的水进入血管内的速度是不一样的,这也决定了患者能够耐受的最大利尿速度。全身性水肿时,组织间隙内水转运速度很快,每天1~2L的利尿量是安全的;如果主要是腹水和胸腔积液,则转运速度较慢,利尿也必须比较温和。

利尿治疗的并发症有血容量不足和电解质紊乱。过度利尿可造成体位性低血压,甚至组织灌注不足。其症状是非特异性的,包括虚弱、疲倦、嗜睡、精神错乱。肾脏灌注不足可造成肾前性氮质血症,血尿素氮和肌酐升高。低钾血症、代谢性酸中毒、低钠血症、高尿酸血症也是常见并发症。对于淋巴管和静脉阻塞造成的局部水肿,通常不用利尿治疗。利尿药只会减少血容量而不能减轻水肿。

(一)肝硬化

限制钠摄入和利尿是肝硬化腹水患者首选治疗方法。对于利尿药抵抗和大量腹水患者,可考虑穿刺抽吸。肝硬化时肾脏滞钠与继发性醛固酮升高有关,因此螺内酯是肝硬化患者主要利尿药之一。研究显示,较之每日80~160 mg 呋塞米,每日150~300 mg 螺内酯利尿效果更好,尤其是对于肾素和醛固酮水平升高的患者。螺内酯起始剂量50 mg/d,可增加到400 mg/d,但这也会带来更多的不良反应,如男性乳房发育症等。由于螺内酯半衰期长,每天一次。利钠作用要2~4 d出现,所以调整剂量频率不要短于4~5 d。阿米洛利和氨苯蝶啶也有效,可作为螺内酯的备选药物。如果螺内酯利尿作用不足,可复合噻嗪类利尿药和袢利尿药。由于肾小管反应性改变,增大袢利尿药剂量并不能增强利钠效果,增加用药次数更有效。

老年患者,肝硬化利尿治疗并发症发生率可达50%。20%患者可出现血容量不足和肾前性氮质血症。对于伴明显外周水肿者,血容量补充很快,每日利尿2~3 L是安全的;当水肿消除后,每日利尿量应控制在500 mL。如出现氮质血症,利尿药应减量或停药。个别患者,甚至可能导致肝肾综合征。电解质紊乱也很常见,出现低钠血症时要限制水摄取量;低钾血症可激活肾解氨酶,加重肝性脑病。严重和反复发生的腹水可以腹腔穿刺抽吸,其并发症较利尿少。每升腹水补充6~10 g白蛋白,防止血容量不足和氮质血症。

(二)肾病综合征

肾病综合征时肾脏对钠重吸收能力特别强,主要在远曲小管处。此外,低蛋白血症和蛋白尿对袢利尿药有抑制作用。利尿治疗对于肾病综合征所致水肿效果欠佳。

循环中的袢利尿药与白蛋白结合,在近曲小管处通过阴离子转运分泌入小管液中。严重低蛋白血症时,循环中与白蛋白结合并转运到分泌部位的袢利尿药减少,小管液中药物浓度降低。有实验观察到严重低蛋白血症患者 30 mg 呋塞米和 25 g 白蛋白一起用,利尿作用增强。大多数肾病综合征患者没有严重低蛋白血症(<20 g/L),袢利尿药分泌入小管液中也维持正常水平。

肾病综合征时小管液中白蛋白与袢利尿药结合,降低了游离利尿药浓度,抑制其利尿效果。当尿液中白蛋白浓度超过 4 g/L 时,1/2~2/3 的利尿药与白蛋白结合,因此袢利尿药的剂量也要增加到 2~3 倍以维持尿液中足够的药物浓度。动物实验观察到华法林和磺胺异噁唑可抑制白蛋白结合,恢复呋塞米的效能。肾病综合征出现利尿药抵抗时是否需要应用蛋白结合抑制剂尚不确定。

肾病综合征时出现利尿药抵抗机制很多,如细胞对袢利尿药反应性下降,远曲小管和集合管吸收钠增多等。袢利尿药合并美托拉宗或噻嗪类利尿药可提高治疗效果。

一旦利尿药起作用,利尿速度不宜过快,快速利尿可能引起低血容量,甚至造成肾功能衰竭。血液浓缩会增加血栓形成危险,必要时用弹力袜或预防性应用抗凝血药。

(三)肾功能不全

慢性肾功能不全患者,除非到晚期,容量一般都能维持平衡。如果不合并心力衰竭、肝硬化或肾病综合征,只要 GFR 维持在 10 mL/min 以上,一般不会出现水肿。

对于轻到中度肾功能不全患者,利尿治疗一般是不必要的,甚至是有害的。不伴心力衰竭、肝硬化或肾病综合征的肾功能不全患者,正常摄取钠时,肾功能足以维持钠平衡。此时不必严格限制钠摄取,否则可能因为排钠无相应减少而出现容量不足。这种情况下利尿药可加重容量不足,损害肾功能。当需要利尿治疗时,应选择袢利尿药。虽然大剂量噻嗪类利尿药对轻度肾功能不全也有效,但当 GFR<50 mL/min 时其利钠作用不足。

肾功能进一步下降时,肾小管分泌袢利尿药功能下降。当 GFR 降至 15 mL/min 时,只有相当于健康人 10%~20% 的利尿药分泌入小管液中。为达到同样的效果,就需要加大利尿药用量。因为袢利尿药的最大效应可排出肾小球滤过钠的 20%,因此在肾功能不全时由于滤过的钠减少,排出的钠亦减少。例如一个肾功能正常患者,静脉注射 40 mg 呋塞米 3~4 h 内可排出 200~250 mmol 钠。然而当 GFR 为 15 mL/min 时,需要 160~200 mg 呋塞米,才能排出 25 mmol 钠。因此,对于晚期肾功能不全患者,为了达到足够利钠作用,需要使用大剂量利尿药,如 160~200 mg 呋塞米、8~10 mg 布美他尼、50~100 mg 托拉塞米,一天用药数次。如此大剂量药物快速注射可产生耳毒性,因此它们注射时间不宜少于 20~30 min。

持续静脉输注效果好于间断静脉注射。对 GFR<30 mL/min 的患者,同样剂量布美他尼持续静注较间断静注利钠作用大 25%。持续静注前给一个负荷剂量有利于缩短药物达到治疗浓度的时间,降低血药峰浓度可以减轻药物毒性。

口服袢利尿药生物利用度不受肾功能不全影响。口服和静脉注射布美他尼、托拉塞米的剂量相同,而口服呋塞米的剂量要比静脉注射剂量大一倍,由于呋塞米口服吸收量会有变化,因此有时需要更大的剂量。

如果最大剂量的袢利尿药利钠作用仍不足时,可以加用噻嗪类利尿药,二者有协同效果。美托拉宗半衰期长,在肾衰时依然有效,此种情况下适宜选用。其他的噻嗪类利尿药也同样有效。由于噻嗪类利尿药通过肾小管分泌入管腔,所以在肾衰时要加大剂量。如果最大剂量袢利尿药加噻嗪类利尿药效果仍不满意,应考虑透析治疗。

即使是 GFR<3mL/min 的终末期慢性肾功能衰竭患者,应用大剂量呋塞米后也可出现明显的利尿反应,但是每日最大剂量不应超过 1 g,以免增加其耳毒性。短期内应用大剂量呋塞米,尽管可使 GFR 增加,但用于治疗慢性肾功能衰竭却并不能持续增加 GFR。因此,对于慢性肾功能衰竭患者,长期应用袢利尿药对肾功能并无任何益处,并且还可能引起水、电解质平衡紊乱。对于慢性肾功能衰竭患者,必要时仍需采取血液透析等治疗措施。

利尿药和多巴胺等药物用于预防和治疗急性肾功能衰竭(ARF)的效果仍有争论,但该方法在临床上应用广泛。目前仍没有足够大样本、对照的临床研究证实其对 ARF 具有预防或治疗作用。而且大部分资料显示利尿药、甘露醇、多巴胺对于 ARF 没有任何益处,甚至有资料提示它们可增加 ARF 风险或加速其进程。

二、心力衰竭

几乎所有急性和慢性心力衰竭患者都有液体潴留,表现为肺和外周水肿。液体潴留可影响氧、营养物质和废物转运,最终导致器官功能衰竭。利尿药常被用来减轻肺和外周组织水肿,改善淤血症状。但是还没有数据显示利尿药能否降低心力衰竭患者远期死亡率。利尿药可以引起神经内分泌功能的改变,从而可能产生长期的影响,但是目前还没有发现其有长期重要的不良反应。

在治疗慢性心力衰竭时,目前很少单独应用利尿药。其与血管紧张素转换酶抑制剂(angiotensin converting enzyme inhibitor, ACEI)、β 受体阻滞剂和地高辛合用时,可改善患者症状,同时也能提高患者对药物的耐受。对于收缩功能不全的患者,首选的治疗药物是 ACEI 而不是利尿药,对于不能耐受 ACEI 的患者可用肼苯哒嗪和硝酸甘油,而血管紧张素受体阻滞剂的效果仍不确定。虽然合并应用 ACEI 和利尿药有很大的优点,但也带来明显的不良反应。血容量相对不足可能加重肾功能不全,并诱发高钾血症。当同时应用非甾体类抗炎药时更易出现上述并发症。

轻度心力衰竭患者,可能没有钠潴留和水肿,利尿治疗是非必需的;如患者出现周围组织水肿或轻度颈静脉怒张,可应用噻嗪类利尿药;如出现进一步心力衰竭症状,可能必须用袢利尿药。

口服袢利尿药对 CHF 的效果取决于胃肠道吸收、肾小管分泌和肾脏反应性。虽然药物生物利用度仍正常,但胃肠道吸收速率减慢,尤其是心力衰竭失代偿患者。托拉塞米和布美他尼生物利用度好于呋塞米,所受影响较少。有研究显示,较之呋塞米,服用托拉塞米组的心力衰竭患者住院率和生活质量都要好。只要肾功能正常,利尿药进入肾小管的能力仍保持正常,不必加大利尿药的剂量,除非患者有肾功能不全。相比健康人,心力衰竭患者肾脏对袢利尿药的反应性下降,中、重度心力衰竭患者对最大剂量袢利尿药的反应大约只是健康人的1/4～1/3。单纯加大剂量并不能增加利钠作用,而增加用药次数则有更好的效果。

对于症状比较轻,尤其是不伴有肾功能损害的患者,可以应用噻嗪类利尿药。但是对于症状较重,伴肾功能损害的患者,应该用袢利尿药,因为其利尿作用更强并且不良反应更少。对于肾功能衰竭患者(肌酐>180 mmol/L),噻嗪类利尿药是无效的,袢利尿药的剂量也应该加倍。美托拉宗虽属噻嗪类利尿药,但因为其可作用于近曲小管,所以对肾衰患者依然有效。建议美托拉宗治疗在医院开始,以便密切监视患者肾功能和其他指标。对于大多数患者,每日2.5 mg的用量足够,并且对内环境和血流动力学影响很小。一旦病情稳定,应用美托拉宗的患者可以在社区监护,每两周检查一次肾功能,以后再逐渐减少检查频率。

对于严重水肿患者,或者单用袢利尿药和限制钠摄入效果不佳的患者,复合应用利尿药往往比大剂量用单一药物效果要好。如复合大剂量应用一种袢利尿药,加上一种噻嗪类利尿药,或者再加用一种保钾利尿药,较之单独大剂量应用其中任何一种药物效果更好。因为它们作用部位不同,复合用药可以抑制肾小管不同部位的重吸收功能。

对于晚期心力衰竭或收缩功能不全患者,在应用袢利尿药、噻嗪类利尿药、洋地黄、ACEI治疗时加用小剂量螺内酯可延长患者生存时间,减少入院次数。研究显示对于左室射血分数<35%的患者,在用ACEI和袢利尿药的同时加用每日25 mg螺内酯,可使死亡风险降低30%,住院率降低35%。该剂量的螺内酯对患者体重和尿钠排泄无影响,其保护作用可能与阻断醛固酮对心脏和血管组织的作用有关。

心力衰竭患者要控制钠的摄取量。对于轻、中度心力衰竭不伴肾功能不全的患者,每日摄取70～90mmol钠较合适。过低容易激活肾素-血管紧张素-醛固酮系统,导致尿钾排泄增加;过多亦增加肾小管中钠-钾交换,钾排泄亦增加,同时需要更大剂量的利尿药。服用噻嗪类利尿药时还应控制摄水量,减少低钠血症发生。

对于严重心力衰竭或急性肺水肿的患者,可静脉注射利尿药。在急性、失代偿性心力衰竭时,袢利尿药间断静注有可能引起血容量波动,药物毒性反应(耳鸣、耳聋)和耐受。而持续静滴则可能避免这些不利影响,产生更好的利尿效果,改善患者预后。目前这方面的研究资料尚少,持续静脉输注和单次静脉注射的效果比较还有争议。

急性左心衰竭患者,肺水肿是主要临床表现,临床上通常给患者静脉注射袢利尿药。

作为负荷剂量应用时,呋塞米利钠作用更强,毒性更低。由于袢利尿药的扩血管作用,往往在利尿作用出现以前患者已出现症状改善,左心房充盈压降低。但是利尿药该作用的确切机制还不完全清楚。

(一) 起始和维持治疗

当患者肾功能正常时,起始可考虑应用噻嗪类利尿药,每日一次口服苄氟噻嗪5 mg,氯噻酮50 mg或氢氯噻嗪25～50 mg。对于轻度心力衰竭患者,可隔天服用一次。虽然噻嗪类利尿药效果不错,但袢利尿药往往作为一线用药,其利尿效果更强,并且相对噻嗪类利尿药而言更安全,不易导致电解质紊乱。且当患者肾功能受损严重时,噻嗪类利尿药往往无效。袢利尿药起始剂量为口服每日呋塞米40 mg,布美他尼1 mg,或托拉塞米10 mg。严重心力衰竭患者应同时应用螺内酯,起始剂量每日12.5 mg,对于肾功能正常患者该剂量可以加倍。

利尿药的剂量和体内多余水分量是决定利尿效果的重要方面。治疗有效时,前1～4 d 24 h尿量会大幅增加,在接下来7～20 d里尿量逐渐下降并最终稳定。体内钠平衡取决于钠摄取量、利尿药用量、心功能和肾功能的情况。调整利尿药用量维持"干燥肺"的状态。

(二) 监测

利尿期间应严密监测治疗效果,重点关注充血症状和肺组织的水肿有无改善,其他要关注的还有尿量、体重等变化。应经常评估患者肺部病变,包括有无突发夜间呼吸困难,平卧时有无咳嗽和喘鸣,早晨听诊肺部有无啰音。胸片可以提示胸腔积液、肺水肿、心影大小等。对于外周水肿,平卧患者可观察腰骶部,早晨醒来患者手部有无水肿,行动患者有无脚踝水肿,患者有无颈静脉怒张、肝肿大、腹水等征象。检查应至少包括心电图、血糖、血肌酐和尿酸,以及电解质水平。

(三) 利尿药相关不良反应

利尿药相关不良反应与其药理作用相关,多呈剂量依赖性。对于心力衰竭患者,最常见和重要的不良反应是神经内分泌的改变、体内电解质紊乱、碳水化合物代谢异常和高尿酸血症。保钾利尿药还可影响酸碱平衡。

1. 神经内分泌改变

利尿药可以激活肾素-血管紧张素-醛固酮系统。因此,对心力衰竭患者应控制钠摄取量,采用小剂量的利尿药。ACEI、血管紧张素Ⅱ拮抗剂、螺内酯可拮抗肾素-血管紧张素-醛固酮系统的活性。静脉注射呋塞米可增加血中抗利尿激素,该反应与渗透压改变无关。

2. 低钠血症

心力衰竭患者肾脏稀释尿液能力受损,机制还不清楚。可能与交感活性改变,以及血管紧张素Ⅱ、利钠肽、某些内皮缩血管肽和前列腺素的增加有关,众多因素使得抗利尿激素分泌增加,水重吸收增多,并易于产生低钠血症。心力衰竭患者应用利尿药时过度限制钠摄入,大量饮水也可导致低钠血症。噻嗪类利尿药易于诱发低钠血症。女性、老年或晚期心力衰竭患者是低钠血症的高危因素。防止低钠血症最简单的办法是减少水摄入。

3. 低钾血症

袢利尿药和噻嗪类利尿药增加钾排泄,该作用呈剂量依赖型。用利尿药的患者低钾血症的发生率为7.2%~56%,多发生在用药后的2~8周内。用小剂量利尿药时很少发生低钾血症,但心力衰竭或肾病患者要注意监测血钾水平,因为此类患者水、电解质变化往往很快。

保钾利尿药可抵消该反应。ACEI、血管紧张素Ⅱ受体阻滞剂可增加血钾浓度。低钾可诱发心律失常,此时补钾还需纠正缺镁。加用保钾利尿药可纠正低钾,但要警惕利钠作用增强,发生低钠血症。

4. 高钾血症

高钾可增加醛固酮产生,并易于诱发心搏骤停。肾功能不全也可导致高钾血症。保钾利尿药、ACEI、血管紧张素Ⅱ受体阻滞剂、非甾体类抗炎药等可增加血钾浓度,尤其当与补钾药合用时易导致高钾血症。

5. 低钙血症和高钙血症

袢利尿药增加钙分泌,使血钙降低。对于合并低钙血症或易于形成肾结石的CHF患者,非必需时应避免使用此类药物。噻嗪类利尿药增加肾脏重吸收钙,因此要避免用于高钙血症患者。噻嗪类利尿药可防止肾结石,适用于易于产生肾结石的CHF患者。阿米洛利减少排钙,可拮抗袢利尿药的排钙作用,与噻嗪类利尿药有协同作用。在处理利尿药导致的低钙血症时,要考虑到可能与镁缺乏有关。

6. 镁缺乏

袢利尿药和噻嗪类利尿药都增加镁排泄,阿米洛利和螺内酯有轻度保镁作用。镁缺乏易于发生在糖尿病、酗酒、心脏移植患者应用免疫抑制剂环孢菌素、或镁摄入量很低的患者。用利尿药的患者镁缺乏常与低钾血症一起发生。伴有低钾血症或应用洋地黄的患者合并镁缺乏时,易于发生心律失常。

7. 碳水化合物代谢异常

袢利尿药和噻嗪类利尿药可降低糖耐量,导致高血糖。对于糖尿病患者利尿药可升高血糖和糖化血红蛋白水平,机制尚不清楚,可能与利尿药干扰碳水化合物代谢有关,低钾血症和镁缺乏时易出现此不良反应。利尿药可减少胰岛素分泌,导致胰岛素抵抗,但并不总是和糖耐量降低一起出现。保钾利尿药对胰岛素依赖型糖尿病患者应慎用,此类患者易于发生代谢性酸中毒,而保钾利尿药减少H^+分泌,可降低血pH值。

8. 高尿酸血症

心力衰竭患者常常会出现高尿酸血症,这与减少钠摄入、应用利尿药、胰岛素抵抗以及肾功能减退有关。高尿酸血症是心血管疾病的独立危险因素,也是心力衰竭患者预后不良的一个指标,它对肾功能和尿道都可能有损伤。

利尿药是心力衰竭患者高尿酸血症的主要原因,它促进近曲小管重吸收尿酸,该作用呈剂量依赖性。但也有一些利尿药不影响或者增加(氯噻苯氧酸,ticrynafen)尿酸排泄。摄入钠可减少肾脏尿酸排泄,加剧利尿药导致的高尿酸血症。

ACEI可促进肾脏排泄尿酸,应用利尿药的心力衰竭患者用ACEI后血尿酸水平往往降低,这有助于此类患者减少或停用别嘌呤醇。血管紧张素Ⅱ受体阻滞剂洛沙坦(losartan)也能促进肾脏排泄尿酸,可拮抗氢氯噻嗪所致的血尿酸升高。

但也有学者认为,并无资料显示尿酸本身对心血管功能有影响,血尿酸水平升高也不能被看作是心血管疾病和心力衰竭的独立危险因素。相反,尿酸能清除许多氧自由基,增强血浆抗氧化能力,血尿酸水平升高本身可能有益于慢性心力衰竭患者,该观点尚待证实。

9. 对酸碱平衡影响

保钾利尿药可减少H^+分泌,易导致代谢性酸中毒,尤其是对于肾功能不全、胰岛素依赖性糖尿病以及老年患者。

袢利尿药和噻嗪类利尿药多导致低钾低氯性碱中毒,但通常不严重,无需治疗。一般来说利尿药抑制Na^+重吸收,促进了Na^+/K^+和Na^+/H^+交换,使得尿液中H^+增加,pH值下降;但大部分袢利尿药和噻嗪类利尿药可抑制近曲小管碳酸酐酶活性,又减少了尿中H^+,因此尿液pH值并无明显降低。

与呋塞米、布美他尼和噻嗪类利尿药不同,托拉塞米不作用于近曲小管,当其用于心力衰竭时可明显降低尿液pH值。因此,对于易发生酸中毒的患者,或与保钾利尿药合用时,当需要应用袢利尿药时,可选择托拉塞米。

10. 对肾功能影响

对心力衰竭患者,治疗剂量的袢利尿药或噻嗪类利尿药轻微降低肌酐清除率。

(四)利尿药抵抗及其处理

随着心力衰竭的加重,利尿药的效果将下降,引起"利尿药抵抗"。利尿药引起水和电解质丢失,从而刺激多种代偿机制,引起肾脏滞钠能力增强。再加上如果每日钠摄入很高,即使一日数次静脉注射袢利尿药也很难达到钠负平衡。所以,对于心力衰竭患者,必须严格限制钠摄入量。

出现利尿药抵抗时可以增加利尿药剂量,但很多时候超大剂量的利尿药并不能够产生足够的治疗效果,反而增加不良反应。有学者建议当患者肾功能无严重损害时,每日口服呋塞米不必超过160 mg,布美他尼不超过4 mg,或托拉塞米60 mg。如果该剂量效果仍不好,建议加用作用于肾小管其他部位的利尿药,大部分时候能够满意增加排钠量。如果患者有明显的肾功能不全,袢利尿药剂量可以相应加大,主要考虑应用袢利尿药和噻嗪类利尿药。如果仍然不能达到必要的排钠量，可以考虑透析治疗。

ACEI 可以增加利尿药的效果，该作用与降低血管阻力无关。将袢利尿药改成持续静脉输注也可能有益。保钾利尿药可增强作用于肾小管远端的利尿药的效果。对于大部分患者，服用袢利尿药或袢利尿药＋噻嗪类利尿药时加用保钾利尿药是有益的。首选螺内酯，因其可降低心力衰竭患者死亡率。观察性的研究显示对于心力衰竭患者（尤其是服用地高辛的患者）和高血压患者（特别是伴有左室肥大患者），保钾利尿药可降低严重室性心律失常发生率。

以下建议有助于减少利尿药的不良反应：

1. 应用尽可能小的剂量并制定个体化的治疗方案。
2. 对于无症状的左室收缩功能异常患者，应首选 ACEI 作为首选用药，而不是利尿药。
3. 合并应用血管转换酶抑制剂、血管紧张素受体拮抗剂、β 受体阻滞剂或保钾利尿药可以避免低钾血症。
4. 避免氨基糖苷类抗生素与袢利尿药合用，会增加耳毒性。
5. 对于严重心力衰竭患者，控制钠摄入量（少于 2.4 g/d）和补液量（少于 1.5 L/d）可以减少对利尿药的需要量。
6. 非甾体类抗炎药会阻断利尿药和 ACEI 的作用，应避免应用。
7. 痛风患者可应用黄嘌呤氧化酶抑制剂。
8. 老年患者可从小剂量开始，逐渐增大剂量，以避免多种不良反应。一些作用比较缓和的利尿药，如吲达帕胺，安全性极好，可以用做抗高血压治疗。
9. 严重心力衰竭伴低血压患者，选择持续静脉滴注利尿药，效果好于单次静注。
10. 高血压患者，应用作用时间适中（12～18 h）的利尿药，如氢氯噻嗪。因为长效药物，如氯噻酮会增加钾丢失。
11. 增加钾摄入量，限制应用泻药。
12. 利尿药引起的低钾血症，应加用保钾利尿药，而不是单纯补充钾。
13. 小剂量应用螺内酯，主要利用其抗醛固酮作用。

表 19 - 4 常用利尿药推荐剂量和作用时间

利尿药	用于高血压治疗	用于心力衰竭治疗	持续时间(h)
苄氟噻嗪	1.25～2.5 mg,1 次/d	5～10 mg,1 次/d	6～12
氢氯噻嗪	12.5～25 mg,1 次/d	25～200 mg,1 次/d	6～12
吲达帕胺	1.25～2.5 mg,1 次/d	2.5～5 mg,1 次/d	16～36
美拉托宗	2.5～5 mg,1 次/d	2.5～20 mg,1 次/d	18～25
呋塞米	10～40 mg,2 次/d	20～320 mg,1～2 次/d,最大剂量可至 2 000 mg/日	4～5

续表

利尿药	用于高血压治疗	用于心力衰竭治疗	持续时间(h)
布美他尼	无适应征	0.5~5 mg,1~2次/d	4~5
托拉塞米	5~10 mg,1次/d	10~20 mg,1次/d,最大剂量可至200 mg/d	6~8
螺内酯	25~100 mg,1次/d	12.5~50 mg,1次/d	72~120
阿米洛利	2.5~10 mg,1次/d	2.5~20 mg,1次/d	6~24
氨苯蝶啶	50~150 mg,1~2次/d	25~200 mg,1次/d	8~12

三、高血压

利尿药用于高血压治疗已有四十多年的历史,在高血压治疗中占有重要地位。小剂量利尿药是高血压患者初始治疗的推荐用药。利尿药可以同时降低患者的收缩压和舒张压,安全性高,不良反应少,并且对患者预后有明显改善。利尿药单独或(和)其他药物合用构成大多数高血压患者治疗方案的基础。首选噻嗪类利尿药和其他抗高血压药物合用。对于有肾功能不全、利尿药抵抗和心力衰竭的患者,可以选用袢利尿药。利尿药治疗高血压有以下优点:① 利尿药效果好,费用低,不良反应少;② 它们和其他抗高血压药物一起应用时往往有协调效应;③ 它们可以抵消其他抗高血压药物引起的水、钠潴留;④ 当患者伴有心力衰竭时,利尿药效果好。

(一)利尿药抗高血压机制及分类

在抗高血压治疗中的利尿药,按照其作用于肾小管的不同部位,通常分为四类:包括作用于近曲小管的药物,如碳酸酐酶抑制剂,它们抗高血压作用有限;袢利尿药;噻嗪类和相关的硫胺类利尿药;保钾利尿药。其作用特点见表19-5。

表19-5 治疗高血压的利尿药

分类	药物	作用机理	常用剂量	优点	缺点	注释
噻嗪利尿药	氢氯噻嗪	利钠作用	12.5~25 mg,1次/d	增强其他抗高血压药物疗效	低钾血症	对肥胖、老年患者效果好
	氯噻嗪	血管舒张	125~250 mg,1次/d		高尿酸血症	
	苄氟噻嗪		1.25~2.5 mg,1次/d	价廉	高胆固醇血症	
	三氯噻嗪		1~2 mg,1次/d	疗效确定	高血糖	与低钾有关
类噻嗪利尿药	氯噻酮	利钠作用	12.5~25 mg,1次/d	作用时间长	低钾血症	对肥胖、老年患者效果好
	吲达帕胺	血管舒张	1.5~2.5 mg,1次/d	GFR低于50 mL/min依然有效	高尿酸血症	

续表

分类	药物	作用机理	常用剂量	优点	缺点	注释
保钾利尿药	美拉托宗		0.5~2.5 mg,1次/d	GFR低于50 mL/min依然有效	高胆固醇血症	
	螺内酯	利钠作用	25~100 mg,1次/d	保钾	男性乳房发育	对原发性醛固酮增多症剂量加大
	氨苯蝶啶		25~100 mg,1~2次/d	对血糖、尿酸、脂类无影响	降压作用很弱	肾功能不全患者慎用
	阿米洛利		5 mg,1次/d			
袢利尿药	呋塞米	利钠作用	10~40 mg,2次/d	效果强	低钾血症	利尿作用强而降压作用弱
	依他尼酸		25 mg,1次/d		高胆固醇血症	

利尿药确切的抗高血压机制还不清楚。所有的利尿药起初都是通过增加尿钠排泄,减少血容量和细胞外液量,降低心排血量来降低血压的。但6~8周后,血容量、细胞外液量和心排血量逐步恢复正常,此时的血压下降主要得益于外周阻力降低。利尿药的扩血管作用可能与血管壁失钠、失水有关,其他的作用机制还包括前列环素、内皮源性血管舒张因子释放,钾离子通道的激活。

(二)噻嗪类利尿药对血压的影响

收缩压的高低与心血管不良事件的相关性更好,尤其是对于老年患者。降低收缩压比舒张压更困难。在降低老年患者血压方面,噻嗪类利尿药似乎更加有效。一项随机、交叉的实验比较了ACEI、β受体阻滞剂、钙离子拮抗剂和噻嗪类利尿药的效果,结果显示利尿药和钙离子拮抗剂在降低收缩压方面更有效,而β受体阻滞剂相对效果较差且伴有更多的不良反应。同对照相比,利尿药和钙离子拮抗剂分别降低收缩压13和15 mmHg,ACEI降低8 mmHg,β受体阻滞剂只有5 mmHg。ALLHAT实验也显示对于老年高血压患者,氯噻酮降低收缩压优于ACEI和钙离子拮抗剂。这些研究还显示,只有一小部分老年患者(30%)能够单用一种药物控制血压,大部分患者需合并应用两种或更多的抗高血压药物,因此有必要在其中添加噻嗪类利尿药。

利尿药对老年患者效果特别好。老年患者一般对盐更敏感,而利尿药可以排除大量的水分和盐。此外,老年人肾素血管紧张素系统不如年轻人反应强烈,而利尿药对低肾素型高血压效果好。

(三)噻嗪类利尿药对心血管不良事件的预防作用

1. 利尿药作为一线用药对老年高血压患者心血管不良事件预防作用

利尿药,尤其是噻嗪类利尿药(氯噻酮和吲达帕胺)在高血压治疗中的疗效已被多个大样本、前瞻性的实验证实。自从1985年以来,四项大型、随机、安慰剂对照的研究证实,噻嗪类利尿药可以减少30%的卒中,老年人所有心血管不良事件发生率降低15%~40%。近年来,几项大型实验将噻嗪类利尿药同其他抗高血压药物比较,研究它们对老年高血压患者的影响。

总体来说,噻嗪类利尿药和钙离子拮抗剂对心血管不良事件预防效果相似,但对于心力衰竭是一个例外。多项实验证实应用钙离子拮抗剂的患者心力衰竭发生率更高。STOP Hypertension-2实验显示利尿药组、β受体阻滞剂组、钙离子拮抗剂组远期预后无差别;INSIGHT实验则发现初始服用硝苯地平组,与氢氯噻嗪加阿米洛利组比较,其主要心血管不良事件(包括心血管疾病导致的死亡、心肌梗死、心力衰竭、卒中)发生率无差别,但硝苯地平组非致死性心力衰竭发生率明显增高;NORDIL实验显示硫氮䓬酮组、利尿药组、β受体阻滞剂组对主要心血管不良事件影响相似,但硫氮䓬酮降压作用要大3 mmHg,故其卒中发生率显著低于利尿药组。ALLHAT实验发现,对于65岁以上患者,氯噻酮、钙离子拮抗剂、ACEI降低心肌梗死、冠心病和死亡率的效果无明显差异,但氯噻酮组心力衰竭发生率较钙离子拮抗剂组低33%;CONVINCE实验亦显示类似结果。

关于利尿药与ACEI对心、脑血管并发症预防作用的比较,各实验报道不一。STOP Hypertension-2实验显示两者预防心血管并发症的作用相似;ALLHAT研究则发现与ACEI相比,氯噻酮方案心力衰竭减少20%,卒中减少15%;而ANBP2研究却发现ACEI组心血管事件发生率和死亡率要低于利尿药组,两组卒中、心力衰竭、冠心病发生率相似;最近HYVET前期实验显示对高龄患者,利尿药预防卒中作用更显著。

Messerli等回顾了16 164位老年高血压患者,发现利尿药在预防心血管不良事件方面优于β受体阻滞剂。事实上,利尿药在预防脑血管事件、致命性的卒中、冠心病,降低心血管疾病所致死亡以及总体死亡率方面都显著优于β受体阻滞剂。而β受体阻滞剂仅仅能降低脑血管不良事件发生率,而对于预防冠心病,降低心血管疾病所致死亡以及总体死亡率无效。

此外,利尿药在预防CHF以及综合心血管疾病方面亦要优于α受体阻滞剂。最近一项大型临床实验,比较了42家临床机构192 478名60岁以上老年高血压患者,应用不同抗高血压方案后发现应用小剂量利尿药(相当于氯噻酮或氢氯噻嗪12.5~25 mg/d),心血管不良事件发生率显著低于β受体阻滞剂;其CHF、卒中、心血管疾病的发生率亦显著低于ACEI;同钙离子拮抗剂相比,小剂量利尿药组的CHF、心血管疾病的发生率亦显著要低。综上所述,对于单纯性高血压,应将小剂量利尿药作为首选药物。

2. 利尿药作为二线用药对老年高血压患者心血管不良事件的预防作用

近年来一些研究把利尿药作为老年人抗高血压二线药物,同样证实利尿药同其他药物合用对降低心血管疾病发病率和死亡率有益。利尿药与β受体阻滞剂、ACEI、血管紧张素受体拮抗剂(angiotensin receptor blockers,ARB)、钙离子拮抗剂合用,对老年高血压患者有效并且耐受性好。

利尿药与 ACEI 合用,对高血压患者,或无高血压但有既往卒中或脑缺血病史患者,可降低卒中发生率。两药合用降压效果更好,并且降低总的冠心病不良事件效果更佳。在降低痴呆发生率方面,合并用药亦比单独用药效果好;对高血压伴左室肥大患者,氢氯噻嗪＋ARB 比合用 β 受体阻滞剂效果好;同时 ARB 加或不加利尿药者,卒中发生率、心血管疾病死亡率更低。总之,60%～70%老年高血压患者需要合并应用两种抗高血压药物,其中利尿药是经常需要用到的药物。

3. 噻嗪类利尿药对高龄高血压患者心血管不良事件的预防作用

抗高血压治疗对于 80 岁以上的高龄患者的效果,目前这方面的资料还比较少。有资料显示,积极的抗高血压治疗可降低高龄高血压患者卒中、心血管疾病和心力衰竭的发生率,但不能减少心血管疾病死亡率,而且有报道各种原因所致总的死亡率(5%～18%)有所升高,但差异并不显著。大部分此类研究中都应用了噻嗪类利尿药。总之,关于噻嗪类利尿药对高龄患者的作用仍有待大样本、随机、对照的实验结果来证实。

(四)利尿药在老年高血压患者中应用的安全性和耐受性

由于担心老年人群易于产生各种不良反应,所以许多临床医生往往不愿意按照推荐的治疗方法应用利尿药。然而,多项研究证实利尿药治疗对老年高血压患者具有良好的安全性和耐受性,其非心血管疾病所致死亡率与空白对照组、其他抗高血压治疗组比较无明显差异;因为不良反应而停药的发生率同其他方法比较也没有明显差别,甚至还要低于 β 受体阻滞剂;有研究报道,与空白对照组比较,利尿药组痛风、肌肉痉挛、恶心、眩晕、皮肤瘙痒发生率要高;ALLHAT 研究发现氯噻酮耐受性优于 ACEI。年龄对于利尿药耐受性无影响。

与空白对照组相比,应用噻嗪利尿药治疗代谢紊乱风险性更高。利尿药治疗患者低钾血症、新发的糖尿病、胆固醇升高的发生率较钙离子拮抗剂组和 ACEI 组要高。虽然利尿药可能造成血糖升高、胰岛素抵抗,但研究发现伴糖尿病的高血压患者,其应用利尿药的益处甚至超过无糖尿病的患者。实验显示吲达帕胺 1.5 mg 缓释剂可减少蛋白尿,有益于老年糖尿病患者。而且,代谢紊乱的发生并不影响高血压患者的停药、心血管疾病发生率以及总死亡率。

总之,利尿药在老年和高龄患者中的安全性和耐受性已得到证实。然而,由于临床实验中的患者都是经过选择的,对于一些高龄患者其结果可能不能完全反映实际情况。因此,在实际应用中,对于老年患者有必要监测钾、钠、肌酐水平,尤其当患者还合并应用一些可以干扰机体代谢的药物时,如非甾体类抗炎药、5-羟色胺再摄取抑制剂等。

(五)利尿药在高血压中的应用

利尿药在高血压治疗应用中的原则很多,但首先要强调的是:只有小剂量的利尿药才能获得最好的效果,最大程度地降低心血管不良事件发生率。相当于 12.5～25 mg 的氢氯噻嗪预防心血管不良反应最有效,而 50 mg 或更大的剂量只会带来更多的并发症。大剂量利尿药效果反而不好的原因很多,主要是激活负反馈调节机制;大量体液丧失和血压明显下降,可激活肾素-血管紧张素-醛固酮系统和交感神经系统;血管收缩致周围组织灌流不足使得胰岛素抵抗现象更明显;血液浓缩使得血脂水平升高,血栓更易形成等。

大部分无肾功能损害的轻、中度高血压患者对小剂量利尿药反应良好。大剂量利尿药抗高血压作用更强,但可能伴有更多不良反应。对于无并发症的高血压患者,应首先考虑选用作用时间中等的噻嗪类利尿药。对于伴有肾功能衰竭,肌酐清除率<25 mL/min 的患者,噻嗪类利尿药往往无效,常需用呋塞米、托拉塞米或美托拉宗。

许多患者开始采用两种药物控制血压,推荐其中一种为小剂量利尿药,其机制是抵消因血压下降导致反应性钠潴留。该观点也在临床实验中得到证实。对于可抑制肾素醛固酮系统的药物,如 ACEI,或者本身具有利尿作用的药物,如钙离子拮抗剂,不合并应用利尿药依然有效。但利尿药可增强所有其他种类抗高血压药物的治疗效果。

当每日钠摄取量>8 g 时,利尿药的抗高血压作用可被抵消。持续的利尿药治疗一般可使血压降低约 10 mmHg,但这还受很多因素影响,如初始血压、钠摄取量、肾功能,以及肾素醛固酮系统的反应性等。

1. 噻嗪利尿药

噻嗪利尿药是治疗高血压最常用的利尿药。对于轻、中度高血压患者是推荐的一线药物,尤其是老年患者。噻嗪利尿药起效慢,持续时间长,作用相对温和。其抗高血压作用往往要几周后才能体现,小剂量时其作用可最大化。限制钠摄入有助于发挥噻嗪利尿药的效果。单独应用噻嗪利尿药对高血压效果不一,与多种因素有关,如患者年龄、种族、肾功能等。当单独应用疗效不佳时,应该考虑增加其他抗高血压药物,而不是单纯加大药剂量。

对于中、重度高血压,噻嗪利尿药常需与其他药物合用以达到满意的效果,此时往往很小剂量的利尿药就足够了,例如 6.25 mg 氢氯噻嗪或 1.25 mg 苄氟噻嗪。噻嗪利尿药多与 β 受体阻滞剂合用,此外其与 ACEI、血管紧张素受体阻滞剂、保钾利尿药的混合制剂应用也很广泛。

2. 类噻嗪利尿药

氯噻酮和吲达帕胺是常用的控制高血压的类噻嗪利尿药。小剂量氯噻酮已被证实是安全、有效的,而小剂量吲达帕胺对血脂和血糖影响也很小。吲达帕胺缓释剂主要通过扩血管,抗高血压作用较强而利尿作用很小,同时还有Ⅰ和Ⅲ类抗心律失常药物的效果。其半衰期长,药效可持续 24 h。总体来说,吲达帕胺和其他利尿药相比无明显优点,它的不良反应也类似于其他噻嗪类利尿药,大剂量时也可引起明显的内环境和代谢改变。美托拉宗在肾功能不全的患者仍可能有效,是一种强效利尿药,有强大的利尿作用,所以很少作为抗高血压药物。

3. 袢利尿药

袢利尿药利尿作用强,而抗高血压作用却并不比噻嗪类利尿药大。单次大剂量虽然有强烈的利尿作用,但几小时后因代偿机制,血流动力学又可恢复到以往的水平。因此,袢利尿药应小剂量分次应用,以使作用更加持久。它们适用于伴有肾脏或心脏功能不全的患者,而噻嗪类利尿药对此类患者效果有限。

4. 保钾利尿药

保钾利尿药抗高血压作用很弱,故很少单独应用。它们常与噻嗪类利尿药或袢利尿药合用防止低钾血症。但是螺内酯单独应用对原发和继发高血压有效,特别是对那些用强的松龙治疗,体内盐皮质激素水平高的高血压患者。

总之,利尿药是有效的抗高血压药物,特别适用于伴心力衰竭患者,老年患者,收缩压增高的高血压患者;对于轻、中度高血压,小剂量噻嗪类利尿药效价比最低;而袢利尿药应保留用于伴肾功能损害或心力衰竭患者。应用利尿药时要控制每日钠摄取量;与其他药物合用时,利尿药可提高其他药物的抗高血压效果;利尿药应用时应从小剂量开始,逐渐增大药量;利尿药对年轻人可能引起严重的阳痿;对于有痛风病史患者尽量避免使用利尿药;对于糖尿病患者,利尿药一般是安全的,但对于不稳定的糖尿病患者,建议还是考虑应用其他抗高血压药物;小剂量利尿药很少引起明显血脂异常;非甾体抗炎药和类固醇药物会干扰利尿药疗效,应避免合用。利尿药在高血压治疗中的地位已经得到肯定,多个学会推荐小剂量噻嗪类利尿药作为大部分高血压患者的一线用药。虽然目前还缺少有关各类抗高血压药物费效比的资料,但利尿药同其他相对昂贵的抗高血压药物比较可能更有优势。综上所述,小剂量利尿药应该作为大多数高血压患者的一或二线抗高血压药物。

(王学敏 江 伟)

参 考 文 献

1　Reyes AJ. The increase in serum uric acid concentration caused by diuretics might be beneficial in heart failure. Eur J Heart Fail, 2005, 7:461.

2　Salvador DR, Rey NR, Ramos GC, et al. Continuous infusion versus bolus injection of loop diuretics in congestive heart failure. Cochrane Database Syst Rev, 2005, (3): CD 003178.

3　Shah SU, Anjum S, Littler Wa. Use of diuretics in cardiovascular diseases: (1) heart failure. Postgrad Med J, 2004, 80: 201.

4　Shah SU, Anjum S, Littler Wa. Use of diuretics in cardiovascular disease: (2) hypertension. Postgrad Med J, 2004, 80: 271.

5　Hanon O, Seux ML, Lenoir H, et al. Diuretics for cardiovascular prevention in the elderly. J Hum Hypertens, 2004, 18 suppl2: s15.

6　Shankar SS, Brater DC. Loop diuretics: from the Na-K-2Cl transporter to clinical use. Am J Physiol

Renal Physiol, 2003, 284: F11.

7 杭燕南,庄心良,蒋豪,主编. 当代麻醉学. 上海: 上海科学技术出版社, 2002, 415.

8 Howard PA, Dunn MI. Severe heart failure in the elderly: potential benefits of high-dose and continuous infusion diuretics. Drugs Aging, 2002, 19: 249.

9 Clarke P, Simpson KH. Diuretics and renal tubular function. Br J Anaes CEPD Reviews, 2001, 1: 100.

10 Rasool A, Palevsky PM. Treatment of edematous disorders with diuretics. Am J Med Sci, 2000, 319: 25.

第20章 心肺复苏的心血管用药

心肺复苏的初期复苏和二期复苏,以及复苏后在ICU中进一步治疗,正确使用心血管药物,对心搏骤停后心肺复苏的成功和预后有非常明显的影响,同时用药途径也十分重要,在没有开放静脉前,一般不用心内注射,可选择骨髓内或气管内注射,骨髓内用药起效也很快,尤其是小儿的效果较好。气管内用药,应用生理盐水或注射用水10mL稀释后注射,可达到与静脉途径相同的效果。静脉注射以中心静脉途径效果最好。各科临床医师,尤其是参加急救的医护人员,应对心肺复苏用药充分了解,熟悉其药理作用、用药途径和用药技术,以及正确的剂量和用法,才能争取时间,充分发挥心血管药物的治疗作用,提高心肺复苏的成功率。

第一节 CPR中应用的增强心肌收缩药

增强心肌收缩药在心肺复苏的循环支持中占据非常重要的地位,所用药物除传统的儿茶酚胺类(内源性及人工合成的儿茶酚胺)外,还有非儿茶酚胺类药物如磷酸二酯酶抑制剂(PDEⅢ)等。由于各类药物作用机制不同,在不同患者产生的临床效果也不一致,用药不当还将产生不良反应。

一、儿茶酚胺类药物

(一) 肾上腺素能受体分布及作用

所有儿茶酚胺类药物(包括人工合成的儿茶酚胺类)都是通过刺激交感神经系统的肾上腺素能受体而发挥作用的,如刺激心血管系统的肾上腺素能受体则产生可以预期的特殊器官反应(表20-1)。

表 20-1　肾上腺受体类型、分布及其主要作用

受体类型	分　布	效　应
α_1	外周血管	血管收缩
α_2	突触前膜	反馈抑制
β_1	心肌	收缩增强、增快
β_2	外周血管	血管扩张
	心肌	收缩增强
	细支气管	支气管扩张
DA_1	外周和内脏血管	血管扩张
	肾小管	抑制钠重吸收
DA_2	突触前膜	反馈抑制

（二）影响心肌收缩力作用的因素

儿茶酚胺类药物可直接或间接地作用于肾上腺素能受体,其直接作用是指对肾上腺素能受体的直接刺激,而间接作用则是刺激交感神经末梢贮存神经递质的释放或抑制神经末梢对内源性儿茶酚胺的摄取。任何儿茶酚胺类药物对血流动力学的影响决定于其作用的特殊受体及受体的量,其正性肌力作用主要通过兴奋 β（β_1 和 β_2）受体而产生的,因而受以下因素的影响。

1. β 受体的数量和反应性

任何儿茶酚胺类药物的正性肌力作用都受 β 受体密度和反应性(亲和力)的影响。而在血浆儿茶酚胺慢性增高的患者,如充血性心力衰竭(CHF)和高血压患者,β 受体的数量和亲和力往往降低,即所谓 β 受体下调。因此,这类患者单用儿茶酚胺类药物疗效差,增加剂量则有致心动过速和心律失常危险,增加心肌耗氧量(MVO_2),甚或增加术后心肌梗死的机会。过去认为,β 受体下调仅发生于血浆儿茶酚胺慢性增高时,然而最近研究发现短期应用肾上腺素类药物,也可引起 β 受体反应性明显降低。

2. 药物剂量

儿茶酚胺类药物的血流动力学效应不仅取决于其作用的特殊受体的量,还取决于其作用的特殊受体的性质。而多数儿茶酚胺类药都不是某种肾上腺素能受体的专一激动剂,在不同剂量下可作用于不同的受体。研究表明,当肾上腺素剂量 $<0.05\ \mu g/(kg\cdot min)$ 时主要作用于 β_2 受体,$0.05\sim0.10\ \mu g/(kg\cdot min)$ 时主要作用于 β_1 受体,而当剂量 $>0.10\ \mu g/(kg\cdot min)$ 时 α_1 受体作用明显增加。据报道,在慢性心力衰竭患者发生 β 受体下调时,β_1 和 β_2 受体的比例也发生变化,由正常的 4:1 变为接近 1:1,因此,在这类患者,应用小剂量肾上腺素或选择性 β_2 受体激动剂——多培沙明(dopexamine),往往效果较好。

3. Ca^{2+} 可利用性

儿茶酚胺类药正性肌力作用机制相似,都是通过兴奋 β 受体和腺苷酸环化酶,使 Ca^{2+}

内流增加,加强心肌收缩,同时促进内质网对 Ca^{2+} 再摄取,促进心肌舒张。然而,在特殊情况下,Ca^{2+} 可利用性可发生变化,如心肌缺血再灌注后,心肌细胞内质网释放和再摄取 Ca^{2+} 出现障碍,同时肌丝对 Ca^{2+} 敏感性降低,因此,这类患者单用儿茶酚胺类药效果往往不佳。

(三)临床作用特点

1. 传统儿茶酚胺类药

仍是目前临床最常用的正性肌力药,包括内源性儿茶酚胺(肾上腺素、多巴胺和去甲肾上腺素等)和人工合成的儿茶酚胺类药(异丙肾上腺素、多巴酚丁胺等)。这类药物都不是某一肾上腺素能受体的专一激动剂,在不同剂量下所刺激的受体不同,因而产生不同的血流动力学变化。这些药物临床上最大区别在于各药对血管系统的效应:异丙肾上腺素和多巴酚丁胺使血管扩张;多巴胺和肾上腺素小剂量时血管扩张、大剂量使血管收缩;去甲肾上腺素则主要引起血管收缩。另外,各药对 HR 的影响也存在明显区别,异丙肾上腺素使 HR 显著增加,而去甲肾上腺素无明显变化。儿茶酚胺类药物临床作用特点见表 20-2。

表 20-2 儿茶酚胺类药物与多培沙明临床作用特点

药物	作用受体					临床作用		
	α	$β_1$	$β_2$	DA_1	DA_2	HR	BP	SVR
异丙肾上腺素								
0.05~0.1 μg/(kg·min)	—	+++	++	—	—	↑↑↑	↓	↓↓
肾上腺素								
<0.05 μg/(kg·min)	—	—	++	—	—	—	—	↓
0.05~0.1 μg/(kg·min)	+	+++	+	—	—	↑↑↑	↑	—
>0.10 μg/(kg·min)	+++	++	—	—	—	↑↑	↑↑	↑↑↑
多巴胺								
5~10 μg/(kg·min)	—	++	+	+++	++	↑	↑	—
>20 μg/(kg·min)	++	++	—	—	—	↑↑	↑↑	↑↑
多巴酚丁胺								
5~10 μg/(kg·min)	—	++	+	+++	++	↑	—	↓
>20 μg/(kg·min)	+	+++	—	+	—	↑↑	↑	—
去甲肾上腺素								
0.01~0.08 μg/(kg·min)	+++	+++	—	—	—	—	↑↑	↑↑
多培沙明								
1~4 μg/(kg·min)	—	(+)	+++	++	+	↑	↓	↓↓

注:—为无作用;+、++、+++分别为作用弱、中、强;↑、↑↑、↑↑↑分别为轻度、中度和明显增加;↓为轻度下降。

2. 多培沙明

是新合成的拟交感神经药,结构与多巴胺和多巴酚丁胺相似,主要兴奋 $β_2$ 受体和 DA_1 受体。研究显示其对 $β_2$ 亲和力比 $β_1$ 受体大 9.8 倍,同时发现其抑制神经末梢对儿茶酚胺的摄取。初步临床应用表明,多培沙明兼有正性肌力作用和扩血管作用,同时增加尿量和肌酐清除率。

临床应用：比较多培沙明 2 μg/(kg·min)与多巴酚丁胺 5 μg/(kg·min)作用的研究结果显示多培沙明使 CI 增加 50% 以上[从 2.3±0.1 L/(min·m²)至 3.5 L/(min·m²)，HR 从 95 次/min 升至 112 次/min，SV 从 24 mL 增至 30 mL]。提示多培沙明使 CO 增加是其变时和变力作用的共同结果。该研究中，多巴酚丁胺引起的血流动力学变化与多培沙明相似，二组间尿量也无明显区别。然而，多培沙明用药后 HR 明显增加，限制了其在这类患者中应用。多培沙明应是各类休克患者有效辅助治疗药物。研究表明，多培沙明剂量 1～6 μg/(kg·min)，SVR 呈剂量依赖性下降，CI 呈剂量依赖性增加，SVI 和尿量也明显增加，MAP 无明显变化。但当剂量＞3 μg/(kg·min)时 HR 明显增快。

3. 肾上腺素在心肺复苏中的应用

肾上腺素主要通过兴奋 α 受体，收缩外周血管、提高主动脉舒张压、增加冠状动脉灌注，同时收缩颈外动脉，增加脑血流量，因此有利于心脑的复苏，而该药的 β 受体兴奋作用在复苏中并不重要，但是否有利于复苏仍有争议，因其可能增加心肌氧耗和减少心内膜下心肌灌注。现公认肾上腺素是治疗心跳停止的首选药物，可使停搏的心脏恢复跳动。室颤患者用肾上腺素，可使颤动波由细弱转为粗大，心肌色泽由发绀转为红润，为电击除颤创造条件。最近研究发现肾上腺素在心肺复苏中剂量与心脏复跳率呈正相关。能保证心脑血供充分，是心肺复苏成功的关键。心肌血流量＝冠状动脉灌注压/心肌血管阻力，冠状动脉灌注压可用主动脉舒张压减左室舒张末压之差表示。心跳停止心肺复苏时，左室舒张末压和心肌血管阻力均降至最低，故要增加心肌血流量，应提高冠状动脉灌注压，即应增加主动脉舒张压(ADP)。研究指出：长时间心跳停止，心肺复苏时主动脉舒张压仅 20 mmHg，用 0.015～0.02 mg/kg 肾上腺素后，主动脉舒张压增加很少，无临床意义。用 0.2 mg/kg 肾上腺素使心肌灌注压增加到 40 mmHg。患者复苏晚期分别用肾上腺素 1 mg、3 mg、5 mg 注射，主动脉舒张压在 5 mg 肾上腺素时增加最多。用 0.2 mg/kg 肾上腺素使心肌灌注压增加，而用标准剂量(0.02 mg/kg)的肾上腺素对心肌灌注压的影响很少。大剂量肾上腺素不仅显著提高心肌灌注压，而且心脏复跳率也明显增加，脑血流也明显增多，大脑皮质、脑桥、中脑、延髓及颈脊髓各部位血流均大于每 100 g 脑组织 10 mL/min。故有人主张用大剂量肾上腺素治疗心跳停止，因心跳停止时肾上腺素能受体发生改变，$α_1$ 受体亚型的结合位点减少，由神经因素所控制的血管收缩效应相对缺乏，肾上腺素能受体对增加了的内源性儿茶酚胺产生脱敏感或耐受性，为了使外周血管收缩，可能需要大剂量肾上腺素。β 受体兴奋作用可使心肌氧耗增加，曾有对比研究应用大剂量肾上腺素与标准剂量肾上腺素的心跳停止患者，使用肾上腺素后的并发症如一过性高血压、肺水肿、心律失常、心肌缺血及神经系统状态在二组中并无明显差别。

目前多采用肾上腺素标准剂量(1 mg)静脉推注，稀释至 10 mL 静注或气管内注入，并有人认为注射用水稀释较生理盐水吸收快,每 3~5 min 使用一次,如果对常规标准剂量肾上腺素反应欠佳,则必要时用大剂量(5 mg)静注。不主张用心内注射。

大剂量肾上腺素(指每次用量达到 0.1~0.2 mg/kg)与标准剂量(0.01~0.02 mg/kg)相比,能使冠状动脉灌注压增加,心脏血流增多,自主循环恢复率(ROSC)增加。一组纳入 9 462 例患者的随机研究表明,大剂量组的 ROSC 及生存住院率为 26.1%,而标准剂量组的 ROSC 及生存住院率为 23.4%($P<0.01$)。两组生存出院无显著差异(大剂量组 2.9%,标准剂量组 3.0%,$P=0.73$)。神经系统功能良好的生存情况在两组间无差异(大剂量组 2.2%,标准剂量组 2.3%,$P=0.75$)。因此,大剂量不改善长期生存及神经系统预后。标准剂量和大剂量肾上腺素的出院率和存活率比较结果见表 20-3。

表 20-3 标准剂量和大剂量肾上腺素的出院率结果

作　者	大 剂 量	大剂量/标准剂量	P值(出院率)
Lindner	5 mg	14/5	NS
Stiell 等	7 mg	3/5	NS
Callaham 等	15 mg	1.7/1.2	NS
Brown 等	0.2 mg/kg	5/4	NS

研究结果表明,CPR 后神经系统功能欠佳与大剂量肾上腺素有关。可引起复苏后中毒性高肾上腺素状态,诱发心律失常,增加肺内分流,死亡率升高,可加重复苏后心功能不全,对脑细胞有直接毒性作用。综上所述,对心脏停搏经用标准剂量(1 mg)未能复跳者,在国外有人主张使用大剂量,也有反对使用大剂量。两种意见未能统一。看来,要作出最后结论,还需要进行以系列临床前瞻性对比研究。结合我国目前临床对心搏骤停抢救的实践,多数医生倾向于在标准剂量无效时,第二次(3 min 后)即加大剂量。有两种方法,一是剂量缓增,如 1 mg、3 mg、5 mg;另一是立即用大剂量,即一次>5 mg。肾上腺素气管内给药吸收良好,剂量一般为静脉内给药的 2~2.5 倍,并用 10 mL 生理盐水或注射用水稀释。

肾上腺素也可用于有症状的心动过缓患者。当阿托品治疗和经皮起搏失败后,可用肾上腺素 1 mg 加入 500 mL 生理盐水或 5% 葡萄糖液中持续静滴,对于成人其给药速度应从 1 μg/min 开始,逐渐调节至所希望的血流动力学效果(2~10 μg/min)。

4. 多巴胺(详见第 4 章)

多巴胺属儿茶酚胺类药物,是去甲肾上腺素的化学前体,既有 α 受体激动作用,又有 β 受体激动作用,此外还有特异性受体多巴胺受体(DA_1 和 DA_2)。生理状态下该药通过 α 受体和 β 受体作用于心脏。在外周血管多巴胺可以释放储存在神经末梢内的去甲肾上腺素,但去甲肾上腺素的缩血管作用多被 DA_2 活性抵抗,所以生理浓度下多巴胺起扩血管作用。在中枢神经系统,多巴胺是一种重要的神经递质,所以,生理状态下多巴胺既是强有力的肾上腺素能样受体激动剂,也是强有力的周围多巴胺受体激动剂,而这些血管效应都与剂量相关。

复苏过程中,由于心动过缓和恢复自主循环后造成的低血压状态,常常选用多巴胺治疗。多巴胺与其他药物合用(包括多巴酚丁胺)仍然是复苏后休克的一种治疗方案。如果充盈压好转,低血压持续存在,可以使用正性肌力药(例如多巴酚丁胺)或血管收缩药(例如去甲肾上腺素)。不能将碳酸氢钠液或其他碱性液与多巴胺在同一输液器中混合,因为碱性药物可使该药失活。多巴胺的治疗不能突然停止,而需要逐渐减量。多巴胺的推荐剂量:$5\sim20~\mu g/(kg \cdot min)$,超过 $10~\mu g/(kg \cdot min)$ 可以导致体循环和内脏血管的收缩,更大剂量的多巴胺对一些患者可引起内脏灌注不足。

多巴胺 $1\sim3~\mu g/(kg \cdot min)$ 时,主要起多巴胺样激动剂作用,有轻度正性肌力作用和肾血管扩张作用。$3\sim8~\mu g/(kg \cdot min)$ 时,主要起 β_1、β_2 受体激动作用,此外,在这个剂量范围内 5-羟色胺和多巴胺介导的血管收缩作用占主要地位。$8\sim15~\mu g/(kg \cdot min)$ 时,α 受体激动效应占主要地位,可以造成体循环和内脏血管收缩,心率增快。

曾经有热衷于以小剂量治疗急性肾功能衰竭少尿期。尽管此剂量的多巴胺可以偶尔增加尿量,但尿量的增加并不能代表肾小球滤过率的改善。所以,目前不建议以小剂量多巴胺治疗急性肾功能衰竭少尿期。甚至有报道认为多巴胺对肾小管功能有损害作用,并对多巴胺在危重患者的抗休克作用也提出质疑。

5. 多巴酚丁胺(详见第 4 章)

多巴酚丁胺是一种合成的儿茶酚胺类药物,具有很强的正性肌力作用,常用于严重收缩性心功能不全的治疗。该药主要通过激动 β 肾上腺素能受体发挥作用,主要特点是在增加心肌收缩力,同时伴有左室充盈压下降,并具有剂量依赖性。该药在增加每搏量同时可导致反应性周围血管扩张(压力感受器介导),所以用药后动脉压一般保持不变。使用时应根据血流动力学监测来确定最佳剂量,而不是根据某一特定剂量。血流动力学监测时应注意正常心排血量的改善,以便器官有良好的血流灌注。常用的剂量范围 $2\sim10~\mu g/(kg \cdot min)$。但对危重患者,不同个体的正性肌力反应和负性肌力反应可以变化很大。老年患者对多巴酚丁胺的反应性明显降低。$>20~\mu g/(kg \cdot min)$ 的给药剂量可使心率增加 10%,导致或加重心肌缺血。也有人曾经用过 $40~\mu g/(kg \cdot min)$ 的多巴酚丁胺,但可能会引起中毒反应。

二、钙剂(详见第 4 章)

钙离子在心肌收缩和冲动传导中有重要的作用。儿茶酚胺(肾上腺素、去甲肾上腺素)和 α、β 肾上腺素能受体结合后,促使钙离子流入细胞内,以及细胞内贮存钙离子释放,其结果为细胞内可利用的钙离子增多,最后导致血压升高和心排血量增加。使用钙剂时对上述儿茶酚胺作用的影响很复杂,主要基于被兴奋受体类型和血钙的水平。临床上观察的结果也并不一致。低钙血症的重危患者,需要更多的升压药支持。

在心脏停搏缺血期心脏损伤很轻微,而在缺血性心肌恢复血流供应之后的再灌注早期,心肌损伤可明显增加,这是由于缺血期或灌注期大量的 Ca^{2+} 从细胞外进入细胞内引起的。对脑复苏的研究亦表明脑缺血、缺氧后的最初 4~6 min 脑细胞不一定死亡,而复苏后进行性脑灌注不足却可导致脑细胞死亡。其可能原因为 Ca^{2+} 内流增加,脑血管发生持续痉挛所致。细胞静息时 Ca^{2+} 通道关闭,细胞膜对 Ca^{2+} 的通透性很低,进入细胞内的 Ca^{2+} 极少。同时肌膜上的钙泵又以同样速度将细胞内 Ca^{2+} 泵出,使细胞内外的 Ca^{2+} 浓度梯度维持恒定。此外,Ca^{2+}-Na^+ 转换泵亦可影响 Ca^{2+} 转运。同时,细胞内 Ca^{2+} 则贮存于内质网和线粒体内,据此维持细胞内 Ca^{2+} 浓度于较狭窄的正常范围内。如上述生理过程受到损害,致细胞内 Ca^{2+} 浓度上升和超载,使细胞内的离子内环境失衡,从而激活各种有害的病理过程:① 激活 Ca^{2+} 依赖的脂肪酶、蛋白酶和核酸酶;② 游离脂肪酸的产生增多;③ 抑制线粒体产生 ATP,而 ATP 的消耗则增加。最终导致细胞功能减退,甚至死亡。

回顾性和前瞻性研究均表明,心搏骤停患者应用钙剂治疗是无效的。另外,有理论根据表明,补钙过多导致的高血钙可能对机体有害。只有高血钾、低血钙或钙通道阻滞剂中毒时,钙剂治疗有效,其他情况均不用钙剂治疗。如果需要补钙,可以按 2~4 mg/kg 的剂量给予 10% 氯化钙溶液。如仍需补钙,可在间隔 10 分钟后重复给药,10% 葡萄糖酸钙可给予 5~8 mL。

心跳停止时,可以出现低血钙。但使用钙剂却可以产生很多问题,在缺血和再灌注期,钙剂可产生有害的作用,并且还可以引起冠状动脉痉挛,血流减少,导致心肌缺血。同样,钙也可以减少脑血流以及促使脑血管痉挛加重和脑损害。据临床观察,心肺复苏时用钙剂,其成功率低于不用钙剂者。并且钙对室颤完全无效,相反,钙通道阻滞剂却具有保护作用。认为钙剂用于心肺复苏的指征如下:① 低钙血症:明确诊断心跳停止是由于低钙血症所致。② 高钾血症:高钾和由此引起的心律失常。③ 钙通道阻滞剂过量:如维拉帕米中毒时。④ 心脏电机械分离:同时 QRS 波增宽,其他方法无效时,可以用钙剂。

三、地高辛(详见第 4 章)

地高辛作为正性肌力药物在心血管急救中是限制使用的药物。地高辛通过减慢房室结传导,降低房扑或房颤患者的心室率。该药中毒剂量与治疗剂量相差很小,尤其是当低钾血症时更加明显。地高辛中毒可以导致严重的室性心律失常和心搏骤停。地高辛特异性抗体可用来治疗严重的地高辛中毒。

对慢性房颤患者,地高辛可以安全有效地控制其心室率。与前者相比对于阵发性房颤患者,该药疗效较差;对处于高交感神经活性状态(例如慢性充血性心力衰竭、甲状腺功能亢进或运动时)的患者,该药从整体上控制心率不佳。目前,人们更愿意静脉应用钙通道阻滞剂或 β 肾上腺受体阻滞剂来控制房颤患者心室率。对高交感神经活性状态 β 受体阻滞药可能比钙通道阻滞剂能带来更大的益处。

四、选择性磷酸二酯酶抑制剂（详见第 4 章）

氨利农和米利农是磷酸二酯酶Ⅲ抑制剂，具有正性肌力和扩血管特性。氨利农改善前负荷的效应较儿茶酚胺更加明显，对血流动力学的改善与多巴酚丁胺相似。磷酸二酯酶抑制剂已被批准用于治疗对标准治疗反应不佳的严重心力衰竭和心源性休克。对儿茶酚胺反应差及快速心律失常患者都是使用该药治疗的适应证。氨利农可以加重心肌缺血或加重室性早搏，所以使用时最好有血流动力学监测。瓣膜阻塞性疾病是使用该药的禁忌证。米利农治疗效果与氨利农相似，有一个较长的血浆半衰期，这使得更加不易调节滴速。在中等剂量时米利农可以与多巴酚丁胺合用，增加正性肌力作用。用药时可先给予一次静脉负荷量然后维持静滴 2～3 d。但对于肾功能不全患者需要调整用药剂量。

1. 作用机制与特点

选择性磷酸二酯酶抑制剂按结构可分为双吡啶类的氨力农(amrinone)和米力农(milrinone)，及咪唑类的依诺昔酮(enoximone)和匹罗昔酮(piroximone)。所有这类药物作用机制相似，主要通过选择性抑制磷酸二酯酶Ⅲ(PDEⅢ)，使心肌细胞内 cAMP 浓度增高，加快 Ca^{2+} 内流，同时增加肌丝对 Ca^{2+} 敏感性，从而增强心肌收缩。另外，细胞内 cAMP 的增加使体、肺循环血管扩张。结果是 CO 增加，SVR 和 PVR 降低，而 HR 和 MVO_2 不变。

2. 用法与剂量

与儿茶酚胺类药物不同，PDEⅢ抑制剂的有效剂量包括负荷量继以持续输注。而对于米力农的应用剂量，尤其是负荷量大小争论较多。对体外循环术后 CI<3L/(min·m²)的患者，分三组，分别使用米力农负荷量 25、50 或 75 μg/kg。结果显示三组患者用药后 CI 均明显增加，其中 50 和 75 μg/kg 组 CI 增加超过 30%，明显>25 μg/kg 组。但大剂量组需用去甲肾上腺素维持 MAP>50 mmHg 者明显多于小剂量组。因此，有作者认为：① 虽然米力农在一定剂量范围内，其对 CO、CI 的增加呈剂量依赖性，但由于其同时扩张体、肺血管，随着剂量增加，MAP 将明显下降；② 没有必要使用大剂量，因为并非所有患者都需使 CI 增加>30%；③ 为避免 MAP 剧烈波动，可联合其他正性肌力药物，米力农剂量也作适当调整。PDEⅢ抑制剂临床常用剂量见表 20-4。

表 20-4 PDEⅢ抑制剂临床常用剂量

PDEⅢ抑制剂	剂　　量
氨力农	
CPB	负荷量 1 mg/kg
	维持量 5～10 μg/(kg·min)
非 CPB	负荷量 0.75 mg/kg
	维持量 5～10 μg/(kg·min)

续表

PDEⅢ抑制剂	剂　　量
米力农	负荷量 25~75 μg/kg 维持量 0.25~1.0 μg/(kg·min)
依诺昔酮	负荷量 0.5~1 mg/kg 维持量 5~10 μg/(kg·min)

3. 临床应用

研究表明,对体外循环术后因低心排综合征撤机困难的患者,在儿茶酚胺类药不能生效时,加用氨力农或米力农,使治疗获得成功。实验研究证明,在缺血再灌注早期用药,效果更好。用药后左室功能明显改善,缺血区血流增加,而不增加心肌耗氧。另有研究表明,PDEⅢ抑制剂抑制血小板聚集,从而有益于减轻缺血再灌注损伤和降低 CPB 术后心肌梗死发病率。等待接受心脏移植患者资料显示,米力农能明显改善这类患者在等待心脏移植期间的心功能状态,在心力衰竭与心脏移植间起"桥梁"作用。据报道,在对其他正性肌力药物和主动脉内囊反搏无效患者,应用米力农负荷量 50 μg/kg,继以 0.5 μg/(kg·min)维持,使血流动力学稳定,心律失常减轻,米力农连续应用 17 天,直到获得心脏移植,未见任何不良反应。心脏移植术后研究表明,心脏移植术后去除神经支配心脏,其 β 受体的密度和分布($\beta_1:\beta_2$)将出现永久性改变,传统的儿茶酚胺类药物往往难以取得预期治疗效果。研究发现,依诺昔酮能使这类患者心室收缩性明显增加,有效率达 89%。

五、正性肌力药物临床应用进展-联合用药

联合用药是近年来正性肌力药物临床应用研究的热点与发展趋势。早在 1986 年报道,在重症充血性心力衰竭患者(平均 EF<0.21)联合应用氨力农和多巴酚丁胺,与单用氨力农和多巴酚丁胺相比,CI 明显增加。之后,许多学者相继在对传统儿茶酚胺类药无效的难治性 CHF 和体外循环术后心肌抑制等患者,研究了 PDEⅢ抑制剂(氨力农、米力农等)与儿茶酚胺类正性肌力药物(肾上腺素、去甲肾上腺素、多巴胺及多巴酚丁胺)联合应用。一致认为联合用药是增强心肌收缩最强效的药物治疗方法。因为:① 二类药物作用机制不同,理论上讲,联合应用应有协同或互补作用,使疗效增加;② 据报道,对存在 β 受体下调的慢性心力衰竭患者,联合用药可促进 β 受体反应性的恢复;③ PDEⅢ抑制剂的正性肌力作用呈剂量依赖性,随剂量增加正性肌力作用增强,但其扩血管作用也更为明显。单独应用时往往导致 MAP 下降和反射性 HR 增快,而需用儿茶酚胺类药防止或纠正。

有报道在 40 例 CABG 患者,于停体外循环后比较了氨力农和肾上腺素联合应用与单独应用氨力农或肾上腺素对患者血流动力学影响。氨力农或肾上腺素的剂量分别为 1.5 mg/kg 单次静注和 0.03 μg/(kg·min)静脉维持。结果显示,单用肾上腺素或氨力农,与联合应用氨力农和肾上腺素都使患者 CO、SV、DO_2 及 LVSW 明显增加,三组分别使 SV

增加 12±6 mL、16±4 mL 和 30±4 mL，联合用药明显优于单独用药，并认为氨力农与肾上腺素对 SV 具有相加作用。

越来越多的研究表明，氨力农或米力农与儿茶酚胺类药联合应用在 CPB 术后伴低排综合征或脱离体外循环困难的患者的治疗中取得良好效果。也有报道在 19 例脱离体外循环困难的患者联合氨力农和去甲肾上腺素，用药后 20 min 内均获成功撤机，CI 接近术前水平，并推荐氨力农联合肾上腺素作为这类患者的一线治疗药物。

第二节 CPR 中应用的血管收缩药

临床上常用的血管收缩药主要是肾上腺素能受体激动剂，包括儿茶酚胺类和非儿茶酚胺类。肾上腺素能受体分布及其效应见表 20-5，肾上腺素能受体激动药（血管收缩药）分类见表 20-6。

表 20-5 肾上腺素能受体分布及效应

效应器官	受体类型	作用
心脏		
传导系统	β_1	心率和传导加快++
心房肌	β_1	收缩性和传导增快++
心室肌	β_1 和 α_1	收缩性、传导性、自律性及异位节律增加++
小动脉		
皮肤、黏膜	α	收缩+++
骨骼肌	α,β_2	收缩+，舒张++
腹腔内脏	α,β_2	收缩+++，舒张+
冠状动脉	α,β_2	收缩+，舒张++
脑	α,β	收缩±，舒张
肺	α,β_2	收缩+，舒张
肾	α,β_1,β_2	收缩+++，舒张+
静脉	α,β_2	收缩++，舒张++
肾脏	β_1	肾素分泌++
心血管中枢	α_1	促进去甲肾上腺素释放

表 20-6 肾上腺素能受体激动药（血管收缩药）分类

分类	药物
α 肾上腺素能受体激动 （α 激动药）	
① 非选择性 α 激动药	去甲肾上腺素、间羟胺

续表

分　类	药　物
② α₁激动药	甲氧明、去氧肾上腺素
α,β激动药	肾上腺素、多巴胺、麻黄碱、美芬丁胺

一、血管加压素（详见第12章）

血管加压素（AVP）实际上是一种抗利尿激素。当给药剂量远远大于其发挥抗利尿激素效应时，它将作为一种非肾上腺素能样的周围血管收缩药发挥作用。血管加压素是通过直接刺激平滑肌 V_1 受体而发挥作用。平滑肌的收缩可产生一系列的生理效应，包括皮肤苍白、恶心、小肠痉挛、排便感和支气管痉挛，对女性还可引起子宫收缩。如果动脉给药，血管加压素因其对血管的收缩作用，对食管静脉曲张破裂出血有良好的治疗效果。此外，在腹部血管造影时，血管加压素可以促进胃肠道平滑肌收缩，减少肠道内气体的影响。对意识清醒的冠心病患者并不建议使用该药，因为该药增加周围血管阻力作用可诱发心绞痛的发作。在正常循环的模型中，血管加压素的半衰期为 10~20 min，这较心肺复苏时肾上腺素的半衰期要长。

复苏成功患者的内源性血管加压素水平明显高于未能建立自主循环者。这一发现说明，外源性血管加压素可能对心搏骤停患者有益。短暂心室颤动后行 CPR 时，血管加压素可增加冠脉灌注压、重要器官的血流量、室颤振幅频率和大脑氧的输送。类似结果也在心搏骤停和电机械分离较长时间后出现。而且血管加压素在自主循环恢复后不会造成心动过缓。

CPR 时血管加压素与 V_1 受体作用后可引起周围皮肤、骨骼肌、小肠和脂肪血管的强烈收缩，而对冠脉血管和肾血管床的收缩作用相对较轻，对脑血管亦有扩张作用。因该药没有 β 肾上腺素能样活性，故 CPR 时不会引起骨骼肌血管舒张，也不会导致心肌耗氧量增加。联合应用血管加压素和肾上腺素与单独应用血管加压素相比，两者对左心室心肌血流量的影响相似，前者可以显著地降低脑血流量。尽管在 CPR 时血管加压素可以降低猪和人的血清儿茶酚胺水平，但目前尚不能肯定该药可以降低心肌耗氧量。重复给予血管加压素对维持冠脉灌注压高于临界水平的效果较肾上腺素好，而这一压力水平的维持与自主循环的恢复密切相关。在复苏后期，血管加压素不增加心肌耗氧量，因由压力感受器介导的心动过缓（对一过性高血压的反应）保持不变。而且此时心脏指数的降低是一过性的，在不用其他药物治疗的情况下可以完全恢复。尽管复苏成功患者应用血管加压素后可以导致内脏血流的减少，CPR 后静滴小剂量的多巴胺可在 60 min 内恢复血流至基础状态。临床上有些初步研究表明，血管加压素可能会使院外室颤患者恢复自主循环的可能性增加。而且对标准 ACLS 反应差的心搏骤停患者，血管加压素有时可以升高血压和恢复自主心律。临床研究也类似结果发现,大约 40 min ACLS 不成功的患者,10 人中有 4 人对血管加压素有较好反应,冠脉灌注压平均增高 28 mmHg。一项小型院外室颤的临床调查中(n=10),应用血管加压素(40 U 静注)复苏成功,并生存 24 h 的患者人数明显多于使用肾上腺素者(1 mg 静注),但两者出院后院外存活率无显著差异。动物实验、临床试验和体外实验研究均表明,如果心脏停搏时间较长,血管加压素治疗效果特别好,这是因为酸血症时肾上腺素样缩血管药物作用迟钝,而血管加压素作用不受影响。总之,血管加压素是一种有效的血管收缩药,可以用来治疗伴有顽固性休克的室颤患者,可作为除肾上腺素外的另一种备选药物。血管加压素可能对心跳停搏和电机械分离有效,目前尚缺乏足够的资料来建议使用血管加压素。对于应用肾上腺素后仍未恢复心率的患者,应用该药可能有效,但无足够的资料来评价血管加压素对这类患者的有效性和安全性。尽管目前尚无对照研究结果,但 2005 年 AHA CPR 指南推荐血管加压素(40 U)在心肺复苏中单独应用或与肾上腺素联合应用。

心搏骤停患者接受 CPR 之前血浆血管加压素的浓度可以达到 193 pg/mL。能够保持自主循环的患者体内血管加压素的水平无论是在 CPR 前还是在 CPR 过程中都明显高于没有自主循环的患者。AVP 的血管加压作用可能改善器官灌注,从而影响复苏。当使用肾上腺素进行 CPR 不成功时,血管加压素可以增加部分患者的冠脉灌注压。试验性 CPR 方案包括任选血管加压素或肾上腺素治疗,血管加压素在增加重要器官血流灌注包括脑血流方面优于肾上腺素,并且可以显著增加复苏的成功率。CPR 中应用血管加压素可以增加冠脉的横径。AVP(40U)静脉给药也可以气管内给药或骨髓腔内注射。

目前只有两项关于 AVP 作为最初的血管加压药用于 CPR 的前瞻性研究。40 名院外发生室颤的患者除颤无效,使用肾上腺素(1 mg 静注)或 AVP(40U 静注)治疗。结果显示使用血管加压素组复苏成功及存活超过 24 h 的病例数远远超过肾上腺素组,200 名在住院期间进行 CPR 的患者随机分为 2 组,分别接受肾上腺素(1 mg 静注)或 AVP(40U 静注)治疗,并没有发现两者在维持自主循环及生存率方面的差异。这些研究结果的不同可能和所选的研究人群(住院患者与院外患者以及复苏开始的时间)不同有关。我们需要进行严格的随机对照研究来验证已有的动物实验和有限的临床报道,关于血管加压素的最佳给药时间与最合适剂量也有待进一步研究。

二、内皮素-1(ET-1)

目前,关于肾上腺素在动物室颤模型中的试验表明其能增加心脏灌注,因而能提高 ROSC 和复苏成功率。因其 α 肾上腺素受体作用使外周血管收缩,可增加主动脉舒张压、CPP 时,增加心肌灌注,β 肾上腺素能增加心肌氧耗。而 ET-1 是内皮细胞分泌的多肽之一,是一种不具有 β 肾上腺素效应的血管收缩剂,ET-1 通过非肾上腺素介导的增加内皮细胞内钙离子的浓度而收缩血管。动物试验表明其对心肌具有正性肌力和变时效应,能增加平均动脉压和外周血管阻力。而在临床心肺复苏中,生存者维持一个正常的或较高的ET-1的水平,而非生存者的ET-1水平逐渐减少。由于新的强有力的血管收缩剂如血管加压素和ET-1,能增加血管收缩,结果导致CPP增加。早期(1996)有文献报道联合肾上腺素和血管加压素比单独运用肾上腺素能改善CPP,但没有对复苏结果进行研究。而进一步的研究表明,在犬模型中联合使用内皮素1和肾上腺素较单用肾上腺素能改善CPR期间的CPP和平均动脉压,提高ROSC。但复苏中ET-1组呼吸末二氧化碳浓度明显降低,表示心脏排血量降低,且复苏成功率在ET-1组也明显降低,可能是过度血管收缩产生的不良反应。过度血管收缩是目前ET-1、肾上腺素、血管加压素、其他血管收缩药物等不利的一面。目前还没有关于ET-1用于临床CPR的大规模研究报道,因此,在CPR中的应用ET-1仍有待于进一步的研究。

三、去甲肾上腺素(详见第12章)

四、去氧肾上腺素(详见第12章)

五、麻黄碱(详见第12章)

六、间羟胺(详见第12章)

七、甲氧明(详见第12章)

第三节 CPR中应用的血管扩张药

一、常用血管扩张药

(一)硝普钠(详见第13章)

静脉滴注0.01%溶液,开始按0.5～3 μg/(kg·min)速度滴注,持续监测血压,按需调节,2～3 min后血压下降,降压速度直接与滴注速度成正比例,调整滴速一般于4～6 min就可使血压下降至预期目标。停止滴注后一般在1～10 min血压即回升。

(二)硝酸甘油(详见第13章)

通常用0.01%溶液静脉滴注,开始速率1 μg/(kg·min),观察效应,调节滴速,一般达0.5～5 μg/(kg·min)就能使血压降至所需要的水平。停药后血压回升较硝普钠为慢,平均需9 min(4～22 min)。短时间降压,可1次静脉注射1 μg/kg,1～3 min出现降压作用,持续5～10 min,需要时可重复注射。

(三)乌拉地尔(详见第13章)

具有周围α拮抗及中枢调节脑内5-羟色胺受体双重机制,使血管扩张,也可用于控制性降压而无交感活性，也不影响颅内压。静脉注射 12.5~25 mg，5 min 后可重复，也可用 0.25% 溶液持续静脉输注 8~18 μg/(kg·min)。但增加剂量不能加大降压程度，只能维持中度低血压。老年患者应减量。不良反应多为轻微和暂时性的，主要有头昏、低血压、恶心、头痛、软弱和心悸等。

(四) 钙通道阻滞剂(详见第 7 章)

尼卡地平使周围血管扩张而降压，同时也扩张脑血管及冠状血管，还可维持心肌收缩及心排血量而不产生心动过速。降压时应小心维持滴速在 100~250 μg/(kg·h)，血压过低可用去氧肾上腺素。用尼莫地平 600~800 μg/h 或 0.5 μg/(kg·min) 滴注降压，停药后 5~30 min 即可使血压恢复，也不产生反跳性高血压，且有防治脑水肿的效应。

(五) 腺苷(详见第 13 章)

鉴于腺苷具有扩张外周血管和调节心血管功能的作用，已将腺苷制剂用于控制性降压，对其性能进行系统研究和评价，证实腺苷控制性降压的效能比硝普钠等其他降压药为佳。腺苷降压最主要的特点是起效快、降压平稳和停药后迅速恢复。无快速耐药性，亦不出现反跳性高血压和心率增快现象，临床剂量也无毒性反应，具有一定优点：① 腺苷与心脏传导系统和冠状循环：腺苷静滴可见心率减慢，随滴速增快可出现房室传导阻滞，这与腺苷直接抑制窦房结自律性有关，还与腺苷抑制交感活动，减少儿茶酚胺释放和抑制肾素释放有关。腺苷降压中，心率减慢适中，有利于心室充盈，每搏量和冠脉血流增加，心脏作功可减少。但应强调，腺苷用量过大，可致窦性心动过缓甚至停搏，因此，需避免逾量用药，对并存心脏传导系统疾患和冠心病尤需慎用。腺苷降压期间心排血量可增加 18%~44%，这主要与周围血管扩张、阻力降低，心脏后负荷减轻以及静脉血管无明显扩张、静脉回流和心室充盈并不减少有关。因此，腺苷降压期间，由于心排血量增加和冠状血管阻力降低，可使冠脉血流量和心肌供氧增加，同时，由于心率减慢，可使心脏作功减少和心肌耗氧降低，两方面的效应保证了腺苷降压的安全性，心肌的氧供需平衡有充分保证。② 腺苷降压与脑血流和脑代谢：将腺苷降压用于脑血管瘤手术，发现脑动静脉血氧含量差减少 37%，乳酸无增加，提示脑供氧充足。③ 腺苷降压与肝肾血流：腺苷降压时，由于门脉血流的增加与心排血量的变化相一致，门脉血流的增加足以代偿肝动脉血流的减少，因此，肝总血流量仍可保持不变，肝脏代谢不受影响。腺苷降压中，肾血管处于收缩状态，肾血流量相应减少，肾小球滤过率下降，尿量减少，但血浆肌酐浓度并不增高，这可以说明肾功能尚未受到损害。

二、并发症和注意事项

降压失当，超越生理代偿限度时，必然会发生脑、心和肾等各种并发症，以及降压药逾量会引起组织中毒以致死亡。常见的有：① 脑栓塞和脑缺氧；② 冠状动脉供血不足、栓塞、心力衰竭和心搏骤停；③ 肾功能不全、少尿、无尿；④ 血管栓塞；⑤ 呼吸功能障碍；

⑥反应性出血;⑦持续低血压和苏醒延迟等,严重者足以致命。并发症和死亡与降压适应证掌握不妥有关,也与降压管理技术失误,降压过甚,持续时间过长或监护不严有关。近年来随着对控制性降压技术的深入了解、新药的选用,适应证的严格掌握和各项管理规则的遵循,并发症已显著减少,但对严重冠心病患者施行降压尚缺乏确切保证,以慎用或不用为宜。

降压期间,随着灌注压降低,血流相应减慢,对真性红细胞增多、脱水、血流滞缓或血管内膜损伤患者将增加血栓形成的机会。血栓形成和血管栓塞可以是引起各种并发症和死亡的主要原因之一。降压前应用小剂量(0.5 mg/kg)肝素,并注意输液、输血比例,可减少血栓形成的机会。

降压后的护理很重要,搬动患者要轻慢,各项监测至少持续至患者心血管状态稳定,定期记录各项生命体征指标,注意保持呼吸道通畅和吸入氧浓度。使用神经节阻滞药的患者,对镇痛药常很敏感,会造成呼吸和循环抑制,使用时宜减量。

第四节 CPR中应用的抗心律失常药

一、常用的抗心律失常药(表20-7,表20-8)

表20-7 常用的抗心律失常药

药物	药理作用	药动学	适应证	禁忌证	剂量和用法
利多卡因(lidocaine)(ⅠB类)	①降低浦肯野纤维自律性;②缩短动作电位时程;③减慢传导;④降低后除极电位幅度	静注5 min血药达高峰,维持15~30 min,有效血药浓度3~5 μg/mL。半衰期90~120 min,72%肝代谢,<10%经肾排出	①主要用于室性心律失常;②尤其适用于急性心肌缺血或心肌梗死引起的心律失常		静注50~100 mg(1~2 mg/kg),以后2~4 mg/min,20~80 μg/(kg·min)维持,总量<1 500 mg/24 h
美西律(mexiletine)(ⅠB类)	抑制除极速率而不改变静息电位或动作电位时程,其他作用与利多卡因类似	静注1~2 min见效,有效血药浓度0.5~2.0 μg/mL,半衰期10~11 h,主要肝代谢,10%经肾排出	①有症状的室性心律失常;②难治性心律失常;③强心苷中毒的心律失常	①房室传导阻滞;②未经洋地黄化的房颤或房扑	静注250 mg,然后500 mg,1次/6 h
苯妥因(phenytoin)(ⅠB类)	①降低窦房结和浦肯野纤维自律性;②缩短不应期;③抑制和降低心肌应激性	口服8~12 h血药达高峰,半衰期22~24 h。有效血药浓度10~12 μg/mL,主要肝代谢	特别适用于强心苷中毒所致的各种心律失常	低血压、心动过缓、房室阻滞、严重心肝肾衰竭、孕妇	缓慢静注50~100 mg,每隔15 min可重复1次,最大量10~15 mg/kg

围术期心血管治疗药

续表

药物	药理作用	药动学	适应证	禁忌证	剂量和用法
普罗帕酮（心律平）(propafenone)（ⅠC类）	①降低0相最大上升速率，减慢传导；②轻度延长动作电位时程和有效不应期；③中度β—受体和钙离子拮抗作用	口服吸收迅速，2～3 h血药达峰值，有效血药浓度0.2～3.0 μg/mL，半衰期8 h，主要肝代谢	①室上性或室性心动过速或异位搏动；②预激综合征；③复律后室颤	①心力衰竭、严重低血压和心动过缓、心内传导阻滞及病窦；②严重POCD	静注1～2 mg/kg，或70 mg稀释于葡萄糖液20 mL中，缓慢静注5～10 min
艾司洛尔(esmolol)（Ⅱ类）	降低窦房结自律性和房室结传导性	静注利用率高，消除半衰期9～10 min，主要由红细胞水解消除，并经肾排出	①快速室上性心律失常；②急性心肌梗死和不稳定性心绞痛；③高血压	严重心动过缓和房室传导阻滞、心力衰竭、POCD	静注0.5 mg/kg，然后100～500 μg/(kg·min)维持
胺碘酮（乙胺碘呋酮）(amiodarone)（Ⅲ类）	①降低窦房结自律性，抑制浦肯野纤维和房室结传导；②延长动作电位和有效不应期；③非竞争性α和β受体阻滞作用	静注5～10 min见效，有效血药浓度1.0～2.5 μg/mL，半衰期10～11 h，主要由肝代谢	最有效的抗心律失常药之一，可治疗难治性的房性或室性心律失常	①窦房、房室或室内传导阻滞；②碘过敏、孕妇或哺乳期妇女	缓慢静注2～3 mg/kg，然后900 mg 24 h内持续静脉输注。最大剂量2 g/24 h
溴苄铵(bretylium)（Ⅲ类）	①延长动作电位和有效不应期，阻止折返；②降低损伤区和正常组织间膜电位差别，提高传导速度和室颤阈值	静注15 min起效，4 h作用最强，有效血药浓度0.5～1.5 μg/mL，半衰期5～10 h，主要以原型经肾排出	室速、室颤，尤其是经历除颤和心外按压的患者		静注5～10 mg/kg，总量20～30 mg/kg；维持5 mg/kg，1次/6 h或1～2 mg/(kg·min)静脉滴注
维拉帕米（异搏定）(verapamil)（Ⅳ类）	①降低窦房结自律性；②抑制房室结传导；③抑制延迟后除极	静注1～3 min生效，有效血药浓度80～100 μg/mL，半衰期3～5 h，主要肝代谢	①室上性心律失常；②心绞痛和高血压	①房室阻滞、房颤并预激、心源性休克或哮喘；②已用β阻滞剂	静注20～50 μg/(kg·min)，或2 mg稀释至20 mL缓慢静注
腺苷(adenosine)	开放钾通道，除极细胞膜，取消钙离子通道开放所需膜极性，抑制窦房结的自律性和房室传导		①室上性心律失常及房室折返性心动过速；②儿童阵发性室上性心动过速	①Ⅱ度～Ⅲ度房室传导阻滞及病窦综合征；②药物过敏者	腺苷6 mg，如需可再次给药6～12 mg；三磷酸腺苷（ATP）10～20 mg缓注
去乙酰毛花苷丙（西地兰）(cedilanid-D)	降低窦房结自律性和房室结传导性，降低心房肌应激性	静注10～30 min起效，1～3h达高峰，3～6 d药效消失	①室上性快速心律失常；②快速房颤或房扑；③中、重度收缩性心力衰竭	①洋地黄中毒；②肥厚梗阻性心肌病伴心力衰竭；③房室阻滞	0.2～0.4 mg稀释到20 mL缓慢静注，必要时重复，总量1.0～1.2 mg
硫酸镁	①纠正低镁，降低自律性和传导，阻止折返；②降低兴奋性		①室上性心动过速；②洋地黄中毒、低钾性心律失常；③室速或尖端扭转室速		1.0～2.5 g稀释至20～40 mL缓慢静注，或2.5 g加入500 mL葡萄糖液静滴

表 20-8　常用抗缓慢心律失常药物药理和用法

药　物	适　应　证	剂量和用法	主要不良反应
异丙肾上腺素	高度或完全房室传导阻滞、病窦综合征、尖端扭转型室速	加入 5% 葡萄糖液静脉输注，2～10 μg/min	头痛、眩晕、震颤、皮肤潮红、恶心、心绞痛加重、快速心律失常
麻黄碱	高度或完全房室传导阻滞	肌内或皮下注射 15～30 mg/次	神经过敏、眩晕、失眠、快速心律失常、高血压
肾上腺素	高度或完全房室传导阻滞、心搏骤停	静脉输注 2～10 μg/min	神经过敏、面色苍白、震颤、高血压、快速心律失常
阿托品	病窦综合征、房室传导阻滞	0.5～1 mg 肌内或静注	口干、眩晕、尿潴留、青光眼加重、快速心律失常
克分子乳酸钠	酸中毒或高血钾引起的房室传导阻滞、心搏骤停	快速静脉输注 25～50 mL，继而 5～7 mL/kg，在数小时内静脉输注	心力衰竭、碱中毒、低血钾、快速心律失常

二、抗心律失常药在 CPR 中应用

（一）治疗室速和室颤的药物

1. 利多卡因

利多卡因是治疗室性心律失常的药物，对急性心肌梗死（AMI）患者可能更为有效。利多卡因在心搏骤停时可用于：① 电除颤和给予肾上腺素后，仍表现为心室纤颤（VF）或无脉性室性心动过速（VT）；② 控制已引起血流动力学改变的室性早搏（PVC）；③ 血流动力学稳定的 VT。给药方法：心搏骤停患者，起始剂量为静注 1.0～1.5 mg/kg，快速达到并维持有效治疗浓度。顽固性 VF 或 VT，可酌情再给予 1 次 0.50～0.75 mg/kg 的冲击量，3～5 min 内给药完毕。总剂量不超过 3 mg/kg（或 >200～300 mg/h）。VF 或无脉性 VT 当除颤和肾上腺素无效时，可给予大剂量的利多卡因（1.5 mg/kg）。只有在心搏骤停时才采用冲击量疗法，但对心律转复成功后是否给予维持用药尚有争议。有较确切资料支持在循环恢复后预防性给予抗心律失常药物，持续用药维持心律的稳定是合理的。为了维持有效的利多卡因血浆浓度 3～6 μg/mL，静脉滴注速度最初应为 1～4 mg/min，或 20～80 μg/(kg·min)，若再次出现心律失常应小剂量冲击性给药（静注 0.5 mg/kg），并加快静滴速度（最快为 4 mg/min）。

2. 胺碘酮

静脉使用胺碘酮的作用复杂，可作用于钠、钾和钙通道，并且对 α 受体和 β 受体有阻滞作用，可用于房性和室性心律失常。临床应用于：① 对快速房性心律失常伴严重左心功能不全患者，在使用洋地黄无效时，胺碘酮对控制心室率可能有效。② 对心脏停搏患者，如有持续性 VT 或 VF，在电除颤和使用肾上腺素后，建议使用胺碘酮。③ 对控制血流动力学稳

定的 VT、多形性 VT 和不明起源的多种复杂心动过速有效。④ 可作为顽固的阵发性室上性心动过速（PSVT）、房性心动过速电转复的辅助措施，以及心房纤颤（AF）的药物转复。⑤ 可控制预激房性心律失常伴旁路传导的快速心室率。对严重心功能不全患者静注胺碘酮比其他抗房性或室性心律失常药物更适宜。如患者有心功能不全，射血分数<40%或有充血性心力衰竭征象时，胺碘酮应作为首选的抗心律失常药物。在相同条件下，胺碘酮的作用更强，而较其他药物致心律失常的可能性更小。给药方法为先静注150 mg/10min，后按 1 mg/min 持续静滴 6 h，以后 18 h 再减量至 0.5 mg/min。对再发或持续性心律失常，必要时可重复给药 150 mg。一般建议，每日最大剂量不超过 2 g。有研究表明，胺碘酮相对大剂量（如 125 mg/h）持续 24 h（全天用量可达 3g）时，对 AF 有效。心搏骤停患者如为 VF 或无脉性 VT，初始剂量为 300 mg，溶于 20～30 mL 生理盐水或葡萄糖液内快速静注。对血流动力学不稳定的 VT 及反复或顽固性 VF 或 VT，应增加剂量再快速静推150 mg，随后按 1 mg/min 的速度静滴 6 h，再减至 0.5 mg/min，每日最大剂量不超过 2 g。二项双盲随机对照临床研究指出，在院外用胺碘酮 3 mg/kg 治疗难治性室颤无脉性室速，与安慰剂或利多卡因 1.5 mg/kg 比较可以提高入院后患者的存活率。另有人体和动物研究证明胺碘酮可改善 VF 和 VT 对除颤的反应。胺碘酮主要不良反应是低血压和心动过缓，预防的方法是减慢给药速度，若已出现临床症状，可通过补液，给予加压素、正性变时药或临时起搏。胺碘酮通过改变旁路传导而对治疗室上性心动过速有效。虽对胺碘酮治疗血流动力学稳定的室性心动过速（VT）研究不多，但对于治疗血流动力学不稳定的 VT 或 VF 效果较好。胺碘酮和普鲁卡因胺一样均有扩血管和负性肌力的作用，这些作用会使血流动力学变得不稳定，但常与给药的量和速度有关，而且通过血流动力学观察，静脉应用胺碘酮较普鲁卡因胺有更好的耐受性。静脉注射索他洛尔、普罗帕酮、氟卡尼对室上性心动过速，包括有或无提前激动的房性心律失常均有效。有缺血性心脏病患者应用 Ic 类药物如氟卡因和普罗帕酮，其死亡率增加，故对此类患者要避免应用 Ic 类药物。

3. 溴苄铵

其心血管作用较复杂，开始时释放儿茶酚胺，继而有神经节后肾上腺素能阻滞作用，可引起低血压，用于治疗心室颤动及室性心动过速。溴苄铵不用作抗心律失常的第一线药物，但当心室颤动应用电击除颤、肾上腺素、利多卡因治疗无效，或室性心动过速不能用利多卡因及普鲁卡因胺控制时，可应用溴苄铵，剂量为 250 mg 静注。

4. 钙通道阻滞剂（详见第 7 章）

不能延长心室或 H-P 系统的有效不应期，所以对慢性反复发作性室性心动过速无效。QRS 波增宽的心动过速都不能使用。但文献报道因缺血引起的室性心律失常，应用硝苯地平和维拉帕米疗效显著。此可能由于使冠状血流改善，减慢或抑制了缺血性心肌细胞的自律性和传导性。此外，维拉帕米对特发性室性心动过速有良好效果。

5. 碳酸氢钠

在心搏骤停和复苏后期,适当的肺泡通气是控制酸碱平衡的关键。高通气可以通过减少二氧化碳潴留,纠正呼吸性酸中毒。很少有研究表明,缓冲碱治疗可以改善预后。相反,有实验室和临床资料表明,碳酸氢盐的缺点:① 在动物实验中不能增强除颤效果或提高存活率;② 降低血管灌注压;③ 可能产生细胞外碱中毒的不良反应,包括血红蛋白氧饱和度曲线偏移或抑制氧的释放;④ 能导致高渗状态和高钠血症;⑤ 可产生二氧化碳和反常的细胞内酸中毒;⑥ 可加重中心静脉酸血症;⑦ 可使刚应用的儿茶酚胺失活。

心搏骤停和复苏时,由于低血流造成的组织酸中毒和酸血症是一动态发展过程。这一过程的发展取决于心搏骤停的持续时间和 CPR 时血流水平。目前关于在心搏骤停和复苏时酸碱失衡病理生理学的解释是,低血流条件下组织中产生的二氧化碳发生弥散障碍。所以在心搏骤停时,适当的肺泡通气和组织血流的恢复是控制酸碱平衡的基础,这就要求首先要进行胸外心脏按压,然后迅速恢复自主循环。目前实验室和临床研究尚无肯定的认识,血液低 pH 值会影响除颤成功率、影响自主循环恢复或短期的成活率。交感神经的反应性也不会因为组织酸中毒而受影响。只有在一定的情况下,应用碳酸氢盐才有效。如患者原有代谢性酸中毒、高钾血症或三环类或苯巴比妥类药物过量。此外,对于心跳停搏时间较长的患者,应用碳酸氢盐治疗可能有益。但只有在除颤、胸外心脏按压、气管插管、机械通气和血管收缩药治疗无效时方可考虑应用该药。应根据患者的临床状态应用碳酸氢盐。使用时,以 1 mmol/kg 作为起始量,如有可能应根据血气分析或实验室检查结果得到的碳酸氢盐浓度和计算剩余碱来调整碳酸氢盐用量,为减少发生医源性碱中毒的危险,应避免完全纠正碱剩余。

(二)治疗室上性心动过速的药物

1. 拉贝洛尔(labetalol,详见第 6 章)

又名柳胺苄心定(ibidomide)水杨酰胺衍生物,化学式为:5-{1-羟基-21[(1-甲基-3-苯丙基)氨基]乙基}水杨酰胺,有两个不对称中心,因而存在四种立体异构体,其药理作用略有不同,拉贝洛尔是四种立体异构体的等比例混合物。本品为结晶性粉末,无臭。易溶于乙醇,在乙醚或氯仿中几乎不溶,溶点为 186～187 ℃。静注 1 min 出现作用,10 min 达峰值,分布相半衰期为 18 min,排泄相半衰期为 3.3 h,本药主要在肝脏代谢,故肝功能不全者应予小剂量,代谢产物为葡萄糖醛酸化合物,40% 经胆汁从粪便排出,其余经肾排出。由于在体内的脂化甚少,故在脑组织中含量可忽略不计。拉贝洛尔竞争性地阻断 β_1、β_2 和 α_2 受体作用。降压效应主要通过阻断 α 受体引起外周血管扩张所致。本药对 α_1 受体的阻断作用约为酚妥拉明的 1/6～1/10,具有扩张支气管平滑肌和冠脉作用。对心脏 β 受体的阻断作用为普萘洛尔的 1/4,对血管及支气管平滑肌的作用为后者的 1/11 左右。该药本身的 α 与 β 受体阻断作用之比在静注时为 1:3。该药的降压效应中肾素不起主要作用,但对原是高肾素或高血管紧张素Ⅱ者,给药后使血浆肾素及血管紧张素水平显著降低。本药的降压效应还可能与兴奋血管平滑肌 $β_2$ 受体有关。该药对心绞痛有明显治疗作用,尤适用于高血压伴有心绞痛患者,该类患者术前常规β受体阻滞药治疗时,冠脉血流可因血压下降而减少,应用拉贝洛尔,阻断 $α_1$ 受体,降低外周血管阻力,增加冠脉血流。使用拉贝洛尔既可抵消冠状动脉阻力增高,防止心律失常,又同时阻断 $β_1$ 受体,减慢心率,减少心肌耗氧量。注意少数患者可见Ⅰ度房室传导阻滞。使用过程中如发生严重低血压和心动过缓,可应用大剂量α或β受体兴奋药,如去甲肾上腺素、去氧肾上腺素、异丙肾上腺素静脉滴注。支气管哮喘和各种缓慢型心律失常患者不宜使用拉贝洛尔。

2. 艾司洛尔(详见第6章)

超短效β受体阻滞药的结构设计,是在分子内引进一些代谢易变的基团,使在体内迅速降解。研究最多的是艾司洛尔(esmolol),化学式为甲基 3-[4-2-羟基-3-异丙胺(丙氧基)苯基]丙酸酯盐酸盐,由于其侧链的酯结构易被酯酶水解,血浆内半衰期只有10min,只能静脉给药,口服无效。为 $β_1$ 选择性阻滞药,总清除率 285 mL/min,超过正常肝血流量(20 mL/kg),分布 $t_{1/2}$ 8 min,表观分布容积(VB)3.43 L/kg,稳态分布容积(Vss)1.19 L/kg,以 300 μg/kg 速度静滴,5 min 即可达到稳态血浓度,作用达到高峰,停药 10~20 min 后,β作用基本消失。艾司洛尔主要由血中和红细胞内酯酶水解,形成甲醇和酸性代谢产物,健康人以每分钟 300 μg/kg 连续静滴 6 h,血中甲醇浓度远低于中毒水平,酸性代谢产物虽有β阻滞效应,但其强度为艾司洛尔的 1/320~1/1 500。停静脉滴注 24 h 以内 73%~88% 以酸性代谢产物形式从尿中排出,以原形尿中排出不到20%。艾司洛尔β受体阻滞作用的特点为:① 作用迅速、持续时间短。② 选择性地阻断 $β_1$ 受体,艾司洛尔心脏选择性指数为 42.7,普萘洛尔仅为 0.85。③ 作用强度弱,为美托洛尔的 1/5~1/10,普萘洛尔的 1/40~1/70。④ 无内源性拟交感活性。⑤ 无α阻滞作用。⑥ 虽有抑制心脏作用,但所需剂量远>β阻滞所需剂量,故无临床意义。艾司洛尔的电生理特点为:① 降低窦房结的自律性。② 降低房室结的传导性。③ 对房室结不应期和房室结逆行传导无明显改变,对心房肌、心室肌、希氏束和房室传导无直接影响,因此,艾司洛尔较少引起严重的房室传导阻滞。艾司洛尔在围术期应用较其他β受体阻滞药有更多的优点,主要用于室上性心动过速、心绞痛、心肌梗死和高血压的治疗。心脏病患者发生室上性心动过速时,心肌耗氧量明显增加,常诱发心绞痛和加重心力衰竭。艾司洛尔 50~300 μg/kg 用于控制室上性心动过速效果与普萘洛尔 3~6 μg/kg 相似,停药后艾司洛尔组心率迅速恢复正常,而普萘洛尔组 4~5 h 后心率仍低于正常水平。另有报道,艾司洛尔和地高辛合用可提高治疗房颤的有效率。用于心肌缺血的防治的实验研究表明,给狗阻断左前降支后 3 h,静滴艾司洛尔每分钟 100~150 μg/kg,持续 15 min,和对照组相比,用药组心肌梗死面积和再灌注损伤明显减少,对再灌注所致的心动过速也有明显的抑制作用。但在临床上是否能减少急性心肌梗死面积尚无明确报道。

3. 维拉帕米（详见第7章）

使股动脉的血流增加最多，其次为冠状动脉、肾和内脏血管。小量的硝苯地平即可使血管扩张，但不引起负性肌力、变时和变传导作用，治疗剂量引起血管扩张所导致的后负荷下降和反射性交感兴奋，可拮抗任何直接的负性肌力、变时和变传导作用，而其最终的血流动力学的影响可能为单纯的血管扩张。心排血量、心率和房室传导速率也可能会增加。维拉帕米几乎全被肝脏代谢，仅小部分以原形从肾排出。所以肝功能不良或肝血流减少者，其代谢减慢。代谢物70%经肾，15%经胃肠道排出，消除半衰期为3~7 h，与血浆蛋白结合率为90%。静脉注射后1~2 min，房室传导时间开始延长，持续6 h。静注后5 min出现抗心律失常的作用，持续6 h。扩张血管作用5 min时达高峰，持续30 min。以上结果说明维拉帕米易被房室结摄取和结合。静注0.075~0.15 mg/kg后，有效血浆浓度为125 μg/mL，静注后其血浆浓度变化为二室模式、$t_{1/2}\alpha=3.5$ min，$t_{1/2}\beta=110.5$ min。口服几乎全部吸收，但大部分首次经过肝脏代谢，生成无活性的游离酸及内酯，其中15%经胃肠道排出，75%经肾排出。与血浆蛋白结合率为92%。房颤房扑患者静注维拉帕米后可以减慢室率（多见于新近发生的房颤），个别患者能转为窦性心律。其起效时间较强心苷短。为安全起见，宜小剂量稀释后缓慢静注，每次1 mg，间隔1 min重复给药，给药过程中应严密监测血压和ECG。房颤合并预激综合征者，禁用维拉帕米。阵发性室上性心动过速（PSVT）维拉帕米能减慢房室结内传导，延长其有效不应期，在静脉用药时，有迅速消除PSVT的作用。剂量为0.05~0.1 mg/kg，或小儿1 mg，成人2~3 mg，缓慢静注，同时监测血压、ECG，其即时有效转复率为80%~100%，必要时30 min后再用1次。是目前治疗由A-V前向传导折返引起的窄QRS波PSVT的首选药物。对自律性增高所致的PSVT和其他类型的折返性PSVT也都有治疗效果。静滴量为40~50 μg/kg。对多源性房性心动过速，维拉帕米的效果不佳。

4. 尼卡地平（详见第7章）

对心肌和血管平滑肌的半数抑制浓度（IC_{50}）比为11.1∶1，能明显扩张血管，使收缩压、舒张压、平均动脉压、周围循环阻力、平均肺动脉压和肺小动脉楔压下降，而对心肌收缩力和左室舒张末压的影响较小，并且对容量血管的扩张作用不明显。尼卡地平扩张冠状动脉的作用最大，为硝苯地平的2倍，硝酸甘油的6倍，可以同时扩张大的冠脉动脉和其小分支，使冠脉血管阻力下降，冠脉流量增加，并且使冠脉血流量趋向于缺血的心肌区域，无冠脉窃血现象，还能促进心肌的氧合。有微弱的负性肌力作用，约为硝苯地平的1/10。由于它能降低后负荷，增加缺血心肌灌注，故可改善心功能，使每搏量、心排血量、心脏指数和射血分数增加，并使原有心力衰竭患者的心功能和临床症状改善。动物实验显示，中等剂量的尼卡地平可使左室的 dp/dt 和心排血量各升高 30%。尼卡地平不影响左室传导,尚有缩短窦房结恢复时间的作用,不会引起心律失常,但也无抗心律失常的作用。尼卡地平主要在肝脏代谢,其无活性的代谢物通过肠肝循环从粪便中排泄,仅 0.03% 以原形从肾脏排出。$t_{1/2}\alpha=1.5$ min,$t_{1/2}\beta=90$ min,血浆清除率为每小时 0.4~0.9 L/kg。常用剂量为:10~30 μg/kg 静注,2~10 μg/(kg·min) 静脉持续输注。

5. 普罗帕酮

普罗帕酮与氟卡尼属 Ic 类药物,可减慢传导并具有负性肌力作用。此外,该药可非选择性地阻断 β 受体。静脉用药能有效终止房扑或房颤,以及异位房性心动过速、房室折返性心动过速和与旁路有关的室上性心动过速,包括预激性房颤。由于有明显的负性肌力作用,左室功能受损者禁用。由于普罗帕酮与氟卡尼属于同一类抗心律失常药,已证实后者可增加心肌梗死患者的死亡率,因此对疑有冠心病的患者禁用本药。给药方法:静脉给药剂量为 1~2 mg/kg,给药速度为 10 mg/min。不良反应包括:心动过缓、低血压和胃肠道反应。

(三) 其他抗心律失常药

1. 异丙肾上腺素(详见第 8 章)

异丙肾上腺素是纯 β 受体激动剂,具有正性肌力作用和正性变时效应,可增加心肌氧耗、心排血量和心脏作功,对缺血性心脏病、心力衰竭和左室功能受损患者会加重缺血和心律失常。对已影响血流动力学的心动过缓,在用阿托品和多巴酚丁胺无效,又尚未行经皮或经静脉起搏处理时,给予异丙肾上腺素可作为临时性治疗措施。但在上述情况中,异丙肾上腺素均非作为首选药。小剂量使用时,异丙肾上腺素可加快心率,会引起血压升高以代偿血管扩张作用。用药方法:将 1 mg 异丙肾上腺素加入 500 mL 液体中,浓度为 2 μg/mL。建议静滴速度为 2~10 μg/min,并根据心率和心律的反应进行调节。治疗心动过缓必须非常小心,只能小剂量应用。大剂量时会导致心肌耗氧增加,扩大梗死面积并导致恶性室性心律失常。异丙肾上腺素不适用于心搏骤停或低血压患者。

2. 镁剂

严重缺镁也可导致心律失常、心功能不全或心脏性猝死。低镁时可能发生顽固性室颤,并阻碍 K^+ 进入细胞。紧急情况下,可将 1~2 g 硫酸镁用 100 mL 液体稀释后快速给药,1~2 min 注射完毕。但必须注意快速给药有可能导致严重低血压和心搏骤停。有学者建议,镁剂可能是治疗药物引起的尖端扭转型室速的有效方法,即使在不缺镁的情况下,也可能有效。给药方法:负荷量为 1~2 g(8~16 mmol),加入 50~100 mL 液体中,5~60 min 给药完毕,然后,静滴 0.5~1.0 g(4~8 mmol)/h,根据临床症状调整剂量和滴速。但不建议急性心肌梗死患者常规预防性补镁。心搏骤停者一般不给镁剂,除非怀疑患者心律失常是由缺镁所致或发生尖端扭转型室速。

(洪　涛　闻大翔　杭燕南)

参 考 文 献

1. Checketts MR, Gilhooly CJ, Kenny GNC. Patient-maintained analgesia with target-controlled alfentanil infusion after cardiac surgery: a comparison with morphine PCA. Br J Anesth, 1998, 80: 748—751.
2. Herry KM. The use of propofol for ICU sedation in patients following cardiac surgery. British Journal of Intensive Care, 1997, 7: 91—94.
3. Matta BF, Risdall J, Menon DK, et al. The effect of propofol on cerebral autoregulation after head injury: A preliminary report. Br J Anesth, 1997, 78(suppl 1): 72.
4. Segredo V, Caldwell JE, Wright PMC, et al. Do the pharmacokinetics of vecuronium change during prolonged administration in critical ill patients Br J Anesth, 1998, 80: 715—719.
5. Lee C. Intensive care unit neuromuscular syndrome. Anesthesiology, 1995, 83: 237—240.
6. Stadlbauer KH, Wenzel V, Krismer AC, et al. Vasopressin during uncontrolled hemorrhagic shock: Less bleeding below the diaphragm, more perfusion above. Anesth Analg, 2005, 101: 830—832.
7. Sharma RM, Setlur R. Vasopressin in hemorrhage shock. Anesth Analg, 2005, 101: 833—834.
8. Samia Elbaradie, M. D. Neuromuscular efficacy and histamine-release hemodynamic changes produced by rocuronium versus atracurium: a comparative study. J Egypt Natl Canc Inst, 2004, 16: 107—113.
9. Wang SH, Hsu KY, Uang YS. Long-term continuous infusion of propofol as a means of sedation for patients in intensive care unit: relationship between dosage and serum concentration. Acta Anaesthesiol Sin, 1998, 36: 93-98.
10. 杭燕南,庄心良,蒋豪,主编. 当代麻醉学. 第1版. 上海:上海科学技术出版社,2002,1373—1385.
11. Yves A, Debaveye MD, Greet H. 多巴胺在现代ICU中还有地位吗? 麻醉与镇痛(中文版),2005,1: 67—75.

附录 1　本书表格索引

第 2 章

表 2-1　常用心血管药物的配置浓度、剂量和泵速

第 3 章

表 3-1　肌松药对自主神经、组胺释放及心血管系统影响

第 4 章

表 4-1　儿茶酚胺引起的某些受体的效应

表 4-2　增强心肌收缩药的药理学特点

表 4-3　常用增强心肌收缩药对血流动力学的影响

第 6 章

表 6-1　β受体阻滞药的分类和药理学特点

第 7 章

表 7-1　钙通道阻滞剂的药代动力学

表 7-2　钙通道阻滞剂的心血管药理作用比较

第 8 章

表 8-1　抗心律失常药物分类

表 8-2　IA 类主要药物的药代动力学参数

第 9 章

表 9-1　室性心律失常的危险性分级

表 9-2　同步电复律和胸外除颤所需能量(J)

第 10 章

表 10-1　成人(≥18 岁)血压的分类和治疗

表 10-2　心血管危险因素

表 10-3　已知的高血压原因

表 10-4　主要降压药物选用的临床参考

表 10-5　高血压急症静脉注射用降压药

表 10-6　常用口服降压药

表 10-7　高血压联合用药

第 11 章

表 11-1　选择抗高血压药物的原则

第 12 章

表 12-1　常用血管收缩剂的药效学比较

表 12-2　常用血管收缩药

第 13 章

表 13-1　常用血管扩张剂的药理学比较

第 15 章

表 15-1　心力衰竭的主要病因和诱因

表 15-2　心力衰竭的分类及其症状、体征

表 15-3　常用 ACE 抑制剂剂量

第 19 章

表 19-1　利尿药分类及作用机制

表 19-2　不同利尿药对尿液和电解质(mmol/l)的比较

表 19-3　常用利尿药利尿作用的比较

表 19-4　常用利尿药推荐剂量和作用时间

表 19-5　治疗高血压的利尿药

第 20 章

表 20-1　肾上腺受体类型、分布及其主要作用

表 20-2　儿茶酚胺类药物与多培沙明临床作用特点

表 20-3　标准剂量和大剂量肾上腺素的出院率结果

表 20-4　PDEⅢ抑制剂临床常用剂量

表 20-5　肾上腺受体分布及效应

表 20-6　肾上腺受体激动药(血管收缩药)分类

表 20-7　常用的抗心律失常药

表 20-8　常用抗缓慢心律失常药物药理和用法

附录2 本书药物索引(Ch 章. 节)

DPI201-106	Ch4.6
GIK 液	Ch5.4 Ch18.3
阿罗洛尔	Ch10.2
阿米洛利	Ch10.2 Ch19.1 Ch19.3
阿替洛尔	Ch6.1 Ch8.3 Ch10.2
阿托品	Ch8.4 Ch9.2 Ch20.4
艾司洛尔	Ch2.3 Ch6.1 Ch6.2 Ch8.4 Ch9.2 Ch10.2 Ch11.3 Ch13.4 Ch14.1 Ch20.4
安搏律定(茚丙胺)	Ch8.4
氨苯蝶啶	Ch10.2 Ch19.1 Ch19.3
氨茶碱	Ch8.4
氨力农	Ch4.3 Ch4.8 Ch16.2 Ch18.3 Ch20.1
氨氯地平(络活喜)	Ch7.2 Ch10.2
胺碘酮(可达龙)	Ch2.3 Ch8.3 Ch8.4 Ch9.2 Ch20.4
奥美沙坦	Ch10.2
贝那普利(洛汀新)	Ch10.2
倍他洛尔	Ch6.1 Ch10.2
苯那普利	Ch10.2 Ch15.6
苯妥英钠	Ch8.3 Ch8.4 Ch20.4
比索洛尔	Ch6.1 Ch10.2 Ch15.6
吡布特罗	Ch18.3
苄氟噻嗪	Ch19.1 Ch19.3
丙吡胺(达舒平)	Ch8.3 Ch8.4
丙酮酸	Ch5.4
波生坦(全可利)	Ch16.2
波吲洛尔	Ch6.1
布美他尼	Ch19.1 Ch19.3

布新洛尔	Ch15.6
促红细胞生成素	Ch5.4
促甲状腺素释放激素	Ch18.3
醋丁洛尔	Ch6.1
单硝酸异山梨酯	Ch14.1
地巴唑	Ch10.2
地尔硫䓬(恬尔心)	Ch2.3 Ch7.1 Ch7.2 Ch7.3 Ch8.4 Ch9.2 Ch9.5 Ch10.2 Ch14.1
地高辛	Ch4.1 Ch4.8 Ch6.3 Ch9.2 Ch9.5 Ch15.6 Ch20.1
地拉普利	Ch10.2
多巴胺	Ch2.3 Ch4.2 Ch4.8 Ch12.1 Ch18.3 Ch20.1
多巴酚丁胺	Ch2.3 Ch4.2 Ch4.8 Ch12.1 Ch15.6 Ch18.3 Ch20.1
多培沙明	Ch4.8 Ch18.3 Ch20.1
多沙唑嗪	Ch10.2
厄贝沙坦	Ch10.2
恩卡尼	Ch8.3 Ch8.4
二氮嗪(速降平)	Ch10.2 Ch13.3
非洛地平(波依定)	Ch10.2
酚苄明	Ch18.3
酚妥拉明	Ch10.2 Ch13.3 Ch18.3
呋噻米	Ch10.2 Ch15.6 Ch19.1 Ch19.3
氟卡尼	Ch8.3 Ch8.4 Ch9.2
福辛普利(蒙诺)	Ch10.2 Ch15.6
辅酶 Q_{10}	Ch5.3
甘露醇	Ch19.2
甘油	Ch19.2
肝素	Ch17.5 Ch18.3
胍乙啶	Ch10.2
果糖二磷酸钠	Ch5.3
环磷腺苷	Ch5.3
环戊噻嗪	Ch19.1
己酮可可碱	Ch18.3
甲基多巴	Ch10.2

甲氧胺	Ch2.3 Ch12.1 Ch12.2
甲状腺素	Ch4.7
间羟胺	Ch12.1 Ch12.2 Ch18.3
降压灵	Ch10.2
肼屈嗪	Ch10.2 Ch13.3
卡托普利（开搏通）	Ch10.2 Ch15.6 Ch16.2
卡维地洛	Ch6.1 Ch6.2 Ch10.2 Ch15.6
坎地沙坦	Ch10.2
可乐定	Ch10.2 Ch11.3 Ch13.3
克分子乳酸钠	Ch20.4
克罗西丁	Ch18.3
奎尼丁	Ch6.3 Ch8.3 Ch8.4
喹啉酮类	Ch4.6
喹那普利	Ch10.2
拉贝洛尔	Ch2.3 Ch6.1 Ch6.2 Ch10.2 Ch13.3 Ch13.4 Ch20.4
拉西地平	Ch10.2
赖诺普利	Ch10.2 Ch15.6
劳卡尼	Ch8.4
乐卡地平	Ch10.2
雷米普利	Ch10.2 Ch15.6
利多卡因	Ch2.3 Ch8.3 Ch8.4 Ch9.2 Ch20.4
利美尼定	Ch10.2
利血平	Ch10.2
磷酸肌酸	Ch5.3
硫氮䓬酮	Ch8.3
硫马唑	Ch4.5
硫酸镁	Ch8.4 Ch9.2 Ch20.4
氯化钙	Ch4.4 Ch4.8 Ch20.1
氯噻嗪	Ch19.1 Ch19.3
氯噻酮	Ch10.2 Ch19.1 Ch19.3
氯沙坦	Ch10.2
螺内酯	Ch10.2 Ch15.7 Ch19.1 Ch19.3
洛沙坦（科素亚）	Ch10.2

附录2 本书药物索引(Ch 章.节)

麻黄碱	Ch12.1 Ch12.2
吗多明	Ch18.3
美托拉宗	Ch19.1 Ch19.3
美托洛尔	Ch6.1 Ch6.2 Ch8.3 Ch8.4 Ch10.2 Ch14.1 Ch15.6
美西律(慢心律)	Ch6.3 Ch8.3 Ch8.4 Ch20.4
咪达普利	Ch10.2
米力农	Ch2.3 Ch4.3 Ch4.8 Ch15.6 Ch16.2 Ch18.3 Ch20.1
米诺地尔(降压定)	Ch10.2
莫雷西嗪	Ch8.3
莫索尼定	Ch10.2
内皮素-1	Ch20.2
纳哚洛尔	Ch6.1
纳洛酮	Ch18.3
尼卡地平(佩尔)	Ch2.3 Ch7.1 Ch7.2 Ch10.2 Ch11.3 Ch13.3 Ch13.4 Ch20.3 Ch20.4
尼莫地平	Ch7.1 Ch7.2 Ch7.3 Ch13.4 Ch20.3
尼群地平	Ch10.2
尼索地平	Ch10.2
尿素	Ch19.2
哌唑嗪(脉宁平)	Ch10.2 Ch13.3
培哚普利(雅施达)	Ch10.2 Ch15.6
喷布洛尔	Ch6.1
匹莫苯	Ch4.5
葡萄糖酸钙	Ch4.4 Ch20.1
普伐他汀	Ch5.4
普鲁卡因胺	Ch8.3 Ch8.4 Ch9.2
普罗帕酮(心律平)	Ch8.3 Ch8.4 Ch9.2 Ch20.4
普萘洛尔(心得安)	Ch6.1 Ch6.2 Ch8.3 Ch8.4 Ch10.2
前列腺素 E_1	Ch13.4 Ch16.2
氢氟噻嗪	Ch19.1
氢氯噻嗪	Ch10.2 Ch19.1 Ch19.3
去甲肾上腺素	Ch2.3 Ch4.8 Ch12.1 Ch12.2 Ch18.3 Ch20.1
去纤苷	Ch18.3

去氧肾上腺素（新福林）	Ch2.3 Ch12.1 Ch12.2
去乙酰毛花苷	Ch4.1
群多普利	Ch10.2
噻利洛尔	Ch6.1
噻吗洛尔	Ch6.1
三磷酸腺苷	Ch5.3 Ch13.3 Ch13.4
三氯噻嗪	Ch19.3
山莨菪碱	Ch18.3
山梨醇	Ch19.2
肾上腺素	Ch2.3 Ch4.2 Ch4.8 Ch6.3 Ch8.4 Ch9.2 Ch12.1 Ch18.3 Ch20.1 Ch20.4
双氢克尿塞	Ch19.1
索他洛尔（心得怡）	Ch8.3 Ch8.4 Ch10.2 Ch14.1
他前列烯	Ch18.3
碳酸氢钠	Ch20.4
糖皮质激素	Ch5.4
特布他林	Ch18.3
特拉唑嗪（高特灵）	Ch10.2
替米沙坦	Ch10.2
托拉塞米	Ch19.1 Ch19.3
维拉帕米（异搏定）	Ch6.3 Ch7.1 Ch7.2 Ch7.3 Ch8.3 Ch8.4 Ch9.2 Ch9.5 Ch10.2 Ch14.1 Ch20.4
乌拉地尔（亚宁定）	Ch10.2 Ch11.3 Ch13.3 Ch13.4 Ch20.3
乌司他丁	Ch5.4 Ch17.6 Ch18.3
西地兰	Ch4.1 Ch20.4
西地那非	Ch16.2
西拉普利（一平苏）	Ch10.2 Ch15.6
腺苷	Ch5.4 Ch8.4 Ch13.3 Ch9.2 Ch13.3 Ch13.4 Ch20.3 Ch20.4
硝苯地平（心痛定，拜新同）	Ch6.3 Ch7.1 Ch7.2 Ch7.3 Ch10.2 Ch13.3 Ch14.1 Ch16.2 Ch18.3
硝普钠	Ch2.3 Ch10.2 Ch11.3 Ch13.3 Ch13.4 Ch15.6 Ch18.3 Ch20.3

硝酸甘油	Ch2.3 Ch6.3 Ch10.2 Ch11.3 Ch13.3 Ch13.4 Ch14.1 Ch15.6 Ch18.3 Ch20.3
硝酸异山梨酯(异舒吉)	Ch2.3 Ch6.3 Ch14.1 Ch15.6
缬沙坦(代文)	Ch10.2
心肌营养素-1	Ch5.3
辛伐他汀	Ch5.4
溴苄铵	Ch20.4
溴苄胺	Ch8.3 Ch8.4
血管加压素	Ch12.1 Ch20.2
血管紧张素Ⅱ	Ch12.1
一氧化氮	Ch16.2
伊贝沙担(安搏维)	Ch10.2
伊那地平	Ch13.3
依洛前列素	Ch16.2
依那普利	Ch10.2 Ch11.3 Ch13.3 Ch15.6
依诺昔酮	Ch4.3 Ch4.8 Ch20.1
依他尼酸	Ch19.1 Ch19.3
胰高血糖素	Ch4.8 Ch18.3
乙酰唑胺	Ch19.1
异丙肾上腺素	Ch2.3 Ch4.8 Ch6.3 Ch8.4 Ch9.2 Ch18.3 Ch20.1 Ch20.4
抑肽酶	Ch17.6 Ch18.3
吲哒帕胺(寿比山)	Ch10.2 Ch19.3
吲哚洛尔	Ch6.1
茚磺苯酰胺	Ch19.1
右旋糖酐 40	Ch18.3
鱼精蛋白	Ch17.5
左西孟旦	Ch4.5

附录3.1 心跳骤停的处理(成人高级生命支持)

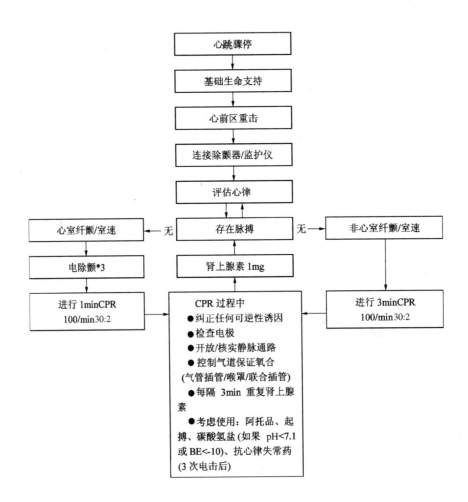

附录 3.2 心跳骤停抢救期间心动过缓的处理

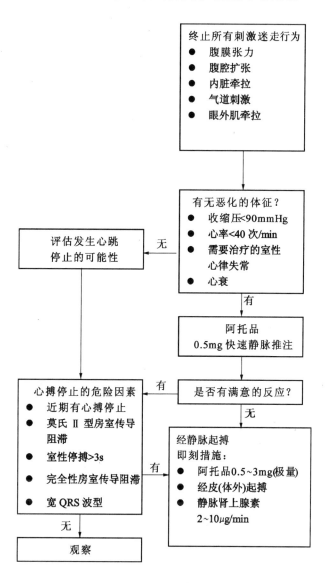

附录3.3 心跳骤停抢救期间心房颤动的处理

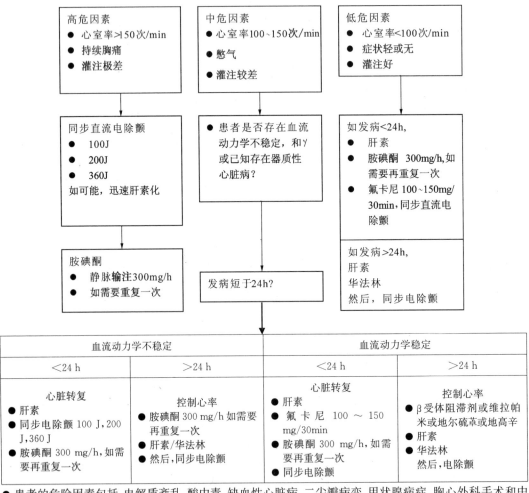

- 患者的危险因素包括：电解质紊乱、酸中毒、缺血性心脏病、二尖瓣病变、甲状腺病症、胸心外科手术和中心静脉导管置入后。
- 检查CVP导管末端的位置，必要时从右心房内撤出。
- 检查血清电解质，特别是低血钾，需要进行纠正。
- 血清中地高辛的治疗浓度范围为0.8~2 mg/mL。
- 使用β受体阻滞剂时不同时使用维拉帕米。

附录4 中英文对照(按拼音排序)

Q-T间期延长综合征	long QT syndrome
阿芬太尼	alfentanil
阿米洛利	amiloride
阿片受体	opioid receptors(OR)
阿普唑仑	alprazolam
阿替洛尔	atenolol
阿托品	atropine
艾司洛尔	esmolol
安搏律定	aprindine
安氟醚	enflurane
氨苯蝶啶	triamterene
氨茶碱	aminophylline
氨力农	amrinone
氨氯地平	amlodipine
胺碘酮(可达龙)	amiodarone(cordarone)
巴尼地平	barnidipine
瓣膜性心脏病	valvular heart disease
贝那普利	benazepril
倍他洛尔	betaxolol
苯尼地平	benidipine
苯妥英钠	phenytoin sodium
比索洛尔	bisoprolol
吡布特罗	pirbuterol
苄氟噻嗪	bendroflumethiazide
变构调整	allosteric modulation
丙吡胺	disopyramide
丙泊酚	propofol
丙酮酸	pyruvate
波生坦	besentan
波吲洛尔	bipindolol

布比卡因	bupivacaine
布美他尼	bumetanide
部分激动作用	partial agonist action
初期复苏	basic life support (BLS)
除颤	defibrillation
传导性	conductivity
垂体后叶素	pituitrin
促红细胞生成素	erythropoietin (EPO)
促肾上腺皮质激素	adrenocorticotropic hormone (ACTH)
醋丁洛尔	acebutolol
醋丁洛尔	acebutolol
单硝酸异山梨酯	isosorbide mouonitrate
低血容量性休克	hypovolemic shock
低血压	hypotension
地巴唑	bendayol
地尔硫䓬	diltiazem
地氟醚	desflurane
地高辛	digoxin
地卡因	dicaine
东莨菪碱	scopolamine
动脉导管未闭	patent ductus arteriosus (PDA)
动脉血压	arterial blood pressure
窦性心律失常	sinal arrhythmia
多巴胺	dopamine
多巴酚丁胺	dobutamine
多培沙明	dopexamine
恩卡尼	encainide
二氮嗪	diazoxide
二尖瓣关闭不全	mitral insuffcence (MI)
二尖瓣狭窄	mitral stenosis (MS)
二氯呋利	diclofurine
二期复苏	advanced life support (ALS)
法莫替丁	famotidine
泛葵利酮	ubidecarenone
房颤	atrial fibrillation
房间隔缺损	atrial septal defect (ASD)

房室传导阻滞	atrioventricular block
非洛地平	felodipine
非心脏手术	non-cardiac surgery
肺动脉高压	pulmonary hypertension
芬太尼	fentanyl
酚苄明	phenoxybenzamine
酚妥拉明(立其丁)	phentolamine(rigitine)
呋塞米(速尿)	furosemide(lasix)
呋塞米	frusemide
氟卡尼	flecainide
氟烷	fluothane(halothane)
福幸普利	fosinopril
辅酶	coenzyme
钙剂	calcium
钙拮抗剂	calcium antagomists
钙通道阻滞剂	cnlcium channel blocker(CCB)
甘露醇	mannitol
肝素	heparin
高血压	hypertension
高血压危象	hypertensive crisis
工作细胞	working cell
胍乙啶	guanethidine
冠心病	coronary heart disease(CHD)
冠状动脉旁路移植术	coronary artery bypass graft(CABG)
果糖二磷酸钠	fructose diphosphate sodium(FDP)
琥珀胆碱	succinylcholine
环戊噻嗪	cyclopenthiazide
环氧化酶抑制剂	cyclooxygenase inhibitor
去甲维拉帕米	norverapamil
去纤苷	defibrotide
急性心肌梗死	acute myocardial infarction(AMI)
己酮可可碱	pentoxifylline
加洛帕米	gallopamil
加压生长促进因子	pressor-grouth promoter
甲基多巴	methyldopa
甲氧胺	methoxamine

围术期心血管治疗药

甲状腺素	thyroxine
钾通道开放剂	potassium channel openers(PCOs)
尖峰圆顶形	spide and dome morphology
间羟胺(阿拉明)	metaraminol(aramine)
降压灵	verticil
结页沙坦	valsartan
肼屈嗪(肼苯达嗪)	hydralazine, apresoline
静脉连续输注	continuons infusion
卡托普利	captopril
卡维他洛	carvedilol
抗心律失常药	antiarrhythmia agents
可乐定	clonidine
克仑硫䓬	clentiazem
克罗西丁	crocetin
控制性降压	deliberate hypotension
奎尼丁	quinidine
奎尼丁晕激	quinidine syncopy
拉贝洛尔(抑胺苄心定)	labetalol
拉西地平	lacidipine
赖诺普利	lisinopril
劳卡尼	lorcainide
利多卡因	lidocaine(xylocaine)
利尿酸(依他尼酸)	ethacrynic acid
利尿药	diuretics
利血平	reserpine
磷酸肌酸	creatine phosphate
磷酰肌醇	phosphatidylinositol
硫氮苯䓬类	benzothiagepines
硫马唑	sumazole
硫喷妥钠	sodium pentothal
硫酸镁	magnesium sulfate
氯胺酮	ketamine
氯化钙	calcium chloride
氯噻嗪	chlorothiazide
氯噻酮	chlortalidon
罗哌卡因	ropivacaine

洛沙坦	losartan
麻黄碱	ephedrine
麻醉药预处理	anesthetic preconditiouing(APC)
马尼地平	manidipine
吗多明	molsidomine
吗啡	morphine
美托拉宗	metolazone
美托洛尔	metoprolol
美西律	mexilitine
咪达唑仑	midazolam
米力农	milrinone
米洛地尔	minoxidil
纳哚洛尔	nadolol
纳洛酮	naloxone
脑复苏	cerebral resuscitation
脑血流	cerebral blood flow(CBF)
内在拟交感活性	intrinsic sympathomimetic activity(ISA)
尼伐地平	nilvadipine
尼卡地平	nicardipin
尼可地尔	nicoradil
尼鲁地平	niludipine
尼莫地平	nimodipine
尼群地平	nitrendipine
尼索地平	nisoldipine
哌替啶	pethidine(dolantine)
哌唑嗪	prazosin
泮库溴铵	pancuroninn
培哚普利	perindopril
喷布洛尔	penbutolol
匹莫苯	pimobendan
平均动脉压	mean arteriol pressure(MAP)
葡萄糖酸钙	calglucon, calcium gluconate
普鲁卡因	procaine
普鲁卡因胺	procainamide
普罗帕酮(心律平)	propafenonc
普萘洛尔(心得安)	propranolol

围术期心血管治疗药

七氟醚	sevoflurane
前列腺素	prostagland
强心药	cardiotonic drug
氢化可的松	hydrocortisone
氢氯噻嗪	hydrochlorothiazide
去甲肾上腺素	noradrenaline（norepinephrine）
去氧肾上腺素（苯福林,新福林）	phenylephrine（neosynephrine）
去乙酰毛花苷（西地兰）	deslanoside（cedilanid）
缺血预处理	ischemic preconditioning（IPC）
瑞芬太尼	remifentanil
闰盘	intercalated disk
噻利洛尔	celiprolol
噻吗洛尔	fimolol
噻帕米	tiapamid
三磷酸腺苷	adenosine triphosphate（ATP）
三唑仑	triazolam
沙丁胺醇（舒喘灵）	salbutamol（albuterol）
深低温停循环	deep hypothermic circulatory arrest（DHCA）
肾上腺素	adrenaline（epinephrine）
肾小球滤过率	glomerular filtration rate（GFR）
室间隔缺损	ventricular septal defect（VSD）
室上性心动过速	supraventricular tachycardia（SVT）
室性心动过速	ventricular tachycardia
嗜铬细胞瘤	pheochromocytoma
收缩性	contractivity
收缩压	systolic blood pressure（SBP）
舒芬太尼	sufentanil
舒张压	distolic blood pressure（DBP）
顺行性选择性脑灌注	antegrade selective cerebral perfusion（ASCP））
素他洛尔	sotalol
他前列烯	taprostene
糖尿病	diabetes mellitus
糖皮质激素	glucocorticoid（GC）
特布他林	terbutaline
特拉唑嗪	ferazosin
体外循环	extracorporeal circulation

托拉塞米	torseamide
围术期心律失常	perioperative arrhythmia
维拉帕米	verapamil
维生素	vitamine
乌拉地尔(亚宁定)	urapidil(ebrantil)
乌司他丁	ulinastatin
西地那非	sildenafil
西拉普利	cilazapril
烯丙洛尔	alprenolol
腺苷	adenosine
香米普利	ramipril
硝苯地平	nifedipine
硝普钠	nitroprusside
硝酸甘油	nitroglycerin
硝酸异山梨酯	isosorbide dinitrate
心搏骤停	cardiac arrest
心电图	electrocardiograph (ECG)
心肺复苏	cardiopulmonary resuscitation (CPR)
心肺脑复苏	cardiopulmonary cerebral resuscitation (CPCR)
心肺转流	cardiopulmonary bypass(CBP)
心肌抑制因子	myocardial depressant factor(MDF)
心肌营养素	cardiotrophin
心力衰竭	heart failure
心律失常	cardiac arrhythmia
心排血量	cardiac output (CO)
心室肌中层细胞	mid-myocardial cell
心血管监测	cardiovascular monitoring
心源性休克	cardiogenic shock
心脏按压	cardiac compression
心脏病	heart disease
心脏复律	cardioversion
心脏起搏器	pacemaker
心脏危险因素	cardiac risk factors
欣快感	euphoria
兴奋性	excitability
溴苄铵	bretylium

围术期心血管治疗药

溴替唑仑	brotizolam
血管加压素	vasopressin
血管紧张素	angiotensin
血管扩张剂	vasodilator
血管收缩剂	vasocompressor
血浆总胆固醇	total cholesterd(TC)
血流动力学监测	hemodynamic monitoring
血栓调节蛋白	thrombomodulin(TM)
血压	blood pressure(BP)
血液流变学	hemorheology
氧烯洛尔	oxprenolol
药物预处理	pharmacological prfeconditioning(PPC)
一氧化氮	nitric oxide
伊贝沙坦	irbesartan
伊拉地平	isradipine
伊洛前列素	iloprost
依那普利	enalapril
依诺昔酮	enoximone
依他尼酸	ethacrynic acid
依替卡因	etidocaine
依托咪酯	etomidate
胰高血糖素	glucagon
乙醚	ether
异丙肾上腺素	isoprel(isoprenaline)
异氟醚	isoflurane
异形受体	heteroreceptor
抑肽酶	aprotinin
吲达帕胺	indapamide
吲哚洛尔	pindolol
有创监测	invasive monitoring
鱼精蛋白	protamine
预激综合征	pre-excitation syndrome
主动脉瓣关闭不全	aortic insufficence(AI)
主动脉夹层动脉瘤	aortic dissection(AD)
主动脉狭窄	aortic stenosis(AS)
转录激活蛋白	signal transducer and activator of transcriptions(STATs)

自津细胞	rhythmic cell
自律性	autorhythmicity
自身受体	autoreceptor
组织纤溶酶原激活物	tissue plasminogen activator(tPA)
左孟西旦	levosimendan
左旋布比卡因	levobupivacaine

（周仁龙　杭燕南）